実験医学 増刊
Vol.35-No.2 2017

糖尿病

研究の"いま"と治療の"これから"

編集＝綿田裕孝

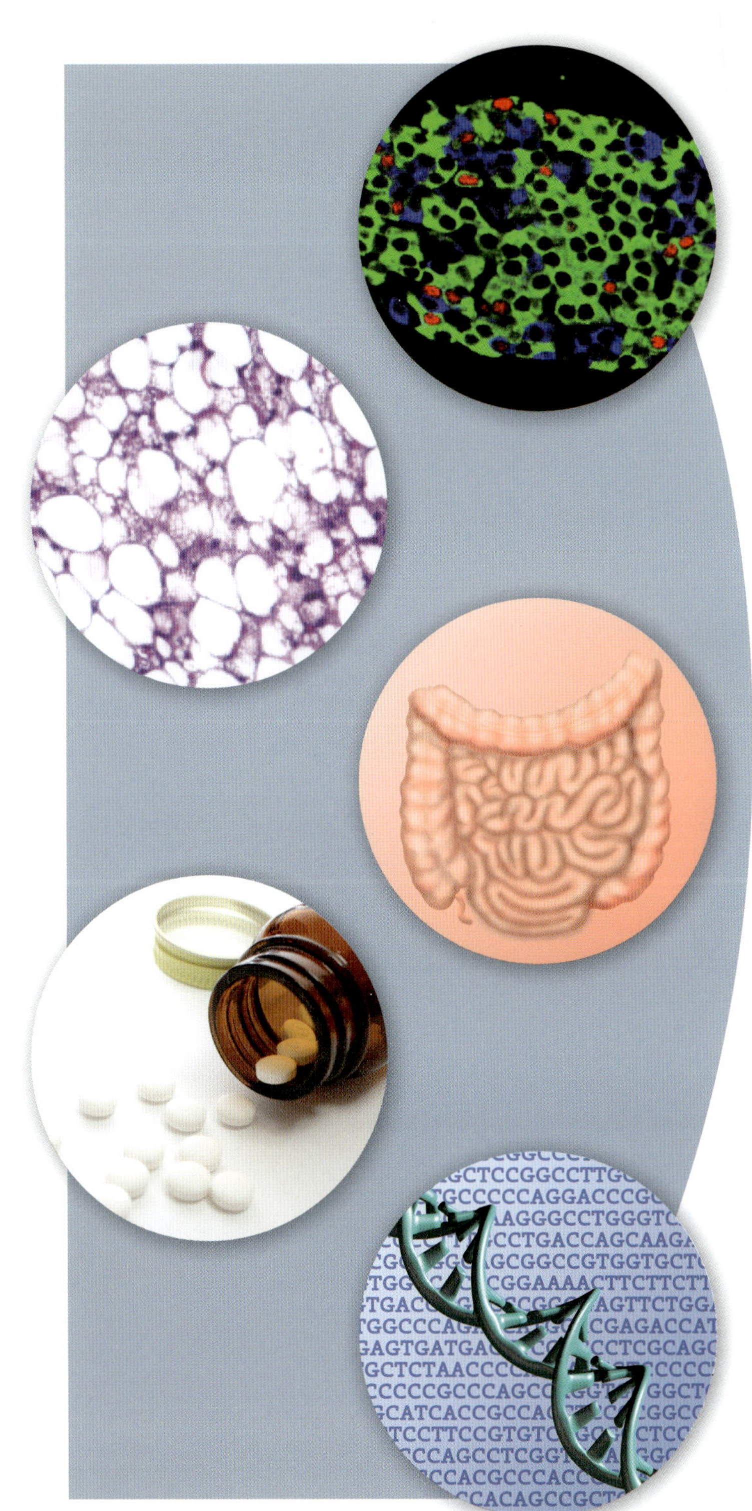

羊土社

【注意事項】本書の情報について

本書に記載されている内容は，発行時点における最新の情報に基づき，正確を期するよう，執筆者，監修・編者ならびに出版社はそれぞれ最善の努力を払っております．しかし科学・医学・医療の進歩により，定義や概念，技術の操作方法や診療の方針が変更となり，本書をご使用になる時点においては記載された内容が正確かつ完全ではなくなる場合がございます．また，本書に記載されている企業名や商品名，URL等の情報が予告なく変更される場合もございますのでご了承ください．

序

2015年の国際糖尿病連合（IDF）の発表によると全世界の糖尿病人口は4億1,500万人にのぼり，2040年までに6億4,200万人に増えることが予測されている．さらに今，全世界で6秒おきに糖尿病で死亡していることが知られている．糖尿病は，多彩な作用をもつ同化ホルモンであるインスリンの作用不足により生じる疾患であり，その多くを占める2型糖尿病では，インスリン抵抗性がその病態の中核である．全世界における生活スタイルの欧米化がこの現象をもたらしたことは事実であり，確かに，インスリン抵抗性には過食が運動不足が関与するが，エネルギー摂取量と食餌満足度との関係が，エネルギー過剰量とインスリン抵抗性の出現には大きな個人差がある．さらに糖尿病の発症には膵島機能不全の存在が必須である．インスリン抵抗性の存在は膵島細胞のストレスとなり，膵島細胞機能不全を誘導するが，これも個人差が大きく，少しのインスリン抵抗性で膵島機能が低下する人も多くいる．その結果，高血糖が引き起こされ多彩な合併症が出現する．このような病態をかんがみ，糖尿病診療の場では糖尿病専門医が，食事療法，運動療法を基本として診療にあたっているが，血糖コントロールの改善が得られない人が多数存在する．こうした実態から糖尿病は自己管理不足だけの病気でないこと，また，今後も寿命とQOL（quality of life）を大きく左右する疾患であることが考えられる．

2型糖尿病に関しては，1990年代後半から多くの糖尿病薬が登場してきており，糖尿病患者の合併症発症率は改善してきているが，まだ糖尿病を有していない人との間で平均寿命や健康寿命には大きな差がある．1型糖尿病の治療に関しても大きな進歩があるが，インスリン療法の自己管理は多くの人の負担になっている．すなわち，糖尿病は克服されておらず，新規治療法の開拓が強く望まれる．

本書では，第一線でご活躍の国内の研究者の方々に執筆を依頼して，インスリン分泌低下やインスリン抵抗性インクレチンを中心にこれまでの糖尿病研究の進歩に関して解説いただくとともに，特に最新の治療法，創薬標的に関しても解説いただいた．さらに，今後の個別化医療実現のための戦略や新規治療標的探索のための研究に関しても解説いただいた．本書をとおして，糖尿病研究の重要性と糖尿病治療の今後の可能性を感じていただければ幸いである．

2016年11月

綿田裕孝

実験医学 増刊 Vol.35-No.2 2017

糖尿病 研究の“いま”と治療の“これから”

第1章 インスリン分泌低下はなぜ起きるのか？

CONTENTS

第2章 インスリン抵抗性はなぜ起きるのか？

第3章 インクレチン関連薬は糖尿病治療を変えるか？

第4章 新しい治療薬・治療法は何が開発されているのか？

I. 新たな創薬標的

Ⅱ．新たな治療法

Ⅲ．細胞分化の制御による治療の可能性

第5章　個別化医療・予防医学をどう実現するのか？

CONTENTS

表紙画像解説

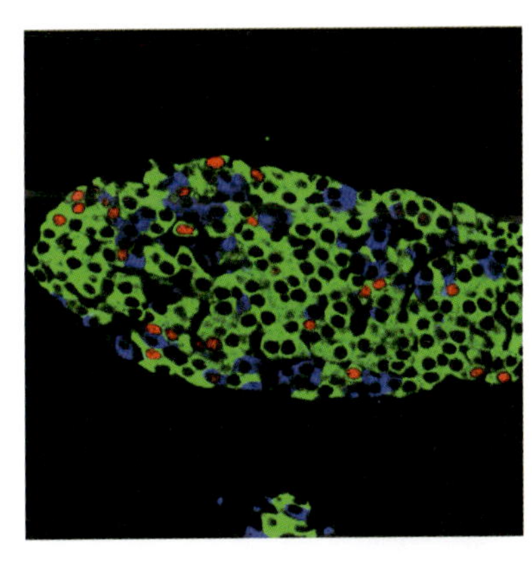

◆膵α細胞からインスリン陽性細胞への分化転換

Ngn3陽性細胞にMafaをPdx1とともに強制発現させることで，Pdx1単独導入に比べα to β conversionの誘導効率は上昇した．さらに，α細胞へのMafa・Pdx1同時強制発現によってβ細胞への分化転換が起こり得ることが明らかとなった（表紙画像）．赤：flag染色（*Gcg-Cre*によりα細胞へ外因性に発現誘導されたPdx-1^{flag}），青：グルカゴン染色，緑：インスリン染色．画像提供：松岡孝昭（大阪大学大学院医学系研究科）

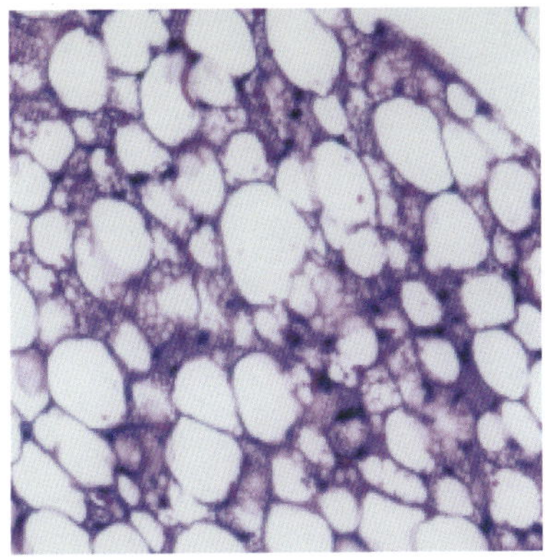

◆ベージュ脂肪細胞

マウス鼠径部白色脂肪組織中に誘導されたベージュ脂肪細胞（H&E staining）．多房性の脂肪滴をもち，ミトコンドリアに富み，発熱によりエネルギーを消費する．画像提供：大野晴也（広島大学大学院医歯薬保健学研究院分子内科学）

執筆者一覧

●編　集

綿田　裕孝　順天堂大学大学院医学研究科代謝内分泌内科学

●執　筆（五十音順）

阿部　陽平　東京大学先端科学技術研究センター代謝医学分野
荒木　栄一　熊本大学大学院生命科学研究部代謝内科学
石原　寿光　日本大学医学部糖尿病代謝内科学分野
稲垣　毅　群馬大学生体調節研究所代謝エピジェネティクス分野
稲垣　暢也　京都大学大学院医学研究科糖尿病・内分泌・栄養内科学
岩部　真人　東京大学大学院医学系研究科糖尿病・代謝内科
岩部　美紀　東京大学大学院医学系研究科糖尿病・代謝内科
植木浩二郎　国立国際医療研究センター糖尿病研究センター
薄井　勲　富山大学医学部第一内科
大石由美子　東京医科歯科大学難治疾患研究所細胞分子医学
大野　晴也　広島大学大学院医歯薬保健学研究院分子内科学
小川　渉　神戸大学大学院医学研究科糖尿病・内分泌内科学
奥村　彰規　国立国際医療研究センター研究所糖尿病研究センター臓器障害研究部
長船　健二　京都大学iPS細胞研究所増殖分化機構研究部門
勝田　仁　九州大学大学院保健学部門検査技術科学分野
門脇　孝　東京大学大学院医学系研究科糖尿病・代謝内科
鏑木　康志　国立国際医療研究センター研究所糖尿病研究センター臓器障害研究部
北村　忠弘　群馬大学生体調節研究所代謝シグナル解析分野
北村　奈穂　慶應義塾大学大学院政策・メディア研究科
木村　郁夫　東京農工大学大学院農学研究院応用生命化学専攻
久保田浩之　国立国際医療研究センター研究所糖尿病研究センター臓器障害研究部
久保田浩行　九州大学生体防御医学研究所統合オミクス分野/科学技術振興機構さきがけ
熊代　尚記　東邦大学医学部内科学講座糖尿病・代謝・内分泌学分野
倉本　尚樹　神戸大学大学院医学研究科糖尿病・内分泌内科学
黒田　真也　東京大学大学院理学系研究科生物科学専攻/科学技術振興機構CREST
小林　雅樹　群馬大学生体調節研究所代謝シグナル解析分野
近藤　龍也　熊本大学大学院生命科学研究部代謝内科学
酒井　寿郎　東京大学先端科学技術研究センター代謝医学分野
佐々木周伍　大阪大学大学院医学系研究科内分泌・代謝内科学
里　直行　国立長寿医療研究センター認知症先進医療開発センター分子基盤研究部
鴫山　文華　東邦大学医学部内科学講座糖尿病・代謝・内分泌学分野
清野　進　神戸大学大学院医学研究科分子代謝医学
高橋　枝里　国立国際医療研究センター研究所糖尿病研究センター臓器障害研究部
田口　貴史　第一三共株式会社研究開発本部臨床開発部
田上　寛　武田薬品工業株式会社ファーマシューティカルサイエンスバイオロジクスニューモダリティディベロップメント
坪井　貴司　東京大学大学院総合文化研究科生命環境科学系
徳山　宏丈　千葉大学大学院医学研究院細胞治療内科学
戸邉　一之　富山大学医学部第一内科
豊田　太郎　京都大学iPS細胞研究所増殖分化機構研究部門
中島　啓　東京農工大学大学院農学研究院応用生命化学専攻
永淵　正法　佐賀大学医学部客員研究員/九州大学名誉教授
中村　剛士　武田薬品工業株式会社医薬研究本部基盤技術研究所
浜松　圭太　京都大学大学院医学研究科糖尿病・内分泌・栄養内科学
原田　一貴　東京大学大学院総合文化研究科生命環境科学系
藤井　宣晴　首都大学東京人間健康科学研究科ヘルスプロモーションサイエンス学域
藤田　直尚　京都大学大学院医学研究科糖尿病・内分泌・栄養内科学
藤本　新平　高知大学医学部内分泌代謝・腎臓内科
藤本　裕之　京都大学大学院医学研究科糖尿病・内分泌・栄養内科学
細岡　哲也　神戸大学大学院医学研究科糖尿病・内分泌内科学
前田　士郎　琉球大学大学院医学研究科先進ゲノム検査医学講座/琉球大学医学部附属病院検査・輸血部
松岡　孝昭　大阪大学大学院医学系研究科内分泌・代謝内科学
松久　宗英　徳島大学先端酵素学研究所糖尿病臨床・研究開発センター
松村　欣宏　東京大学先端科学技術研究センター代謝医学分野
松本　康嗣　第一三共株式会社研究開発本部臓器保護ラボラトリー
真鍋　一郎　千葉大学大学院医学研究院長寿医学
眞鍋　康子　首都大学東京人間健康科学研究科ヘルスプロモーションサイエンス学域
三根敬一朗　九州大学大学院生体防御医学研究所感染制御分野
箕越　靖彦　生理学研究所生体機能調節研究領域生殖・内分泌系発達機構/総合研究大学院大学生命科学研究科生理科学専攻
矢部　大介　京都大学大学院医学研究科糖尿病・内分泌・栄養内科学/先端糖尿病学
山内　敏正　東京大学大学院医学系研究科糖尿病・代謝内科
柚木　克之　東京大学大学院理学系研究科生物科学専攻/科学技術振興機構さきがけ
横井　伯英　神戸大学大学院医学研究科分子代謝医学
横手幸太郎　千葉大学大学院医学研究院細胞治療内科学
吉開　泰信　九州大学大学院生体防御医学研究所感染制御分野
綿田　裕孝　順天堂大学大学院医学研究科代謝内分泌内科学
渡辺　光博　慶應義塾大学大学院政策・メディア研究科/慶應義塾大学環境情報学部

実験医学 増刊 Vol.35-No.2 2017

糖尿病

研究の“いま”と治療の“これから”

編集＝綿田裕孝

概論

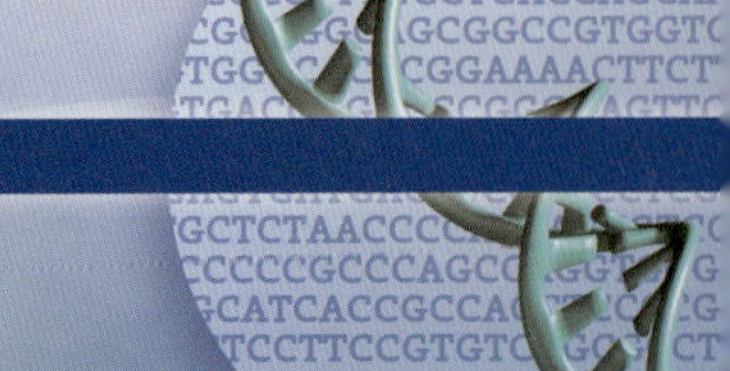

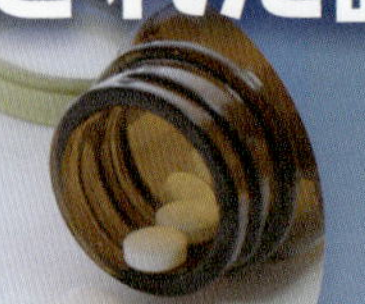

糖尿病研究の進歩と残された課題

綿田裕孝

1921年のバンティングとベストによるインスリンの発見とその治療応用により糖尿病患者の急性合併症による死亡率は大きく低下した．それ以降，大血管症，細小血管症などの慢性合併症との戦いがはじまった．この課題解決のためには糖尿病の病態の解明とそれに基づいた治療法の確立が不可欠である．これまでの糖尿病研究者の努力により多くの知見が集まり，最近では多くの新規治療薬の開発がなされている．そのおかげで糖尿病の予後も大分改善したが，健常人と同程度の寿命の確保やQOLの維持という治療目標の達成には至っていない，また，高齢化に伴いフレイル，認知症などの新たな問題も出現しはじめている．今後は，残されたアンメットニーズを埋めるための研究が不可欠である

はじめに

近年，糖尿病治療薬の開発が進み，糖尿病患者の血糖コントロールも以前に比べると改善してきている．しかし，国際糖尿病連合の調査によるといまだに全世界で4億1,500万人の糖尿病患者がおり，6秒に1人が糖尿病で亡くなっているという．また，糖尿病患者の予後に関する2016年の報告では，50歳の糖尿病患者と非糖尿病者の予後を比べると糖尿病患者が6～7年早く要介護者となり，約5年早く死亡するため，不健康寿命が1～2年長いことが明らかとなっている[1]．したがって，糖尿病はまだまだ，医療上のアンメットニーズが多く残されている疾患であり，アンメットニーズの解消に向けての研究や，新規治療法の開拓が不可欠な分野である．

1．1型糖尿病の新規治療戦略

糖尿病は絶対的あるいは相対的なインスリン作用不足による高血糖状態と定義される症候群である．かかる高血糖はさまざまな代謝異常と相まって合併症を引き起こす．この糖尿病は病

［キーワード］
インスリン抵抗性，インクレチン，膵島機能不全，膵β細胞量，個別化医療

Progress and future direction of diabetic research
Hirotaka Watada：Department of Metabolism & Endocrinology, Juntendo University Graduate School of Medicine（順天堂大学大学院医学研究科代謝内分泌内科学）

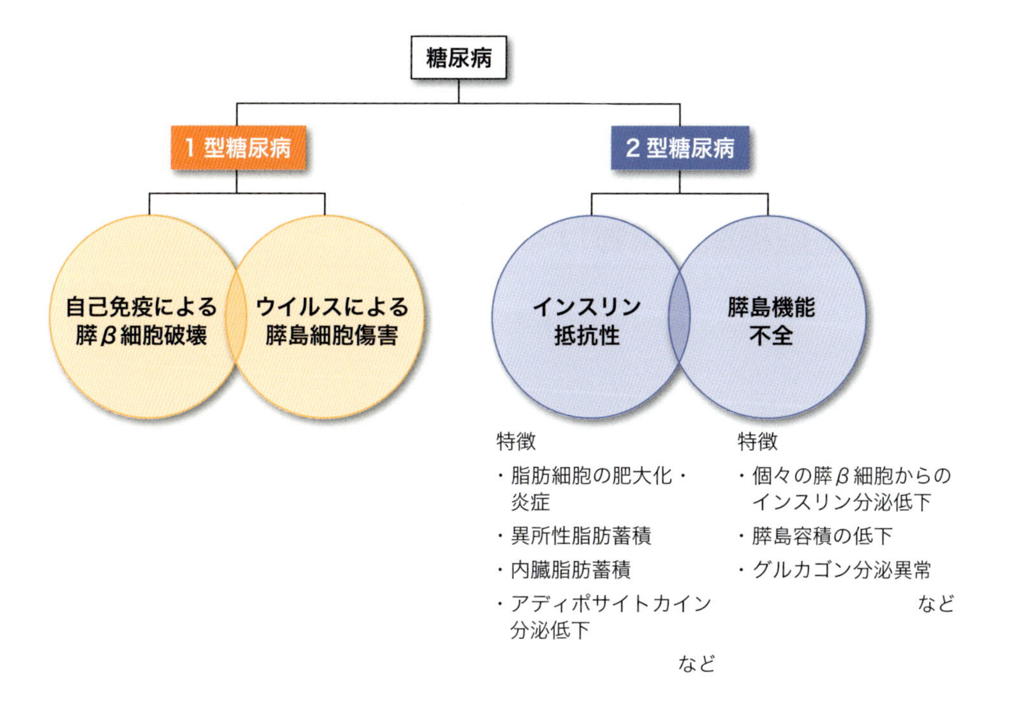

図　1型糖尿病，2型糖尿病の主な病因

因により主に大きく2つに分類される．自己免疫機序による膵β細胞破壊を病因とする「1型糖尿病」とインスリン抵抗性と膵島機能不全の両者によりインスリン作用不足を示す「2型糖尿病」である（図）．

典型的な1型糖尿病は，インスリン分泌の絶対的な不足によって肝ケトン体が過剰に産生されて，ケトアシドーシス状態となることで突然発症するきわめて生命予後の悪い疾患であったが，1921年のバンティングとベストによるインスリンの発見とその治療応用により，糖尿病の急性合併症による死亡率は大きく改善した．しかし，ケトアシドーシスを防ぐのに必要なインスリン補給のみでは，慢性的な高血糖による血管障害の発症を抑制できない．そのため，治療法の改善に向けて研究が引き続き行われ，着実に研究は進歩を続けているものの，糖尿病の治療目標である健常人と同等な寿命とQOLの確保には至っていない．

1型糖尿病は膵β細胞破壊の速さで急性発症型，緩徐進行型，劇症型の3種類のサブタイプに分類され，それぞれのサブタイプごとに診断あるいは治療の留意点が異なる．1型糖尿病の予後改善のためには，診断を早期に行い，膵β細胞破壊を抑制すること，あるいは破壊のスピードを軽減させることが重要であり，この機構に基づいた診断の予知，新規治療法の開発が望まれるが，これまで大きな成果は上がっていない．そのようななかで，最近同定されたウイルス糖尿病感受性遺伝子に基づくウイルス糖尿病予防ワクチンの可能性も考えられている（第1章-4）．

膵β細胞破壊が完成した1型糖尿病に関しては，生理的なインスリン動態を模倣すべく，インスリンを補充することが合併症の予防のために必要である．臨床的には，インスリン療法に使われるインスリンの分子構造を変えることにより，利便性の高いインスリンを開発する試みが継続してなされている．また，それとともに，血糖値をモニターしながらインスリン注入ポンプと連動して血糖値を自動制御するクローズドループシステムを用いたインスリンポンプの開発が行われており，本ポンプの活用により1型糖尿病の血糖コントロールの質が格段に進歩することが期待されている（第4章-9）．またiPS細胞を用いた膵島細胞再生療法や非膵β細胞を体内で膵β細胞化して失われた膵β細胞を補完する可能性も考えられており（第4章-10, 11），1型糖尿病患者の予後改善に期待がかかる．

2．2型糖尿病における過栄養とインスリン抵抗性

2型糖尿病の病態は一様ではないが，インスリン抵抗性と膵島機能不全がその病態の中核を占める．このうち，インスリン抵抗性は，2型糖尿病のみならず，動脈硬化症，認知症，がんなどにも大きくかかわる病態であり，この成因解明は，これらの疾患制御にとってもきわめて重要である．

インスリン抵抗性は遺伝因子によっても影響を受けるが，過食，運動不足という生活習慣がその発症に大きく関与する．過食，運動不足による過栄養状態は脂肪細胞不全を通じて，インスリン抵抗性の一因となるMAO（metabolic abnormal obesity）という病態を引き起こすが，この状態になるか否かは個人の疾患感受性に大きく依存する．MAOでは，脂肪細胞の肥大化，脂肪細胞の炎症，異所性脂肪蓄積，内臓脂肪蓄積，アディポサイトカインの分泌低下などが出現し，全身のインスリン抵抗性を誘導する（第2章-2, 4, 5）．この根本原因は過食，運動不足であり，事実，研究的介入による食事療法と運動療法の実施で病態改善が可能である[2]．しかし，実際の糖尿病臨床では，食事，運動療法で5％の体重低下を実現し，それを維持できる自己管理能力の高い患者はきわめて少ない．これに関して，代謝改善手術（metabolic surgery）が臨床応用され，これまで，予期されなかった効果を上げている（第4章-7）が，次世代の治療法として食欲調節を含めたエネルギー摂取，消費のメカニズムとその破綻のメカニズムを解明し，新規治療標的を解明すること（第2章-1）に期待がかかる．最近では，微弱電流と温熱刺激によるMAOの改善への試みがなされているが（第4章-8），脂肪細胞のなかで，エネルギー消費に関与する褐色脂肪細胞を誘導すること（第2章-3）が実現できれば，これもMAOの改善に大きく寄与するはずである．また，アディポサイトカインの分泌低下，その最も主要な因子であるアディポネクチンは，さまざまな望ましい作用を有しており，アディポネクチン受容体作動薬はいわば抗老化薬となりうる可能性もあり，薬剤の開発にも期待がもてる（第4章-3）．

3．腸と代謝異常

腸は食物の消化の場であり，栄養素の吸収という意味で，重要な臓器であるが，近年，これまで以上に糖尿病発症における腸の重要性が明らかになってきた．この背景には，腸管ホルモンであるインクレチンの作用を増加させる薬剤，DPP-4阻害薬，GLP-1受容体作動薬の臨床応用が大きく関与している．インクレチンのなかでも特にGLP-1は膵β細胞に作用し血糖応答性のインスリン分泌促進作用を有するが，このホルモンがどのように分泌制御されているかが徐々に明らかになり（第3章-1），また，インスリン分泌促進作用とインクレチン分泌促進作用を併せもつGPR119作動薬の開発も行われている（第4章-4）．また，GLP-1受容体作動薬が開発されることで，これまで考えられていなかったGLP-1の作用も明らかになってきており興味深い（第3章-2）．さらには，腸内細菌叢研究の進歩により，個人の腸内細菌叢により産生される栄養素が，全身の細胞の代謝応答を変えていることが明らかになってきた（第4章-5）．また，

腸管に排出され，再吸収される胆汁酸もその受容体を介して，全身の代謝を調節する作用があることが明らかになってきた（第4章-1）．腸内細菌叢を治療標的とすることを含めて，胆汁酸シグナルも新規治療標的と考えられる．

4．SGLT2阻害薬の思わぬ効果

最近，糖尿病治療薬としてSGLT2（sodium glucose transporter 2）阻害薬が臨床応用されている．SGLT2は近位尿細管に発現するグルコースのトランスポーターであり，本タンパク質機能を阻害することで尿糖排泄が促進される．糖尿病で認められる高血糖に対して尿糖排泄を促進することで血糖値を是正しようとするコンセプトは多くの研究者が考え至るところであったが，インスリン作用に依存せず血糖を下げる薬剤であるため，糖尿病の病態を改善するわけではないという認識が主であった．また，本薬剤は栄養素のなかでグルコースのみを血中から除去するが，グルコースがインスリン分泌に必須の刺激であるため，栄養素の流入に対して相対的に同化作用が低下する可能性がある．さらには予期せぬグルカゴン分泌促進作用を有するため[3)]，結果として血中ケトン体が増加することが明らかになっている．前述したように，歴史的には糖尿病はケトン体増加によるケトアシドーシスとの戦いであったため，血中ケトン体増加は生体にとって都合の悪い現象であるとの認識が主であったが，最近になり，ケトン体には予期せぬ生体にとって都合のよい作用があることが明らかになってきた（第4章-6）．そうすると，飢餓ホルモンFGF21の弱点と考えられてきた血中ケトン体濃度を上昇させる作用がむしろ好ましい効果と認識されることになるかもしれない（第4章-2）．このように新規治療薬の臨床応用は，新たな薬剤の開発に結び付く可能性を含んでいる．

5．膵島機能不全

前述したようにインスリン抵抗性は2型糖尿病の病態の大きな要因であるとともに様々な併存疾患の病態にも関与する．しかし，インスリン抵抗性存在下でもそれを代償するインスリン分泌促進作用が発揮できれば2型糖尿病は発症しない．実際，2型糖尿病の前段階の耐糖能異常者は健常人に比し死亡率が増加するが，その将来の死亡率は2型糖尿病を発症するか否かに大きく依存している[4)]．2型糖尿病の発症には膵島機能不全が不可欠であるが，2型糖尿病の特徴的な膵島機能不全は①個々の膵β細胞からのインスリン分泌低下，②インスリン抵抗性に応答した膵島容積の低下，③グルカゴン分泌異常である．これらの病態解明も徐々に進歩してきており，新たな治療につながるような現象も見つかりつつある（第1章-1，2，3，5）．例えば，2型糖尿病で認められる膵β細胞容積低下はそれまで考えられていたような膵β細胞死が主因ではなく，膵β細胞の脱分化が主因である可能性が提唱された．したがって，もともとインスリンを発現していた「元膵β細胞」自体は残存している可能性が高いようである．そうすると，このような細胞を膵β細胞へ再分化させることが，今後の新規治療法開拓へつながる可能性がある．

6．糖尿病と老化

現在，日本の医療機関通院中の糖尿病患者の半数以上が65歳以上の高齢者である．高齢糖尿病患者においては，筋力低下が出現しやすく日常生活動作（ADL）が低下しやすい．また，このような状態は，さまざまな代謝異常を誘発し，認知機能低下を招き，要介護状態への進展に拍車をかける．高齢化に伴う不健康寿命の延長はあらゆる面で国の負担増加につながる．したがって何らかの対策が急務である．そのためには，不活動と糖尿病との関係（第2章-6），糖尿病と認知症の関係（第5章-7）の解明が不可欠である．

おわりに

糖尿病の90％以上を占める2型糖尿病の病態の根本はインスリン抵抗性と膵島機能不全である．多くの患者に共通する病態としてのインスリン抵抗性と膵島機能不全の現在までの知見と，今後の研究への期待に関しては前述した通りである．しかし2型糖尿病は根本的にはheterogeneousな疾患であり，遺伝因子と環境因子がどの程度の割合でその病因に寄与するかということ，インスリン抵抗性と膵島機能不全がどの程度の割合でその病態に寄与するかということ，各個人の高血糖曝露度やインスリン抵抗性がどれだけ大血管症，細小血管症，認知症，がんなどの合併症の発症に寄与するかなどに関してはきわめて個人差が激しい．したがって，今後は個別化医療を進める必要がある．そのためには個人の遺伝情報の活用が不可欠である．現在，ゲノム解析法の改良が進行しているが，全ゲノムシークエンスをもってしてもヒトの遺伝情報の全貌を解明することは困難である（第5章-1）．エピゲノム変化に主眼をおいた研究は遺伝情報を医療に活用する点で重要な位置を占める（第5章-2）．

個別化医療の実現のためには診療に有用なバイオマーカーを探索することも重要であり，この点ではオミクス解析の進歩を利用しない手はない（第5章-3，4，5）．オミクス手法はバイオマーカーだけでなく，細胞内代謝状態の解析にも利用され，新たな細胞内情報経路の解明にも貢献している．画像解析も進化を遂げているが，糖尿病診療においては，他の領域ほど画像診断が実診療に活かされていない．患者個々の膵β細胞量が画像などで把握できれば，糖尿病患者の治療方針の決定に大きく貢献すると考えられる（第5章-6）．

糖尿病の治療目標は健常人と同程度の予後やQOLの維持であるが，現状では2型糖尿病においても，この目標達成には至っていない．残された代表的なアンメットニーズを本稿でとり上げたが，本スペースではすべてはとり上げきれないほどアンメットニーズは存在しており，今後は，残されたアンメットニーズを埋めるための研究が不可欠である．

文献

1） Bardenheier BH, et al：Diabetes Care, 39：1222-1229, 2016
2） Magkos F, et al：Cell Metab, 23：591-601, 2016
3） Merovci A, et al：J Clin Invest, 124：509-514, 2014
4） Gong Q, et al：Diabetes Care, 39：1550-1555, 2016

<著者プロフィール>
綿田裕孝：1990年，大阪大学医学部卒業．'97年，カリフォルニア大学サンフランシスコ校ホルモン研究所留学．2001年，順天堂大学講師．'10年，順天堂大学大学院医学研究科代謝内分泌内科学教授．主な研究テーマ：膵β細胞の分化機構およびオートファジー機構の解明，アジア人のインスリン抵抗性の病態解明，糖尿病と動脈硬化．

Overview

インスリン分泌の基本メカニズムと最新の研究動向

石原寿光

グルコースによるインスリン分泌の最も重要なシグナルは，グルコース代謝で生成されるATPであり，この代謝シグナルを受けとるK_{ATP}チャネルが，膵β細胞のイオン動態を変換する重要な役割を担っている．最近の研究は，これに加えて，グルコースのミトコンドリア代謝から生成される分子や，グルコースの細胞膜受容体ともいうべき味覚受容体が，インスリン分泌制御の一端を担っていることが明らかとなってきた．これらの役者が治療戦略のターゲットとなる可能性もあり，綿々と研究が続けられている．

はじめに

生体において，インスリン分泌の最も強力な刺激は，グルコースである．グルコースのインスリン分泌作用には，大別して，グルコースの代謝により生成されるシグナルを介するものと，グルコースが細胞表面の受容体に作用して形成されるシグナルを介するものとがあると考えられている（**図1**）．前者はさらに，K_{ATP}依存経路とK_{ATP}非依存経路の2つのシグナルに大別されている．このうち，グルコース代謝のK_{ATP}依存経路が最も重要であり，グルコースによるインスリン分泌はこれなしには，起こりえない．最もよく研究が進んでいる領域である．

1960年代までに，グルコースによるインスリン分泌メカニズムの可能性として，「グルコース代謝説」と「グルコース受容体説」があった．代謝説を支持する事実が1970年代～90年代はじめにかけて，数多く示され，インスリン分泌の主要なシグナルはグルコースの代謝によっ

［キーワード＆略語］
ミトコンドリア，TCAサイクル，ピルビン酸シャトル，K_{ATP}チャネル，グルコース受容体，グルコース代謝

ABHD-6：monoacylglycerol lipase a/b-hydrolase domain-6
OAA：oxaloacetic acid（オキサロ酢酸）
PC：pyruvate carboxylase（ピルビン酸カルボキシラーゼ）
PDH：pyruvate dehydrogenase（ピルビン酸脱水素酵素）
TG：triacylglycerol（トリアシルグリセロール）

Fundamental mechanisms of insulin secretion – established and unresolved questions
Hisamitsu Ishihara：Division of Diabetes and Metabolic Diseases, Nihon University School of Medicine（日本大学医学部糖尿病代謝内科学分野）

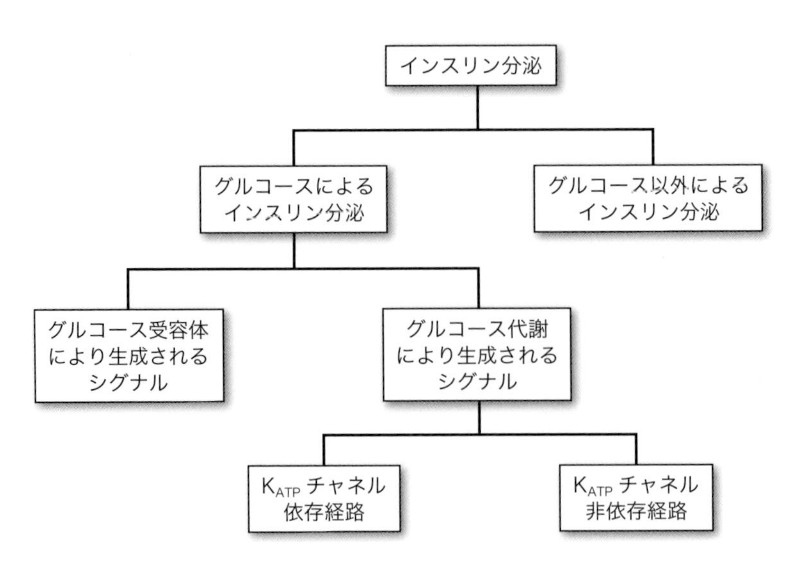

図1　インスリン分泌の階層構造

て生成されるということが確立されている．しかし，インパクトの大きさは大きくないかもしれないが，グルコース受容体というべき甘味受容体を介する経路もグルコースによるインスリン分泌に関与する可能性が，この10年の研究で明らかにされている．

グルコース代謝によるインスリン分泌の最も重要なシグナルは，ミトコンドリアで生成されるATPであり，この代謝シグナルを受けとるK_{ATP}チャネルが，膵β細胞のイオン動態を変換する重要な役割を担っている．すなわち，ATPのシグナルが細胞内の細胞膜近傍のCa濃度を変えることによって，インスリン分泌刺激となる．

しかし，ATPによって，細胞膜が脱分極し，細胞内Caを十分上昇させた状況でも，グルコースの代謝が，さらにインスリン分泌を増強することが見出され，K_{ATP}非依存性の経路が存在することが明らかとなった．

本稿では，最近のインスリン分泌研究の展開と課題についてまとめた．

1．グルコースによるインスリン分泌

1）K_{ATP}チャネル依存経路

よく知られているように，この経路では，解糖系およびミトコンドリア代謝で生成されたATPがK_{ATP}チャネルを閉鎖し，細胞膜が脱分極すると，細胞膜内外の電位差によって開口する電位依存性Caチャネルが開く．細胞内に流入したCaが分泌顆粒の細胞膜への融合を促進し，インスリン分泌が惹起される．以上がK_{ATP}依存経路の概略であり，K_{ATP}チャネルを構成する2つの分子SUR1およびKir6.2の遺伝子のクローニング[1) 2)]によって，この経路は確立されたといってよいと思われる．しかし，なお詳細については，明らかでない部分もあり，精力的な研究が続けられている．

まず，開口放出の詳細なメカニズムについては，開口放出に重要な役割を担う分子の同定や新たな光学技術を駆使した解析により，インスリン分泌顆粒に分泌準備状態のようなものがあ

るか否か（逆の言い方をすれば，分泌を止めておくメカニズムがあるかないか）などの疑問に，解明の手が伸びている[3]．もし，そのような特別な状態があるのであれば，2型糖尿病の特に初期に，その過程が障害を受けやすいのかどうか，など興味がもたれている．

また，グルコースの代謝がこの経路では本質的であるが，膵β細胞の特徴として，解糖系代謝とミトコンドリア代謝の非常に効率のよい連関が知られている．多くの細胞では，解糖系で生成されたピルビン酸の50％前後は，乳酸となって細胞外に放出されてしまうが，膵β細胞では90％以上のピルビン酸がミトコンドリアに輸送される[4]．2012年にこのミトコンドリアのピルビン酸トランスポーター遺伝子のクローニングも報告された[5][6]．この効率のよい連携には，グリセロールシャトルというメカニズムが重要である[4]．このシャトルがミトコンドリアと細胞質の間で回る過程で，NADHがミトコンドリアの$FADH_2$生成に使われるという意味と，ピルビン酸を乳酸にする乳酸脱水素酵素にNADHを使わせないという意味がある．最近のこの分野のトピックスとしては，グリセロールシャトルの基質であるグリセロール3リン酸を脱リン酸化するグリセロール3リン酸脱リン酸化酵素の発見と遺伝子クローニングが挙げられる[7]．

2）K_{ATP}チャネル非依存経路

1994年にK_{ATP}チャネルが十分作動した状態，すなわち細胞膜が脱分極し，細胞内Ca濃度が上昇した状態であっても，さらにグルコースの代謝は，インスリン分泌を増強することが見出された[8][9]．そのメカニズムの研究に精力が注がれているが，いまだ完全な解決には至っておらず，最近ではこの方面の研究に行き詰まり感がある．

このメカニズムの研究の基礎に，前項でも触れた膵β細胞のミトコンドリア代謝の特質の解析がある．ピルビン酸からミトコンドリアへの連携の効率がよいと述べたが，ピルビン酸のTCAサイクルへの流入には2つの経路がある．その1つの経路は，ピルビン酸脱水素酵素（pyruvate dehydrogenase：PDH）による経路であり，ピルビン酸はアセチルCoAとなって，TCAサイクルのオキサロ酢酸（oxaloacetic acid：OAA）にカルボキシル基を加える，すなわち炭素を1個加える経路である．このカルボキシル基のエネルギーが最終的にATPになる．ピルビン酸がTCAサイクルに入る経路のもう1つは，ピルビン酸カルボキシラーゼ（pyruvate carboxylase：PC）を介する経路である．PCを介する経路では，ピルビン酸がそのままオキサロ酢酸となってTCAサイクルに入るので，トリカルボン酸骨格そのものを供給する経路となる（これをanaplerosisとよぶ）．このanaplerosisに対し，TCAサイクル中間体が細胞質へ移行し，サイクルの平衡が保たれている（これをcataplerosisとよぶ）．すなわち，細胞は，anaplerosisでミトコンドリアに材料を供給して，中間代謝物をcataplerosisで細胞質に供給する．膵β細胞では，PCの活性が他の組織・細胞に比べて高いという興味深い事実が知られている[4]．多くの細胞，例えば心筋細胞では，約95％のピルビン酸がPDHを介してTCAサイクルへ入るのに対し，膵β細胞ではピルビン酸は約50％ずつPDHとPCを介してTCAサイクルへ入る（**図2**）．PCに対するsiRNAでPC発現を抑制したインスリン分泌細胞では，グルコース依存性のインスリン分泌の低下が観察されている[10]．このことから，PCを介するTCAサイクルへのトリカルボン酸骨格の供給とそれに伴うTCAサイクル中間体の細胞質への供給が，インスリン分泌制御において重要な役割を果たしていると推論できる．そして，細胞質に供給されたTCAサイクル中間体は，インスリン分泌につながるシグナルの運び手あるいはシグナルそのものの前駆体になっていると考えられる．

ミトコンドリアにおいて活発に生成され，細胞質へ移行したTCAサイクル中間体のうちリンゴ酸，クエン酸，イソクエン酸は，ピルビン酸－リンゴ酸サイクル，ピルビン酸－クエン酸サイ

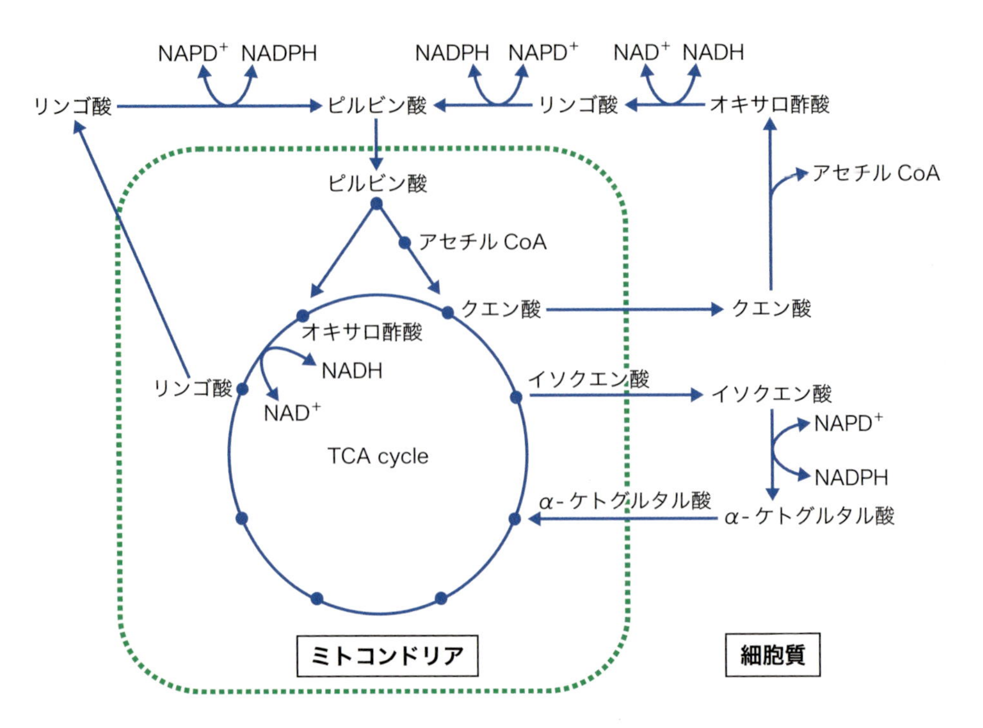

図2　ピルビン酸サイクル
ピルビン酸サイクルが回る結果，ミトコンドリア内の還元等量がNADPHの形で細胞質に運ばれるとともに，細胞質でアセチルCoAが生成される．

クル，ピルビン酸–イソクエン酸サイクルの3つの経路でピルビン酸に変換され，再びTCAサイクルに入るサイクル経路を形成していると考えられる．膵β細胞で特徴的に活発なこれらのサイクル経路がインスリン分泌につながるシグナルを形成する可能性が示唆されている（**図2**）．そこで，これらの経路を形成する重要な遺伝子について，RNAi（RNA interference）を用いた検討が数多くされている．しかし，結果がさまざまであり，さらなる解析が必要であると考えられる．また，このサイクルの過程で形成されるNADPHがセカンドメッセンジャーとして重要であると提唱されているが，ATPに対するK_{ATP}チャネルのようなターゲットが確立していない．ベルギーのSchuit博士のグループにより，NADPHを膵β細胞の細胞質に注入すると膵β細胞の分泌活動が増強されることが報告されている[11]．また，glutaredoxinというNADPHを補酵素として使うタンパク質を同時に細胞内に導入するとインスリン分泌はさらに増強されることが観察された．glutaredoxinは酵母において，分泌装置タンパク質の修飾に関与していることが示されており，膵β細胞でもglutaredoxinが，ピルビン酸サイクルで生成されるNADPHを用いて同様のメカニズムでインスリン分泌を増強する可能性が想定されている[11]．またピルビン酸–イソクエン酸サイクルの活動が，特定できないメカニズムを介して，Kv2.2よばれるKチャネルの発現を調節させて，インスリン分泌を制御する可能性が示唆されている[12]．

一方，これらのピルビン酸シャトルとは別に，ミトコンドリア由来のグルタミン酸がインスリン分泌に重要であることが示されている．1990年代の終わりに，αトキシンでインスリン分泌細胞を透過性にし，ATPとCaは細胞内が一定濃度になるように細胞外液に与えた状態で，グルコース代謝産物を添加し，グルコースと同様にインスリン分泌を起こす分子を探索した結果，

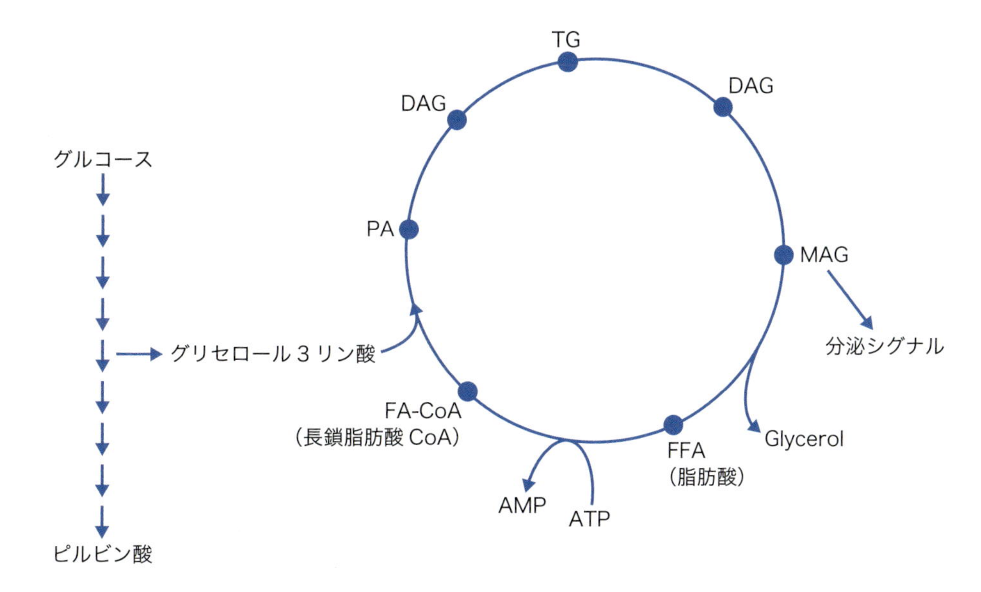

図3　グリセロ脂質－脂肪酸サイクル
グルコース代謝はグリセロ脂質–脂肪酸サイクルを活性化する．

グルタミン酸が同定された[13]．この説には，さまざまな反論もあったが，膵β細胞特異的GDH1ノックアウトマウスが作製され，グルコースによるインスリン分泌の約40％にミトコンドリア由来のグルタミン酸を介する経路が重要であることが明らかにされた[14]．

ミトコンドリア代謝とともに，脂肪酸代謝がK_{ATP}チャネル非依存経路に重要であるとする考えもある．最近Prentkiらは，グリセロ脂質－脂肪酸サイクル（**図3**）のインスリン分泌制御における重要性を提唱している[15]．その作用の一部は，前述のミトコンドリア由来シグナルと連関している．**図3**に示すように，細胞内でTG（triacylglycerol）などのグリセロ脂質は，リパーゼの働きによって，長鎖脂肪酸とグリセロールへ分解される．遊離された長鎖脂肪酸はATPがAMPに変換される際のエネルギーを使って，長鎖脂肪酸CoAになる．長鎖脂肪酸CoAは，解糖系で生成されるグリセロール3リン酸と反応して，グリセロ脂質となり，サイクル経路を形成する．このサイクルで，長鎖脂肪酸CoAおよびFFAが生成される．このなかで最近見つけられシグナルを伝達する可能性が示されたのが，モノアシルグリセロールである．そして，モノアシルグリセロールを分解するABHD-6（monoacylglycerol lipase a/b-hydrolase domain-6）が，インスリン分泌を負に制御していることが明らかにされている[16]．

3）グルコース受容体を介したグルコースによるインスリン分泌

インスリン分泌におけるグルコースの代謝説が全盛を迎えるなかで，いくつかの疑問がささやかれていた．グルコースと同様にミトコンドリアで代謝されてインスリンを分泌するロイシン＋グルタミンの組合わせでも，グルコースによるインスリン分泌よりは弱く，グルコースには代謝以外のメカニズムにも作用しているのではないかというものである．さらにグルコース受容体になりうる味覚受容体が膵β細胞に発現していることが明らかになった．最近の研究では，味覚受容体の1つであるT1R3が膵β細胞に発現し，グルコースの結合により活性化されると，ミトコンドリアを活性化し，その後流入してくるグルコースの代謝を促進していることが示されている（**図4**）[17]．

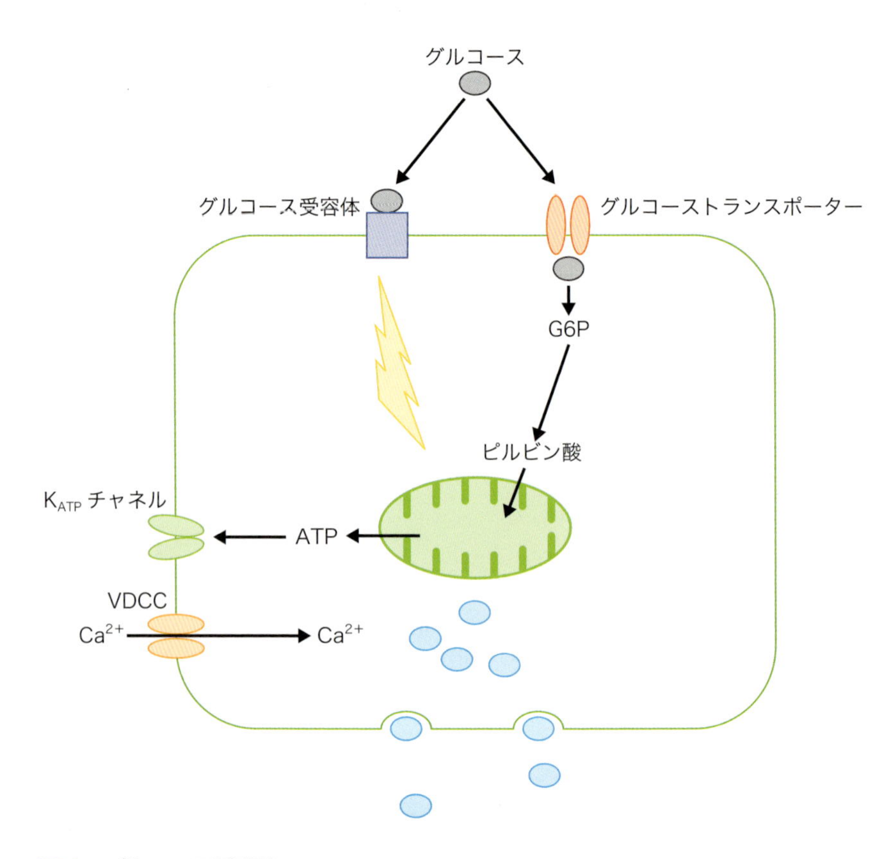

図4　グルコース受容体
グルコースは，グルコース代謝に先立って，グルコース受容体に結合し，ミトコンドリアに何らかのシグナルを送り，ミトコンドリア代謝を促進する．VDCC：電位依存性カルシウムチャネル．

2．グルコース以外の刺激によるインスリン分泌

インスリン分泌の主要な刺激分子はグルコースであるが，インクレチンホルモンをはじめ，生体にはさまざまなインスリン分泌を修飾する分子が存在する．それらは創薬のターゲットとなりうる可能性が高く，注目されている．こうした分子のインスリン分泌修飾のメカニズムを押さえておくことは非常に重要である．最近，グレリンやGPR40などのインスリン分泌修飾物質のターゲットが，TRPチャネルとよばれる一群の分子の一部であることが示され[18]，興味深い．

おわりに

膵β細胞は，刻々と変わる血中グルコース濃度を感知してインスリン分泌量を精妙に調節している．そのメカニズムは未解明の部分も多く研究者を魅了しつづけている．今後新たな分子細胞生物学的研究手法がとり入れられてこの分野の研究が進歩することが期待される．

文献

1）Aguilar-Bryan L, et al：Science, 268：423-426, 1995
2）Inagaki N, et al：Science, 270：1166-1170, 1995
3）Izumi T：Front Biosci (Landmark Ed), 16：360-367, 2011
4）Ishihara H & Wollheim CB：IUBMB Life, 49：391-395, 2000
5）Herzig S, et al：Science, 337：93-96, 2012
6）Bricker DK, et al：Science, 337：96-100, 2012
7）Mugabo Y, et al：Proc Natl Acad Sci U S A, 113：E430-E439, 2016
8）Sato Y, et al：Diabetes, 41：438-443, 1992
9）Gembal M, et al：J Clin Invest, 91：871-880, 1993
10）Hasan NM, et al：J Biol Chem, 283：28048-28059, 2008
11）Ivarsson R, et al：Diabetes, 54：2132-2142, 2005
12）Jensen MV, et al：J Biol Chem, 288：23128-23140, 2013
13）Maechler P & Wollheim CB：Nature, 402：685-689, 1999
14）Vetterli L, et al：Mol Biol Cell, 23：3851-3862, 2012
15）Prentki M, et al：Cell Metab, 18：162-185, 2013
16）Zhao S, et al：Cell Metab, 19：993-1007, 2014
17）Nakagawa Y, et al：Endocr J, 61：119-131, 2014
18）Kakei M, et al：Endocr J：2016（in press）

<著者プロフィール>
石原寿光：1988年，東京大学医学部医学科卒業．'98年，ジュネーブ大学臨床生化学教室留学．2001年，東北大学大学院医学研究科糖尿病代謝内科学分野．'08年より現所属教授．膵β細胞のインスリン分泌機構の解明を目指している．

1. 膵β細胞における代謝–分泌連関と2型糖尿病におけるその破綻

藤本新平

膵β細胞では細胞内グルコース代謝がインスリン分泌と密接にむすびついており，代謝–分泌連関とよばれる．非肥満型2型糖尿病モデルであるGKラットの膵β細胞ではグルコースに対する選択的なインスリン分泌不全がみられ，細胞内のグルコース代謝障害に基づくATP産生障害が原因である．その機序として膵β細胞Src活性化によるROS過剰産生によるグルコース代謝障害，ROSによるHIF-1 αの安定化に起因するがん代謝類似の乳酸産生増加が重要である．今後，糖尿病状態における代謝とがん代謝の類似性のさらなる探求，それらと脱分化の関連の解析の進展が望まれる．

はじめに

2型糖尿病の発症においては，膵β細胞のインスリン抵抗性へのインスリン分泌代償不全が必須であることが近年認識されるようになっており，インスリン分泌低下は糖尿病の病因として主要な役割を果たす．また糖尿病を発症してからは，インスリン抵抗性の進展よりはインスリン分泌の年余にわたる低下が顕著であることも知られており，病態の進展においてもインスリン分泌低下は重要である．糖尿病におけるインスリン分泌低下においては膵β細胞量の減少と個々の膵β細胞のインスリン分泌能障害の両者が関与すると考えられる．本稿では2型糖尿病における膵β細胞にけるインスリン分泌能障害の機序について，特に代謝–分泌連関の観点から概説し，今後の展望についても述べる．

1 2型糖尿病の膵β細胞における代謝–分泌連関の障害

1）2型糖尿病におけるグルコースによるインスリン分泌障害

2型糖尿病患者でβ細胞量が減少していることは，剖検所見の比較による横断研究で報告されており2型糖尿病におけるインスリン分泌障害の一因であると考えられている．日本人を対象とした報告（平均BMI 21）では，β細胞量は2型糖尿病では正常と比べ約30％減少していた[1]．ただしβ細胞量は個人間で正常者であっても2型糖尿病であっても非常にばらつきがあり，集団で比較すると2型糖尿病でのβ細胞量は減少しているものの，実際には，正常者と2型糖尿病患者ではおおいにオーバーラップがみられる[2]．したがってβ細胞量のみで2型糖尿病のインスリン分泌障害を説明できず，2型糖尿病におけるインスリン分泌障害には，

Impaired metabolism-secretion coupling of β cells in type 2 diabetes
Shimpei Fujimoto：Department of Endocrinology, Metabolism, and Nephrology, Kochi Medical School, Kochi University
（高知大学医学部内分泌代謝・腎臓内科）

個々のβ細胞の機能障害も関与していると考えられる．2型糖尿病においては質的なインスリン分泌障害が存在し，アルギニン静脈投与に対するインスリン分泌反応は比較的良好であるが，グルコース静脈投与によるインスリン分泌反応は著しく低下しておりグルコースによる選択的なインスリン分泌障害が存在する[3]．

2）膵β細胞におけるインスリン分泌機構と代謝－分泌連関

グルコースは生理的に最も重要なインスリン分泌刺激物質である．グルコースは脂質二重層である細胞膜を通過するために，グルコーストランスポーター（glucose transporter：GLUT）を介して膵β細胞に取り込まれると，解糖系，ミトコンドリアでの代謝を受けて細胞内ATP濃度が上昇する．細胞内ATP/ADP比の上昇は，ATP感受性K^+（K_{ATP}）チャネルの閉鎖をもたらし，細胞膜電位が上昇し脱分極する．その結果，電位依存性Ca^{2+}チャネル（VDCC）が開口し，細胞外からCa^{2+}が細胞内に流入する．細胞内Ca^{2+}濃度の上昇はインスリン分泌顆粒の開口放出をもたらし，血中にインスリンが分泌される（**図1**）．

膵β細胞では細胞内代謝がインスリン分泌と密接に結びついており，代謝－分泌連関とよばれ，その詳細について**図1**に示す．膵β細胞内グルコース代謝の律速段階は，解糖系にてグルコースをグルコース-6-リン酸（G6P）に変換する酵素であるグルコキナーゼであり，膵β細胞のグルコース濃度感知において重要な役割を担っている．この酵素の遺伝子異常による活性低下はインスリン分泌障害により糖尿病（MODY2）をきたすことは重要である．膵β細胞では他の組織とは異なり，解糖系代謝とミトコンドリア代謝が密接にリンクすることで，細胞内外のグルコース濃度の増加が細胞内代謝量の増大・細胞内ATP濃度の上昇に直結するという特徴がある．グルコキナーゼは一般の組織に存在するヘキソキナーゼと異なり，代謝産物であるG6Pによる活性の抑制を受けないためグルコース濃度に応じて解糖系の代謝速度が増強される．解糖系で生じたピルビン酸はミトコンドリアに取り込まれTCA回路でNADH，$FADH_2$などの還元物質に代謝され電子伝達系を経てATP産生をきたす．さらに，グリセロールリン酸（GP）シャトル，リンゴ酸/アスパラギン酸（MA）シャトルなどシャトル[※1]が発達しており，細胞質の解糖系で産生されたNADHが，細胞質に蓄積する

※1　シャトル

ミトコンドリア内膜には種々のグルコース代謝産物，ATP，ADP，リン酸，プロトン（H^+）を輸送できる輸送体は存在するが呼吸鎖にミトコンドリア内から作用し電子を供与するNADHや$FADH_2$などの還元物はミトコンドリア内膜に輸送体が存在せず細胞質の解糖系で生じた還元物はそのままではミトコンドリア内には入れない．シャトルは，①細胞質で生じた還元物を，種々の脱水素酵素を介してミトコンドリア内膜通過可能な還元型グルコース代謝産物生成に用いる．②ミトコンドリアに取り込まれた還元型グルコース代謝産物を酸化型代謝産物に再変換することにより還元物をミトコンドリア内で産生させる．という過程を経て結果的に細胞質で生じた還元物をミトコンドリア内に輸送するシステムである（**図1**）．

［キーワード＆略語］
インスリン分泌，グルコース代謝，Warburg効果，活性酸素種

ERRγ：estrogen-related receptor γ
G6P：glucose-6-phosphate（グルコース-6-リン酸）
GLP-1：glucagon-like peptide-1（グルカゴン様ペプチド1）
GLUT：glucose transporter（グルコーストランスポーター）
GPx：glutathione peroxidase（グルタチオンペルオキシダーゼ）
GSIS：glucose-stimulated insulin secretion（グルコース反応性インスリン分泌）
HIF1α：hypoxia-inducible factor1α（低酸素誘導因子1α）
LDH：lactate dehydrogenase（乳酸脱水素酵素）
mGPDH：FAD-linked glycerophosphate dehydrogenase
PHD：prolylhydroxylase
ROS：reactive oxygen species（活性酸素種）
SOD：superoxide dismutase（スーパーオキシドジスムターゼ）
VDCC：voltage-dependent calcium channel（電位依存性Ca^{2+}チャネル）
VHL：von Hippel-Lindau protein

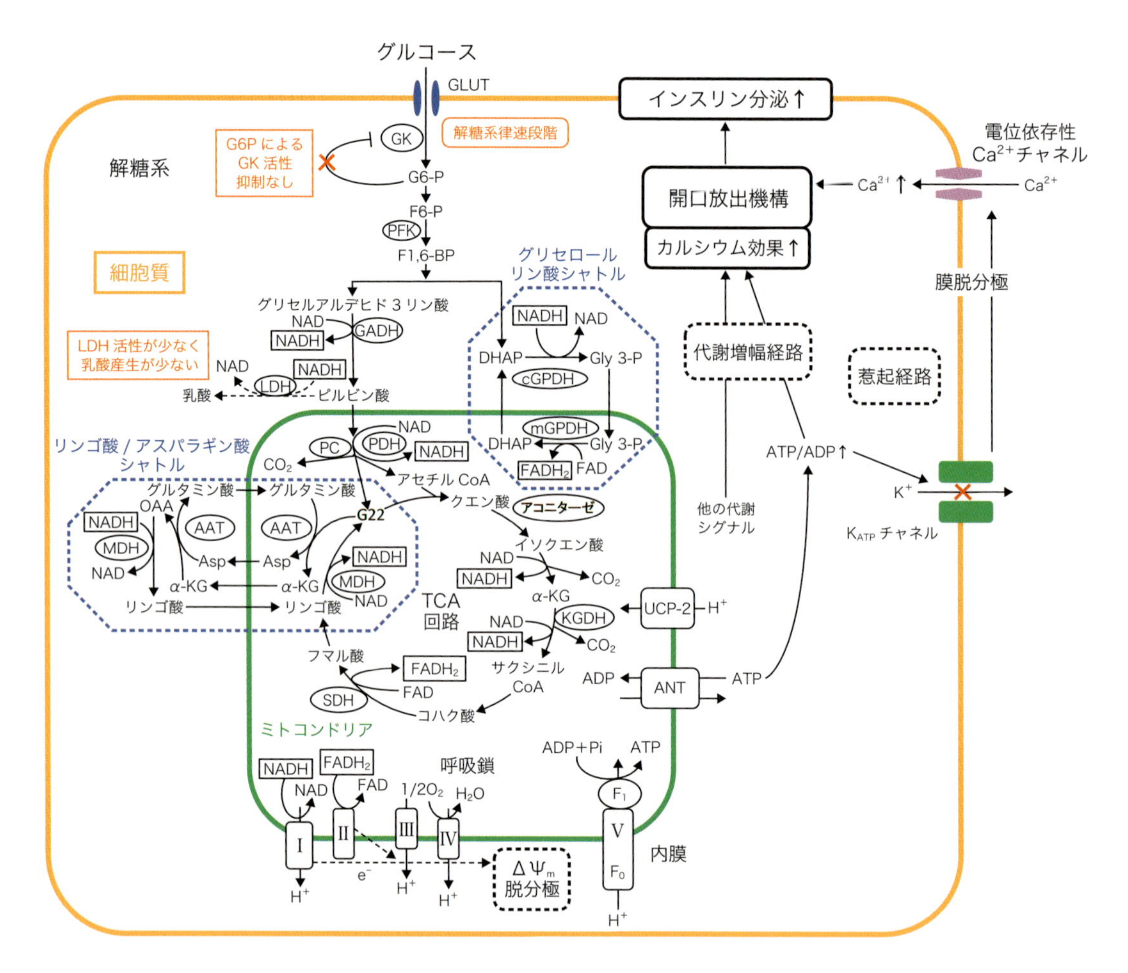

図1　膵β細胞における代謝-分泌連関と代謝特性

GLUT：グルコース輸送体，$\Delta\Psi_m$：ミトコンドリア内膜電位，GK：グルコキナーゼ，G6-P：グルコース6リン酸，F6-P：フルクトース6リン酸，F1,6-BP：フルクトース1,6ビスリン酸：DHAP：ジヒドロキシアセトンリン酸，Gly 3-P：グリセロール3リン酸，α-KG：α-ケトグルタル酸，OAA：オキサロ酢酸，Asp：アスパラギン酸，PFK：ホスホフルクトキナーゼ，GADH：グリセロアルデヒド3リン酸脱水素酵素，cGPDH：細胞質グリセロールリン酸脱水素酵素，mGPDH：ミトコンドリアグリセロールリン酸脱水素酵素，PDH：ピルビン酸脱水素酵素，PC：ピルビン酸カルボキシラーゼ，ICDH：イソクエン酸脱水素酵素，KGDH：α-ケトグルタル酸脱水素酵素，SDH：コハク酸脱水素酵素，MDH：リンゴ酸脱水素酵素，AAT：アスパラギン酸アミノトランスフェラーゼ，ANT：アデニンヌクレオチド転位酵素，UCP-2：脱共役タンパク質2．文献4より引用．

ことなく，ミトコンドリアにピルビン酸キャリアーの輸送速度を超えてより多量の還元物がミトコンドリアに供給されATP産生に用いられる．また細胞質の乳酸脱水素酵素（LDH）の活性が非常に低く，ピルビン酸から乳酸への代謝が進まないため，乳酸の産生は少なくミトコンドリアでピルビン酸がTCA回路代謝を経ることで効率的にATPが産生される．またシャトルによる細胞質でのNADH濃度低下は，LDHにおいて乳酸からピルビン酸の方向に代謝を進めるのでますます乳酸産生を抑制しピルビン酸産生に有利となる（**図1**）．

3）2型糖尿病膵β細胞における代謝—分泌連関の障害部位

非肥満型2型糖尿病モデルのGKラットでは，膵β細胞からのインスリン分泌が，高濃度グルコース刺激に対して低下しているものの，グルコース以外の脱分極刺激（アルギニンや高濃度K^+など）に対してはむしろ亢進しており，2型糖尿病にみられるインスリン分泌動態と酷似していることが知られている．GKラット膵β細胞からのグルコースに対する選択的なインスリン分泌不全は，K_{ATP}チャネル自体の異常ではなく，細胞内のグルコース代謝障害に基づくATP産生障害が原因であり，この代謝障害により，K_{ATP}チャネルの閉鎖不全，細胞膜脱分極効果の減弱，VDCCの開口不全，Ca^{2+}流入の減少，ひいてはインスリン分泌不全がもたらされる．2型糖尿病患者の膵島においても高濃度グルコースに対する細胞内ATP濃度上昇の減弱がみられることが報告されている[5]．したがって膵β細胞における代謝–分泌連関の破綻が，2型糖尿病におけるグルコースによる選択的なインスリン分泌障害の機序と考えられる[6]．

GKラット膵島においてグルコキナーゼ活性は正常膵島と比べ変化がないかむしろ亢進しており解糖系が障害部位であるとは考えにくい．またミトコンドリア呼吸鎖のタンパク質量，UCP-2のタンパク質発現量も変化はなくミトコンドリアの量の変化や脱共役の亢進もきたしていない．ただしTCA回路の代謝速度を反映するグルコース酸化は明らかに低下しておりROSの過剰産生がTCA回路の代謝障害をきたしている可能性はある．TCA回路においてアコニターゼやα-ケトグルタル酸脱水素酵素は律速酵素でありしかもROSにより可逆的に酵素活性が阻害されるので，ROSの過剰産生によってTCA回路抑制に起因するミトコンドリアATP産生の低下をきたしうる[7]．

細胞内グリセロールリン酸シャトルの律速酵素であるミトコンドリアのmGPDH（FAD-linked glycerophosphate dehydrogenase）は他臓器に比べて膵β細胞では活性が非常に高い．mGPDH活性やタンパク質量はGKラット膵島やヒト2型糖尿病患者の膵島で低下しており，同酵素は膵β細胞内グルコース代謝障害において重要な役割を果たすと考えられる．GKラット膵島に同酵素を過剰発現して酵素活性を改善させてもグルコースによるインスリン分泌は改善しなかったとの報告[8]やインスリン治療で同酵素の活性が回復したとの報告もあり[9]，その障害部位は単一でない可能性やグルコース毒性による二次的なものである可能性もありさらなる検討が必要である．

GKラット膵島においては乳酸産生が亢進しており，がん細胞において好気的条件においても乳酸産生が亢進しているWarburg効果[※2]と類似している．GKラット膵島ではLDH活性が非常に亢進しており，先述のようにmGPDH活性も低下しているため，解糖系とミトコンドリア代謝のリンクの破綻を生じグルコース代謝がATP産生に向かわず乳酸産生に向かうことになる（**図2**）[10]．

4）膵β細胞代謝–分泌連関の破綻における酸化ストレスの役割

β細胞では抗酸化酵素の発現が少なく，β細胞が酸化ストレスに対し脆弱であることを示唆する．膵島においては，肝臓に比しスーパーオキシドジスムターゼ（SOD）の発現は30〜40％，グルタチオンペルオキシダーゼ（GPx）は15％程度しか発現しておらず，またカタラーゼはほとんど発現していない[11]．2型糖尿病患者やGKラットの膵島を組織学的に検討すると酸化ストレスマーカーが染色されインスリン分泌障害への関与が示唆される[1,12]．

膵β細胞には，非受容体型チロシンキナーゼであるSrc活性化に起因する活性酸素種（ROS）産生機構が存在する（**図2**）．GKラット膵島では内因性Srcは活性化しており，Src活性化はROS過剰産生をきたし，TCA回路代謝を抑制することでグルコースによるATP産生を阻害しインスリン分泌障害をきたす[13,14]．Src阻害薬はGKラットTCA回路代謝を改善する．またGLP-1受容体作動薬はcAMP上昇をきたしEpacを介してSrc活性化およびROS過剰産生を抑制し，代謝–分泌連関を改善する[15]．

GKラット膵島におけるLDH活性亢進は，通常低酸素下で安定化し活性が亢進する転写因子であるHIF1αがROS過剰によって安定化し，LDHの発現を増強させることが一因と考えられる．GKラット膵島のROSを除去するとHIF1αタンパク質量，LDHタンパク質量が減少し，乳酸産生も抑制されATP産生が改善する[9]．HIF1αはVHL（von Hippel-Lindau protein）によりユビキチン化を受け分解される（**図3**）．VHLが欠損した膵島ではHIF1αが過剰発現し，グルコース応

> **※2　Warburg効果**
>
> がん組織においては，好気的条件にもかかわらずグルコースから解糖系を経て大量に乳酸を産生する現象をさす．この現象は古くから知られており1920年代にドイツ人のOtto Warburg（1931年ノーベル生理学医学賞受賞）によって発見された．後年の研究でWarburg効果においては，グルコース取り込み・解糖系が亢進しておりミトコンドリア代謝・ATP産生が低下していることが判明した．

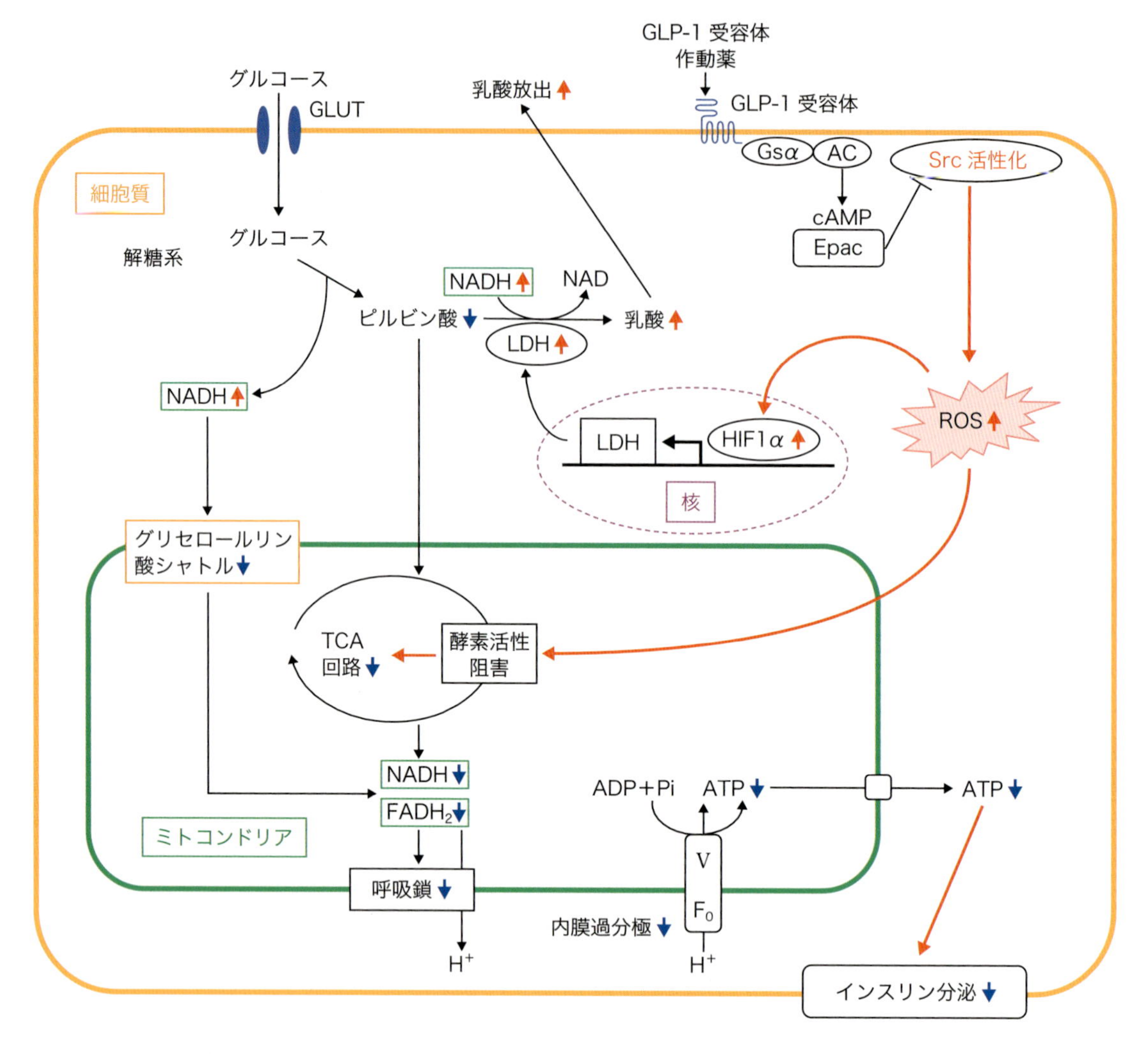

図2　GKラット膵β細胞における代謝－分泌連関破綻の機序とROSの役割
GLUT：グルコース輸送体，Gsα：促進型ヘテロ三量体Gタンパク質αサブユニット，AC：アデニル酸シクラーゼ，HIF1α：低酸素誘導因子1α，LDH：乳酸脱水素酵素．文献4より引用．

答性インスリン分泌が低下し，LDHの過剰発現，乳酸産生の増加がみられ[16) 17)]，GKラット膵島での現象と矛盾しない．

2 膵β細胞における代謝―分泌連関障害の機序解明－最近の進展と今後の展望

1）がん代謝と糖尿病における代謝異常の類似性

われわれは膵β細胞の代謝―分泌連関の障害の機序を解明してきたが，がん関連遺伝子の産物であるSrcやがん代謝の特徴であるWarburg効果の役割が明らかになり，がん代謝と糖尿病における代謝異常の類似性が示唆された．Warburg効果の分子機構についてはオンコロジー領域で先進的研究が進んでおり，HIF以外にもc-MycやAktの役割も注目されている[18)]．またSIRTは代謝センサーとして代謝領域でも注目されているが，SIRT3がミトコンドリア内に存在するROS除去酵素であるMnSODを活性化すること[19)]，またSIRT3の欠損はROS増加を介してPHD（prolylhydroxylase）活性を抑制しHIF1αの安定化をきたしWarburg効果を増強することが明らかになっている[20)]．膵β細胞内代謝障害の機序解明には正常細胞だけではなく異常細

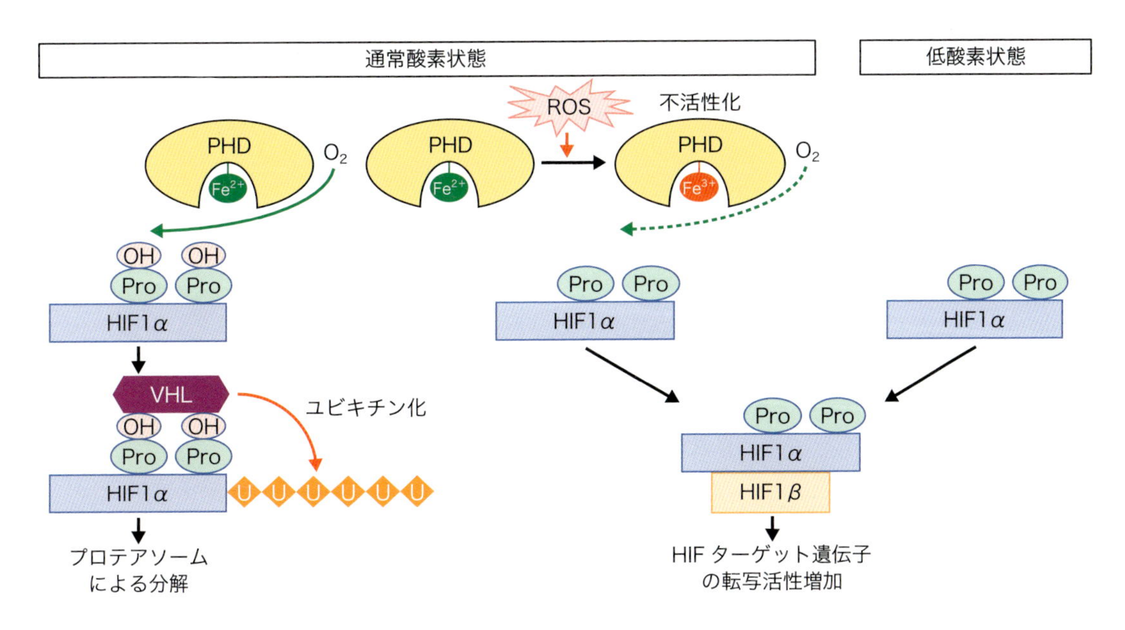

図3　低酸素状態と活性酸素によるHIF1αの安定化の機序
通常酸素レベルにおいては，PHD（prolylhydroxylase）はHIF1αのプロリン残基を酸素を用いて水酸化する．水酸化されたプロリン残基は，VHL（von Hippel-Lindau protein）によって認識され，HIF1αがユビキチン化され，プロテオソームによる分解を受け，HIF1αタンパク質は低いレベルに保たれる．低酸素状態では，PHDが基質として用いる酸素が不足しているためHIF1αのプロリン残基は水酸化されずVHLはHIF1αをユビキチン化しないためHIF1αは分解されず安定化しタンパク質レベルが増加する．活性酸素（ROS）はPHDの活性中心に配位されているFe^{2+}を酸化しFe^{3+}とすることによりPHDの活性を低下させHIF1αが安定化をきたす．

胞の探求も必須であり，今後，糖代謝障害だけではなくアミノ酸代謝障害，脂肪酸代謝障害も含めてオンコロジー領域との境界領域の研究がますます進展することが期待される．

2）Metabolic Maturationと脱分化

i）Metabolic Maturation

膵β細胞の代謝－分泌連関の基盤となる代謝特性の完成には，膵β細胞に分化した後，胎生期のmetabolic maturationが必要である．胎生初期の膵島においてはβ細胞が存在するにもかかわらずグルコース反応性インスリン分泌（GSIS）はみられない．最近，胎生期β細胞がGSISを獲得するのに重要な因子としてERRγ（estrogen-related receptor γ）が同定された．ERRγは胎生6～12週にかけて膵島で発現が亢進し，ミトコンドリアの呼吸鎖タンパク質などの発現を促し代謝―分泌連関の要であるミトコンドリアATP産生能の獲得に重要な役割を果たす[21]．

以前からある報告として，膵島（ラット在胎齢20～21日，ヒト在胎齢16～19週）は，GSIIやグルコースに対する細胞内Ca^{2+}上昇がまだみられないが，解糖系を経ずにミトコンドリアで代謝されるロイシンに対しては細胞内Ca^{2+}上昇はみられ，ミトコンドリアにおける代謝はすでに機能していることを示唆する．さらにグルコキナーゼタンパク質発現・活性はすでに成熟膵島と同じでグルコキナーゼではこの現象を説明できなかった[22][23]．これらの現象の原因の1つとして胎仔膵島におけるシャトル活性の未成熟が考えられており，ラット胎仔膵島においてはそれぞれGPシャトル，MAシャトルの律速酵素であるmGPDH，mMDHの酵素活性，タンパク質量は成熟膵島と比べ著しく低下していた[24]．また膵β細胞の成熟の過程で，いくつかの遺伝子は抑制される．成熟膵β細胞では乳酸やピルビン酸は細胞内で代謝されATPを産生するが，細胞外から投与してもインスリン分泌を惹起することはない．これは細胞膜にピルビン酸と乳酸を輸送するモノカルボン酸トランスポーターであるMCT1が存在しないためである．MCT1をコードする遺伝子であるMct1は，膵β細胞の成熟の過程で抑制され，乳酸値が上昇する運動後の不適切なインスリン分泌を抑制したり，空腹時に乳酸やピルビン酸によりインスリンが分泌され低血糖をきたすのを防止するのに役立っている．LDHが成熟膵β細胞では抑制されることが代謝—分泌連関において重要なことは先述のとおりである．これらの機序の詳細については不明な点が多い．

ii）膵β細胞の脱分化と代謝—分泌連関の異常

Acciliらは，高血糖状態では，β細胞においてフォークヘッド型の転写因子であるFoxO1が細胞質から核に移行すること，さらなる高血糖によりFoxO1レベルが低下することを見出した[25]．さらにβ細胞特異的FoxO1欠損マウスにおいて加齢，多産などの生理的ストレスはβ細胞量の減少，生体内でのインスリン分泌障害・耐糖能異常をきたすこと，β細胞量の減少は細胞死が原因ではなく脱分化が原因であることを明らかにした．またβ細胞におけるFoxO1，FoxO3，FoxO4の3者欠損により，GSIIの低下，グルコースによるATP産生の低下すなわち代謝—分泌連関の障害がみられた[26]．これはミトコンドリアにおいてグルコース酸化が低下し脂肪酸代謝が亢進していることが一因である．これまで2型糖尿病におけるβ細胞量の低下とGSIIなどのβ細胞機能低下の共通基盤としてアポトーシス・代謝障害をきたすROS産生増加などが想定されていたが，新たに脱分化が提言された点は非常に興味深い．

おわりに

本稿では，β細胞における代謝—分泌連関においてβ細胞におけるグルコース代謝特性が重要であることを述べた．その形成過程には胎生期のmetabolic maturationが必要であるが，詳細については画期的な進展はあったものの不明な点はまだ多い．また2型糖尿病における膵β細胞の代謝-分泌連関の破綻については脱分化という重要な視点が提示された．正常細胞におけるmetabolic maturationの研究と脱分化による代謝-分泌連関の破綻の研究は車の両輪となり進展していくことが期待される．また糖尿病状態における代謝とがん代謝の類似性についても述べたが，がん代謝に関しても脱分化の一面ととらえる視点からの研究も重要かもしれない．「正常を知るには異常を知る，異常を知るには正常を知る」ことが重要であり，研究の進展は2型糖尿病におけるインスリン分泌障害の機序解明により病態解明，新規治療開発に役立つだけではなく，正常機能を有する膵β細胞再生についても重要な知見が提示できると考える．

文献

1）Sakuraba H, et al：Diabetologia, 45：85-96, 2002
2）Rahier J, et al：Diabetes Obes Metab, 10 Suppl 4：32-42, 2008
3）Palmer JP, et al：J Clin Invest, 58：565-570, 1976
4）藤本新平：2型糖尿病—インスリン分泌傷害．「糖尿病学」（門脇　孝，他/編），pp228-238, 西村書店，2015
5）Anello M, et al：Diabetologia, 48：282-289, 2005
6）Fujimoto S, et al：Prog Biophys Mol Biol, 107：304-310, 2011
7）Nulton-Persson AC & Szweda LI：J Biol Chem, 276：23357-23361, 2001
8）Ueda K, et al：Diabetologia, 41：649-653, 1998
9）MacDonald MJ, et al：Diabetes, 45：886-890, 1996
10）Sasaki M, et al：Diabetes, 62：1996-2003, 2013
11）Tiedge M, et al：Diabetes, 47：1578-1585, 1998
12）Ihara Y, et al：Diabetes, 48：927-932, 1999
13）Kajikawa M, et al：Diabetes, 51：2522-2529, 2002
14）Kominato R, et al：Diabetologia, 51：1226-1235, 2008
15）Mukai E, et al：Diabetes, 60：218-226, 2011
16）Cantley J, et al：J Clin Invest, 119：125-135, 2009
17）Puri S, et al：Diabetes, 58：433-441, 2009
18）Gordan JD, et al：Cancer Cell, 12：108-113, 2007
19）Tao R, et al：Mol Cell, 40：893-904, 2010
20）Finley LW, et al：Cancer Cell, 19：416-428, 2011
21）Yoshihara E, et al：Cell Metab, 23：622-634, 2016
22）Weinhaus AJ, et al：Diabetes, 44：118-124, 1995
23）Tu J & Tuch BE：J Clin Endocrinol Metab, 82：943-948, 1997
24）Tan C, et al：Diabetes, 51：2989-2996, 2002
25）Taichai C, et al：Cell, 150：1223-1234, 2012
26）Kim-Muller JY, et al：Cell Metab, 20：593-602, 2014

＜著者プロフィール＞
藤本新平：1991年，京都大学医学部卒業，内科医師となり'96年に京都大学医学研究科博士課程（糖尿病・栄養内科）に入学し，清野裕教授（現 関西電力病院総長），石田均准教授（現 杏林大学医学部第3内科教授）のもとで膵β細胞のインスリン分泌機構について主に生理学的観点から研究をはじめる．2005年からは，稲垣暢也教授（現 京都大学医学部糖尿病・内分泌・栄養内科教授）のもとで分子生物学的手法もとり入れ研究を進める．膵β細胞における代謝—分泌連関および糖尿病におけるその破綻に興味をもって研究を進めている．'11年より高知大学医学部内分泌代謝・腎臓内科教授．'11年度，日本糖尿病学会賞（リリー賞，「糖尿病における膵β細胞代謝—分泌連関障害の分子機構」）．

2. 膵β細胞容積調節機構とその破綻
—細胞増殖，細胞死，脱分化

綿田裕孝

膵β細胞は妊娠や肥満といったインスリン抵抗性出現時，膵β細胞量を増大させることでインスリン需要に応答し，血糖恒常性の維持に貢献している．このようにインスリン抵抗性は確かに膵β細胞増殖の刺激となるが，膵β細胞がストレス脆弱性を有すると，膵β細胞死の増加を伴う膵β細胞容積低下が認められる．最近，膵β細胞容積低下の原因として細胞死の増加とともに脱顆粒した膵β細胞数の増加が関与すると考えられている．この脱顆粒した膵β細胞の一部は未分化状態の細胞へと分化し，その後他のホルモンを産生する細胞へ分化転換しうることが明らかになってきた．膵β細胞容積調節機構とその破綻の分子メカニズムのパラダイムシフトが起きつつある．

はじめに

糖尿病の90％以上を占める2型糖尿病の主要な病因はインスリン抵抗性と膵島機能不全であり，膵島機能不全の主要な構成因子は膵β細胞のインスリン分泌不全，膵β細胞容積低下，グルカゴン分泌異常と考えられている．本来，膵β細胞はインスリン抵抗性を代償するために容積を増加させる機構を有しているが，2型糖尿病あるいは，そのモデルマウスの膵島では，その機構が破綻し膵β細胞容積低下が起こる．本稿では

[キーワード＆略語]
膵β細胞容積，アポトーシス，脱分化，分化転換，脱顆粒，酸化ストレス，小胞体ストレス，オートファジー，妊娠

C/EBPβ：CCAAT/enhancer-binding protein β
Erk：extracellular signal-regulated kinase（細胞外シグナル調節キナーゼ）
FFA：free fatty acids（遊離脂肪酸）
GPX1：glutathione peroxidase-1（グルタチオンペルオキシダーゼ1）
GRP78：glucose-regulated protein 78
IAPP：islet amyloid polypeptide（膵島アミロイドポリペプチド）
MafA：musculoaponeurotic fibrosarcoma oncogene family A
Nkx6.1：NK6 homeobox 1
Pdx-1：pancreatic and duodenal homeobox-1
PRKAR2B：protein kinase cAMP-dependent type Ⅱ regulatory subunit beta
ROS：reactive oxygen species（活性酸素種）
TNF-α：tumor necrosis factor-α（腫瘍壊死因子α）
Tph1：tryptophan hydroxylase 1（トリプトファンヒドロキシラーゼ1）

Regulation and dysregulation of pancreatic beta cell mass

Hirotaka Watada：Department of Metabolism & Endocrinology, Juntendo University Graduate School of Medicine（順天堂大学大学院医学研究科代謝内分泌内科学）

その病因の理解を深めるために，現在考えられている恒常性維持のための正常な膵β細胞容積調節機構と2型糖尿病あるいは，そのモデルマウスで認められる膵β細胞容積低下現象に関して，現在考えられているメカニズムを概説したい．

1 インスリン抵抗性による膵β細胞容積増加機構

1）膵β細胞増殖作用の重要性

膵β細胞はインスリン抵抗性出現時に一部にはその容積を増大させることで血中インスリン値を増加させる．膵β細胞容積が増加するには，すでに存在する膵β細胞の増殖亢進の他に，他の細胞が膵β細胞へ形質を変える分化転換（transdifferentiation）や幹細胞から膵β細胞への分化を促進させる新生（neogenesis）という現象も考えられる．確かに，膵管を結紮させたり，膵β細胞を完全に死滅させたりするような極端な状況下においては，膵β細胞の新生や，他の細胞から膵β細胞への分化転換も起きうることが明らかになっているが[1) 2)]，マウスの膵β細胞をある時点でラベルして，その後の細胞系譜を追跡した検討の結果，通常の状況下において，膵β細胞は既存の膵β細胞の増殖によりその容積が保たれていると考えられている[3)]．

2）妊娠時の膵β細胞容積増加反応

生理的インスリン抵抗性出現の代表例が妊娠時である．妊娠時，さまざまな血中のホルモン濃度の変化の結果インスリン抵抗性が出現する．この理由として，妊娠時，母体から胎児に栄養をシフトさせるために，同化ホルモンの作用を抑制する必要があるためと考えられている．このインスリン抵抗性を代償するために膵β細胞の容積増加が起きるが，この鍵因子が胎盤に発現する胎盤ラクトーゲン（placental lactogen）である．本ホルモンは膵β細胞に発現するプロラクチン受容体に作用し，STAT5を介してセロトニン合成の律速段階の酵素であるトリプトファンヒドロキシラーゼ1（tryptophan hydroxylase 1：Tph1）の発現を亢進させ[4)]，膵β細胞でのセロトニンの発現を誘導する．セロトニンの受容体は数多く存在し，細胞内シグナル伝達機構が全く異なるが，多数あるセロトニン受容体のうち，妊娠膵β細胞においては5HT2b受容体の発現が増加する．本受容体を介してオートクライン，パラクライン的に膵β細胞に作用し，膵β細胞増殖を促進させることが知られている[5)]．この機構に加えてプロラクチン受容体を介した，Erk経路の活性化機構や，HGFを介した経路も妊娠時の膵β細胞増殖に関与することが知られている（**図1**）[6)]．

3）肥満などのインスリン抵抗性出現時の膵β細胞容積増加作用

肥満などに伴うインスリン抵抗性出現時にも膵β細胞増殖作用が認められる．事実，数々の肥満モデルマウスにおいて著明な膵β細胞容積の増加が認められる．この分子メカニズムに関して，インスリン抵抗性出現時に増加するインスリンや高血糖が膵β細胞に直接作用し増殖シグナルとして機能する可能性が考えられている[7)]．一方で最近，肝臓が膵β細胞増殖シグナルの増加に関与することが解明されている．Kulkarniらは肝臓特異的インスリン受容体欠損マウスもインスリン抵抗性は存在するが，その程度に比べて，膵β細胞容積増加作用が著明であることに着目し，インスリン抵抗性存在時の肝臓から分泌される液性因子が膵β細胞増殖に関与する可能性を追究した．その結果，肝臓特異的インスリン受容体欠損マウスの血中に膵β細胞増殖作用を有する因子が存在していることが明らかにされ，その後，リンパ球，好中球のエラスターゼ阻害物質であるSerpinB1がその因子として同定された．SerpinB1は好中球エラスターゼ阻害を介して，膵β細胞におけるErk，PRKAR2B（protein kinase cAMP-dependent type Ⅱ regulatory subunit beta），GSK3βのリン酸化を促進し膵β細胞増殖作用を発揮することが示唆されている[8)]．また，片桐らは肥満で認められる肝でのErk活性の亢進が内臓神経から中枢に作用し，その後，迷走神経を介し膵β細胞の増殖に関与するという神経を介する膵β細胞増殖作用の存在を明らかにしている（**図1**）[9)]．

2 2型糖尿病において認められる膵β細胞の細胞死増加

1）2型糖尿病と膵β細胞容積低下

ヒトの剖検サンプルを用いた解析から，2型糖尿病膵において膵β細胞容積が有意に減少していることが

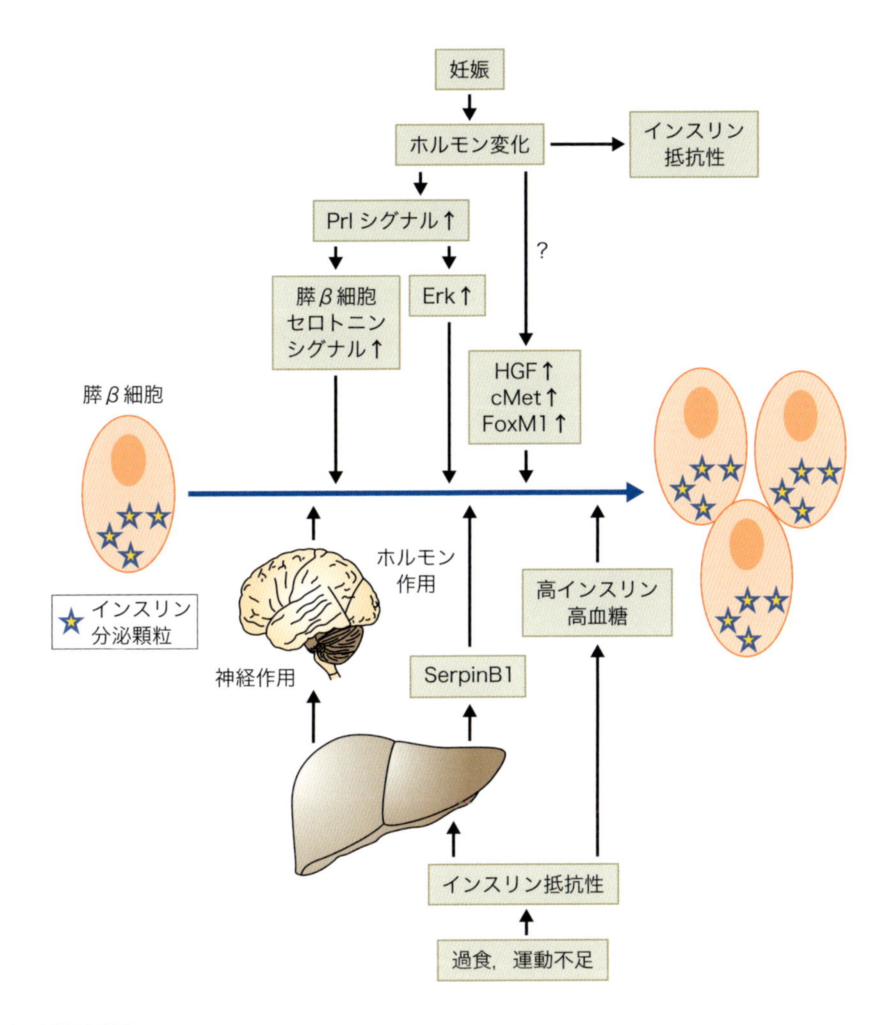

図1　膵β細胞増殖機構
生理的膵β細胞増殖機構である妊娠による膵β細胞増殖メカニズムと，病態生理学的膵β細胞増殖機構である生活習慣悪化からの膵β細胞増殖メカニズムを示す．

知られており，さらに，この現象と膵β細胞でのアポトーシス増加が相関することが知られている[10]．さらに2型糖尿病発症前から膵β細胞機能を追跡した検討では，インスリン抵抗性は糖尿病の発症前から進行しており，膵β細胞がその機能を亢進させてもインスリン作用を代償できない場合に糖尿病を発症することが明らかになっている[11]．したがって，インスリン抵抗性や高血糖は膵β細胞容積増加を促進する因子である一方で，膵β細胞脆弱性を有するヒトでは同時に膵β細胞障害を誘導する因子である可能性が高い．事実，2型糖尿病で認められる慢性高血糖や遊離脂肪酸，IAPPの増加は膵β細胞死を促進させることが知られている．これらの因子は膵β細胞に炎症，酸化ストレス増加，小胞体ストレス増加を誘導し，膵β細胞死を促進する．膵β細胞における炎症の重要性に関しては**第1章-3**で詳細に概説されているのでここでは，酸化ストレス増加，小胞体ストレス増加と細胞死に関してまとめる．

2）膵β細胞と酸化ストレス

高血糖，高遊離脂肪酸血症は細胞内のヒドロキシラジカルや過酸化水素といった活性酸素種（ROS）を蓄積させ，細胞死を引き起こす．事実，ヒト2型糖尿病膵島では酸化ストレスマーカーの発現レベルが高いことが知られている．これに関して，膵β細胞は抗酸化酵素であるGPX1（glutathione peroxidase-1）やカタラーゼの発現レベルが低く，タンパク質や脂質，DNAが酸化修飾されやすいことが知られている[12]．事実，抗酸化治療は2型糖尿病モデルマウスの膵β細胞機能を改善させることが知られている．これに関して，特に酸化ストレスによるタンパク質機能変化を受けやすいタンパク質として，膵β細胞機能維持に重要な転写因子MafAとPdx-1がある．最近の検討では，わずかな酸化ストレスの増加によりMafA，Pdx-1，Nkx6.1という膵β細胞機能維持に必要な転写因子が選択的にまた段階的に不活性化されることが明らかとなってきた[13]．そして，これらのタンパク質機能低下が膵β細胞でのインスリン含量の低下とともに細胞死に関与することが示唆されている．

3）小胞体ストレスと膵β細胞機能不全

インスリン遺伝子はプレプロインスリンとして翻訳され小胞体でプロインスリンとなり，さらにプロセシングを受けジスルフィド結合を形成し成熟インスリンとなる．膵β細胞はインスリン分泌のため発達した小胞体を有しているが，膨大なインスリン産生のため，通常から小胞体ストレスが高い状態にある．さらにインスリン抵抗性存在下では，インスリン過剰分泌により小胞体は過度なストレスにさらされていることが想定される．事実，2型糖尿病患者や糖尿病モデルマウスでは小胞体ストレスレベルが高いことが報告されている[14]．糖尿病モデルマウスや*in vitro*での小胞体ストレス応答伝達経路の研究より，膵β細胞における慢性的な高血糖，遊離脂肪酸，IL-1βやTNF-αといった炎症性サイトカイン，IAPP，変異インスリン（misfold insulin）が小胞体ストレス誘導因子となり，その持続によりβ細胞減少，β細胞機能障害が生じていると考えられている．

過剰な小胞体ストレス持続時β細胞内に蓄積するタンパク質に，転写因子C/EBPβ（CCAAT/enhancer-binding protein β）がある．C/EBPβはGRP78の発現を抑制することで小胞体ストレスに対する膵β細胞の脆弱化をきたす．Insulin2遺伝子変異による小胞体ストレスからβ細胞減少をきたすAkitaマウスでもC/EBPβの発現の亢進が認められている．事実，膵β細胞特異的にC/EBPβを発現させたトランスジェニックマウスでは，体重の変化はきたさず膵β細胞量減少と血中インスリン濃度の減少，高血糖が認められる[15]．

4）オートファジーと膵β細胞機能不全

糖尿病患者剖検膵由来のβ細胞においてオートファゴソームの増加，オートリソソームの減少，アポトーシスの増加が認められ，オートファジー不全が存在していることが示唆される．これは，糖尿病モデル動物db/dbマウスにおいても同様に観察される[16]．糖尿病の膵β細胞におけるオートファジー不全と膵β細胞容積減少との因果関係を調べるため，われわれは膵β細胞特異的にオートファジー機構に必須なタンパク質Atg7を欠損させたマウス（βAtg7KOマウス）を作製した．このマウスではグルコース負荷時のATP産生が低く，ミトコンドリア障害が原因となり膵β細胞機能が障害されている可能性が示唆された．さらに高脂肪食でインスリン抵抗性負荷を行っても代償性の膵β細胞容積増加は生じず，その原因として，膵β細胞のアポトーシスの亢進が認められた．これらの結果から，インスリン抵抗性存在下における膵β細胞脆弱性決定因子としてオートファジー不全が重要な役割を果たす可能性が示唆された[17]．

ヒトの2型糖尿病ではアミロイド沈着が認められるが，その主要成分がヒトIAPP（hIAPP）であり，hIAPPは膵β細胞毒性を有することが明らかになっている．ところがマウスやラットのIAPPにはhIAPPのような毒性はない．われわれはヒト2型糖尿病の膵β細胞容積減少現象におけるオートファジーの意義を検証する目的で，マウスのIAPPの遺伝子座にhIAPPを組み込んだマウス（hIAPP-KIマウス）を用いてオートファジー不全による膵β細胞容積減少現象がhIAPPの発現により増強するかに関して検討した．具体的にはhIAPP-KIマウスとβAtg7KOマウスとを交配させ作製したhIAPP-KI/βAtg7KOマウスに高脂肪食を投与すると，代償性の膵β細胞量増加が全く認められないことが明らかになった．βAtg7KOマウスでも代償性の膵β細胞量増加障害が存在することは前述したが，それよりも膵β細胞量の増加不良を示すことが明らかになった[18]．これらの事実は，オートファジー不全がヒトの糖尿病発症に大きく関与している可能性を示唆する（**図2**）．

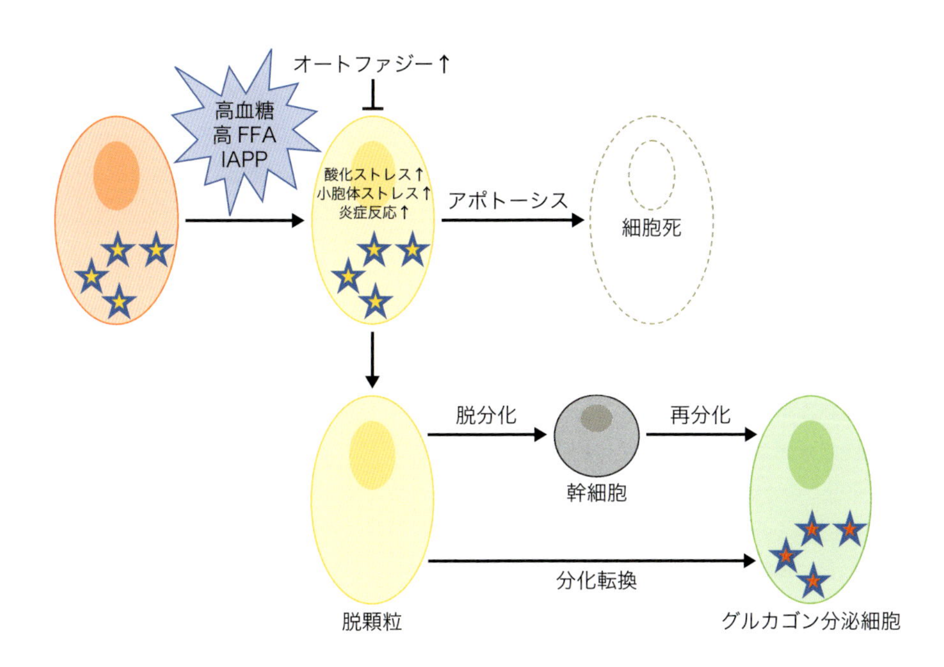

図2　代謝ストレス下における膵β細胞の運命
代謝ストレス下では膵β細胞死が起こるとともに，脱顆粒化した細胞が脱分化し，膵内分泌細胞へと再分化しうる．

3 糖尿病状態における細胞死以外の膵β細胞の運命

1）脱顆粒した膵β細胞

マウス検体でもヒト検体でも通常インスリン染色を用いてインスリン陽性細胞面積から膵β細胞容積を算出しているが，この方法から膵β細胞容積を算出すると，糖尿病状態における膵β細胞容積の低下に比べて細胞死の増加はきわめてわずかでしかない．したがって，これだけでは膵β細胞容積低下現象を説明しえず，他の機構による膵β細胞容積減少機構の存在が想定されている．これを一部説明しうるのが脱顆粒※した細胞である．例えば慢性高血糖で認められる膵β細胞の機能維持に必要な転写因子MafA，Nkx6.1，Pdx-1の発現低下はインスリン合成を低下させるため，アポトーシスに陥らなければ，脱顆粒した膵β細胞として存在しうると考えられるが，最近ではこの細胞の運命に焦点が当てられ興味深い研究成果が報告されてきている．

> **※　脱顆粒**
> 膵β細胞には非常に多くのインスリン分泌顆粒が蓄えられているが，病的状況ではこの顆粒数が少なくなる．この現象を脱顆粒とよぶ．脱顆粒化した細胞と脱分化した細胞との定義の違いは必ずしも明確にされていない．

2）膵β細胞の脱分化現象は糖尿病における膵β細胞機能不全の本質か？

これまでに病的状況下で膵β細胞のアイデンティティーが変化する状況が多数報告されている．例えば，代謝ストレス下で膵β細胞のFoxO1の発現が低下することが知られているが，FoxO1を欠損させた膵β細胞では，MafA，Nkx6.1，Pdx-1の発現が低下し，インスリンの発現が低下する．それとともに，膵島細胞前駆細胞マーカーであるNgn3発現細胞や幹細胞マーカーであるOct4，Nanog，L-Mycなどの遺伝子が発現する細胞が認められるようになり，膵β細胞が未分化細胞状態へと変化することが示された．さらに，この未分化細胞から膵島細胞へと再分化し糖尿病状態における膵α細胞増加に関与していることが示唆された[19]．

一方変異K_{ATP}チャネルを膵β細胞に発現するマウスでは高血糖を示すが，本モデルにおける膵β細胞の運命を検討した研究では，同様にMafA，Nkx6.1，Pdx-1の発現が低下し，インスリンの発現が低下する．それとともに，膵島細胞前駆細胞マーカーであるNgn3発現細胞が認められるようになるが，幹細胞マーカーであるOct4，Nanog，L-Mycなどの遺伝子が発現する細胞は認められないようである．この未分化細胞も一部は膵α細胞へと分化することが示されている[20]．

前述したようにPdx-1の膵β細胞機能維持への重要性はよく知られている．そこで，成熟してからタモキシフェン誘導性に膵β細胞でのPdx-1をノックアウトしたマウスにおける膵β細胞の運命の検討がなされた．本膵β細胞ではインスリンが消失し，その後，もともと膵β細胞であった細胞がグルカゴンを発現するようになるが，この際，膵島細胞前駆細胞マーカーであるNgn3を発現する細胞は認められていない．さらに本グルカゴン陽性細胞には完全に成熟した膵α細胞マーカーであるArxは発現しないことが示された（**図2**）[21]．

このように膵β細胞がストレスにさらされるとインスリンの発現が低下し，細胞の状態が変化することは間違いないが，いったん未分化な状態になるのか否か，すなわち脱分化が起こるか否かはモデルにより異なるし，またどれほど未分化な状態への脱分化が起こるのかもモデルにより異なる．今後，より2型糖尿病に近いモデルでどのような変化が起こるかを検討する必要がある．

おわりに

インスリン抵抗性が生じると一部には膵β細胞はその容積を増加させることによりインスリン産生量を増加させ，それを代償しようとする．最近の研究の進歩によりそのメカニズムがかなり解明されてきた．一方で，インスリン抵抗性の結果出現する高血糖，高FFA血症，高IAPPは酸化ストレスの増加，小胞体ストレスの増加，炎症反応の増加を介して膵β細胞死を亢進させる．これに対し膵β細胞はオートファジー機能を亢進することにより細胞死を抑制しようとする．一方，細胞内ストレスによる細胞死を免れた細胞は，その特異的転写因子の発現が低下しインスリン産生量が低下し，脱顆粒した膵β細胞となるが，そのうちの一部の細胞は未分化状態となり，その後，他の内分泌細胞へと分化することが想定されている．膵β細胞機能障害のメカニズム，その際の膵β細胞のアイデンティティーに関する研究は，増加の一途をたどる糖尿病の発症・進展を抑止する治療戦略を考えるうえできわめて重要と考えられる．

文献

1）Xu X, et al：Cell, 132：197-207, 2008
2）Thorel F, et al：Nature, 464：1149-1154, 2010
3）Dor Y, et al：Nature, 429：41-46, 2004
4）Iida H, et al：J Mol Endocrinol, 55：41-53, 2015
5）Kim H, et al：Nat Med, 16：804-808, 2010
6）Hakonen E, et al：Diabetologia, 54：1735-1743, 2011
7）Terauchi Y, et al：J Clin Invest, 117：246-257, 2007
8）El Ouaamari A, et al：Cell Metab, 23：194-205, 2016
9）Imai J, et al：Science, 322：1250-1254, 2008
10）Matveyenko AV & Butler PC：Diabetes Obes Metab, 10 Suppl 4：23-31, 2008
11）Ohn JH, et al：Lancet Diabetes Endocrinol, 4：27-34, 2016
12）Tiedge M, et al：Diabetes, 46：1733-1742, 1997
13）Guo S, et al：J Clin Invest, 123：3305-3316, 2013
14）Eizirik DL, et al：Endocr Rev, 29：42-61, 2008
15）Matsuda T, et al：J Clin Invest, 120：115-126, 2010
16）Abe H, et al：Endocrinology, 154：4512-4524, 2013
17）Ebato C, et al：Cell Metab, 8：325-332, 2008
18）Shigihara N, et al：J Clin Invest, 124：3634-3644, 2014
19）Talchai C, et al：Cell, 150：1223-1234, 2012
20）Wang Z, et al：Cell Metab, 19：872-882, 2014
21）Gao T, et al：Cell Metab, 19：259-271, 2014

<著者プロフィール>
綿田裕孝：1990年，大阪大学医学部卒業．'97年，カリフォルニア大学サンフランシスコ校ホルモン研究所留学．2001年，順天堂大学講師．'10年，順天堂大学大学院医学研究科代謝内分泌内科学教授．主な研究テーマ：膵β細胞の分化機構およびオートファジー機構の解明，アジア人のインスリン抵抗性の病態解明，糖尿病と動脈硬化．

3. マクロファージと膵島炎症 —a double-edged sword

大石由美子，真鍋一郎

1型糖尿病の発症機序として自己免疫による膵島炎症が重要なことはよく知られているが，最近の研究は2型糖尿病においても膵島炎症が引き起こされており，膵島機能の障害に寄与することを示している．2型糖尿病の膵島炎症においては，特にマクロファージが主要なエフェクター細胞として働き，炎症を促進するとともにβ細胞機能を障害する．一方でマクロファージは多彩な機能をもち，β細胞の増殖や膵島の恒常性維持にも貢献している可能性が高い．このような多彩な機能の役割と制御機序の解明は，糖尿病の新たな治療法開発へと結びつくと考えられる．

はじめに

生活習慣病とがんに共通する基盤病態として慢性炎症に注目が集まっている．1型糖尿病発症にT細胞をはじめとするさまざまな免疫細胞によって進められる自己免疫応答が鍵となることは確立している．2型糖尿病についても，血中IL-1βやIL-6といった炎症性サイトカインの上昇，CRPの上昇が2型糖尿病発症のリスクとなることが報告されている[1]．メカニズムについても，1990年頃よりTNF-αなどの炎症性サイトカインがインスリンシグナルを阻害し，インスリン抵抗性を惹起することが報告されたことに引き続き，インスリン抵抗性と炎症との関連はさまざまな分子的なリンクが明らかとなっている[2]．一方で，膵島炎症が2型糖尿病のβ細胞機能障害に寄与する可能性が検討されるようになってまだ10年程度にしかならない．例えばDonathらが膵島に炎症誘導性のマクロファージが存在することをはじめて報告したのは2007年のことである[3]．このように，インスリン抵抗性への炎症の寄与からかなり遅れて研究がスタートしたが，炎症のβ細胞機能障害への寄与についても研究が拡大し，広く認められるようになりつつある．一方で，膵島マクロファージはただ病気を進めるだけでなく，β細胞の増殖や機能維持にも必須であることも明らかとなっている．本稿では，炎症のβ細胞機能障害と恒常性維持の両面への寄与について，特にマクロファージの機能に着目して検討したい．

1 2型糖尿病膵島における炎症とβ細胞

2型糖尿病患者の膵島に炎症を示唆する組織学的な変化が生じていることが報告されている．例えば，アミロイド沈着，マクロファージをはじめとする免疫細胞の集積，細胞死と線維化などがみられる．2007年に

Islet inflammation and macrophages
Yumiko Oishi[1] /Ichiro Manabe[2] ：Department of Cellular and Molecular Medicine, Medical Research Institute, Tokyo Medical and Dental University[1] /Department of Aging Research, Graduate School of Medicine, Chiba University[2]（東京医科歯科大学難治疾患研究所細胞分子医学[1] / 千葉大学大学院医学研究院長寿医学[2]）

発表されたDonathらのグループの先駆的な論文では，ヒト，マウス，ラットの膵島にマクロファージが存在すること，また2型糖尿病でその数が増えることがはじめて報告された[3]．さらに，単離した膵島からの炎症性サイトカインの発現が増加していることからも，炎症シグナルの活性化が強く示唆された．

膵島に発現する炎症性サイトカインのうち，特にIL-1βについて詳細な検討がなされている．まず，高グルコースによりβ細胞でIL-1βの発現が増加することが報告された[4]．この結果は，非自己免疫性の応答によってIL-1βの誘導や炎症シグナルが惹起されることを示した．IL-1受容体はβ細胞に発現しており，IL-1受容体アンタゴニスト（IL-1RA）は高グルコースによって誘導されるβ細胞のインスリン分泌障害を抑制することから，機能的にもβ細胞機能障害に寄与していることが示されている．ヒトにおいても，IL-1RAであるAnakinraでβ細胞機能が改善することが示されており，IL-1βシグナル，さらには炎症の関与が示唆されている[1]．しかし，一方で低濃度のIL-1βはβ細胞機能にむしろよい効果をもたらすことも報告されており，IL-1βの量やタイミング，また産生する細胞によって役割が異なる可能性がある．

2 マクロファージの多様性

骨髄由来マクロファージなどの培養マクロファージでは，Th1サイトカインであるIFN-γや微生物構成成分によりM1型活性化（classical activation）が誘導される．M1型マクロファージは高レベルの炎症性サイトカインや活性酸素種（ROS）を産出し，Th1応答を進め，細胞傷害や炎症を促進する[5) 6]．また，微生物殺傷作用と抗腫瘍作用を示す．これに対して，Th2サイトカイン（IL-4，IL-13）はM2型活性化（alternative activation）を誘導する．M2型マクロファージは寄生虫感染で働くとともに，組織リモデリング※を推進すると考えられている[7]．

M1/M2マクロファージ分類が，最近のマクロファージ多様性研究の拡大をもたらしたことは間違いない．しかしながら，本来*in vitro*の知見によって確立されたM1/M2分類に対して，*in vivo*で組織中に存在するマクロファージを単純に2つに分類することは困難である[8]．もともとTh1/Th2に対応してM1/M2分類がつくられたが，これらの活性化はTh1/Th2サイトカイン以外の刺激でも誘導される．そのため，刺激に応じてM2をさらに細分化することも提唱されているが，組織中ではマクロファージは常に変化する複数の刺激を受けていると考えられ，やはり単純に*in vitro*の結果を当てはめることは難しい．加えて，*in vivo*環境では，これまでの*in vitro*実験で同定されていない要因もマクロファージの形質に作用する可能性が高い．そ

※ 組織リモデリング
線維化や細胞死・増殖により組織の構築が改変されること．

[キーワード＆略語]
炎症，マクロファージ，2型糖尿病，β細胞

BETタンパク質：bromodomain and extra-terminal タンパク質
CCL2：chemokine（C-C motif）ligand 2
CRP：C-reactive protein（C反応性タンパク質）
IAPP：islet amyloid polypeptide（膵島アミロイドポリペプチド）
IFN-γ：interferon-γ（インターフェロンγ）
IL：interleukin（インターロイキン）
IL-1RA：IL-1 receptor antagonist（IL-1受容性アンタゴニスト）
LXR：liver X receptor（肝臓X受容体）
MCP-1：monocyte chemoattractant protein-1（単球走化性因子1）
MHC：major histocompatibility complex（主要組織適合遺伝子複合体）
NF-κB：nuclear factor-κB（核内因子κB）
NLRP3：NLR family pyrin domain containing 3
PPAR：peroxisome proliferator-activated receptor（ペルオキシソーム増殖剤応答性受容体）
ROS：reactive oxygen species（活性酸素種）
Th1：T helper type 1
TLR4：Toll-like receptor 4（Toll様受容体4）
TNF-α：tumor necrosis factor-α（腫瘍壊死因子α）
VEGF-A：vascular endothelial growth factor-A（血管内皮増殖因子A）

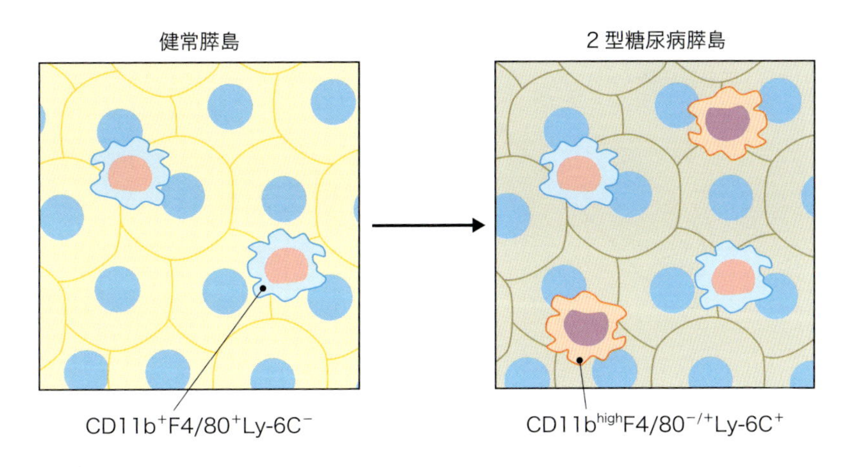

図1　膵島マクロファージ
膵島に恒常的に存在する組織マクロファージは，主にM2型マクロファージであるが，2型糖尿病では，M1型マクロファージが集積し，マクロファージの活性化がM1へシフトする．文献2より引用．

してマクロファージは環境からの刺激に応じて柔軟にそのエピゲノムと機能を変えることから，組織における形質は多様化すると予想され，トランスクリプトーム解析の結果もそれを支持する[9]．また，肥満脂肪組織や動脈硬化巣などではM1/M2のマーカーの一部を同時に発現するような細胞もみられる．したがって，病変マクロファージを単純にM1/M2に分けることは出来ず，また，そのように単純化すべきではないだろう[7) 8) 10]．さらに，マクロファージの由来も骨髄だけでなく，一部の組織マクロファージは胎児組織由来であることもわかってきており，マクロファージの多様性に細胞系譜の軸も加わっている．本稿では従来のM1/M2分類にも触れるが，分類の問題点には留意いただきたい．

3 膵島マクロファージ

健常マウスの膵島マクロファージは主にCD11b^{+} F4/80^{+}Ly-6C^{-}という表面形質を示すM2型のマクロファージである．これに対して2型糖尿病膵島ではCD11b^{high}F4/80$^{-/+}$Ly-6C^{+}という形質を示すM1型のマクロファージが増加する（**図1**）．さらに，Ly6C^{-}の常在マクロファージはMHC-Ⅱのレベルで2つに分けられることが報告されている[11]．

膵β細胞の機能障害に脂質が寄与することが以前から指摘されていた．われわれはマウス個体で血中の飽和脂肪酸であるパルミチン酸濃度だけを選択的に増加させる方法を開発した．これにより血中パルミチン酸濃度を通常の2倍程度に増加させると，14時間以内に膵β細胞機能が障害されることを見出した[12]．この機序として，以下のモデルを提唱した．膵β細胞はTLR4依存的にパルミチン酸に応答し，CCL2やMCP-1などのケモカインを発現する．このケモカインに応答して，膵島へ単球をリクルートする．集積した単球はM1マクロファージへと分化し，さらに膵β細胞と相互作用することにより活性化し，TNF-αやIL-1βを産生し，β細胞を障害する（**図2**）．マウスの2型糖尿病モデルである*db/db*およびKK-A^{y}マウスにおいて膵島へのM1マクロファージ集積が認められること，さらに，M1マクロファージの集積を阻害することにより，β細胞機能が改善することから，これらの2型糖尿病モデルにおいても，炎症性マクロファージが病態形成に必須の役割を果たすことが考えられる[12]．

4 β細胞とマクロファージの相互作用

膵島で炎症を惹起する要因として脂質やグルコースなどの代謝ストレス因子以外にもいくつかの分子が報告されている．前述したようにIL-1βは膵島炎症で重要な働きをする．IL-1βの分泌は少なくとも2段階の制御を受ける．すなわちpro-IL-1βの合成と，インフラマソームとよばれるタンパク質複合体によるIL-1β

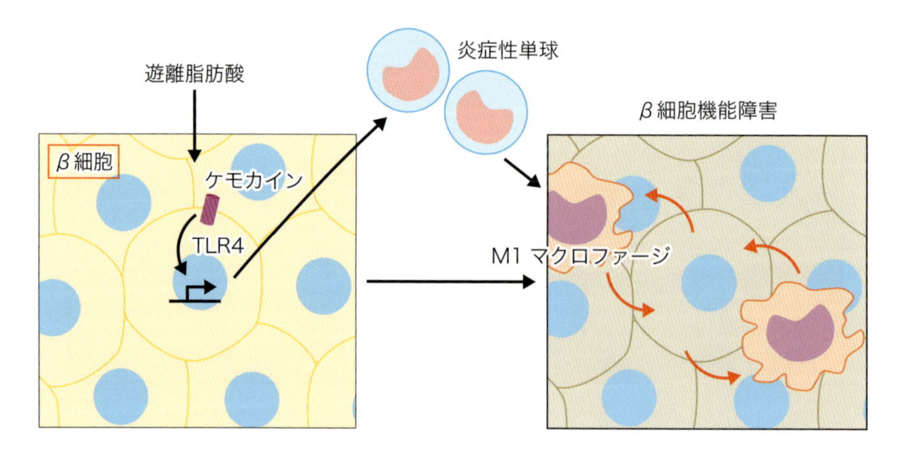

図2　パルミチン酸-TLR4経路は膵島炎症とβ細胞障害を惹起する
パルミチン酸は膵島炎症を惹起してβ細胞機能を障害する．β細胞はTLR4によりパルミチン酸をセンスするとCCL2などのケモカインを発現する．このケモカインに応じて炎症性単球が膵島に集まり，さらにM1型マクロファージに分化・活性化する．さらにβ細胞と相互作用する中で，炎症が進むとともに，β細胞機能がマクロファージ由来の炎症性サイトカインによって障害される．文献2より引用．

の活性化と分泌である．膵β細胞のインフラマソームは高グルコースによって活性化することが報告されている[13]．一方，2型糖尿病の膵島ではアミロイドの沈着がみられるが，その主要構成成分は膵島アミロイドポリペプチド（islet amyloid polypeptide：IAPP）である．IAPP（別名：アミリン）はβ細胞からインスリンとともに分泌されるペプチドホルモンであり，食後の血糖上昇を遅延させる機能をもつが，一方で，膵島マクロファージのIL-1β発現とNLRP3インフラマソームの活性化を誘導し，2型糖尿病の発症に寄与することが提唱されている[14]．膵β細胞はCCL2に加えてIL-1βを含む炎症性メディエーターも分泌することが知られており，これらの結果は，膵β細胞とマクロファージとの相互作用が膵島炎症や膵β細胞障害を進めることを示唆する．実際，膵β細胞とマクロファージの共培養によって炎症シグナルが相乗的に活性化する（**図2**）．

5 膵島マクロファージの生理機能

ここまで，膵島マクロファージの病態推進作用をみてきたが，膵島には恒常性にマクロファージが存在し，これらは膵島の恒常性維持に必須な役割を果たしていることが示唆されている．例えば，組織マクロファージを欠く *op/op* マウスではβ細胞数が減少する[15]．また，膵島の発生とβ細胞増殖の時期にマクロファージと単球の数が増加することも報告されている[16]．これらの結果は，マクロファージが膵島とβ細胞の発生を支えていることを示す．

膵管結紮は膵臓傷害モデルとして頻用される．膵管結紮は単球・マクロファージの集積と炎症を誘導するが，興味深いことにクロドロン酸リポソーム（clodronate liposome）によりマクロファージ集積を阻害するとβ細胞の増殖が著明に抑制された[17]．共培養では$CD206^+$のM2型マクロファージにβ細胞増殖促進作用がみられた．また，β細胞で強制的にVEGF-Aを一過性に発現させると，いったんβ細胞数が減るが，その後β細胞の増殖が強く誘導される[18]．このβ細胞増殖にはマクロファージの集積が必須である．これらの結果は，β細胞傷害後のβ細胞増殖・新生にマクロファージが重要な貢献をしていることを示す．つまり，膵島への傷害は炎症を活性化するが，このときに集積するマクロファージは単に炎症を進めるだけではなく，β細胞の増殖や膵島の修復にも貢献すると言えるだろう．同様な組織傷害におけるマクロファージの二面的な働きは，筋障害後の筋再生など，他の組織でも報告されている[19]．

β細胞は肥満などβ細胞への要求が高まったときに

も増加する．このような生理的なβ細胞増殖においてもマクロファージが寄与している可能性がある．実際，大型の膵島の方がマクロファージ数が多い傾向があることが示されている[3]．しかし，集積するマクロファージがどのようにしてβ細胞増殖を制御するかについては，今後の研究課題である．

おわりに

最近，慢性炎症が生活習慣病の共通した基盤病態として注目されている．慢性炎症プロセスのなかで，マクロファージは主要なエフェクター細胞として多彩な機能を示す．膵島においても，炎症誘導性のマクロファージは，β細胞の機能を障害し，2型糖尿病を引き起こす．このような観点から，治療法開発においても，前述したようにIL-1RAは2型糖尿病に治療効果を示す．他にも，抗IL-1β抗体や，抗TNF-α抗体，NF-κBシグナルの阻害効果をもつ薬剤salsalateの効果がすでに報告されている[20)〜24)]．これらの検討でみられた治療効果は，炎症が2型糖尿病の治療標的となることを強く支持する．

一方で，膵島マクロファージは生理学的にも重要で，膵島の恒常性を維持し，またβ細胞増殖を支えている可能性もある．したがって単純にマクロファージ全般の機能を抑制することが最善かどうかは明らかではなく，より病態惹起性のマクロファージに選択的な治療標的の同定が望まれる．その点で，最近興味深い報告があった．BETタンパク質（bromodomainを含むタンパク質群の1サブファミリー）の低分子阻害薬であるI-BET151が，1型糖尿病モデルマウスであるNODマウスでの膵島炎症を抑制し，膵β細胞増殖を刺激，β細胞機能を改善させた[25]．マクロファージではNF-κBパスウェイが抑制され，PPARやLXRの標的遺伝子群の発現が増加していた．詳細なメカニズムは不明であるが，このようなマクロファージの機能的な変化が膵β細胞の増殖と機能回復をもたらした可能性があり，今後，マクロファージ機能を調整する治療法の開発も考えられるだろう．

文献

1） Donath MY & Shoelson SE：Nat Rev Immunol, 11：98-107, 2011
2） Eguchi K & Manabe I：Diabetes Obes Metab, 15 Suppl 3：152-158, 2013
3） Ehses JA, et al：Diabetes, 56：2356-2370, 2007
4） Maedler K, et al：J Clin Invest, 110：851-860, 2002
5） Mosser DM & Edwards JP：Nat Rev Immunol, 8：958-969, 2008
6） Mantovani A, et al：Arterioscler Thromb Vasc Biol, 29：1419-1423, 2009
7） Martinez FO & Gordon S：F1000Prime Rep, 6：13, 2014
8） Murray PJ, et al：Immunity, 41：14-20, 2014
9） Gautier EL, et al：Nat Immunol, 13：1118-1128, 2012
10） Tabas I & Bornfeldt KE：Circ Res, 118：653-667, 2016
11） Van Gassen N, et al：Eur J Immunol, 45：1482-1493, 2015
12） Eguchi K, et al：Cell Metab, 15：518-533, 2012
13） Zhou R, et al：Nat Immunol, 11：136-140, 2010
14） Masters SL, et al：Nat Immunol, 11：897-904, 2010
15） Banaei-Bouchareb L, et al：J Leukoc Biol, 76：359-367, 2004
16） Geutskens SB, et al：J Leukoc Biol, 78：845-852, 2005
17） Xiao X, et al：Proc Natl Acad Sci U S A, 111：E1211-E1220, 2014
18） Brissova M, et al：Cell Metab, 19：498-511, 2014
19） Oishi Y & Manabe I：Inflammation and Regeneration, 35：185-192, 2015
20） Cavelti-Weder C, et al：Diabetes Care, 35：1654-1662, 2012
21） Dominguez H, et al：J Vasc Res, 42：517-525, 2005
22） Gupta-Ganguli M, et al：Diabetes Care, 34：e121, 2011
23） Rosenvinge A, et al：Scand J Rheumatol, 36：91-96, 2007
24） Goldfine AB, et al：Ann Intern Med, 152：346-357, 2010
25） Fu W, et al：Elife, 3：e04631, 2014

＜筆頭著者プロフィール＞
大石由美子：1998年，群馬大学医学部卒業，循環器内科医として臨床研修．2006年，東京大学大学院医学系研究科博士課程卒業，日本学術振興会特別研究員（PD），同特任助教を経て，’09〜’13年，カリフォルニア大学サンディエゴ校Dr. Glass研究室に留学．’13年3月より現所属テニュアトラック准教授．マクロファージの多彩な機能と代謝制御の関連について，転写とエピゲノム変化に注目しながら研究を進めている．大学院生募集中．

4. ウイルスによる膵島細胞傷害 —ウイルス糖尿病予防ワクチンの開発は可能か？

永淵正法，勝田　仁，三根敬一朗，吉開泰信

実験的ウイルス誘発糖尿病に対する感受性は，インターフェロン受容体関連シグナル分子であるTyk2（tyrosine kinase 2）遺伝子の自然変異による発現消失が原因であった．さらに，新たなヒトTyk2遺伝子多型を同定し，広く，1型および2型糖尿病のリスクであるとの知見を得た．今後，新規のウイルス糖尿病感受性遺伝子を同定することにより，高感度に糖尿病誘発性ウイルスを検出し，ウイルス糖尿病予防ワクチン開発につながることが期待される．

はじめに

2015年12月国際糖尿病連合（IDF）は，世界の糖尿病患者数が4億1500万人にまで達し，適切な対策がなければ，2040年には6億4,200万人と推計されること，さらに1型糖尿病患者は年間8万5,000人発症しており，毎年3％ずつ発症率が上昇していることを報告した[1]．この糖尿病患者の爆発的な増加は，社会経済状況の改善に伴う摂取カロリーの増加，運動不足，肥満，高齢化などによると推測されているが，この膨大な患者数の増加，特に，1型糖尿病患者の着実な増加は，社会生活の変化による内的要因のみに帰することはできない．したがって，何らかの外部環境要因がその原因であることが示唆される．これまでに蓄積された知見から，ウイルス感染も糖尿病発症の原因であることが強く示唆されている[2) 3)]．

1 ウイルス糖尿病とは

1型糖尿病の約20％，そのサブタイプである急激な

[キーワード＆略語]
ウイルス糖尿病感受性遺伝子，糖尿病誘発性ウイルス，コッホの三原則，ワクチン

EMCV：encephalomyocarditis virus（脳心筋炎ウイルス）
IFN：interferon（インターフェロン）
MHC：major histocompatibility complex（主要組織適合遺伝子複合体）
PRR：pattern recognition receptor（パターン認識受容体）
Tyk2：tyrosine kinase 2（チロシンキナーゼ2）

Discovery of virus-induced diabetes susceptibility gene and future perspective—Development of anti-virus-induced diabetes vaccine, feasible?

Seiho Nagafuchi[1) 2)] /Hitoshi Katsuta[3)] /Keiichiro Mine[4)] /Yasunobu Yoshikai[4)] ：Visiting Research Scientist, Saga University School of Medicine[1)] /Emeritus Professor, Kyushu University[2)] /Department of Medical Science and Technology, Graduate School of Medical Sciences, Kyushu University[3)] /Division of Host Defense, Research Center for Infectious Diseases, Medical Institute of Bioregulation, Kyushu University[4)]（佐賀大学医学部客員研究員[1)]／九州大学名誉教授[2)]／九州大学大学院保健学部門検査技術科学分野[3)]／九州大学大学院生体防御医学研究所感染制御分野[4)]）

発症様式を示す劇症1型糖尿病患者では約70％の症例に，発熱，上気道炎，頭痛，筋肉痛，下痢などインフルエンザ様症状を伴うことから，ウイルス感染が1型糖尿病発症の原因であることが示唆されている．さらに，これまで，多くの糖尿病誘発候補ウイルスに関する研究で，糖尿病発症時に種々のウイルス感染が認められるとされているが，最も注目されているのは，ピコルナウイルス科に属するエンテロウイルスである[4]．急性発症1型糖尿病患者膵島にウイルスが存在する，血中からウイルス遺伝子が検出される，あるいは患者におけるエンテロウイルス抗体価が上昇しているなどの報告が相次いでいる．また，実験研究では，ピコルナウイルスに属する脳心筋炎ウイルス（EMCV）を用いて，糖尿病誘発性の高い変異株（EMC-D）ウイルスの糖尿病誘発性，感染防御，膵島細胞傷害のメカニズムなど，多くの知見が蓄積されている[5]．興味深いことに，EMC-Dウイルスにおける糖尿病誘発性は，たった1つの塩基置換が原因となりうることが，人工的に遺伝子組換えしたウイルスを用いて証明されている．このことは，自然界においても，ランダムに起こる遺伝子変異が，たまたま糖尿病誘発性の高いウイルスの出現に関与しうることを示唆する貴重な知見であると考えられる．

このように多くの臨床的あるいは基礎的研究からウイルスが糖尿病発症の原因であることが強く示唆されるが決定的な証拠は乏しい．その理由は，病原体としての古典的な証明法であるヘンレ・コッホの三原則を満たすような，ウイルスによる糖尿病誘発性の適切な検定システム（動物モデル）が欠如しているためであろう[6]．ウイルス感染による糖尿病発症は，ウイルス側の糖尿病誘発性と宿主側の感受性，2つの要因が複合的に糖尿病発症リスクを高めていることは明白であり，その解明が期待される．

2 実験的ウイルス糖尿病感受性遺伝子の発見

前述のように，ヒトウイルス糖尿病の主要な原因ウイルスは，ピコルナウイルス科に属するエンテロウイルスと考えられているが，動物でも同じピコルナウイルス科に属し，マウスに感染することで実験的に糖尿病を誘発しうることで知られているのが脳心筋炎ウイルス（encephalomyocarditis virus：EMCV）である．Notkinsのグループは，糖尿病誘発性を示すEMCVのMバリアントを，さらにクローニングし，特定のマウス系統に糖尿病誘発性の高いEMCV D株（EMC-D）と，誘発しないEMCV B株（EMC-B）の分離に成功した[7]．この研究成果により，この領域の研究は飛躍的に発展した．EMC-Dウイルスに対する感受性には明らかにマウスの系統差があり，SJL/J，DBA/2が感受性で，BALB/c，A/Jは中程度，C57BL/6，C3H/Heなど，ほとんどの系統は抵抗性である．また，マウスの感受性には性差もあり，糖尿病発症の感受性は，オスの方が高く，膵島細胞の傷害が著しいが，メスでは一過性の軽度の膵島傷害をきたすものの，自然に回復する．この性差にかかわる感受性あるいは回復の機序の詳細は不明である．一方，マウスの系統依存性の感受性の差については，単一の遺伝子であると報告されていたが[8]，この感受性を決定する遺伝子は同定されておらず30年来の謎であった．EMC-Dウイルスは，このように特定の近交系マウスにのみ糖尿病を誘発するが，その感染防御には獲得免疫の関与は乏しく，自然免疫が糖尿病の発症制御，病態形成に重要であることはコンセンサスが得られていた[9]．感染防御に働く自然免疫を担うメカニズムは，病原体の貪食処理，感染細胞のナチュラルキラー（NK）細胞による除去，インターフェロン（IFN）などによるウイルス増殖抑制があげられる．近年の免疫学の進歩により，非特異的な補体や貪食にかかわる受容体など特異性の乏しい初期免疫応答から，特異性の高い獲得免疫への橋渡しの生体防御メカニズムとして，病原体をパターン認識受容体（PRR）により認識し，I型IFNを誘導する自然免疫システムが存在する（**図1**）．遊離したIFNは，IFN受容体に結合し，その刺激によりJak-Stat経路を介して抗ウイルス因子が産生されることによって抗ウイルス活性が発揮される（**図1**）．

EMC-Dウイルス誘発糖尿病では，自然免疫が重要であることが明らかになったので，自然免疫のなかでもウイルス感染防御にかかわる主要分子IFNシグナル経路に着目した．IFN受容体関連シグナル伝達分子の1つであるTyk2（tyrosine kinase 2）遺伝子ノックアウト（KO）マウスがIFN依存性のウイルス感染防御能

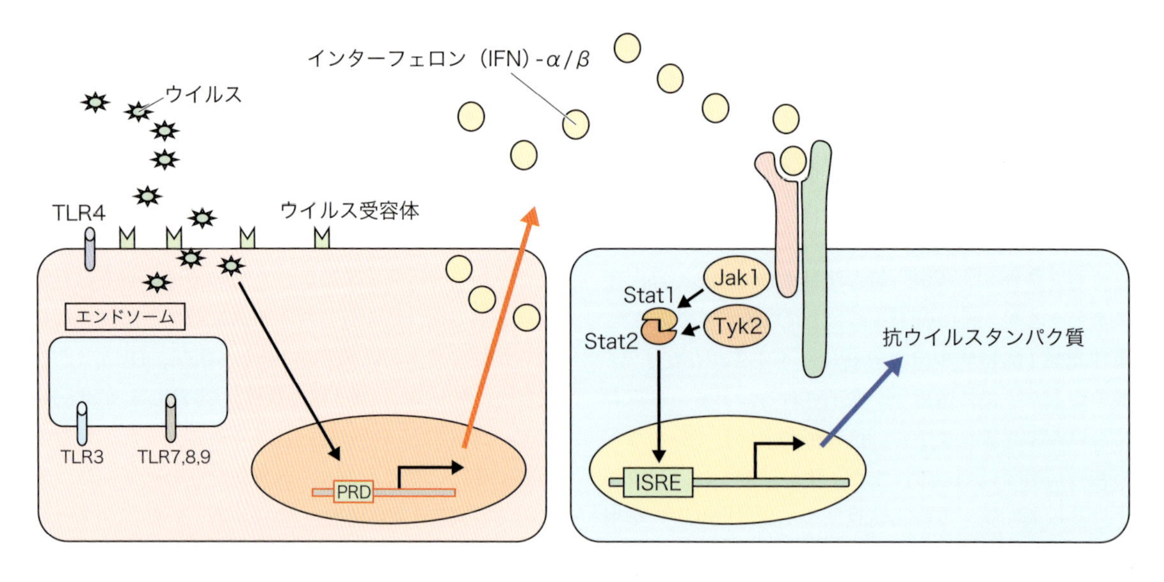

図1　ウイルス感染に対する細胞内認識機構を介するインターフェロンの産生とインターフェロン刺激による抗ウイルス効果の発揮

TLR：Toll-like receptor，PRD：positive regulatory domain，IFN：インターフェロン，Jak1：Janus kinase 1，Tyk2：Tyrosine kinase 2，Stat：signal transducers and activators of transcription，ISRE：IFN simulated response element．文献11を元に作成．

表1　EMC-Dウイルス誘発糖尿病における感受性マウス系統におけるTyk2遺伝子自然変異の同定

EMC-D誘発糖尿病	系統	プロモーター領域	エキソン7	エキソン8
			A9592G（H234R）	A10642G（K355E）
抵抗性	C57BL/6J	WT	WT	WT
	C3H/HeJ	WT	WT	WT
中程度感受性	BALB/c	WT	WT	WT
	A/J	WT	WT	WT
高度感受性	DBA/2J	WT	WT	WT
	SJL/J	MT	MT	MT
	SWR/J	MT	MT	MT

WT：野生型，MT：変異型

が低下していることから[10)]，ウイルス糖尿病抵抗性C57BL/6背景のTyk2KOマウスで検討した．その結果，Tyk2KOマウスはEMC-Dウイルスの攻撃により膵島におけるウイルスの増殖，膵島細胞傷害によるインスリン量の低下により糖尿病を発症した[11)]．興味深いことに感染Tyk2KOマウスでは，IFNの産生は，むしろ亢進していたが，膵島傷害を防ぐとことはできなかった[11)]．

次に，EMC-D誘発糖尿病の系統差にTyk2遺伝子の自然変異が関与している可能性を考え，Tyk2遺伝子の変異をスクリーニングした結果，感受性系統SJLおよびSWRマウスには，Tyk2遺伝の変異（MT）が認められたが，やはり高感受性のDBA/2マウスには，この変異は認められなかった（**表1**）[11)]．この変異の意義を検証するために，この変異をマーカーに抵抗性系統のC57BL/6Jにバッククロスを行い，この変異を有する抵抗性系統背景C57BL/6Jコンジェニックマウス（Tyk2mt/mtB6）で検討したところ，ウイルス糖尿病

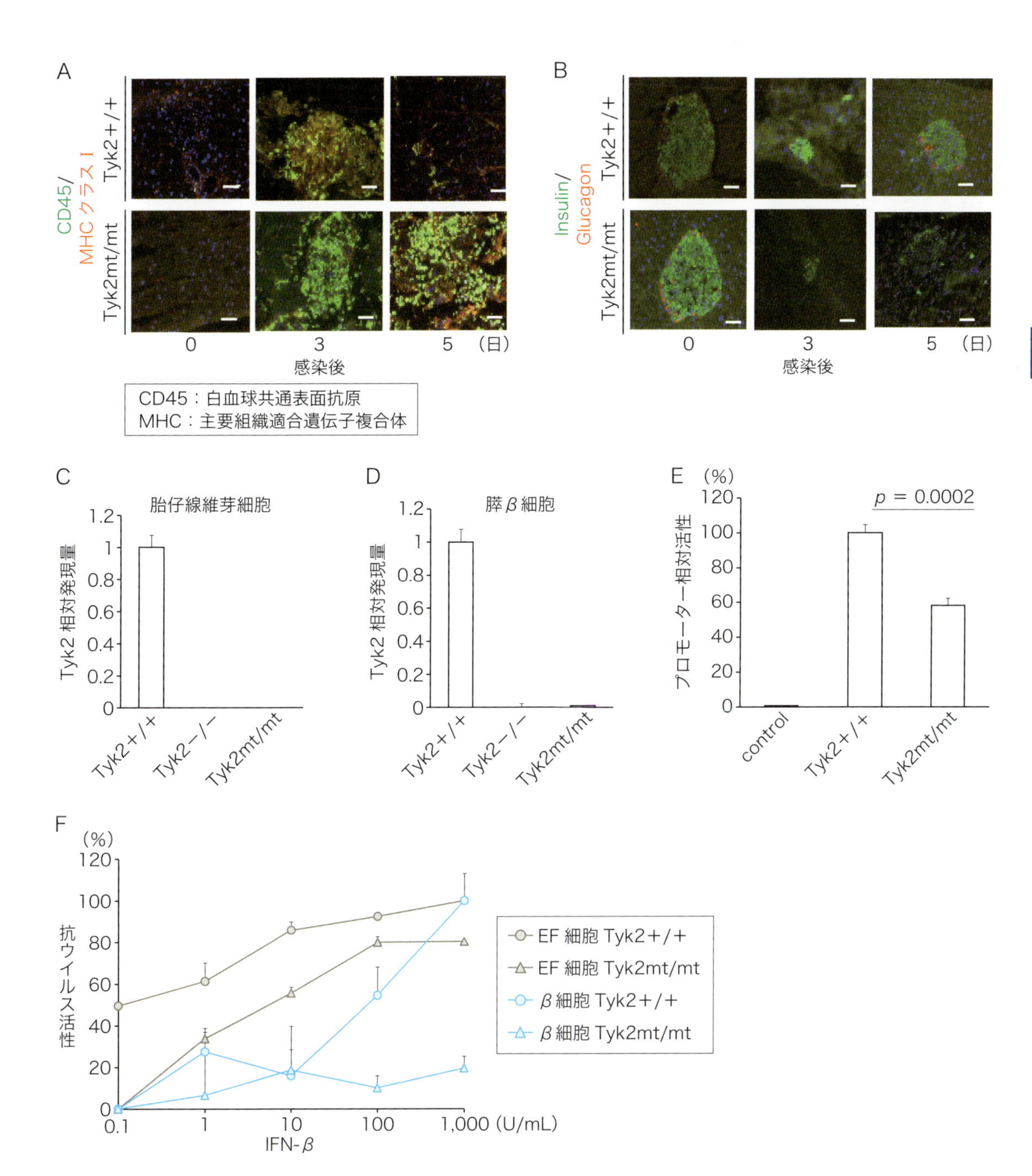

図2　EMC-Dウイルス感染Tyk2自然変異（Tyk2mt/mt）マウスにおける糖尿病発症のメカニズム
A）感染膵島組織へのCD45陽性（緑）浸潤白血球と膵島細胞のMHCクラスⅠ表出（赤）（免疫組織染色）．B）感染膵島細胞におけるインスリン（緑）とグルカゴン（赤）（免疫組織染色）．C）Tyk2自然変異（mt/mt）マウス由来胎仔線維芽細胞における遺伝子発現の消失．D）Tyk2自然変異（mt/mt）マウス由来膵β細胞における遺伝子発現の消失．E）Tyk2自然変異（mt/mt）マウスにおけるプロモーター活性の低下．F）Tyk2自然変異（Tyk2mt/mt）による膵島β細胞特異的IFN依存性抗ウイルス活性の低下．A～Fはすべて文献11より引用．

を発症した[11]．Tyk2mt/mtマウスでは，Tyk2KOマウスと同様に，白血球の著明な浸潤を伴う炎症反応の促進と膵島インスリンの低下が認められた（**図2A，B**）[11]．

驚くべきことに，Tyk2自然変異マウスでは，プロモーター活性の低下とともに，Tyk2遺伝子発現は，いずれも，ほとんどTyk2KOマウスと同じレベルにまで，著しく低下していることが判明した（**図2C〜E**）[11]．一方，線維芽細胞と，膵島β細胞においてIFN依存性ウイルス抵抗性について検討したところ，線維芽細胞においては，高濃度のIFN刺激によりウイルス感染による細胞傷害が改善するのに対し，膵島β細胞では，高濃度のIFN刺激によってもウイルス感染による細胞傷害が回復せず（**図2F**）[11]，膵島β細胞特異的にIFN依存性の抗ウイルス活性が低下していることが明らかとなった．Tyk2変異マウスは，膵島細胞特異的Tyk2遺伝子発現（MIP-Tyk2 Tgマウス）により回復したので，膵島細胞におけるTyk2遺伝子発現が防御発揮に重要であることを検証できた[11]．

以上のことから，SJLマウスのEMC-Dウイルス誘発糖尿病の感受性亢進は，Tyk2遺伝子の自然変異による発現消失のため，膵島β細胞特異的なIFN依存性抗ウイルス活性の低下によることが明らかとなった．

3 ヒトウイルス糖尿病感受性遺伝子

マウスにおける知見をヒトに展開するために，特にインフルエンザ様症状とともに発症した1型糖尿病患者を念頭に，ヒト糖尿病患者のTyk2遺伝子多型の検索を行った．まず，インフルエンザ様症状先行1型糖尿病患者で，プロモーター領域，および，エキソンの遺伝子多型をスクリーニングした．その結果，ヒトのTyk2遺伝子のプロモーター領域およびエキソン1に多型があり，完全連鎖不平衡状態のためTyk2プロモーターバリアントと称することとした[12]．ヒト糖尿病患者のTyk2プロモーターバリアントの保有率を，健常人331名，1型糖尿病患者302名，2型糖尿病患者314名を対象に比較検討した．Tyk2プロモーターバリアントは，健常対象の保有率は4.2％であった．ウイルス感染後の1型糖尿病患者で，最もリスクが高く（オッズ比3.6, $p = 0.005$），自己抗体（抗GAD抗体）陰性者でも高いオッズ比3.3（$p = 0.002$）を示した．2型糖尿病でも有意にリスクで（オッズ比2.1，$p = 0.03$）（**図3**），しかも非肥満（BMI ≦ 26）2型糖尿病患者でより高いリスク（オッズ比2.4，$p = 0.01$）であった（**表2**）[12]．以上のことから，Tyk2プロモーター

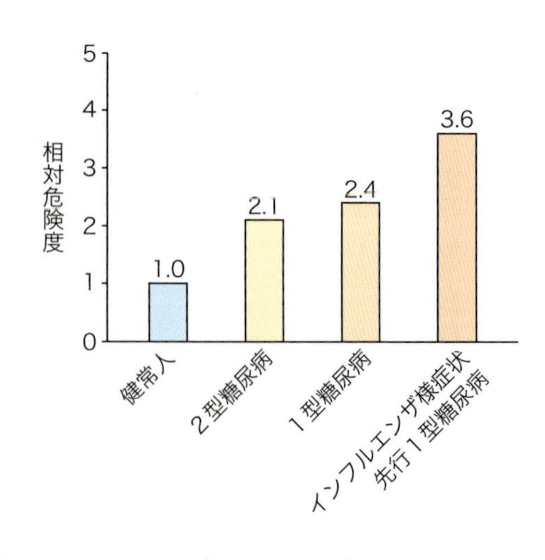

図3　ヒトTyk2プロモーターバリアントの糖尿病患者における相対リスク（健常対照を1.0とする）

バリアントは，ウイルス感染先行1型糖尿病患者との強い関連が認められるのみでなく，広く，1型，2型糖尿病も含めた糖尿病全体の発症リスクであると考えられた．なお，このTyk2プロモーターバリアントは，プロモーター活性が低下していること，また，検討対象とした2型糖尿病患者の症例が少ないこともあり統計的に有意ではないが，IFN刺激によるTyk2遺伝子の発現が野生型より低く，抗ウイルス遺伝子の発現レベルも低下している傾向を認めた[12]．

以上の知見は，マウスの結果とも合わせ，Tyk2遺伝子は，マウスとヒトに共通するウイルス糖尿病感受性遺伝子であることを強く示唆する知見であると考えられた．

4 糖尿病領域，他領域へのインパクトと波及効果

本研究はウイルス感染による糖尿病発症機構について，ウイルス糖尿病感受性遺伝子に関する新たな知見をもとに，予防への道筋をつける成果であるが，同時に，糖尿病領域のみならず，他分野・領域外の研究に対しても，きわめて示唆的であると考える．以下にその概要を列挙したい．

1）糖尿病領域

ウイルスによって糖尿病が発症するとの仮説のなかで，本研究は，世界に先駆けてマウスの感受性遺伝子を

表2　Tyk2プロモーターバリアントの非肥満2型糖尿病患者における意義

Tyk2遺伝子型	2型糖尿病患者（n＝314）		
	全例	BMI（kg/m²）	
		≦26（n＝257）	＞26（n＝57）
	オッズ比	オッズ比	オッズ比
野生型	1	1	1
プロモーターバリアント	2.1	2.4	0.8
*p*値	0.03	0.01	1

発見した．また，この研究がヒトの感受性遺伝子多型につながっており，動物実験がヒトのよいモデルであることをウイルス糖尿病領域で示せている．さらにウイルスが原因の糖尿病を対象に，糖尿病原因ウイルスの同定やワクチンによる予防への期待へも高まった．急性発症糖尿病患者からのウイルス分離と，分離されたウイルスの糖尿病誘発性を証明することが期待される．

2）生活習慣病・循環器疾患領域

本研究のヒトでの成果により，いわゆる生活習慣病として，カロリー過剰摂取，運動不足，加齢などの要因の積み重ねにより発症するとされる糖尿病においてウイルス感染がそのリスク要因の1つであることを示し得た．このことは，糖尿病のみでなく，他の，動脈硬化，循環器（心疾患）などの生活習慣病領域においても，ウイルス感染がリスク要因となりうることが示唆され，生活習慣病領域におけるウイルス感染関与研究への展開が期待できる．

3）神経内分泌領域

本研究は膵島β細胞で臓器特異的に，インターフェロン依存性ウイルス感染防御能が低下していることを示したが，この知見は，ポリオウイルス感染者の1,000人に1人がポリオに至る知見と合わせて解釈することができる．すなわち，広くエンテロウイルス感染においては，神経内分泌の臓器特異的な脆弱性が示唆される．最近，エンテロウイルスD68，エンテロウイルス71が重症の神経疾患を合併することが知られていることから，重症化する患者においては，今回のウイルス糖尿病感受性遺伝子あるいはその類縁感受性遺伝子の存在が推定され，当該領域の研究の進展につながることが期待される．

4）感染症領域

本研究は，前述のように臓器特異的感染症が病原体の疾患誘発因子のみならず宿主の感受性要因が複合して発症することを示した．さらに，病原体の古典的証明法であるコッホの三原則について，ウイルス糖尿病においては，疾患特異的病原体を疾患特異的感受性動物で証明する「修正簡便コッホの原則（modified brief koch's postulate）」の提唱につながり[13]，この概念は，多くの感染性疾患に適用可能であると考えられる．

5）実験動物学領域

本研究は，自己免疫疾患，アレルギー，感染症において，疾患感受性の高い優れた動物モデルとされているSJL系統が，実は，Tyk2遺伝子の自然変異によりその発現レベルがTyk2遺伝子欠損マウスと同程度まで低下（ほぼ消失）していることを示した．このことは，これまでSJLマウスを用いて蓄積されてきた知見が，Tyk2遺伝子欠損状態での結果であることを示唆しており，これまでの報告の再評価が必要であると考えられる．最近，妊婦に感染すると胎児の小頭症が問題となっているZikaウイルス感染モデルとしてSJLマウスが有用であることが報告されたので，この論文にコメントを寄せ[14]，実験動物学におけるマウス系統の有用性とその意義について，一石を投じた．

おわりに：ウイルス糖尿病予防ワクチン開発は可能か？

多くの知見の積み重ねから，多くのウイルスが糖尿病を発症しうる傍証が蓄積している．しかしながら，糖尿病を爆発的に発症させるほどの高い糖尿病誘発性を有する，いわゆる糖尿病ウイルスなるものは存在せ

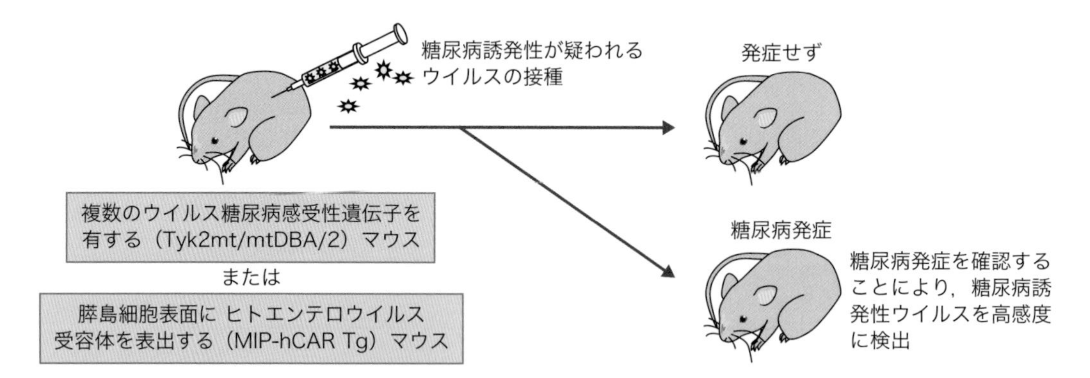

図4　ウイルス糖尿病高感受性マウスによる糖尿病誘発性ウイルスの検出

ず，今回発見したような宿主の感受性要因も含め，複合的にリスク要因が重なった状況で，ウイルス感染が膵島細胞傷害につながり，糖尿病発症に至っている可能性が高いと考えられる．その意味で，糖尿病原因候補ウイルスが糖尿病を発症しうることを検証するには古典的なコッホの三原則が適応されることが望ましい．事実，1980年頃には，少なくとも2つの糖尿病患者から分離されたウイルスがマウスに糖尿病を誘発したとの報告があるが[15) 16)]，その後，再現性をもって，コッホの三原則が満たせるような糖尿病誘発性ウイルスは報告されていない．この理由は，糖尿病を確実に発症させるようなウイルスは存在せず，複合要因で発症すると推測されるため，ウイルスの糖尿病誘発性を鋭敏に検定するシステムの開発が必要であると考えられる[12)]．また，ワクチンによる予防を視野に入れた場合，すべての糖尿病誘発性ウイルスに対するワクチン開発は不可能であり，糖尿病誘発性を有するエンテロウイルスを対象としたワクチン開発は現実的である．幸い，糖尿病を誘発する主要な原因ウイルスはエンテロウイルスであると考えられているので，糖尿病誘発性エンテロウイルスに対するワクチン開発が行われ，ウイルス誘発糖尿病の少なくとも一部を予防できる，すなわち，ウイルスによる1型糖尿病の発症予防や，2型糖尿病の発症のリスク低下につながることが期待される．未知のウイルス糖尿病感受性遺伝子が同定され，高感度に糖尿病誘発性ウイルスが検出されることにより（**図4**），ウイルス糖尿病予防ワクチン開発が促進されることを期待したい．

文献・ウェブサイト

1）「IDF Diabetes Atlas 2015-7th edition」, International Diabetes Federation, 2015.http://www.diabetesatlas.org/resources/2015-atlas.html（2016年10月17日閲覧）
2）Coppieters KT, et al：Cold Spring Harb Perspect Med, 2：a007682, 2012
3）永淵正法，安西慶三：Diabetes Frontier, 27：759-766, 2016
4）Tauriainen S, et al：Semin Immunopathol, 33：45-55, 2011
5）Nagafuchi S, et al：「Diabetes and Viruses」（Taylor KW, et al, eds），pp37-48, Springer-Verlag New York, 2013
6）Nagafuchi S & Toniolo A：Immunoendocrinol, 2：e1026, 2015
7）Yoon JW, et al：J Exp Med, 152：878-892, 1980
8）Onodera T, et al：Nature, 274：693-696, 1978
9）Kounoue E, et al：Arch Virol, 153：1223-1231, 2008
10）Shimoda K, et al：Immunity, 13：561-571, 2000
11）Izumi K, et al：Nat Commun, 6：6748, 2015
12）Nagafuchi S, et al：EBioMedicine, 2：744-749, 2015
13）Nagafuchi S：Int J Diabetes Clin Diagn, 3：115, 2016
14）Nagafuchi S：Web comments on Nature, 534：267-271, 2016
15）Yoon JW, et al：N Engl J Med, 300：1173-1179, 1979
16）Champsaur H, et al：Lancet, 1：251, 1980

<筆頭著者プロフィール>
永淵正法：1975年，九州大学医学部卒業．同年九州大学医学部付属病院内科研修医．'76年，九州大学大学院医学研究科大学院ウイルス学専攻．'78年，米国NIH留学．'81年，九州大学医学部第一内科助手．2000年，九州大学医療技術短期大学部教授．'07年，九州大学大学院医学研究院保健学部門検査技術科学分野教授．'16年，同所属定年退職．現在，佐賀大学医学部客員研究員／九州大学名誉教授．研究テーマと抱負：ウイルス糖尿病の発症機構を解明し，糖尿病誘発性エンテロウイルスを同定することにより，ウイルス糖尿病予防ワクチンの開発を目指している．趣味：囲碁，魚釣り，野球観戦，卓球．

5. グルカゴン分泌異常 —その病態生理的意義

北村忠弘，小林雅樹

最近のグルカゴン抑制作用を併せもつ糖尿病薬の登場により，グルカゴンが再注目されている．しかしながら，グルカゴンの測定法には特異性の問題があり，正確に測定するにはLC-MS/MSやサンドイッチELISA法といった新しい測定法が必要である．２型糖尿病やその予備軍（境界型）における正確な血中グルカゴン濃度の測定結果はα細胞障害（グルカゴン分泌異常）が発症早期からかかわっていることを示唆しており，今後，グルカゴンの真の病態生理的意義の解明，ならびに糖尿病診断，治療への応用が期待される．

はじめに

グルカゴンは29アミノ酸からなる分子量3,485のペプチドホルモンで，膵ランゲルハンス島のα細胞から分泌されるが，一部は胃や小腸の細胞からも分泌されている．主な生理作用は肝臓に直接作用した際のグリコーゲン分解，糖新生促進を介した血糖上昇である．しかしながら最近，グルカゴンが中枢（視床下部）を介して神経性に肝臓に作用すると，逆に糖新生を抑制して血糖値を下げることが報告され，注目されている[1]．また，グルカゴンは胃腸の蠕動運動を抑制する作用があり，胃の内視鏡検査の際に利用されている．さらに，中枢に作用すると食欲を抑制する作用や，褐色脂肪に作用すると熱産生促進作用もある．したがって，グルカゴンを単純にインスリンの拮抗ホルモンと考えてはいけない．一方，従来のグルカゴン測定系の問題が明らかとなり，今後はグルカゴンのN末断端認識抗体とC末断端認識抗体を用いたサンドイッチELISA法，あるいは質量分析法（LC-MS/MS※）によ

※ **LC-MS/MS**
化合物を液体クロマトグラフィー（LC）にて分離し，分離された物質を質量分析装置（MS）にてイオン化し分析する過程を２段階行い，高精度で分子を同定する方法．

[キーワード＆略語]
グルカゴン，α細胞，サンドイッチELISA，グルカゴン類縁ペプチド，インレクチン関連薬

ASO：antisense oligonucleotide（アンチセンスオリゴヌクレオチド）
ELISA：enzyme-linked immunosorbent assay
GLP-1：glucagon-like peptide-1（グルカゴン様ペプチド1）
LC：liquid chromatography（液体クロマトグラフィー）
MS：mass spectrometry（質量分析）
RIA：radioimmunoassay（放射免疫測定）
ZDFラット：Zucker diabetic fatty rat

Pathophysiological significance of glucagon in diabetes

Tadahiro Kitamura/Masaki Kobayashi：Metabolic Signal Research Center, Institute for Molecular and Cellular Regulation, Gunma University（群馬大学生体調節研究所代謝シグナル解析分野）

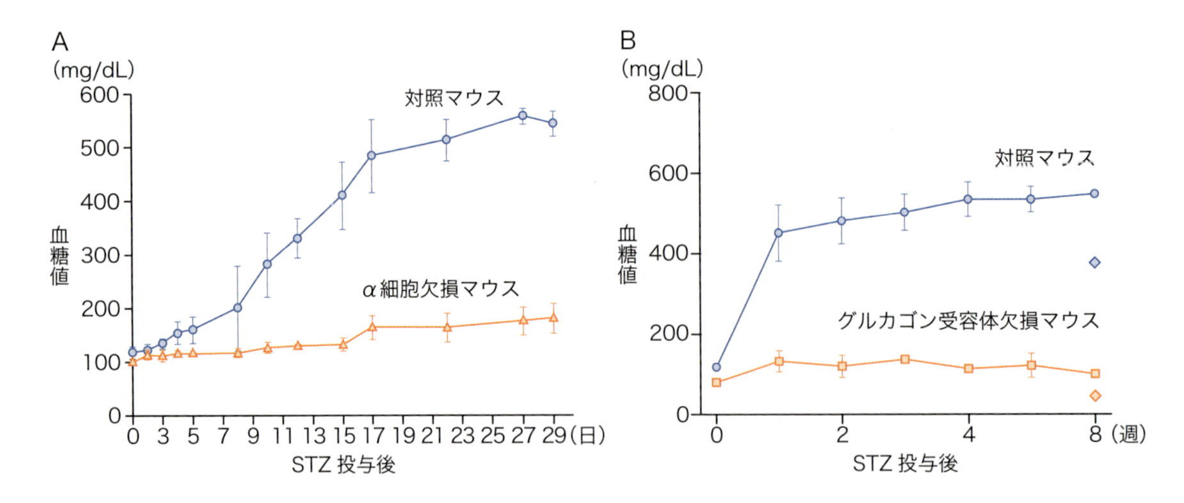

図1　グルカゴン中心説の根拠になった実験結果

A）α細胞欠損マウスに対してストレプトゾトシン（STZ）を投与してβ細胞を完全に破壊しても血糖値は正常を保った．B）グルカゴン受容体欠損マウスに対しても同様の実験を行っているが，やはり血糖値は正常のままであった．◇は試験終了時点でのそれぞれのマウスの空腹時血糖を示す．Aは文献3，Bは文献4より引用．

るグルカゴンの再評価が必要である．本稿ではグルカゴンの最新知見について概説する．

1 再注目されるグルカゴン

最近の糖尿病基礎研究，ならびに糖尿病実臨床において，グルカゴンが再注目されている．その最大のきっかけはDPP-4阻害薬やGLP-1受容体作動薬といったインクレチン関連薬の臨床応用である．これまでの糖尿病薬はインスリン分泌促進薬やインスリン抵抗性改善薬が主であったのに対し，はじめてグルカゴン抑制作用をもつ薬剤が登場したことになる．

一方，学術的にグルカゴンが再注目されたきっかけとなった論文は2012年のJournal of Clinical Investigationに総説論文として掲載されたUngerとCherringtonの「グルカゴン中心説」である[2]．この「グルカゴン中心説」の根拠になった論文がある．α細胞欠損マウス，およびグルカゴン受容体欠損マウスに対してストレプトゾトシンを投与して膵β細胞を破壊し，インスリン分泌を完全に阻害してしまっても血糖値は全く上昇しないという報告である（**図1**）[3][4]．さらに，ストレプトゾトシン処理したグルカゴン受容体欠損マウスの肝臓にアデノウイルスを用いて一過性にグルカゴン受容体を入れ戻すと血糖値が再上昇することも示されている[5]．つまり，血糖値が上昇するためにはインスリンがないということよりもグルカゴンがあるということの方が重要であることを示唆している．

2 グルカゴン測定系の問題

1960年代から現在に至るまでのグルカゴン，インスリン，GLP-1に関する年間発表論文数の推移を**図2**に示す．1980年頃までは順調に論文数を伸ばしてきたグルカゴン研究であるが，2000年代中頃にかけてはいったん論文数が減少している．このことは常に右肩上がりで論文数が増加し続けてきたインスリン研究とは対照的である．なぜ，グルカゴン研究はいったん下火になったのか？ その最大の原因はグルカゴン測定系が不正確であったためだと思われる．そのことは最近Holstらも指摘している[6]．彼らは現在世界各国で標準的に用いられている8種類のグルカゴン測定キットを比較検討し，どれ一つ感度，特異性に優れたものはないという結果を示し，グルカゴン測定系は改良する必要があると結論づけている．グルカゴンは発見されて90年以上経っているにもかかわらず，なぜいまだに正確に測定できないのか？ その理由を**図3A**に示す．グルカゴンがプログルカゴンからプロセッシングを受けて合成される過程で，グルカゴン類縁ペプチドとよばれる，

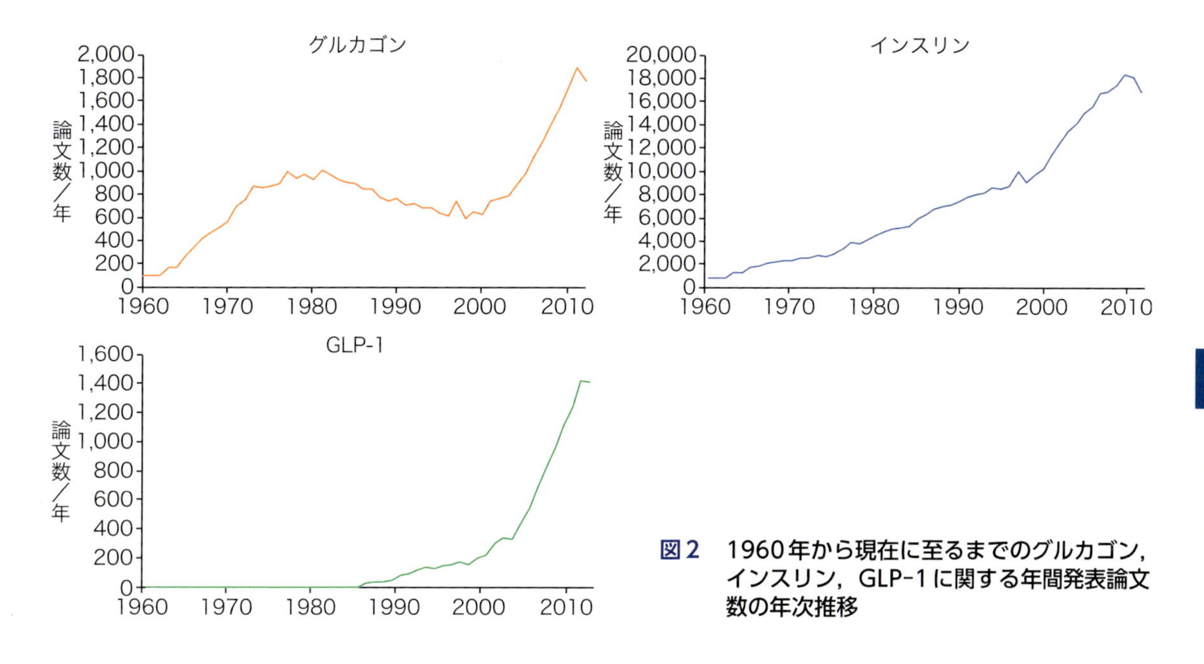

図2　1960年から現在に至るまでのグルカゴン，インスリン，GLP-1に関する年間発表論文数の年次推移

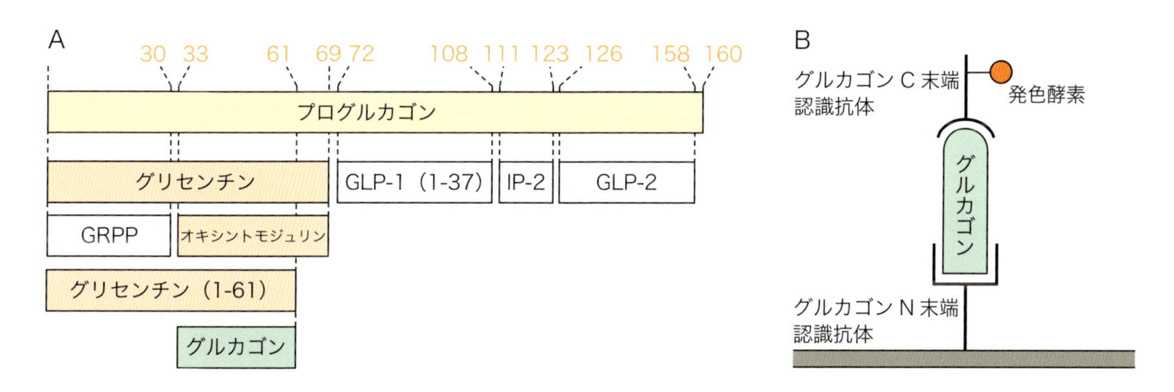

図3　グルカゴン類縁ペプチドとサンドイッチELISA法の原理

A）プログルカゴンから産生されるグルカゴン類縁ペプチド．上の数字はプログルカゴンに相当するアミノ酸配列を示している．グルカゴンは緑で，グルカゴンとアミノ酸配列が重複するペプチドをオレンジで示している．B）グルカゴンのN末断端認識抗体とC末断端認識抗体を用いたサンドイッチELISA法の原理図．N末抗体をプレート上に固相化し，結合したグルカゴンをC末抗体で検出する．

グルカゴンとアミノ酸配列が類似したいくつかのペプチドホルモンも合成されてくる．これはプロインスリンからインスリンとC-ペプチドの2つしか合成されないのとは対照的である．特に，グリセンチンとオキシントモジュリンはアミノ酸配列がグルカゴンと完全に重複しており，抗体を用いたイムノアッセイでは交叉反応の可能性がある．例えば，グルカゴンの中央部分を免疫抗原として作製した抗体はグルカゴン以外にプログルカゴン，グリセンチン，オキシントモジュリンとも交叉する．また，グルカゴンのN末断端認識抗体はオキシントモジュリンとも交叉する．したがって，現在使用されているほとんどのグルカゴン測定系ではグルカゴンのC末断端認識抗体が使用されている．しかしながら，血中にはグリセンチン（1-61）の存在が示唆されており，C末断端認識抗体でも交叉してしまう．わが国で現在保険適用になっているグルカゴン測定キットもC末断端認識抗体を用いた競合法RIAである．多くの臨床研究で血中グルカゴン濃度に関して安

A

	LC-MS/MS	サンドイッチELISA
長所	・非常に高い検出特異性がある ・内部標準物質の添加によりLCによる回収率を補正できる	・操作が簡便である ・多検体を同時に測定できる
短所	・測定に時間がかかる （LC 75分，キャピラリーカラム洗浄，機器のメンテナンスなど） ・機器が高額	・ヒト血漿の場合，交雑物質の影響を受ける （特異性が十分ではない） ・マウス血漿の場合，感度が不足している

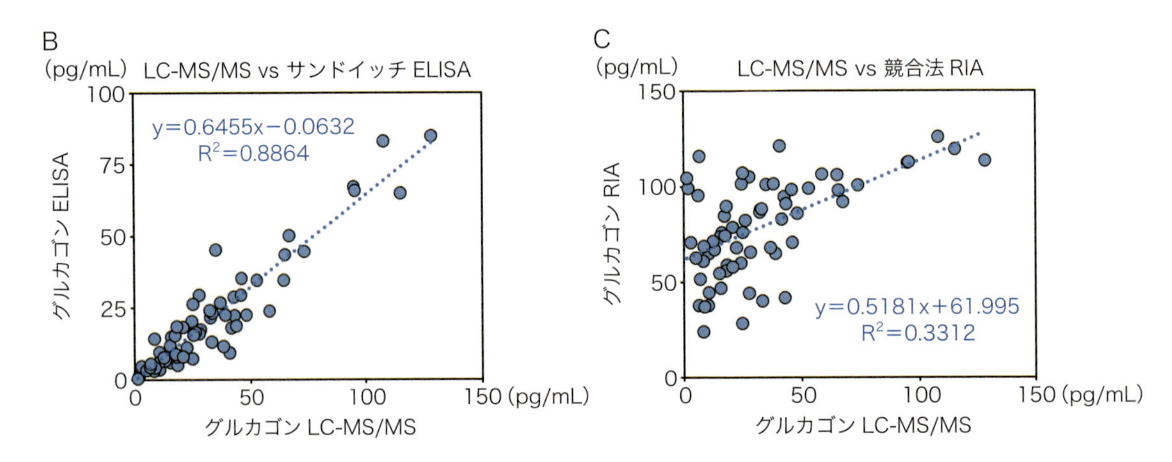

図4　LC-MS/MSとイムノアッセイ間の比較
A）LC-MS/MSとサンドイッチELISAによるグルカゴン測定系の長所と短所．LC-MS/MSはイムノアッセイの原理を用いるサンドイッチELISAよりもグルカゴンに対する特異性は高いが，測定時間やコストの問題があり，多くの臨床検体を測るには現実的ではない．B）LC-MS/MSとサンドイッチELISA，C）競合法RIAとのグルカゴン測定値の相関．一致はしていないが，サンドイッチELISAはLC-MS/MSと良好な相関を示す．一方，競合法RIAはLC-MS/MSと相関が低い．

定したデータが得られにくいのは，測定系の問題に起因するところが大きい．

特異性の問題を克服するには，理論的にはN末断端認識抗体とC末断端認識抗体の両方を用いたサンドイッチELISA法が有効である．**図3B**にその原理を示す．N末断端認識抗体をプレート上に固相化し，結合した血漿中のグルカゴンをC末断端認識抗体で検出する．この系を用いると，理論上，グリセンチン（1-61）を含め，種々のプログルカゴン由来のペプチドとの交叉反応を避けられる．最近，Holstもグルカゴンを正確に測定するにはサンドイッチELISA法が必要であることを提唱しており[7]，さらに最近，Mercodia社のサンドイッチELISA法が現時点で最も正確にグルカゴンを測定できると述べている[8]．しかしながら，Mercodia社のサンドイッチELISA法もグルカゴンに対する特異性が十分でないことが指摘されている[9]．すなわち，従来法の競合法RIAに比べると，グルカゴンに対する特異性は増したが，サンドイッチELISAといえども原理はイムノアッセイであり，抗体による非特異反応を100％除外することはできない．したがって，われわれはイムノアッセイの原理を用いない新たな測定法として，質量分析法（LC-MS/MS）を用いたグルカゴン測定系を開発した．この方法は質量（分子量）でグルカゴンのみを同定できることから特異性はイムノアッセイより優れている．

しかしながら，今後すべての検体をLC-MS/MSで測定できるかというと，現時点では次の理由から困難である．まず，機器が高額であることからイムノアッセイに比べてコストがかかること，さらに，複数検体を同時に測定することができず，測定に時間がかかり過ぎることである．LC-MS/MSとサンドイッチELISAによる測定法の長所，短所を**図4A**にまとめてある．したがって，機器の技術革新により測定時間やコストの問題をクリアすれば，将来的にはグルカゴンはLC-MS/

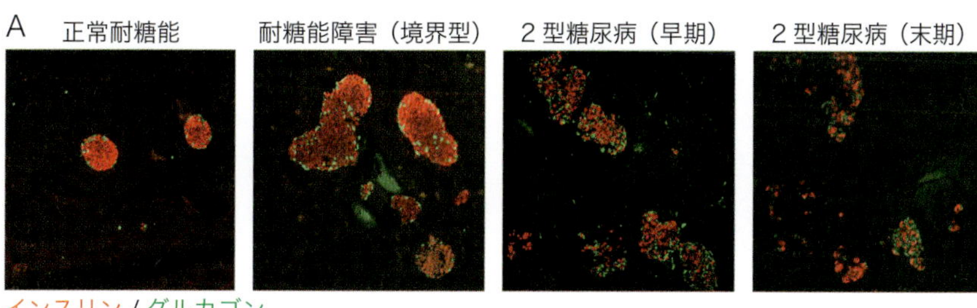

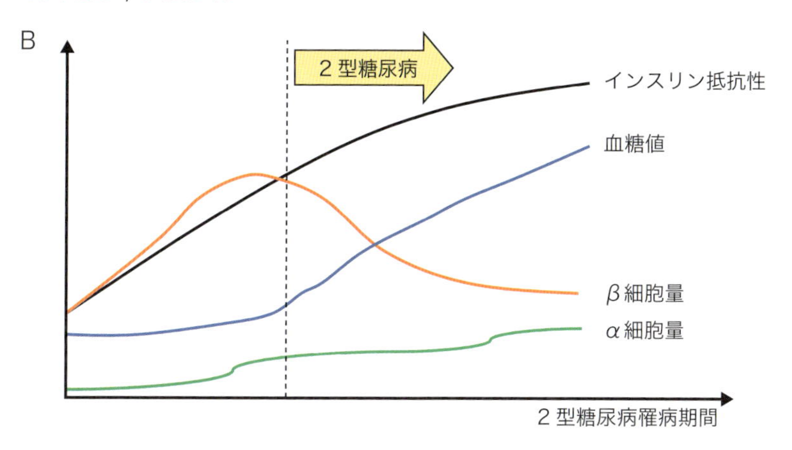

図5　2型糖尿病の病期とα細胞量，β細胞量の関係
A）各病期の膵臓切片を用いたインスリン（赤）とグルカゴン（緑）の2重染色．B）2型糖尿病の罹病期間とインスリン抵抗性（黒），血糖値（青），β細胞量（赤）とα細胞量（緑）の変化のイメージ図．

MSでの測定が標準になる可能性はあるが，現時点では少なくともLC-MS/MSの測定値に最も近いイムノアッセイを採用するべきと考えている．実際にわれわれが検討したLC-MS/MSとイムノアッセイ間でのグルカゴン測定値の相関結果を**図4B**，**C**に示す．サンドイッチELISAとLC-MS/MSの値に一致はみられないものの，おおむね良好な相関は得られている．それに対し，従来法の競合法RIAはLC-MS/MSとは低い相関しか得られない．したがって，今後はグルカゴンの測定はサンドイッチELISAを用いて行われるべきであり，これまでのグルカゴンに関するデータもサンドイッチELISAで再評価する必要がある．

3 2型糖尿病における高グルカゴン血症の意義

図5に一般的な2型糖尿病の自然経過を示す．発症早期にはインスリン抵抗性を代償すべくβ細胞は過形成して，インスリン分泌を高めることで，見かけ上の血糖値は正常範囲に留まっている．この時期を臨床的には境界型，あるいは糖尿病予備軍とよんでいる．しかしながら，β細胞の代償的過形成はある時点で頭打ちとなり，あるところから逆に減少に転じることで，血糖値が上昇する．この時期が2型糖尿病の発症になる．これらのβ細胞の過形成やその後の減少のメカニズムについては**第1章-2**にゆずる．注目すべきはα細胞量の変化で，**図5**に示すように2型糖尿病ではβ細胞とは反対にα細胞が増加することが日本，韓国，ヨーロッパにおける剖検検体を用いた解析から報告されている[10)～12)]．なぜ2型糖尿病でα細胞の数が増えるのか，そのメカニズムは全く不明であるが，後述するように境界型糖尿病の時期にすでに血中グルカゴン濃度が上昇していることを考えると，2型糖尿病の早期からα細胞数の増加が認められるのか興味深い．

一方，2型糖尿病で血中グルカゴン濃度が高いことは知られていたが，その高血糖に対する寄与度はインスリン分泌不全やインスリン抵抗性に比べて低いと考えられてきた．その理由の一つは，従来の測定系で検出された2型糖尿病患者の血中グルカゴン濃度は健常者に比べて軽度の上昇であり，さらに検体間のバリエーションが大きく，統計学的有意差がつきにくかったからである．実際，Holstらの論文でも2型糖尿病患者は正常耐糖能者に比べ血中グルカゴン濃度は高い傾向のみで有意差はなかったとしている[8]．このような背景から，2型糖尿病ではまずβ細胞機能障害が先行し，その後2次的にα細胞機能障害が惹起されるという考え方が主流となっている．実際，β細胞から分泌されるインスリン，GABA，亜鉛が隣接するα細胞のグルカゴン分泌を抑制するという研究成果が多く存在する[13]．さらにα細胞のインスリン受容体欠損マウスが作製され，グルカゴン分泌制御が障害されることが証明された[14]．

ところが一方で，2型糖尿病ではグルカゴンの過分泌がインスリン分泌障害よりも先行して起こっているという報告もある[15]．さらに最近，グルカゴンによって発現，分泌が制御されているキスペプチンがβ細胞に作用してグルコース反応性インスリン分泌を抑制していることが報告された[16]．2型糖尿病では高グルカゴン血症のために血中キスペプチン濃度が上昇しており，そのことがインスリン分泌の低下につながっていると本論文では説明している．また，肝臓でキスペプチンをノックダウンさせると*db/db*マウスや高脂肪食飼育マウスの耐糖能が改善することが証明されている．

最近われわれが行ったサンドイッチELISA法で糖負荷試験時の血中グルカゴン濃度を評価した結果によると，2型糖尿病群は正常耐糖能群より有意に血中グルカゴン濃度が高く，重要なことに境界型群でも2型糖尿病群と同程度に高グルカゴン血症を呈していた（未発表）．したがって，2型糖尿病のどの病期でα細胞障害（グルカゴン異常）がかかわっているのか，今後改めて再検証する必要があり，これまでの「はじめにβ細胞障害ありき」の考え方でよいのかどうか，慎重に検討するべきである．

4 グルカゴン受容体中和抗体とグルカゴン受容体拮抗薬の開発状況

グルカゴン受容体を阻害することで主に肝臓における糖産生を抑制し，血糖値を低下させる糖尿病薬の開発が進められている．そのなかにはグルカゴン受容体に対する中和抗体，アンチセンスオリゴヌクレオチド（antisense oligonucleotide：ASO），および低分子化合物が含まれる．まず，Amgen社が開発したグルカゴン受容体中和抗体はマウスやサルに短期投与すると，低血糖を起こすことなく，用量依存性に耐糖能を改善した[17]．さらに同じグループによる食事誘導性肥満糖尿病マウスや*db/db*マウスに対する長期投与実験でも耐糖能は改善したが，おそらく代償機転と思われるα細胞の過形成と血中グルカゴン濃度の上昇が認められた[18]．さらに最近，Regeneron社が開発した中和抗体（REGN1193）は糖尿病モデルマウスやサルに単回投与するだけで，高血糖が2週間以上にわたって有意に改善したとしている（**図6A**）[19]．

ASOやRNAiは特定の遺伝子を標的にした新しい治療薬・治療法として期待されている．グルカゴン受容体を標的としたASOを*db/db*マウス，*ob/ob*マウスやZDF（Zucker diabetic fatty）ラットに投与したところ，肝臓におけるグルカゴン受容体の発現が低下し，糖新生，およびグリコーゲン分解が抑制され，高血糖が改善した[20]．ASOの半減期は長いことから，効果は投与中止後1カ月以上続き，血糖値は正常に保たれたが，α細胞の過形成が認められ，プレプログルカゴン遺伝子の発現増加に伴い，グルカゴンとGLP-1の両方が増加した．さらにGLP-1の増加と糖毒性の解除の2つの機序によりβ細胞の機能も改善した．したがって，膵腫瘍形成のリスクなど安全性の課題は残るが，臨床研究への進展が期待される．

一方，ペプチド製剤に比べ，創薬上有利な低分子化合物はグルカゴン受容体拮抗薬として複数の候補分子が開発された．このうち，Bayer社が開発したBay27-9955[21]とMerck社が開発したMK-0893，MK-3577[22]はヒトでの臨床研究において有意な血糖改善効果を示したが，消化管からのコレステロール吸収の促進を介して血中LDLコレステロールレベルが有意に上昇し，長期安全性の問題から開発が中止されている．一方，Eli Lilly社が開発したLY2409021は2型糖尿病患者への12週間投与で，LDLコレステロールの上昇は伴わずに血糖改善効果が認められた（**図6B**）．しかしながら，アミノトランスフェラーゼ値の軽度上昇が確認され，新たな課題が生じている[23]．これら以外にもベン

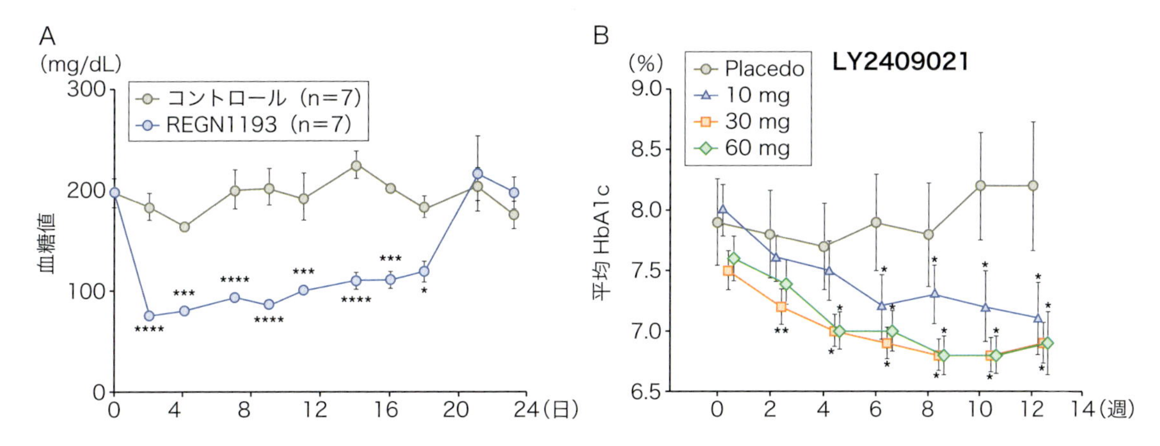

図6　グルカゴンを抑制する新規糖尿病薬の開発状況
A）グルカゴン中和抗体（REGN1193）を*ob/ob*マウスに単回投与すると，血糖値が2週間以上に渡って有意に低下した．B）グルカゴン受容体拮抗薬（LY2409021）はプラセボ群に比べ，2型糖尿病患者のHbA1cを用量依存性に有意に低下させた．Aは文献19，Bは文献23より引用．

チャー企業を中心に開発が進められており，副作用を含めた長期安全性を十分検討したうえで，将来的に臨床応用されることが期待される．

おわりに

最近のグルカゴン抑制作用を併せもつ糖尿病薬の登場により，グルカゴンが再注目されている．しかしながら，グルカゴンの測定系には特異性の問題があり，正確に評価するにはLC-MS/MSやサンドイッチELISA法といった新しい測定系が必要である．今後，新規測定系を用いた糖尿病病態におけるグルカゴンの病態生理的意義の解明と，種々の糖尿病薬による血中グルカゴン濃度への影響の再検証を行い，将来的にはグルカゴンも視野に入れた糖尿病の診断と，それをもとにした治療戦略が望まれる．

文献

1）Mighiu PI, et al：Nat Med, 19：766-772, 2013
2）Unger RH & Cherrington AD：J Clin Invest, 122：4-12, 2012
3）Hancock AS, et al：Mol Endocrinol, 24：1605-1614, 2010
4）Lee Y, et al：Diabetes, 60：391-397, 2011
5）Lee Y, et al：Proc Natl Acad Sci U S A, 109：14972-14976, 2012
6）Bak MJ, et al：Eur J Endocrinol, 170：529-538, 2014
7）Holst JJ, et al：Diabetes Obes Metab, 13 Suppl 1：89-94, 2011
8）Wewer Albrechtsen NJ, et al：Diabetologia, 57：1919-1926, 2014
9）Matsuo T, et al：J Diabetes Investig, 7：324-331, 2016
10）Mizukami H, et al：Diabetes Care, 37：1966-1974, 2014
11）12727989
12）Henquin JC & Rahier J：Diabetologia, 54：1720-1725, 2011
13）Ishihara H, et al：Nat Cell Biol, 5：330-335, 2003
14）Kawamori D, et al：Cell Metab, 9：350-361, 2009
15）Jamison RA, et al：Am J Physiol Endocrinol Metab, 301：E1174-E1183, 2011
16）Song WJ, et al：Cell Metab, 19：667-681, 2014
17）Yan H, et al：J Pharmacol Exp Ther, 329：102-111, 2009
18）Gu W, et al：J Pharmacol Exp Ther, 331：871-881, 2009
19）Okamoto H, et al：Endocrinology, 156：2781-2794, 2015
20）Sloop KW, et al：J Clin Invest, 113：1571-1581, 2004
21）Petersen KF & Sullivan JT：Diabetologia, 44：2018-2024, 2001
22）Guan HP, et al：J Lipid Res, 56：2183-2195, 2015
23）Kazda CM, et al：Diabetes Care, 39：1241-1249, 2016

<筆頭著者プロフィール>
北村忠弘：1989年，神戸大学医学部卒業後，神戸大学第2内科入局．'96年に博士課程修了．'99年から米国コロンビア大学糖尿病センターに留学し，主に膵臓，骨格筋，視床下部における転写因子FoxO1の役割を研究．2006年に帰国と同時に群馬大学生体調節研究所教授，'09年，代謝シグナル研究展開センター長，'13年，生活習慣病解析センター長兼任．現在は膵臓（特にα細胞とβ細胞）と視床下部に注目し，遺伝子改変マウスを用いた糖尿病，肥満の研究を行っている．将来の新しい作用機序の抗糖尿病薬，抗肥満薬の開発に少しでも貢献できればと考えている．

インスリン作用の基本メカニズムと最新の研究動向

門脇　孝

本稿では，インスリンシグナルの基本的な経路とその調節機構について述べる．そのうえで，個体レベルでのインスリン受容体を介する作用を個々の臓器についてまとめる．また，2型糖尿病・メタボリックシンドロームによるインスリン抵抗性は全般的なインスリン抵抗性ではなくて，個々の臓器や作用でインスリン作用低下（インスリン抵抗性）と，高インスリン血症に伴うインスリン作用過剰が混在する病態と考えられ，その例として肝臓の「選択的インスリン抵抗性」の分子機構を解説する．

1．インスリン作用の基本メカニズム

すべてのインスリン作用はインスリンの受容体への結合によって開始される（**図1**）[1]．インスリンの結合は受容体チロシンキナーゼを活性化する[2) 3]．このインスリン受容体チロシンキナーゼ活性は，すべてのインスリン作用に必要である[4]．インスリン受容体チロシンキナーゼはインスリン受容体基質（insulin receptor substrate：IRS）[5)～8] をチロシンリン酸化してさらに下流にシグナルを伝える．IRSには何種類かあるが，なかでもIRS1とIRS2が重要である[9)～13]．IRS1とIRS2はチロシンリン酸化されるとPI3キナーゼの調節サブユニットやGrb2のSH2ドメインを介してこれらのアダプタータンパク質を結合し，その下流でPI3キナーゼやRas-MAPキナーゼ経路を活性化する．PI3キナーゼが活性化されると，PDK1が活性化されその下流でAktを活性化する．Aktの活性化はさまざまなインスリン作用の発現に中心的な役割を果たす．例えばAktはAS160，TBC1D1のリン酸化を介して糖取り込みを促進しGSK3βのリン酸化による活性の抑制を介してグリコーゲン合成を促進する．さらにFoxO1の抑制を介して

[キーワード＆略語]
インスリン抵抗性，インスリンシグナル伝達，IRS

IRS：insulin receptor substrate（インスリン受容体基質）
PP zone：periportal zone（門脈周囲領域）
PV zone：perivenous zone（中心静脈周囲領域）

Basic mechanism of insulin action and recent research trend

Takashi Kadowaki：Department of Diabetes and Metabolic Diseases, Graduate School of Medicine, The University of Tokyo（東京大学大学院医学系研究科糖尿病・代謝内科）

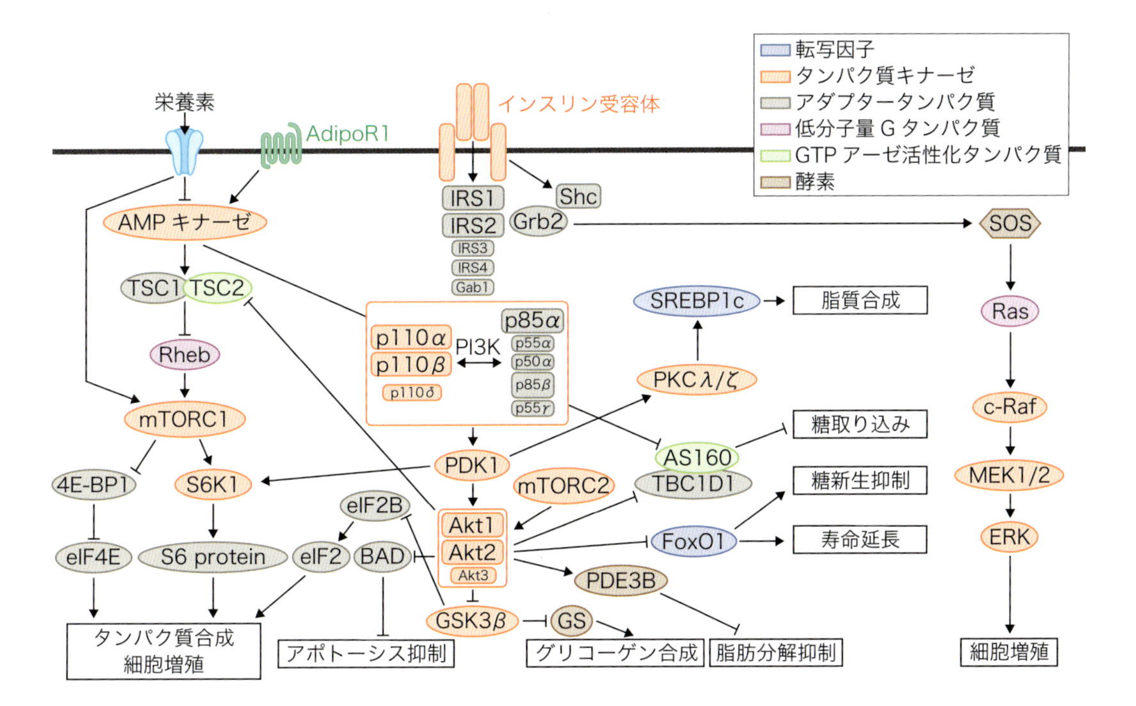

図1　インスリンシグナル伝達経路の調節と生理作用
文献1より引用.

糖新生を抑制する．インスリンは糖代謝の調節だけではなく，PDK1の活性化を介しPKCλ/ζを活性化し，SREBP1cを介して脂質の合成を促進する．また，Aktの活性化はPDE3Bのリン酸化と活性化を介してcAMPを低下させカテコールアミンなどによる脂肪分解作用に拮抗する．

同時に，インスリンはタンパク質合成や細胞増殖を促進し，アポトーシスを抑制する．そのメカニズムとしてはインスリンはAktの活性化を介しTSC1/2を抑制することによりRhebおよびmTORC1を活性化し，S6K1のリン酸化と活性化を介してタンパク質合成を促進する．一方，4E-BP1をリン酸化により抑制することによりeIF4Eを活性化し，mRNAの翻訳を促進しタンパク質合成・細胞増殖を促進する．さらにインスリンはAktの活性化を介しBADを抑制しアポトーシスを抑制する．これらIRS1/2，PI3キナーゼを介する経路とは独立に，インスリンはIRS1/2とShcの双方を介してGrb2を活性化しその下流でSOS/Rasを活性化しさらにc-Raf→MEK1/2→ERKのいわゆるMAPキナーゼ経路を活性化し細胞増殖を促進する．以上のインスリン受容体経路に加えて，われわれが発見したAdipoR1経路はAMPキナーゼを活性化し[14)15)]，細胞増殖には抑制的に働くが，インスリンシグナルのPI3キナーゼ経路に対し直接また間接に促進的に働きインスリンの代謝作用を強める．

2．インスリンの個体レベルでの作用

個体レベルでのインスリン作用を解析するために脳，肝臓，膵β細胞，骨格筋，血管内皮，脂肪組織それぞれにおける組織特異的インスリン受容体欠損マウス，IRS1欠損マウス，IRS2欠損マウスが作製されている[16)〜27)]．脳においてインスリン受容体を欠損すると肥満が起こり，インスリンは中枢で主にIRS2を介して食欲の抑制などを介して肥満を抑制する役割を果たして

いると考えられる[17) 18)]．興味深いことに脳特異的IRS2欠損マウスでは寿命が延長しており中枢におけるインスリン（＋IGF-1）シグナルの亢進は寿命の短縮に働く可能性がある[19)]．肝臓においてはインスリン受容体欠損は糖尿病を発症する一方，脂肪肝は抑制され血中トリグリセリドも低値となる[20)]．肝臓ではIRS1が摂食時に，IRS2が絶食時に主要なインスリンシグナルを伝えるIRSと考えられる[21)]．膵β細胞特異的インスリン受容体欠損では糖負荷後のインスリン分泌が低下し膵β細胞機能にインスリン受容体シグナルが重要であることが示唆されている[22)]．一方，インスリン受容体とIGF-1受容体のダブル欠損マウスでは膵β細胞量の減少も認められる[23)]．膵β細胞特異的IRS2欠損では，IRS2はインスリン受容体とIGF-1受容体の両者からシグナルを受けていると考えられ，β細胞量の減少が認められる[18)]．骨格筋におけるインスリン受容体[24)]，IRS-1，IRS-2の欠損は驚いたことにいずれもインスリン感受性や耐糖能に影響を及ぼさない．これはマウスで糖代謝調節における意義が骨格筋に比べて肝臓で大きく，骨格筋のインスリンシグナル低下が肝臓のインスリン作用によって代償されてしまうためかもしれない．血管内皮細胞ではインスリン受容体，IRS-1の欠損はいずれもインスリン感受性や耐糖能に影響を及ぼさないと報告されている．一方，血管内皮細胞で主要なIRSであるIRS2について，われわれが作製した血管内皮細胞特異的IRS-2欠損マウスでは摂食時にインスリンによる毛細血管の拡張が起こりにくく，血管内皮細胞から骨格筋間質へのインスリンの送達が低下し糖負荷後の骨格筋の糖取り込み低下が認められた[25)]．本マウスでは膵ラ氏島の血液低下によりグルコースに対するインスリン分泌も低下していた[26)]．最後に成熟脂肪細胞でのインスリン受容体欠損の表現型は2016年になって報告されたが[27)]，たいへん興味深いことに脂肪萎縮性糖尿病と著明な脂肪肝が認められ正常な脂肪細胞機能維持にインスリンシグナルが必須であることが示された．

3．インスリンシグナル伝達障害のメカニズム

図1で示した正常なインスリンシグナル伝達の負の調節機構について示す（**図2**）[1)]．肥満ではインスリン抵抗性が惹起され，それが2型糖尿病をはじめとする肥満関連疾患の発症機構となっているが，肥満におけるインスリンシグナル伝達障害を理解するためにはインスリンシグナル伝達の負の調節機構を知る必要がある．インスリン受容体はチロシンキナーゼ活性を有しておりインスリン受容体自身の自己リン酸化によって受容体のチロシンキナーゼが活性化される．その後IRS1/IRS2のチロシンリン酸化が惹起され，そこにPI3キナーゼの調節サブユニット（p85）が結合しPIP_2をPIP_3とするPI3キナーゼが活性化される．

このインスリンシグナルの各過程で負の調節機構が存在する．例えば，SOCS-3はサイトカイン受容体などによって活性化されインスリン受容体とIRS1/IRS2の間を遮断する．さらにサイトカイン受容体や小胞内ストレス・酸化ストレスはJNKを活性化し，IRS1/IRS2のセリンリン酸化を促進することによりIRS1/IRS2のチロシンリン酸化を抑制する．SOCS-3はまた，IRS1/IRS2に結合してユビキチン化による分解を促進するという報告もある．さらに細胞内の中性脂肪の蓄積に関連した脂質由来性シグナルはPKCθやPKCεを活性化し，前者はIRS1/IRS2の，後者はインスリン受容体のスレオニンリン酸化を介してインスリンシグナルを抑制すると報告されている．また，肥満に伴う高インスリン血症によるAktの活性化はIRS-2の転写因子であるFoxO1をリン酸化することにより抑制し，IRS2のダウンレギュレーションを引き起こす．同時に，活性化されたAktはmTORC1やS6K1を活性化し，それがIRS1/IRS2のセリンリン酸化

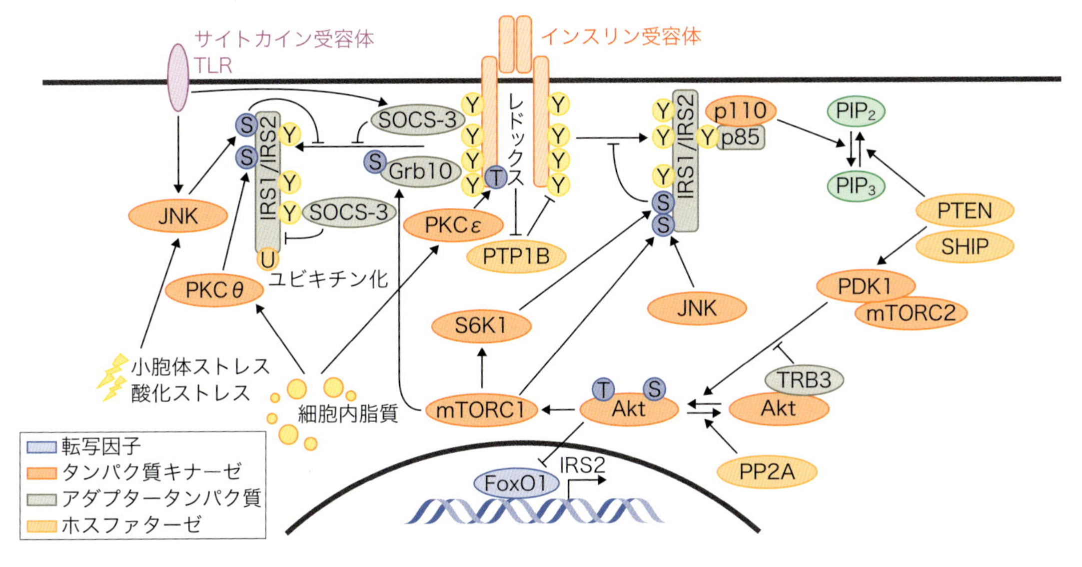

図2　インスリンシグナル伝達の負の調節機構
文献1より改変して転載.

を促進したり，Grb10のセリンリン酸化を促進し，インスリン受容体とIRS1/IRS2の間を遮断する．インスリンシグナルの各過程でチロシンリン酸化を脱リン酸化するホスファターゼも負の調節機構になっており，チロシンホスファターゼであるPTP1Bがレドックスによって活性化されインスリン受容体の自己リン酸化とチロシンキナーゼ活性化を抑える．PTENやSHIPはPI3キナーゼの産物であるPIP_3を減少させ，PDK1/Akt経路を抑制する．最近Shulmanらのグループは前述のDAG（ジアシルグリセロール）によって活性化されるPKCεがインスリン受容体の1,160番目のスレオニンをリン酸化しインスリン受容体チロシンキナーゼを抑制すること，この部位をリン酸化されないアラニンに置換したインスリン受容体に置き換えたマウスは高脂肪食下でNAFLD（非アルコール性脂肪肝疾患）による肝臓でのインスリン抵抗性の出現が抑えられていることを見出した[28]．また，最近Liらは肥満のときにマクロファージから分泌されるGal3がインスリン抵抗性を引き起こすとし炎症とインスリン抵抗性の間の新規のメディエーターと報告している[29]．

図1にあるようにAdipoR1シグナルはAMPキナーゼを活性化するが，AMPキナーゼはmTORC1を抑制しさらにその下流でS6K1を抑制し，これが**図2**にあるようなインスリンシグナル伝達の負の調節機構を解除し，インスリンシグナル伝達経路を活性化する．また，AdipoRシグナルはAMPキナーゼやPPARαを活性化し[14]，酸化ストレスなどの細胞ストレスを低下させたり，細胞内脂質代謝を改善してPKCシグナルを低下させ，結果としてインスリンシグナル経路を活性化する[30]．

4．選択的インスリン抵抗性

インスリン抵抗性は，主に骨格筋や肝臓を念頭に，特に糖代謝を中心に，その概念が形成されてきた．しかし，この数年間「選択的インスリン抵抗性」というコンセプトがたいへん注目されている.「選択的インスリン抵抗性」はもともとBrownとGoldsteinが提唱したコンセプト

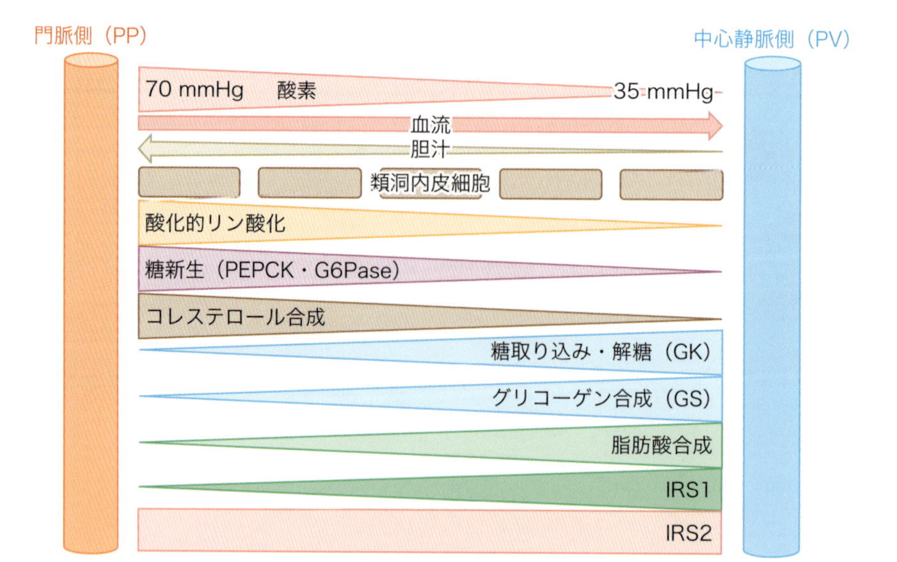

図3　肝臓のMetabolic ZonationとIRS1/IRS2の発現

で[31]，2型糖尿病・メタボリックシンドロームの際に，肝臓ではインスリンの糖新生抑制作用は低下し（インスリン抵抗性），その結果，糖新生亢進と高血糖が惹起される．一方，インスリンの脂肪合成促進作用はむしろ過剰になっており脂肪肝と高中性脂肪血症が合併する．これが「選択的インスリン抵抗性」であり，肝臓でのインスリン受容体欠損マウスで，糖新生亢進と共に脂肪合成低下（低中性脂肪血症）が認められる「全般的インスリン抵抗性」とは対照的である．この「選択的インスリン抵抗性」の分子メカニズムについては，多くの研究グループがさまざまな仮説を提唱しているが，われわれは最近，肝臓のmetabolic zonationがその鍵を握っていることを報告した[32]．

まず肝臓は肝細胞の代謝特性から門脈周囲領域（periportal zone：PP zone）と中心静脈周囲領域（perivenous zone：PV zone）に分けることが出来る（**図3**）．PP zoneでは酸素分圧が比較的高くATPがよく産生され，そのATPを用いて活発に糖新生を行っている．その一方，PV zoneでは，酸素分圧が比較的低く解糖が行われ，それとリンクして，グリコーゲン合成や脂肪の合成が活発に行われている．IRS1とIRS2のzonationを検討するとIRS2はPP，PVとも均等に存在しているのに対し，IRS1はPV zoneに豊富に存在するというzonationのあることがわかった（**図3**）．これは，もともと，肝臓のzonationを調節しているWnt/β-catenin経路がIRS1転写を正に調節しているためであることがわかった（**図4**）．さて，高脂肪食負荷でマウスは高血糖，高インスリン血症を呈するが，高インスリン血症により前述したようにIRS2が門脈側でも中心静脈側でも強くダウンレギュレーションされる．IRS1は高インスリン血症によってもダウンレギュレーションされていない．それに伴い，もともとIRS1の少ない門脈側では高インスリン血症があるにもかかわらず高脂肪下でかえってAkt活性が低下していることがわかった．一方，もともとIRS1の多い中心静脈側では，IRS2がダウンレギュレーションされても，高インスリン血症と相まってAkt活性が亢進している．こうして，高脂肪食・肥満の状態では，門脈側のインスリンシグナル伝達障害，門脈側の選択的インスリン抵抗性の生じることがわかった（**図4**）[32]．実際ヒトのNALFD/NASHでもIRS-2がダウンレギュレーションさ

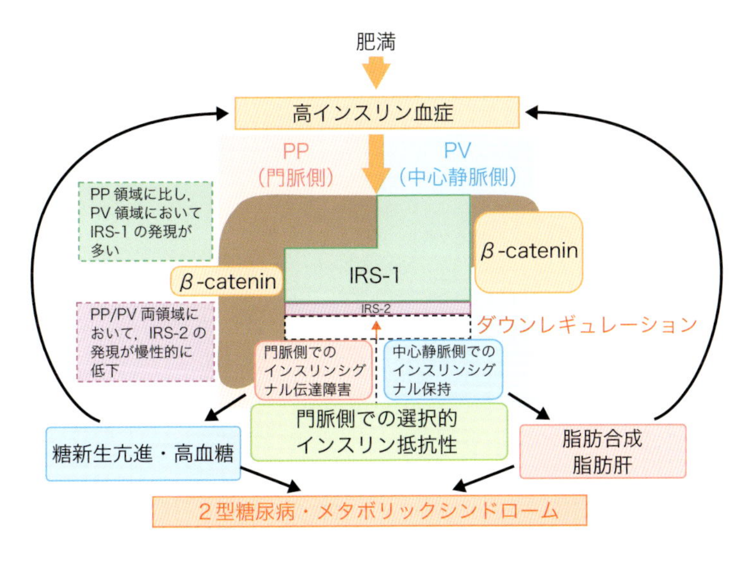

図 4　肥満に伴う糖尿病・メタボリックシンドロームにおける選択的インスリン抵抗性のメカニズム－肝細胞の zonation の役割
文献32より改変して転載.

れ，IRS-1はむしろ発現は亢進しているのでヒトの選択的インスリン抵抗性でも同様なことが成り立つかもしれない[32].

おわりに

インスリン作用の基本的経路はこの30年間余りの研究によっておおむね明らかにされた．もう一方，2型糖尿病・メタボリックシンドロームにおける「インスリン抵抗性」や「選択的インスリン抵抗性」の分子機構については多くの説が提唱されており，いまだその本態が明らかでない部分が多い．今後の重要な研究課題であり，その解明が2型糖尿病・メタボリックシンドロームの病態解明と根本的治療法の開発につながることを期待したい．

文献

1） Kadowaki T, et al：Cell, 148：624, 2012
2） Kasuga M, et al：Science, 215：185-187, 1982
3） Kasuga M, et al：Nature, 298：667-669, 1982
4） Odawara M, et al：Science, 245：66-68, 1989
5） White MF, et al：Nature, 318：183-186, 1985
6） Kadowaki T, et al：J Biol Chem, 262：7342-7350, 1987
7） Sun XJ, et al：Nature, 352：73-77, 1991
8） Sun XJ, et al：Nature, 377：173-177, 1995
9） Tamemoto H, et al：Nature, 372：182-186, 1994
10） Araki E, et al：Nature, 372：186-190, 1994
11） Withers DJ, et al：Nature, 391：900-904, 1998
12） Kubota N, et al：Diabetes, 49：1880-1889, 2000
13） Kadowaki T: J Clin Invest, 106: 459-465, 2000
14） Yamauchi T, et al：Nature, 423：762-769, 2003
15） Kadowaki T, et al：J Clin Invest, 116：1784-1792, 2006
16） Kadowaki T, et al：Cell, 148：834, 2012

17) Brüning JC, et al : Sciecne, 289 : 2122-2125, 2000
18) Kubota N, et al : J Clin Invest, 114 : 917-927, 2004
19) Taguchi A, et al : Science, 317 : 369-372, 2007
20) Michael MD, et al : Mol Cell, 6 : 87-97, 2000
21) Kubota N, et al : Cell Metab, 8 : 49-64, 2008
22) Kulkarni RN, et al : Cell, 96 : 329-339, 1999
23) Ueki K, et al : Nat Genet, 38 : 583-588, 2006
24) Brüning JC, et al : Mol Cell, 2 : 559-569, 1998
25) Kubota T, et al : Cell Metab, 13 : 294-307, 2011
26) Hashimoto S, et al : Diabetes, 64 : 876-886, 2015
27) Softic S, et al : Diabetes, 65 : 2187-2200, 2016
28) Petersen MC, et al : J Clin Invest, 126 : 4361-4371, 2016
29) Li P, et al : Cell, 167 : 973-984, 2016
30) Iwabu M, et al : Nature, 464 : 1313-1319, 2010
31) Brown MS & Goldstein JL : Cell Metab, 7 : 95-96, 2008
32) Kubota N, et al : Nat Commun, 7 : 12977, 2016

＜著者プロフィール＞

門脇　孝：1978年，東京大学医学部卒業．東京大学医学部附属病院第三内科医員を経て，'86年，米国国立衛生研究所糖尿病部門客員研究員．'98年，東京大学大学院医学系研究科糖尿病・代謝内科講師，2001年，同准教授，'03年より現所属教授．'11年より東京大学医学部附属病院病院長（～'15年）．日本内科学会理事長，日本糖尿病学会理事長．専門は内科学，糖尿病学．

1. 中枢神経系によるエネルギー代謝制御とその破綻

箕越靖彦

神経科学領域の新しい解析技術によって，摂食を制御する神経回路の詳細が解明されつつある．また，中枢神経系によるエネルギー消費と糖・脂質代謝への調節作用は，これを活性化することによって1型糖尿病による代謝異常が改善することが明らかとなり，改めてその調節作用が注目されている．一方，肥満になると，視床下部において炎症が起こるとともに報酬系にも異常をきたし，これらの調節機構を破綻させる．中枢神経系による代謝調節機構を解明することは，インスリン抵抗性の発症機序を解明しその治療法を確立するために，重要な研究分野である．

はじめに

脳は，個体全体のエネルギー状態，個々の組織の代謝状態を常にモニターし，それらの情報を統合することによってエネルギー摂取と消費を制御する．われわれの体は，代謝恒常性を維持する機構と，代謝恒常性を越えてさらに摂食する機構を有しており，前者を「homeostatic（恒常的）」，後者を「hedonic」調節とよぶ[1]．恒常的調節を行う代表的な領域は視床下部と脳幹であり，hedonic調節には「報酬系」を司る中脳腹側被蓋野から外側野（内側前脳束）を通り線条体（側坐核），嗅球，辺縁系，新皮質に至るドーパミンニューロンが関与する（中脳皮質辺縁系経路）[1]．

恒常的調節を行う視床下部と脳幹は，摂食とともに末梢組織におけるエネルギー消費と代謝を制御する．われわれは，「美味しい」食事に対してしばしば過食になるが，長期的にみると体重は一定に保たれる．若い時期に体重が一定に保たれるのは，たとえ一過性に多食となっても，恒常性維持機構が働くためである．視床下部と脳幹の多くのニューロンは，外部入力に大きく依存する大脳皮質のニューロンと異なり，自律的な活動を営む．視床下部や脳幹のニューロンは，自律的活動によって恒常性を維持するとともに，そのバランスをシフトさせることによって，末梢組織あるいは外環境の変化に対応する．

近年の研究によって，摂食調節にかかわる神経回路が少しずつ明らかとなってきた．また，高脂肪食を摂取すると，脂肪組織と同様に，視床下部に炎症が起こることも明らかとなった．高脂肪食は，消化管にも異常を引き起こし，結果として，視床下部のみならず報酬系にも影響を与える．本稿では，視床下部における摂食とエネルギー消費，代謝調節に関する最近の研究

Central regulation of energy metabolism and its dysfunction

Yasuhiko Minokoshi[1) 2)]：Division of Endocrinology and Metabolism, Department of Homeostatic Regulation, National Institute for Physiological Sciences[1)] /Department of Physiological Sciences, School of Life Science, SOKENDAI（The Graduate University for Advanced Studies）[2)]（生理学研究所生体機能調節研究領域生殖・内分泌系発達機構[1)]／総合研究大学院大学生命科学研究科生理科学専攻[2)]）

成果を紹介するとともに，肥満における視床下部と報酬系の異常について概説する．

1 摂食にかかわる神経回路

恒常的なエネルギーバランス調節にかかわる重要な脳領域として，視床下部と脳幹がある．特に，視床下部弓状核から室傍核に至る神経回路は，最も研究が進む神経回路である（**図1**）[1]．弓状核には，POMCニューロンとNPY/AgRPニューロン（以下，AgRPニューロン）が存在し，エネルギー代謝を相反的に調節する．POMCニューロンは，レプチンやグルコースによって活性化し，α-MSH，前駆体であるPOMCからプロセッシングを受けて産生）を分泌する．α-MSHは，メラノコルチン受容体（MCR）を介して室傍核や外側視床下部に存在する二次ニューロンに作用を及ぼす．活性化したMCRは，摂食を抑制するとともに，エネルギー消費を亢進させる．摂食調節にかかわるMCRにはMC3RとMC4Rがあり，MC4Rが特に重要である．POMCあるいはMC4Rの遺伝子変異による肥満は，単一遺伝子変異によるヒト疾患のなかで最も頻度が高い[1]．弓状核AgRPニューロンは，NPYとAgRPとともにGABAを分泌する．AgRPは，MCR，特にMC4Rに作用してその活性を抑制することにより摂食を促進する．NPYは，NPY受容体を活性化することによって摂食を促進する．またAgRPニューロンは，グレリンによって活性化し，レプチンあるいはグルコースにより抑制される．グレリンは，AgRPニューロンへの直接作用に加えて，迷走神経に存在する求心性神経が関与する[2]．

1）AgRPニューロンによる摂食促進作用

神経科学分野における解析技術の発達によって，弓状核AgRPニューロンを起点とする摂食にかかわる神経回路が明らかとなってきた．AgRPニューロンをDREADD法，あるいは光刺激によって活性化すると，摂食が強く促進され肥満を誘発する[3]．AgRPニューロンは，主に室傍核のMC4R発現ニューロンの活動を抑制することにより摂食を促進する．古くから，室傍核はAgRPとNPYが摂食促進作用を引き起こすための重要な神経核と考えられてきたが，最近の研究によって，

[キーワード＆略語]
摂食，糖・脂質代謝，視床下部，報酬系，肥満，中枢神経系

α-MSH：α-melanocyte stimulating hormone（α-メラノサイト刺激ホルモン）
aBNST：anterior bed nucleus of the stria terminalis（前分界条床核）
Ad4BP：adrenal 4 binding protein（アグーチ関連ペプチド）
AgRP：Agouti-related peptide
AMPK：AMP-activated protein kinase（AMP活性化プロテインキナーゼ）
BAT：brown adipose tissue（褐色脂肪組織）
CaMKKβ：Ca^{2+}/calmodulin-dependent protein kinase β（カルシウム/カルモジュリン依存性タンパク質キナーゼ）
CGRP：calcitonin-gene related peptide（カルシトニン遺伝子関連ペプチド）
DREADD：designer receptors exclusively activated by designer drug
ERK：extracellular signal-regulated kinase（細胞外シグナル調節キナーゼ）
GLP-1：glucagon-like peptide-1（グルカゴン様ペプチド1）
IKK-β：inhibitor of nuclear factor kappa-B kinase subunit β
LH：lateral hypothalamus（外側視床下部）
MCR：melanocortin receptor（メラノコルチン受容体）
mTOR：mammalian target of rapamycin
NF-κB：nuclear factor-kappa B
NPY：neuropeptide Y（ニューロペプタイドY）
PACAP：pituitary adenylate cyclase-activating peptide（下垂体アデニル酸シクラーゼ活性化ポリペプチド）
PAG：periaqueductal gray（中脳中心灰白質）
POMC：proopiomelanocortin
PPARα：preoxisome proliferator activated receptor α
PTP1B：protein tyrosine phosphatase 1B
S6K：ribosomal protein S6 kinase
SF1：steroidogenic factor 1
Sim1：single-minded 1
SOCS3：suppressor of cytokine signaling-3
STAT3：signal transducer and activator of transcription 3
TCPTP：T cell protein tyrosine phosphatase
TRH：thyroid stimulating hormone-releasing hormone（甲状腺刺激ホルモン放出ホルモン）

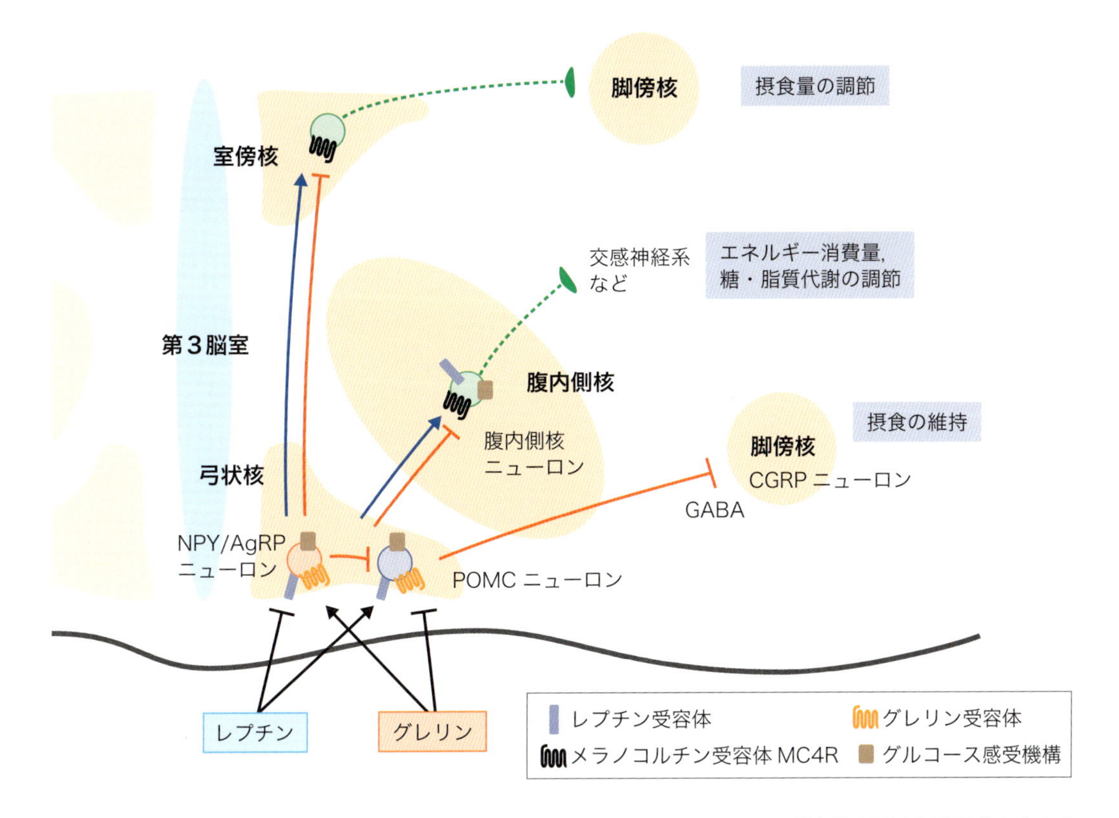

図1　弓状核NPY/AgRPニューロンとPOMCニューロンによるメラノコルチン受容体MC4R受容体を介した摂食，代謝調節作用

弓状核NPY/AgRPニューロンとPOMCニューロンは，室傍核メラノコルチン受容体MC4Rから脚傍核を介して摂食を調節する．また，MC4R発現する腹内側ニューロンを介してエネルギー消費，糖・脂質代謝を調節する．一方，弓状核NPY/AgRPニューロンは，主にGABAを介して脚傍核CGRPニューロンに作用を及ぼし摂食を維持する．

AgRPが室傍核MC4Rを抑制することにより摂食を促進することが示された[3]．室傍核MC4R発現ニューロンは，グルタミン酸を神経伝達物質とする．室傍核に存在するAgRPニューロンの端末を光刺激すると摂食が起こるが，同時にシナプス後の室傍核MC4R発現ニューロンの活動を高めておくと，その作用が消失する．また，このニューロンの神経活動を直接抑制すると摂食が促進され，逆に促進すると摂食が抑制される．このニューロンはPOMCニューロンの支配も受けるので，POMCニューロンがこの室傍核MC4Rニューロンを活性化すると摂食抑制が起こる．しかし，この経路を活性化しても，エネルギー消費に変化は少ない[3]．室傍核以外のMC4Rニューロンが，MCRアゴニストによるエネルギー消費亢進作用に関与する可能性がある．

AgRPニューロンは，室傍核の他，前分界条床核(aBNST)，外側視床下部（LH）にも軸索を投射しており，その端末を刺激すると摂食が促進する[3]．しかし，この神経核のMC4R発現ニューロンを活性化しても，AgRPニューロンによる摂食促進作用は抑制されないので，この神経回路ではAgRPよりもGABAなど他の神経伝達物質が重要と考えられる．

それでは，室傍核MC4Rニューロンは，どのようなニューロンに作用を及ぼし，摂食を制御しているのであろうか（弓状核AgRPニューロンを一次ニューロン，室傍核MC4Rニューロンを二次ニューロンとすると，室傍核MC4Rニューロンが作用を及ぼす先は三次ニューロンになる）．最近の研究により，室傍核MC4Rニューロンは脚傍核を介して摂食を調節することが示された[3]．この脚傍核ニューロンは，後に述べる摂食維持にかかわるCGRP発現ニューロンと異なる．脚傍核のCGRPニューロンを活性化すると「嫌悪」行動が引き起こされるが，室傍核MC4Rニューロンから脚傍核ニューロンへと情報伝達される経路を活性化しても「嫌悪」行動が引き起こされることなく，摂食が抑制される[3]．

ところで，室傍核ニューロンのなかには，MC4Rを発現していないニューロンも摂食調節に関与する．室傍核ニューロンに多く発現するSim1-Creを用いた研究では，このニューロンを活性化すると中脳中心灰白質（PAG）ニューロンを介して摂食が抑制されることが示されている．このように，視床下部には摂食にかかわる神経回路が複数存在する．これらの神経回路が，摂食調節においてどう機能分担するかはよくわかっていない．

2）弓状核AgRPニューロンを制御する上位ニューロン

マウスなど実験動物を絶食すると，AgRPニューロンの神経活動が高まると同時に，AgRPニューロンへの興奮性入力が増大する．このことは，グレリンや栄養素の他に，AgRPニューロンの活動を高める上位ニューロンが存在することを示唆する．AgRPニューロンを活性化するニューロンとして，室傍核に存在するPACAP，あるいはTRHを発現するニューロンがある[4]．このニューロンは，グルタミン酸を同時に分泌して弓状核AgRPニューロンを活性化し，摂食を促進する．

これとは反対に，AgRPニューロンの神経活動を抑制するニューロンも存在する．レプチン受容体を発現する視床下部背内側核GABAニューロンが，弓状核AgRPニューロンの活動を抑制する[5]．実際に，AgRPニューロンは絶食によって活動が高まり，食物を摂取した途端に（摂食はまだ続いているにもかかわらず），その活動がすみやかに抑制される[6]．さらに，AgRPニューロンは食物を見ただけで活動が一過性に抑制される．このようにAgRPニューロンは，背内側核GABAニューロンを介して摂食を開始し，直ちに（その後の摂食によって得られる満腹感に応じて）神経活動が抑制される．

3）AgRPニューロンにおけるAMPKの調節作用

AMPKは，細胞内のエネルギー状態に応じて活性を変化させ，脂肪酸酸化を促進するとともに，ATPを消費するコレステロール合成，タンパク質合成を抑制することによって，エネルギー状態を一定に保つ，「代謝ゲージ」として機能する[7]．われわれは，レプチン投与や摂食により，視床下部弓状核と室傍核などにおいてAMPK活性が低下すること，これとは反対に，絶食によって視床下部室傍核，弓状核のAMPK活性が高まることを見出した[8]．また，視床下部弓状核を含む視床下部内側部に活性型AMPKを発現させると，マウスは過食となり体重が増加すること，反対に活性抑制型AMPKを発現させると摂食が抑制されることを示した[8]．さらに，グレリンやカナビノイドなど多くの摂食調節因子が，視床下部においてAMPKを活性化することによって摂食を促進することが報告された[7]．グレリンは，AMPKキナーゼの1つであるCaMKKβを介して，AMPKを活性化する[7]．これに対してレプチンは，mTORおよびS6Kを介してAMPK活性を抑制する[9]．グレリンが摂食を促進するためには，AgRPニューロンにおいてAMPKを活性化することが必須である[10]．加えて，先述したAgRPニューロンを活性化する上位グルタミン酸ニューロンの活性化にも，AMPKが必要である[11]．

4）AgRPニューロンによる摂食維持作用

マウスにおいてAgRPとNPY遺伝子をノックアウトしても，摂食量や体重にほとんど変化がなく，成長後にこのニューロンの働きを抑制した場合にのみ，摂食が著しく低下して死に至る[12]．AgRPとNPY遺伝子をノックアウトしても，摂食量や体重に変化がない理由は，神経回路の再編成が発達期に起こるためと考えられる．成長後にAgRPニューロンを選択的に破壊するために，AgRPニューロン選択的にジフテリア毒受容体をマウスに発現させ，成長後にジフテリア毒を投与する実験が実施された[12]．その結果，マウスは完全に摂食を止め，体重が減少して死に至った．しかし，弓状核AgRPニューロンの標的ニューロンの1つ，脚傍核ニューロン（**図1**）に，$GABA_A$受容体作動薬を6日間作用させると，餓死を防止することができた．脚傍核は，グルタミン酸を伝達物質とする興奮性入力を孤束核から受けており，迷走神経を介して腹部の不快な感覚など内臓感覚情報を脚傍核に伝え，摂食を抑制する（**図1**）．また，脚傍核には扁桃体中心核に軸索を送る興奮性ニューロンがあり，これが摂食抑制に関与する[12]．この機構をAgRPニューロンが抑制すると考えられる[12]．そのため，AgRPニューロンを破壊すると脚傍核ニューロンが異常興奮を起こして，摂食が抑制されるが，$GABA_A$受容体作動薬を6週間投与すると，その間に脚傍核内でシナプスの再編成が起こり，脚傍核ニューロンの異常興奮が終息して正常に摂食を維持することができるようになる．この実験結果から，AgRPニューロンは，脚傍核ニューロンの活動を恒常的に抑制しており，摂食の維持に関与することが明らかとなった．また，この実験結果は，摂食にかかわるAgRPニューロンの神経可塑性がきわめて動的に制御されることを示した．この脚傍核ニューロンはCGRPを発現する[12]．

2 エネルギー消費にかかわる神経回路

MCRは，古くから，摂食を抑制すると同時に，エネルギー消費を高めることが知られている．しかし，先述したように，室傍核のMC4Rニューロンは，エネルギー消費促進作用にあまり寄与していない．それではメラノコルチン作動薬は，どのMCRニューロンを介してエネルギー消費を促進するのであろうか？エネルギー消費を促進する熱産生器官として，研究が最も進む臓器は褐色脂肪組織（BAT）である．最近の研究によって，一部の成人にもBATが存在し熱産生を行うことが明らかにされ，ヒト肥満との関連が注目されている[13]．BATは，寒冷に曝露したときの非ふるえ熱産生と，食事誘導性熱産生※1に関与すると考え，いずれも交感神経系の制御を受ける．

BATの熱産生を制御する中枢神経領域として，放線核がある．また，その上位中枢として視床下部背内側核（以下，背内側核）と視床下部腹内側核（以下，腹内側核）が知られている．腹内側核が，どのような経路を介してBATを支配する交感神経を活性化するかはほとんどわかっていないが，これまでの機能的研究から，寒冷曝露時のBAT熱産生には背内側核が，エネルギーバランスの調節に腹内側核が関与する可能性がある．

※1　食事誘導性熱産生

食事誘導性熱産生は，摂食によって増加する熱産生の総称であり，摂取したタンパク質などの脱アミノ化などによって起こる熱産生の他，過剰に摂取したエネルギーを感知して熱としてそのエネルギー放散する熱産生がある．後者は，寒冷曝露による非ふるえ熱産生と同様に，交感神経系が関与する．また，熱産生器官として褐色脂肪組織，骨格筋，肝臓が想定されている．しかし，これらの臓器がどの程度の割合で食事誘導性熱産生に寄与するかは不明である．

1）視床下部腹内側核による糖脂質代謝調節作用

腹内側核は，BATの熱産生だけでなく，糖脂質代謝を制御する中枢として知られている．腹内側核には，転写因子SF1/Ad4BPを発現するニューロンが選択的に存在し，このプロモーターを利用した遺伝子改変マウスを用いて研究が行われている．これらの研究によると，SF1/Ad4BPニューロンは，グルタミン酸ニューロンでありレプチンやグルコースの調節を受ける．また，このニューロンのレプチン受容体を選択的にノックアウトすると，マウスは肥満となり，早期にインスリン抵抗性を引き起こす．腹内側核ニューロンには，MC3RとMC4Rも発現している．

腹内側核は，レプチンによる骨格筋，心臓，BATへのグルコースの取り込み促進作用にかかわるなど，代謝調節に直接作用を及ぼす[14][15]．われわれは，レプチンが発見される以前より，ラットの腹内側核を電気刺激すると，交感神経を介して骨格筋，心臓，BATにおいて選択的にグルコースの利用が促進することを報告していた．また，レプチンが発見され，その作用を調べた結果，レプチンが腹内側核に作用することによって，交感神経を活性化し，これらの組織でのグルコース取り込みを促進することを見出した．レプチンをさまざまな視床下部神経核に投与する実験では，腹内側核においてのみ骨格筋，心臓，BATにおいてグルコースの取り込みが促進された[14]．レプチンは，また，交感神経を介して骨格筋においてAMPKを活性化し，脂肪酸酸化を促進する[16]．この作用にも腹内側核がかかわっている可能性が高い．このように腹内側核は，褐色脂肪組織での熱産生を制御するともに，骨格筋にも作用を及ぼして，グルコースと脂肪酸の利用を促進する．

2）視床下部腹内側核によるインスリン感受性亢進作用

それでは，レプチンは，どのような機構を介してグルコースの取り込みを促進するのであろうか，また肝臓に対してはどのような作用を及ぼすのであろうか？このことを明らかにする目的で，hyperinsulinemic-euglycemic clamp法※2を実施した．その結果，レプチンは，腹内側核を介して骨格筋をはじめとする前述組織と肝臓においてインスリン感受性を高め，インスリンによるグルコースの取り込みを促進した[15]．MCR作動薬を腹内側核に作用させると，レプチンと同様に，

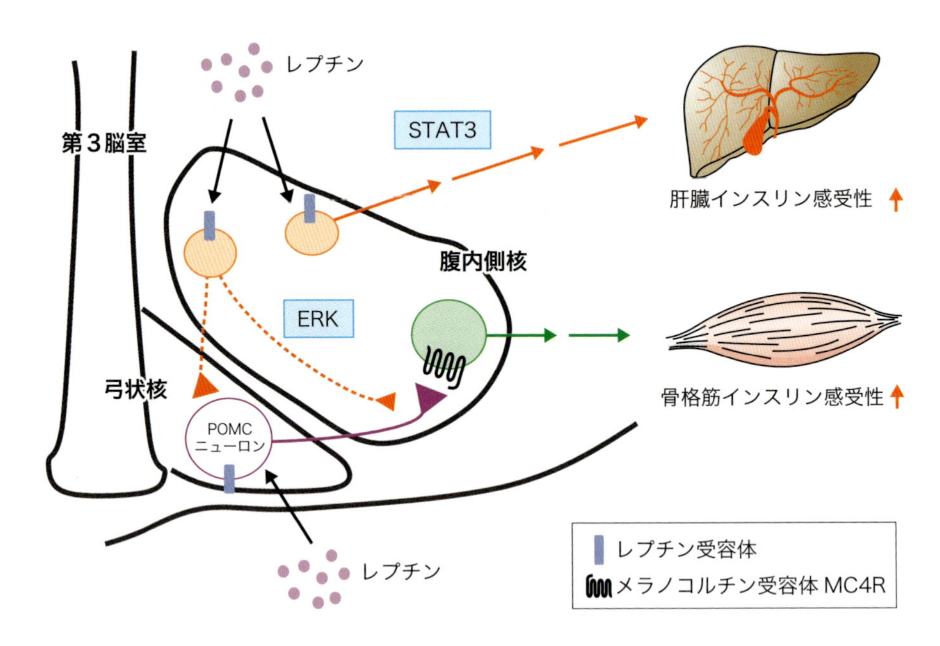

図２　レプチンによるインスリン感受性亢進作用
レプチンは，弓状核POMCニューロンを活性化すると同時に，腹内側核ニューロンにも作用を及ぼす．レプチンによって活性化した腹内側核ニューロンは，STAT3を介して肝臓のインスリン感受性を亢進させるとともに，弓状核POMCニューロンと腹内側核MC4R発現ニューロンのシナプス可塑性を変化させることによって骨格筋でのインスリン感受性を亢進させる[15]．

骨格筋においてインスリン感受性を亢進させた[15]．反対に，MCR阻害剤を腹内側核に作用させると，レプチンによる骨格筋でのインスリン感受性亢進作用が抑制された．しかし，MCR作動薬は，肝臓のインスリン感受性に効果がなかった．さらに，レプチンは，腹内側核ニューロンにおいてERKシグナルを介して骨格筋でのインスリン感受性を高めることがわかった[15]．これに対して，レプチンはSTAT3を介して肝臓でのインスリン感受性を高め，肝臓での糖産生を抑制することがわかった（**図２**）．

興味深いことに，レプチンによるグルコース取り込み促進作用は，MCR作動薬と比べてゆっくりと発現し，最大値に達するまでに少なくとも６時間を必要とする．これらの事実から，レプチンによるグルコース取り込み促進作用は，以下のように考えられる．レプチンは，弓状核POMCニューロンに作用して神経活動を高めると同時に，腹内側核ニューロンにも作用して神経活動を高める（**図２**）．この腹内側核ニューロンは，弓状核のPOMCニューロンと腹内側核MCR発現ニューロンとのシナプス可塑性を促進し，ゆっくりと骨格筋でのインスリン感受性を高める．この作用にERKシグナルが関与する[15]．実際に，レプチンは，腹内側核において，ERKシグナルを介してsynapsinのリン酸化を促進した[15]．レプチンは，骨格筋において，インスリンシグナル分子であるAktだけでなく，インスリン受容体のチロシンリン酸化も増加させる．このことから，レプチンは，（おそらく交感神経を介して）骨格筋を支配する血管に作用を及ぼし，循環血液中から骨格筋へのインスリンの移動を促進することによって，インスリン感受性を高める可能性がある．

※２　Hyperinsulinemic-euglycemic clamp法

インスリンを静脈内に持続的に注入して高インスリン血症をつくり出し，このときの全身のグルコース利用量と（主として肝臓からの）グルコース産生量を算出する方法．グルコースを投与して血糖を一定値に保ち定常状態で測定する．最も正確にインスリン感受性・抵抗性を評価する方法とされている．グルコースの利用量と産生量は，放射性化合物でラベルしたグルコースを静脈内に持続的に投与することにより，血中グルコースの比放射能活性と（血糖値を一定に保つための）グルコース投与量から算出する．

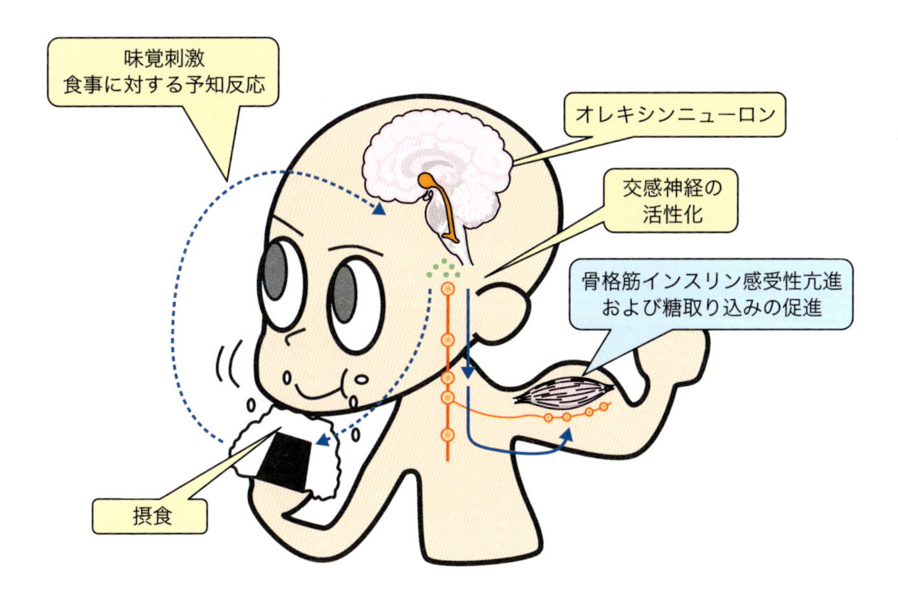

図3　オレキシンによる摂食亢進と骨格筋でのインスリン感受性，糖利用促進作用
オレキシンニューロンは，味覚刺激や食事に対する期待感（予知反応）によって活性化し，摂食を促進すると同時に，腹内側核ニューロンを活性化させる．その結果，交感神経を介して骨格筋でのインスリン感受性，糖の利用を促進する．生理学研究所 鯉田孝和博士（現豊橋技術科学大学）作成による図を一部改変．

3）オレキシンを介した骨格筋でのインスリン感受性亢進作用

オレキシンニューロンは，外側視床下部に存在し，覚醒維持に必須のニューロンである．また，オレキシンは，これに加えて，摂食を含む動機付け行動に対して促進的に調節作用を及ぼす．さらに，交感神経系を活性化することも知られている．腹内側核には，オレキシンニューロンと受容体が豊富に存在するので，われわれは，オレキシンによる末梢組織でのグルコース取り込み促進作用を調べた．その結果，オレキシンが，レプチンと同様に腹内側核に作用して骨格筋でのインスリン感受性を高め，骨格筋においてグルコース利用を促進することを見出した[17]．さらに，オレキシンニューロンが，摂食早期の味覚刺激，あるいは食事に対する予知反応によって活性化し，腹内側核ニューロンに働き，骨格筋へのグルコースの利用を選択的に促進して，摂食後の血糖上昇を抑えることを見出した（**図3**）[17]．このように，腹内側核における骨格筋でのインスリン感受性亢進作用は，レプチンによる長期的効果だけでなく，摂食後の糖代謝調節にも関与する．

4）レプチンは，中枢神経系を介して1型糖尿病の代謝異常を改善する

これまで述べてきたように，レプチンは，骨格筋や肝臓においてインスリン感受性を高め，グルコースの利用を促進する．興味深いことに，レプチンは，ストレプトゾトシンなどを投与して膵β細胞を破壊したマウスにおいても，その糖代謝異常をほぼ完全に改善する[18]．しかも，その作用は中枢神経系を介することが明らかにされている．この効果に，腹内側核も関与すると考えられるが，1型糖尿病では，腹内側核ニューロンなどを抑制するGABAニューロンの活動が顕著に亢進しているため，レプチンはそのGABAニューロンの活動を抑制するなど腹内側核以外にも効果を及ぼす．1型糖尿病の代謝異常を改善するレプチンの作用は，骨格筋など末梢組織でのグルコースの利用を促進する他，グルカゴン分泌を抑制する，副腎皮質からのグルココルチコイドの分泌を低下させるなど，さまざまなメカニズムが報告されている．

同様に，レプチンは，脂肪萎縮症において発症する重症糖尿病においても，抗糖尿病効果を発揮する．脂肪萎縮症患者では，血中レプチン濃度が低下しており，強いインスリン抵抗性が引き起こされて糖尿病を発症

する．レプチンは，これを劇的に改善する[19]．それゆえ，レプチンは，脂肪萎縮症患者の糖尿病治療薬として臨床で用いられている．

3 肥満に伴う視床下部の炎症

以上述べてきたように，中枢神経系は，摂食やエネルギー消費を調節するだけでなく，末梢組織の糖・脂質代謝を直接制御することが明らかとなった．それでは，肥満動物では，中枢神経系によるこれらの調節機能はどう変化しているのであろうか．実験動物に肥満を誘導すると，末梢組織と同様に，視床下部，とりわけ，弓状核において炎症が引き起こされる[20]．その理由として，弓状核は脳脊髄液関門の物質選択性が弱く，循環血液中の栄養素，ホルモン，サイトカインなどに直接曝されるためと考えられる．その結果，SOCS3，PTP1B，TCPTPの発現が増加し，その結果，レプチンおよびインスリンの細胞内シグナル伝達が阻害される．これらの研究によると，高脂肪食によって肥満したマウスの視床下部では，小胞体ストレスの結果としてIKKβ/NF-$\kappa\beta$経路が活性化する．反対に，視床下部において小胞体ストレスあるいはIKKβ/NF-$\kappa\beta$の活性化を抑制すると，高脂肪食に対する過食が改善する[21]．ヒトにおいても，肥満によって，炎症反応の結果と考えられるグリオーシスが視床下部において引き起こされる[22]．

しかし，最近，食事性肥満マウスでは，レプチン抵抗性が生じていないとの研究結果が報告された[23]．レプチン受容体のアンタゴニストの効果を対照群，食餌性肥満マウスで比較した実験では，どちらも過食となり，レプチン感受性に差がないことが示された．この研究によると，食事性肥満マウスにおいてレプチンを投与しても摂食が抑制されない理由は，レプチン抵抗性が起こるためではなく，血中レプチン濃度が高いために，レプチンの作用がすでに最大に惹起されているためと解釈される．レプチン抵抗性が食事性肥満マウスで起こる理由の1つとして，食事性肥満動物にレプチンを投与しても，視床下部においてレプチンの代表的な細胞内シグナル，STAT3のリン酸化が増加しないことがこれまでに挙げられてきた．しかし，この研究によると，STAT3リン酸化の基礎値は，食餌性肥満マウスにおいてすでに高く，レプチンの作用はすでに最大であると報告されている．この考え方が正しいとすれば，視床下部の炎症によって引き起こされる肥満および代謝異常は，レプチン抵抗性とは別の効果によると考えられる．

4 報酬系による摂食調節と肥満者の行動特性

摂食行動など多くの行動には，欲求刺激の増加によってポジティブな情動を生起し，その行動を増加・維持する機構が備わっており，動機付け行動を完遂するために必須の脳機能が存在する．この欲求刺激の呈示から，行動に至るまでの処理過程にかかわる脳部位を「報酬系」とよぶ．報酬系は，摂食行動や性行動などが完遂した際に起こる「快感」の発現と関連しており，薬物依存や過食行動に関与する．前述した中脳腹側被蓋野から側坐核へのドーパミンニューロンの投射経路（中脳皮質辺縁系経路）は，「報酬系」にかかわる重要な神経経路である[1]．

fMRIの発達により，食物摂取における肥満者の脳活動が少しずつ明らかとなった．これらの研究によると，肥満者は，標準体重の被験者と比べて，食物の写真を呈示したときの線条体での反応が亢進しており，摂食後も反応がなかなか低下しない[24]．これは「薬物依存」と類似した反応特性である．これに関連して，肥満者では，線条体においてドーパミン2型（D2）受容体の数が低下している[24]．この結果は，「摂食しても満足感が得られない」肥満者特有の摂食特性と関連すると考えられる．

摂取した脂肪が報酬系を活性化し，満腹感（満足感）をつくり出す機構が報告されている．OEAは，脂肪を摂食すると，消化管においてオレイン酸とエタノールアミンから産生される．産生されたOEAは，消化管のPPARαと膜タンパク質であるCD36を通して迷走神経を刺激し，孤束核に情報を脳に伝えて，摂食を抑制する．このOEAによる摂食抑制システムに，報酬系が関与する[25]．すなわち，正常体重のマウスに美味な食餌である高脂肪食を与えると，消化管においてOEAが産生され，PPARαから迷走神経を介して線条体におけるドーパミンの分泌が高まり，満腹感（満足感）がつくり出される．しかし，高脂肪食を常時与えたマウスでは，消化管におけるOEAの産生が低下しており，そのため，高脂肪食を与えても線条体においてドーパミンの分泌が亢進せず，摂食しても満腹感が得られない．

おわりに

以上述べたように，中枢神経系は，エネルギーバランスを調節するだけでなく，末梢組織と糖・脂質代謝を直接制御する．1型糖尿病，脂肪萎縮症の代謝異常を改善するレプチンの作用は，中枢神経系による代謝調節作用の重要性を強く示唆する．近年，GLP-1やGLP-1の分解にかかわるDPP-4阻害薬による抗糖尿病治療薬が開発され，その有効性が明らかとなっているが，その作用の一部には中枢神経系への作用が関与する可能性がある．先述したように，オレキシンは，「睡眠覚醒」の調節にかかわるだけでなく，「動機付け」に作用を及ぼし，同時に骨格筋でのグルコースの利用をも促進する．また，消化管で産生されたOEAは迷走神経を介して報酬系に作用を及ぼす．これらの作用を司る神経回路，分子機構を明らかにすることができれば，抗肥満・肥満症薬や新たな糖尿病薬の開発につながる可能性がある．

文献

1）van der Klaauw AA & Farooqi IS：Cell, 161：119-132, 2015
2）Date Y, et al：Cell Metab, 4：323-331, 2006
3）Garfield AS, et al：Nat Neurosci, 18：863-871, 2015
4）Krashes MJ, et al：Nature, 507：238-242, 2014
5）Garfield AS, et al：Nat Neurosci：2016, doi：10. 1038/nn. 4392
6）Betley JN, et al：Nature, 521：180-185, 2015
7）Xue B & Kahn BB：J Physiol, 574：73-83, 2006
8）Minokoshi Y, et al：Nature, 428：569-574, 2004
9）Dagon Y, et al：Cell Metab, 16：104-112, 2012
10）Kong D, et al：Neuron, 91：25-33, 2016
11）Yang Y, et al：Cell, 146：992-1003, 2011
12）Carter ME, et al：Nature, 503：111-114, 2013
13）Kajimura S & Saito M：Annu Rev Physiol, 76：225-249, 2014
14）Toda C, et al：Diabetes, 58：2757-2765, 2009
15）Toda C, et al：Diabetes, 62：2295-2307, 2013
16）Minokoshi Y, et al：Nature, 415：339-343, 2002
17）Shiuchi T, et al：Cell Metab, 10：466-480, 2009
18）Unger RH & Roth MG：Cell Metab, 21：15-20, 2015
19）Shimomura I, et al：Nature, 401：73-76, 1999
20）Myers MG, et al：Annu Rev Physiol, 70：537-556, 2008
21）Zhang X, et al：Cell, 135：61-73, 2008
22）Thaler JP, et al：J Clin Invest, 122：153-162, 2012
23）Ottaway N, et al：Cell Metab, 21：877-882, 2015
24）Stice E, et al：Curr Top Behav Neurosci, 6：81-93, 2011
25）Tellez LA, et al：Science, 341：800-802, 2013

＜著者プロフィール＞
箕越靖彦：1987年，愛媛大学医学部大学院医学研究科博士課程修了，医学博士．同年同大学医学部医化学第一助手．'92年，シカゴ大学生化学教室に留学（G. Bell教授）．'93年，愛媛大学医学部医化学第一講師．'97年，同助教授．2000年よりハーバード大学医学部（B. B. Kahn教授）にVisiting Associate professorおよびLecturerとして留学．'03年より現所属教授．視床下部によるエネルギー代謝調節機構に興味をもち研究を続けている．

2. インスリンシグナルとその破綻

倉本尚樹，細岡哲也，小川 渉

インスリンは糖脂質代謝調節に必須の役割を担うホルモンであり，骨格筋，肝臓，脂肪組織といったインスリン感受性臓器において，糖取り込み，糖新生，グリコーゲン合成，脂質合成などさまざまな代謝を調節する働きをもつ．このようなインスリンによる代謝作用は，主として，インスリン受容体-IRS-PI3K-PDK1-Akt経路を通じて伝達される．インスリン抵抗性の分子機序については十分に解明されていないが，アディポサイトカインをはじめとするさまざまな因子がその病態形成にかかわるものと考えられる．

はじめに

インスリンは糖脂質代謝調節に必須の役割を担うホルモンであり，その作用はインスリン受容体の活性化に続く細胞内情報伝達分子ネットワークによって発現する．インスリン抵抗性は，インスリンシグナルの障害によりインスリン作用が十分に発揮されない状態であり，インスリン分泌不全と並び2型糖尿病の成因となる基盤病態と考えられている（前者については**第1章**の各稿を参照されたい）．さらにインスリン抵抗性は，2型糖尿病に加えて高血圧や脂質代謝異常，動脈硬化，NASH（非アルコール性脂肪性肝炎），がんなどさまざまな疾患の病態に関与するものと考えられている．本稿では，インスリンシグナルの分子機序と，その破綻にかかわるメカニズムについて概説する．

1 インスリンシグナル

インスリン受容体はリガンドの結合する細胞外のαサブユニットと，細胞膜を貫通し細胞内にチロシンキナーゼ活性をもつβサブユニットからなり，これらが2つ会合したヘテロ四量体を形成している[1]．インスリンがインスリン受容体に結合すると，インスリン受容体は互いのチロシン残基をリン酸化し，活性化する．活性化したインスリン受容体が下流の基質タンパク質をリン酸化することで，細胞内にシグナルが伝達される（**図1**）．

インスリン受容体によりリン酸化される基質タンパク質は多数存在するが，そのなかで中心的な役割を果たすと考えられているのは，インスリン受容体基質（insulin receptor substrate：IRS）である．IRSファミリーにはIRS-1/-2/-3/-4の4つの分子が存在し，組織により分布が異なる．インスリンの代謝作用は主としてIRS-1，IRS-2を介して発現する．IRSはN末端にPH（pleckstrin homology）ドメイン，PTB（phosphotyrosine-binding）ドメインをもち，C末端側に多数のチロシン，セリン/スレオニンリン酸化部位をもつ[2]．PHドメインは細胞膜への局在に，PTBドメイン

Insulin signaling and its dysregulation
Naoki Kuramoto/Tetsuya Hosooka/Wataru Ogawa：Division of Diabetes and Endocrinology, Kobe University Graduate School of Medicine（神戸大学大学院医学研究科糖尿病・内分泌内科学）

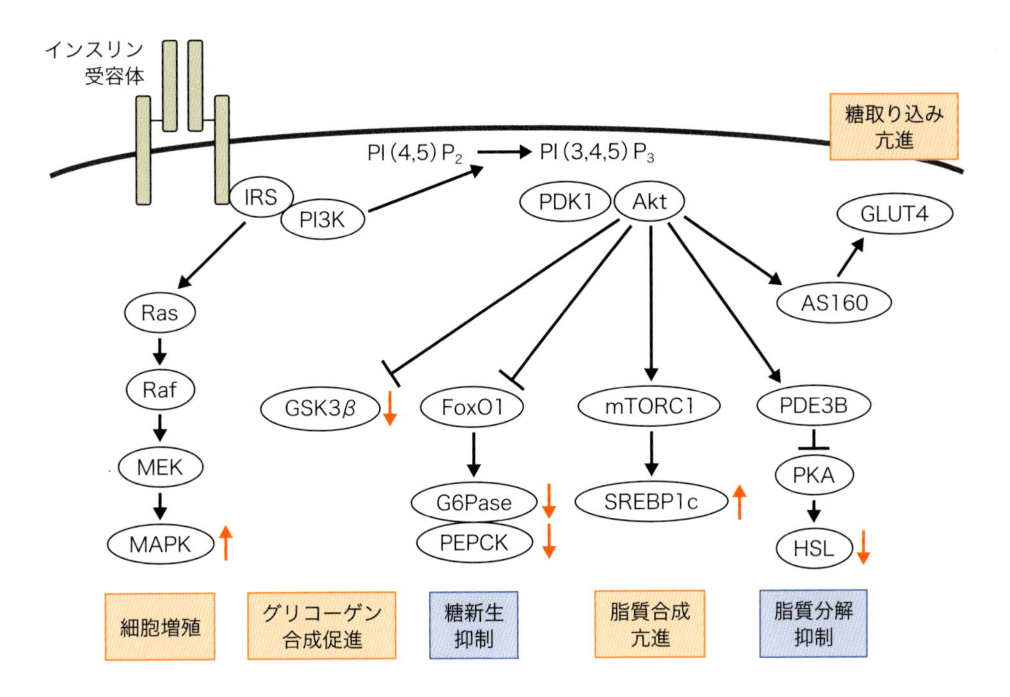

図1　インスリンシグナル
FoxO1：forkhead box 1，IRS：insulin receptor substrate（インスリン受容体基質）．

はインスリン受容体との結合に必要な構造である．C末端のチロシンリン酸化部位がリン酸化されることでSH2（Src homology 2）ドメインをもつPI3K（phosphoinositide 3-kinase）をはじめとする分子と結合し，シグナルが伝達される．IRSの下流経路として，PI3K-Akt経路とRas-MAPK経路が存在するが，インスリンの代謝作用は主にPI3K-Akt経路により伝達される．PI3Kの活性化により$PI(4,5)P_2$（phosphatidylinositol

[キーワード＆略語]
インスリンシグナル，インスリン抵抗性，IRS，PI3K，Akt

AS160：Akt substrate of 160 kD
DAG：diacylglycerol（ジアシルグリセロール）
G6Pase：glucose-6-phosphatase（グルコース-6-ホスファターゼ）
GLUT4：glucose transporter 4（グルコーストランスポーター4）
GSK3β：glycogen synthase kinase 3β（グリコーゲン合成酵素キナーゼ3β）
HSL：hormone sensitive lipase
IKK：IκB kinase（IκBキナーゼ）
IMCL：intramyocellular lipid（筋細胞内脂肪）
JNK：c-Jun N-terminal kinase（c-Jun N末端キナーゼ）
mTORC1：mammalian target of rapamycin complex 1
NASH：non-alcoholic steatohepatitis（非アルコール性脂肪性肝炎）
PDE3B：phosphodiesterase 3B
PDK1：phosphoinositide-dependent kinase 1（ホスホイノシチド依存性プロテインキナーゼ）
PEPCK：phosphoenolpyruvate carboxykinase（ホスホエノールピルビン酸カルボキシキナーゼ）
PI3K：phosphoinositide 3-kinase（PI3キナーゼ）
$PI(3,4,5)P_3$：phosphatidylinositol 3,4,5-trisphosphate（ホスファチジルイノシトール3,4,5-三リン酸）
$PI(4,5)P_2$：phosphatidylinositol 4,5-bisphosphate（ホスファチジルイノシトール4,5-ビスリン酸）
RabGAP：Rab GTPase activating protein
SREBP-1c：sterol regulatory element-binding protein-1c
TNF-α：tumor necrosis factor-α（腫瘍壊死因子α）

4,5-bisphosphate）から$PI(3,4,5)P_3$（phosphatidylinositol 3,4,5-trisphosphate）が産生されると，PDK1（phosphoinositide-dependent kinase 1）およびAktが細胞膜へ移行し，PDK1はAktのスレオニン残基をリン酸化することでAktを活性化する．Aktは，さまざまなエフェクター分子をリン酸化することでインスリンによる代謝作用を伝達する（**図1**）．

2 骨格筋・肝臓・脂肪細胞におけるインスリン作用機構

1）骨格筋におけるインスリン作用機構

骨格筋におけるインスリンシグナルは，骨格筋における糖取り込みやグリコーゲン合成，タンパク質合成の制御に重要である．

i）糖取り込みの調節

骨格筋はインスリンによる糖処理にかかわる重要な臓器であり，経口摂取したグルコースの70～90％はこの臓器において処理される．インスリンによるPI3Kの活性化によりPDK1/Akt経路が活性化されると，グルコーストランスポーターGLUT4のトランスロケーションが誘導され細胞内にグルコースが取り込まれる．AktからGLUT4のトランスロケーションに至る分子メカニズムに関しては必ずしも明らかではないが，AS160（Akt substrate of 160 kD）が関与することが報告されている．すなわちAS160はAktによってリン酸化を受けると内在性RabGAP（Rab GTPase activating protein）活性が低下し，この結果，GTP型Rabが増加することによりGLUT4のトランスロケーションが促進される[3]．

ii）グリコーゲン合成の調節

インスリンは摂食後の骨格筋においてグリコーゲン合成を促進する．グリコーゲン合成は，律速酵素であるグリコーゲン合成酵素（glycogen synthase）により触媒される．グリコーゲン合成酵素は，GSK-3（glycogen synthase kinase-3）によるセリンリン酸化を受けて不活性型となるが，インスリンはAkt依存的にGSK-3をセリンリン酸化して不活性化することでグリコーゲン合成酵素を活性化する．2型糖尿病患者の骨格筋ではグリコーゲンの貯蔵障害が認められる．

iii）タンパク質合成の調節

インスリンが骨格筋のタンパク質量を増加させることは古くから知られていたが，この作用はAkt経路を介するmTORの活性化による作用と考えられている．mTORは，下流のエフェクター分子であるS6K1や4EBP-1を介してタンパク質合成を促進する．mTOR活性は，インスリンなどの成長因子による制御に加え，アミノ酸による制御やAMPキナーゼを介したエネルギーストレスによる制御など複雑な調節を受けることが知られている．

2）肝臓におけるインスリン作用機構

肝におけるインスリンシグナルは糖産生の抑制や脂肪合成・グリコーゲン合成の制御に重要である．本稿では，肝糖産生と脂肪合成の調節機構について述べる．

i）肝糖産生の調節

グルコース-6-ホスファターゼ（G6Pase）およびホスホエノールピルビン酸カルボキシキナーゼ（PEPCK）は，糖新生反応の律速酵素であり，それぞれ，グルコース6リン酸からグルコースへの反応とオキサロ酢酸からホスホエノールピルビン酸の反応を触媒する．G6PaseとPEPCKの活性は，主に転写レベルでの発現量によって調節されている．FoxO1（forkhead box 1）は，G6PaseやPEPCKの遺伝子発現を誘導することにより糖新生を促進するが，インスリンはAkt依存的にFoxO1をリン酸化して不活性化することで糖新生を抑制する．

転写因子CREBは，糖新生系酵素遺伝子の発現制御に重要な役割を担う転写因子であり，CBPおよびCRTC2はCREBに対する転写コアクチベーターとして作用する．インスリンはCBPのセリン残基をリン酸化してCREBとCBPとを解離させることによりグルカゴンによる糖産生促進作用に拮抗する[4]．CRTC2もCREBの転写コアクチベーターとして作用するが，本分子はセリンリン酸化を受けると核外へ移行し活性が低下する（**図2**）．インスリンは，SIK2（salt-inducible kinase 2）の活性化によりCRTC2をセリンリン酸化して不活性化することで，CREBによる糖新生系酵素遺伝子の転写活性を抑制する[6]．PGC1αは多彩な機能をもつ転写コアクチベーターであり，肝細胞においてFoxO1やグルココルチコイド受容体，HNF4α，KLF15などの転写因子を活性化することにより糖新生

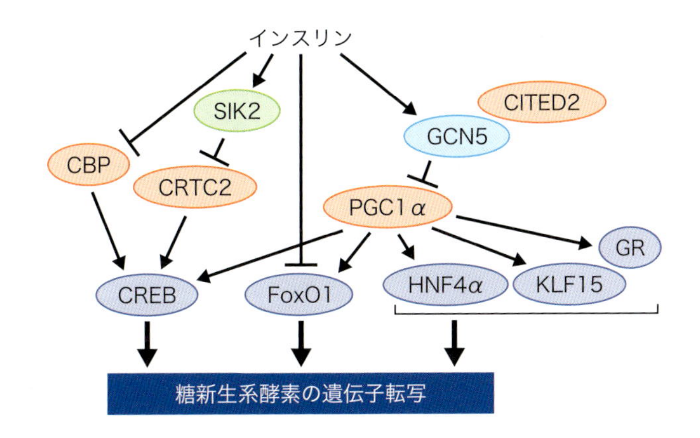

図2　インスリンによる糖新生系酵素の発現制御
CBP：CREB binding protein，CITED2：CBP- and p300-interacting transactivator with glutamic acid- and aspartic acid-rich COOH-terminal domain 2，CREB：cAMP response element binding protein，CRTC2：CREB regulated transcription coactivator 2，FoxO1：forkhead box 1，GCN5：general control of amino-acid synthesis 5，KLF15：Krüppel-like factor 15，PGC1α：PPARγ co-activator1α，SIK2：salt-inducible kinase 2．文献5より引用．

系酵素の発現を誘導する．PGC1αには翻訳後修飾による活性調節機構が存在し，GCN5やCBP/p300によるアセチル化により不活性型となる．このようなPGC1αのアセチル化の制御に転写調節因子CITED2（CBP- and p300-interacting transactivator with glutamic acid- and aspartic acid-rich COOH-terminal domain 2）が関与する[7]．すなわち，インスリンはCITED2とGCN5とを解離させてPGC1αとGCN5との結合を促進する結果，PGC1αがアセチル化され肝糖産生が抑制される．

インスリンによる肝糖産生の調節機構には，肝臓に対するインスリンの直接作用に加え，中枢神経のインスリンシグナルが関与することが知られている．脳室内にインスリンを投与すると肝臓におけるPEPCKやG6Paseの発現が低下し肝糖産生が抑制される一方，中枢神経特異的インスリン受容体欠損マウスにおいてインスリンによる肝糖産生抑制作用が低下する．

ii）脂肪合成の調節

肝臓のインスリン作用は，摂食後の肝臓における脂肪合成制御にも重要である．肝臓における脂肪合成系遺伝子の発現制御にはSREBP-1cとChREBPが重要であり，インスリンはSREBP-1cの発現と活性化の制御に関与する．インスリンによるSREBP-1cの発現制御に関しては，PI3K/PDK1経路に依存することが示されている．その下流については十分に解明されていないが，AktやPKCλが関与することが報告されている．また，最近，インスリンによるSREBP-1cの発現誘導にmTORC1が必要であることが示されている．インスリンは，SREBP-1cの転写レベルでの発現制御とともに，タンパク質分解開裂を介して成熟型SREBP-1cを増加させることによりこの転写因子の活性化にも関与する[8]．

3）脂肪細胞におけるインスリン作用機構

i）インスリンによる脂肪合成調節

脂肪細胞における脂肪合成の調節においてインスリンシグナルは必須の役割を担っている．その制御は，アロステリックな制御ではなく，FAS（fatty acid synthase）やACC（acetyl-CoA carboxylase），SCD1（stearoyl-CoA desaturase 1）などの脂肪合成経路にかかわる酵素遺伝子の発現制御によると考えられている．このような脂肪合成系遺伝子の発現制御に中心的な役割を担うのがSREBP-1c（sterol regulatory element-binding protein-1c）である．インスリンはSREBP-1cの遺伝子転写を増加させることにより脂肪合成を亢進させるものと推測されるが，脂肪細胞におけるこの転写因子の生理的重要性に関しては十分に解明されていない．

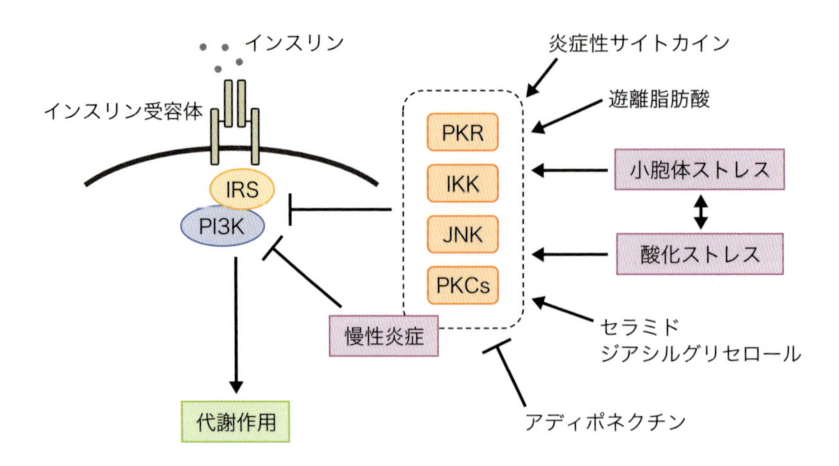

図3　インスリン抵抗性の分子機構
IRS：insulin receptor substrate（インスリン受容体基質），PI3K：phosphoinositide 3-kinase（PI3キナーゼ），PKC：protein kinase C（プロテインキナーゼC），PKR：double-stranded RNA dependent protein kinase．文献5より引用．

ⅱ）インスリンによる脂肪分解の抑制調節

脂肪細胞における脂肪分解は，主にカテコラミンとインスリンにより調節される．HSL（hormone sensitive lipase）とATGL（adipose triglyceride lipase）は脂肪細胞に発現する主要な脂肪分解酵素であり，カテコラミンは脂肪細胞のアドレナリン受容体に結合し，cAMP/PKA（protein kinase A）経路を介してこれらの脂肪分解酵素を活性化しトリグリセリドの分解を促進する．インスリンはAktを介してPDE3B（phosphodiesterase 3B）を活性化することでcAMPを分解し，カテコラミンによる脂肪分解作用に拮抗する[9]．

ⅲ）インスリンによる糖取り込みの調節

骨格筋とともに脂肪細胞はインスリンによる糖処理に関与する．骨格筋と同様にインスリンはPI3K－PDK1-Akt経路を介したグルコーストランスポーターGLUT4のトランスロケーションにより細胞内へのグルコースの取り込みを促進する．

3 インスリン抵抗性の分子機構と関連する因子・病態

1）脂肪組織の慢性炎症とアディポサイトカインを介するインスリン抵抗性発現機構

肥満の脂肪組織において認められるマクロファージ浸潤に代表される慢性炎症はインスリン抵抗性の病態に密接に関与するものと考えられている．また，マクロファージ以外にも，好酸球やTreg，CD8陽性T細胞やマスト細胞などさまざまな血球細胞が浸潤することが知られており，これらの細胞がマクロファージのM1/M2極性への転換反応（第2章-4）を介して，インスリン抵抗性の発症にかかわる可能性も報告されている．

脂肪組織の慢性炎症が誘導されることにより血中アディポサイトカインの発現変化が認められる．すなわち，血中遊離脂肪酸やTNF-α，IL-6などの炎症性サイトカインは増加し，アディポネクチンは低下する．飽和脂肪酸はTLR4経路を介して，TNF-αやIL-6はそれぞれの受容体を介してIKK（IκB kinase）やJNK（c-Jun N-terminal kinase），PKR（double-stranded RNA dependent protein kinase）などの分子を活性化する（**図3**）．これらのキナーゼはいずれもIRSのセリン残基をリン酸化してチロシンリン酸化を抑制しインスリンシグナルを阻害する[10]．またIKKやJNKの活性化は炎症性メディエーターを誘導して慢性炎症を惹起することによりインスリンシグナルを抑制する．一方，善玉アディポカインの代表であるアディポネクチンは，肝臓においてアディポネクチン受容体AdipoR1/2を介したPPARαの活性化などの機序により抗炎症効果を発揮する[11]．

2）筋肉内脂肪・ミトコンドリア機能不全

筋細胞内脂肪（intramyocellular lipid：IMCL）は，

内臓脂肪型肥満に伴い増加しインスリン抵抗性と相関することが知られている[12]．筋肉内脂肪量は，血中から骨格筋への脂肪酸の取り込みと骨格筋内における脂肪酸酸化とのバランスにより規定される．脂肪酸トランスポーターCD36は骨格筋細胞の細胞膜に存在し脂肪酸の取り込みに関与するが，このトランスポーターの発現は，肥満や2型糖尿病患者の骨格筋において増加しており，筋肉内脂肪量とも相関するらしい．脂肪酸酸化に関しては，インスリン抵抗性・2型糖尿病患者あるいはマウスの骨格筋において低下することを示した報告が多い．脂肪酸酸化はミトコンドリアにおいて行われることから，ミトコンドリアの量・機能とインスリン感受性との関連が想定されるが，実際，インスリン抵抗性や2型糖尿病患者においてミトコンドリア量や機能の低下が認められる．PGC1αはミトコンドリアの機能調節やミトコンドリアの生合成に関与する転写コアクチベーターであるが，糖尿病患者の骨格筋では本分子の発現低下が認められる．

一方，前述のような筋肉内脂肪量とインスリン抵抗性との相関を示す成績とは相矛盾して，マラソン選手のように持久力の高いスポーツ選手はインスリン感受性が良好であるにもかかわらず，筋肉内脂肪量は2型糖尿病患者と同じかむしろそれ以上多いことが示されている．この現象は「アスリートパラドックス」として広く知られている[13]．この分子機構に関しては十分に明らかではないが，筋肉内の中性脂肪はインスリン抵抗性に関与せず，中間代謝産物であるジアシルグリセロールやセラミドがインスリンシグナルに悪影響を与える可能性が指摘されている．すなわち，中性脂肪ではなくジアシルグリセロールやセラミドがPKCやJNKなどのキナーゼを活性化することによりIRSのセリンをリン酸化しインスリンシグナルを抑制する[14]．

3）小胞体ストレス/酸化ストレスによるインスリン抵抗性発現機構

過栄養や肥満の肝臓や脂肪組織では，小胞体ストレスが認められる．小胞体ストレスによるUPR（unfolded protein response）によって活性化したIRE1は，IKKおよびJNKを活性化することによりインスリンシグナルを阻害する．また小胞体はROS（reactive oxygen species）の主要な産生器官であることから，小胞体ストレスが酸化ストレスを惹起する機序も考えられる．過栄養，肥満に伴う肝臓や骨格筋への脂肪酸流入や脂肪蓄積は，ミトコンドリアにおけるROS産生を増大させることにより酸化ストレスを惹起する．酸化ストレスはIKKやJNKなどの炎症性シグナルの活性化によりインスリン抵抗性の病態に関与するものと想定される．小胞体ストレスと酸化ストレスは互いに密接に関係するものと考えられている．

4）肝臓内脂肪沈着・選択的インスリン抵抗性

肝臓への脂肪蓄積とインスリン抵抗性が関連することが知られている[15]．骨格筋と同様に，肝細胞内の脂肪沈着に伴ってDAG含有量が増加し，これがPKCεなどを活性化することによりインスリン抵抗性を惹起することが報告されている[16]．

肥満・糖尿病状態では，肝におけるインスリン抵抗性により肝糖産生の抑制障害が認められる一方，脂肪合成については低下せず，むしろ亢進する．このように肝糖産生の抑制におけるインスリン抵抗性と，脂肪合成におけるインスリン作用の過剰が共存する病態はBrownとGoldsteinにより選択的インスリン抵抗性として提唱された[17]．選択的インスリン抵抗性の分子機構に関しては，いくつかのメカニズムが提唱されている[8]．

i）IRS仮説

インスリン抵抗性に伴う高インスリン血症下の肝臓において，IRS2の発現は低下するが，IRS1の発現は相対的に保たれる．IRS1は主にSREBP-1cを介する脂肪合成に，IRS2はFoxO1の不活性化による肝糖産生の抑制に重要であり，IRS2の発現低下の結果，肝糖産生の抑制障害が認められる一方，IRS1の発現が保持されることにより脂肪合成は維持される．

肝臓は解剖学的に門脈周囲域と中心静脈周囲域とに区分され，門脈域の肝細胞は主に糖新生に，中心静脈域の肝細胞は脂肪合成の調節に関与することが，肝臓の区域におけるIRS1とIRS2タンパク質の発現量の変化が選択的インスリン抵抗性の病態にかかわることが最近示された[18]．すなわち，肥満に伴う高インスリン血症状態において，門脈周囲域ではIRS1およびIRS2の発現低下が認められるが，中心静脈周囲域においてIRS2の発現は低下する一方，IRS1の発現は維持される．この結果，門脈周囲域におけるインスリン伝達障害により肝糖産生の抑制障害が生じるが，中心静脈域ではインスリンシグナルが維持され高インスリン血症により脂肪合成が促進される（第2章Overview参照）.

ⅱ）mTOR仮説

mTORC1はインスリンシグナルによる制御に加え，アミノ酸などの栄養シグナルにより活性化される．mTORC1はSREBP-1cの発現を誘導することにより脂肪合成の促進に関与する．肝臓でのインスリンシグナルの障害により肝糖産生抑制作用は障害されるが，栄養シグナル依存的なmTORC1－SREBP-1c経路の活性化により脂肪合成の亢進が認められる．

ⅲ）小胞体ストレス仮説

肝臓における小胞体ストレスはSREBP-1cの切断を促進しこの転写因子の活性化を誘導する．小胞体ストレスは，JNKなどの炎症性シグナルの活性化により肝臓のインスリンシグナルを阻害し肝糖産生の抑制障害をもたらす一方，SREBP-1cの活性化を介して脂肪合成を促進する．

おわりに

これまでの数多くの研究により，インスリン抵抗性の分子メカニズムについて徐々に明らかになってきた．今後は，2型糖尿病に加えてインスリン抵抗性を基盤に発症するさまざまな疾患におけるインスリン抵抗性の意義とそのメカニズムについても解明されることが期待される．

文献

1）Tatulian SA：Biochemistry, 54：5523-5532, 2015
2）Lavin DP, et al：Diabetologia, 59：2280-2291, 2016
3）Sano H, et al：J Biol Chem, 278：14599-14602, 2003
4）Zhou XY, et al：Nat Med, 10：633-637, 2004
5）細岡哲也，小川　渉：肝および骨格筋におけるインスリン作用機構とその破綻．医学のあゆみ，252：402-408, 2015
6）Altarejos JY & Montminy M：Nat Rev Mol Cell Biol, 12：141-151, 2011
7）Sakai M, et al：Nat Med, 18：612-617, 2012
8）Ferré P & Foufelle F：Diabetes Obes Metab, 12 Suppl 2：83-92, 2010
9）Degerman E, et al：Methods, 14：43-53, 1998
10）Hirosumi J, et al：Nature, 420：333-336, 2002
11）Yamauchi T & Kadowaki T：Cell Metab, 17：185-196, 2013
12）Krssak M, et al：Diabetologia, 42：113-116, 1999
13）Virtanen KA, et al：J Clin Endocrinol Metab, 87：3902-3910, 2002
14）Szendroedi J, et al：Proc Natl Acad Sci U S A, 111：9597-9602, 2014
15）Fabbrini E, et al：Proc Natl Acad Sci U S A, 106：15430-15435, 2009
16）Samuel VT, et al：J Clin Invest, 117：739-745, 2007
17）Brown MS & Goldstein JL：Cell Metab, 7：95-96, 2008
18）Kubota N, et al：Nat Commun, 7：12977, 2016

<筆頭著者プロフィール>

倉本尚樹：2011年，神戸大学医学部医学科卒業．同年より関西電力病院にて初期臨床研修．'13年より関西電力病院糖尿病・代謝・内分泌センターに勤務．'15年より神戸大学大学院医学研究科糖尿病・内分泌内科学に在籍．

3. インスリン感受性に影響を与える褐色脂肪細胞の分化・機能

大野晴也

褐色脂肪組織（brown adipose tissue：BAT）は非ふるえ熱産生を介したエネルギー消費を行っており，体温調整だけでなく肥満症や糖尿病への治療応用に期待を集めている．褐色脂肪細胞は，主に肩甲骨間に存在し胎児期より形成されている古典的褐色脂肪細胞と，長期の低温刺激などの環境要因によって白色脂肪組織中に出現する誘導性の褐色脂肪様細胞（ベージュ脂肪細胞）とに大きくわけられる．転写調節制御因子であるPRDM16や，ヒストン修飾因子であるEHMT1は古典的褐色脂肪細胞およびベージュ脂肪細胞の発生に大きくかかわっている．本稿では，PRDM16やEHMT1などの制御因子がこれらの細胞の分化へ与える重要性について述べる．またUCP1を介した熱産生能以上に，インスリン抵抗性にBATの活性が直接関与しているという報告も相次いでいる．糖代謝においても中心的役割を果たすBATの機能に関する最新の知見についても概説する．

はじめに

脂肪組織は全身のエネルギー代謝に大きくかかわっており，白色脂肪組織と褐色脂肪組織の2つに大きく分類される．白色脂肪細胞は余剰なエネルギーを中性脂肪（トリアシルグリセロール）の形で溜め込み，単房性の大きな脂肪滴を形成する．一方で褐色脂肪細胞は多房性の脂肪滴と豊富なミトコンドリアを形態学的特徴として，UCP1などの特異的タンパク質の働きを介してエネルギーを熱として散逸させる機能をもつ（脱共役熱産生※）．

褐色脂肪細胞はさらにその発生学的由来や組織学的特徴から古典的褐色脂肪細胞（狭義の褐色脂肪細胞）とベージュ脂肪細胞の少なくとも2種類に分類される．

※　脱共役熱産生

熱産生は，主に筋肉の震えによるふるえ熱産生（shivering thermogenesis）と，主にBATで行われている非ふるえ熱産生（non shivering thermogenesis）にわけられる．このBATにおける非ふるえ熱産生はミトコンドリア内膜に存在するUCP1タンパク質の働きにより行われる．UCP1はミトコンドリア内外膜間のプロトン濃度勾配を解消させ，呼吸とATP産生を脱共役することで熱を産生している[1]．主に寒冷刺激などに伴うアドレナリン刺激により活性化されるが，この活性化にはミトコンドリアに発生するROSによるUCP1タンパク質の253番目のシステイン残基の酸化（スルフェニル化）が必要であること[2]や，脱メチル化酵素であるJMJD1Aの265番目のセリン残基（S265）のリン酸化に伴い*Ucp1*などの標的遺伝子が活性化されるといったエピジェネティックな調節機構が最近報告されている[3) 4)]．

Brown adipocytes; differentiation, function and relevance to insulin sensitivity
Haruya Ohno：Department of Molecular and Internal Medicine, Institute of Biomedical & Health Science, Hiroshima University（広島大学大学院医歯薬保健学研究院分子内科学）

表1　脂肪細胞の分類

	白色脂肪細胞	古典的褐色脂肪細胞	ベージュ脂肪細胞
組織のH＆E染色 （マウス）			
形態学的特徴	単房性の脂肪滴	・多房性の脂肪滴 ・豊富なミトコンドリア	
ヒトにおける場所	腹部皮下，腹腔内	肩甲骨間（胎児のみ）， 深頸部，腎周囲	鎖骨上部，椎体傍部
マウスにおける場所	鼠径部，精巣上体部，腸間膜	肩甲骨間，腋下，腎周囲	白色脂肪組織中に誘導される （特に鼠径部白色脂肪組織など）
発生学的由来（マウス）	*Myf5*（－）	*Myf5*（＋），*Myh11*（－）	*Pdgfr-α*（＋），*Myf5*（－）， *Myh11*（＋）
高発現する遺伝子群 （他の脂肪組織と比較して）	*Resistin*，*Serpina3a*， *Wdnm1-like*	*Ucp1*，*Pgc1a*，*Cidea*，*Dio2*	
		Zic1，*Ebf3*，*Fbxo31*， *Eva1*，*Lhx8*	*Cited1*，*Cd137*，*Tmem26*， *Tbx1*

白色脂肪細胞は中性脂肪を貯蔵し，エネルギー不足時に遊離脂肪酸を放出することでエネルギーの供給を行うとともに，主に腹部に存在し断熱材としての役割も担っている．一方で褐色脂肪細胞とベージュ脂肪細胞は発熱によりエネルギーを消費するという共通の機能をもつが，その解剖学的位置や発生学的由来は大きく異なっている．

どちらも多房性の脂肪滴をもちミトコンドリアに富みUCP1などの熱産生にかかわるタンパク質を発現するなどの共通の特徴をもつが，その発生学的な違いに由来する遺伝子発現プロファイルや解剖学的位置は大きく異なっている（**表1**）．

1 褐色脂肪細胞の分化・発生（図1）

いわゆる古典的褐色脂肪細胞は，マウスなどの齧歯類におけるBATの大部分を形成しており，主に肩甲骨間と腎周囲に存在している．古典的褐色脂肪細胞は，ヒトにおいては胎児の肩甲骨間に主に存在しているが，生涯にわたってBATが維持される齧歯類と違い，ヒトのBATは加齢とともに徐々に失われてしまう．

BATによる非ふるえ熱産生は出生直後の体温維持に必須であるため，BATは胎児期にほぼ完全に形成されている．遺伝子工学的手法を用いた検討により，ほとんどすべての古典的褐色脂肪細胞は，前駆骨格筋細胞

［キーワード＆略語］
ベージュ脂肪細胞，褐色脂肪細胞，糖代謝，脂質代謝，非ふるえ熱産生

AgRP：agouti-related peptide（アグーチ関連タンパク質）
AMPK：AMP-activated protein kinase
BAT：brown adipose tissue（褐色脂肪組織）
C/EBPβ：CCAAT/enhancer-binding protein-β
EBF2：early B-cell factor 2
EHMT1：Euchromatic histone-lysine N-methyltransferase 1
Myf5：myogenic factor 5
Pdgfr-α：platelet-derived growth factor receptor-α（血小板由来成長因子受容体α）
PPARγ：peroxisome proliferator-activated receptor γ（ペルオキシソーム増殖剤応答性受容体γ）
PRDM16：PRD1-BF1-RIZ homologous domain-containing protein 16
SV fraction：stromal vascular fraction（間質血管細胞群）
UCP1：uncoupling protein 1（脱共役タンパク質1）

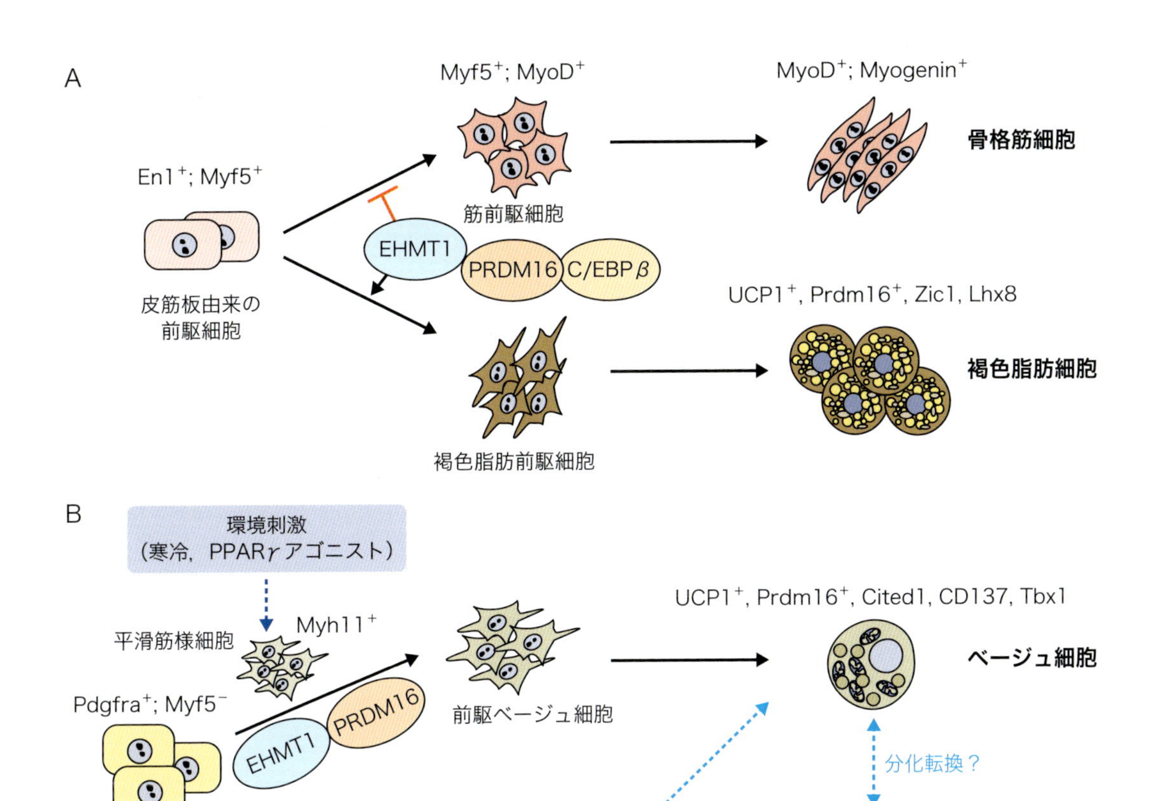

図1　古典的褐色脂肪細胞およびベージュ脂肪細胞の系譜

褐色脂肪細胞は骨格筋細胞と同じ*Myf5*を発現する前駆細胞より分化する．PRDM16/C/EBPβ複合体は褐色脂肪細胞分化へのスイッチとして大きな役割を果たす．PRDM16による褐色脂肪細胞への分化にはヒストンメチル化酵素であるEHMT1を必要とする．ベージュ脂肪細胞は*Myf5*陰性の，より白色脂肪細胞と起源を同じにする細胞から分化する．ベージュ脂肪細胞の誘導にもPRDM16およびEHMT1が必要とされている[5)6)]．

に存在する遺伝子である*Myf5*を発現する細胞から分化することが明らかとなっている[7)]．

PRDM16（PRD1-BF1 RIZ homologous domain-containing protein 16）やC/EBPβ（CCAAT/enhancer-binding protein-β）およびEBF2（early B-cell factor 2）などのさまざまな転写因子がこの分化決定の鍵として働いていることが報告されている[8)]．実際にPRDM16やC/EBPβを遺伝的に欠失させた褐色脂肪組織は，その特異的遺伝子である*Ucp1*などの発現が低下し，代わりに*Myogenin*や*Mhc*といった遺伝子の上昇を認め骨格筋細胞様の表現型を示す[7)9)]．対照的に，*Myogenin*を欠失したマウスは分化した骨格筋を認めず，肩甲骨間に肥大化した褐色脂肪組織を認める[10)]．このように褐色脂肪細胞と筋肉細胞とは発生学的に非常に近い特色をもつが，その運命決定を司る新たな分子として，ヒストンメチルトランスフェラーゼであるEHMT1（euchromatic histone-lysine N-methyltransferase 1）を同定した．このEHMT1はPRDM16と複合体を形成して協調して働くことで褐色脂肪細胞の分化を制御している．EHMT1を褐色脂肪細胞で欠損させると，*Myogenin*などの骨格筋分化を促す遺伝子群のプロモーター領域にあるヒストンH3

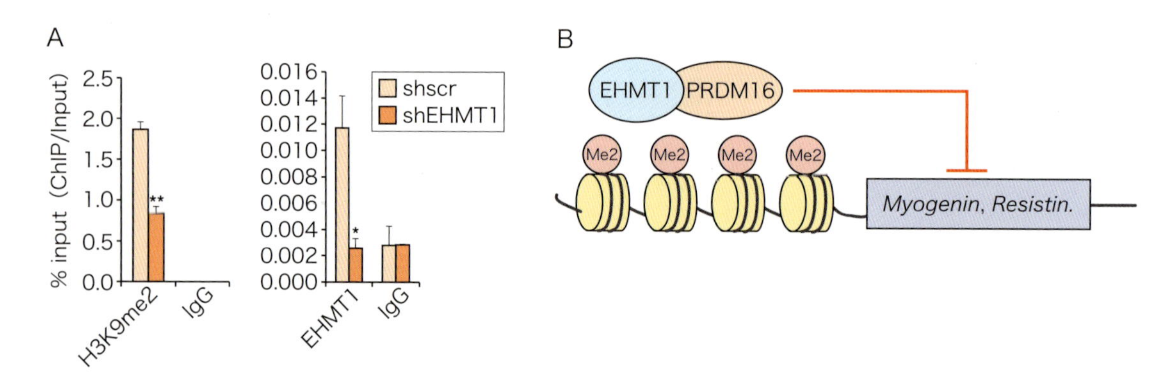

図2　EHMT1/PRDM16複合体による褐色脂肪細胞分化誘導機構
A）Myogeninプロモーター領域をターゲットとしたChIPアッセイ．EHMT1のノックダウンによりH3K9のジメチル化が抑制される．B）EHMT1は，Myogeninもしくは白色脂肪細胞特異的遺伝子であるResistinのプロモーター領域に直接結合しH3K9をメチル化することでそれぞれの遺伝子発現を抑制する．Aは文献11より引用．

の9番目のリジン残基が脱メチル化されることで，褐色脂肪細胞は骨格筋様の細胞に分化誘導された[11]．またPRDM16とEHMT1はResistinのプロモーター領域に結合し，白色脂肪細胞特異的遺伝子群の発現を抑制することも報告されており，褐色脂肪細胞への分化決定に関するPRDM16・EHMT1複合体の重要性が示唆される（**図2**）[12]．

2 ベージュ脂肪細胞の分化・発生

ベージュ脂肪細胞は，成長したマウスが長期間寒冷環境下に曝されたり，β3アドレナリン受容体やPPARγのアゴニストを長期間にわたり投与されたりすると，白色脂肪組織中に出現するUCP1陽性の熱産生細胞であり，発生学的には主に*Myf5*陰性の細胞を起源としている[8]．また，β3アドレナリン受容体刺激により白色脂肪組織中にあるPdgfrα（platelet-derived growth factor receptor alpha）陽性の前駆細胞がUCP1陽性の脂肪細胞に分化することも*in vivo*で示されている[13]．

ベージュ脂肪細胞は白色脂肪組織中に多巣性に誘導されはじめるが，その分布は交感神経の支配領域と関係していると考えられている．さらに寒冷刺激やβ3アドレナリン受容体アゴニストを長期間与えることにより，鼠径部などの皮下白色脂肪組織はほぼすべてがUCP1陽性の細胞に置き換わる．

鼠径部白色脂肪組織に存在する脂肪細胞のうち約62％が*Myf5*陽性であり，いわゆる皮下脂肪中の白色脂肪組織は不均質な細胞集団であることも示唆される[14]．マウスの鼠径部白色脂肪組織より採取した間質血管細胞群（stromal vascular fraction：SV fraction）を不死化し，単一クローンのベージュ脂肪細胞を単離すると，このベージュ脂肪細胞の遺伝子発現プロファイルは白色脂肪細胞と大きく異なっており，環境刺激によりベージュ脂肪細胞へと誘導される前駆脂肪細胞は，白色脂肪組織中のある限られた集団由来であることが示唆される[15]．さらに，白色脂肪組織中のSV fractionから採取したすべての前駆脂肪細胞は，たとえ有糸分裂後の細胞であっても，合成PPARγアゴニストの慢性刺激によりすべてがUCP1などのベージュ脂肪細胞特異的遺伝子群を発現する細胞へと分化することから，白色脂肪細胞とベージュ脂肪細胞との分化転換制御は前駆細胞段階で行われていると考えられる[16]．

ベージュ脂肪細胞が成熟した白色脂肪細胞から分化転換（transdifferentiation）するのか，それとも前駆脂肪細胞から新規脂肪細胞分化（*de novo* differentiation）で形成されるのかはいまだに議論のわかれているところであり結論は出ていない．成熟した脂肪細胞に発現する*Adiponectin*プロモーター下にCreを発現するマウスとテトラサイクリン遺伝子発現誘導系を組合わせたモデルを用いて，寒冷刺激やβ3アドレナリン誘導性のベージュ脂肪細胞の形成をみた報告では，ベージュ脂肪細胞の分化は成熟した白色脂肪細胞からの分化転換ではなく，前駆脂肪細胞からの新規脂肪細胞分化である可能性が示されている．また一度誘導されたベージュ脂肪細胞が，寒冷刺激やβ3アドレナリン誘導体の欠如により再度白色脂肪様の単房性の脂肪滴を有する細胞へと変換されることも示されている[17]．一方で完全に分化した白色脂肪細胞がβ3アドレナリン刺激などで双方向性にベージュ脂肪細胞へと分化転換している報告もある[18]．またタモキシフェン誘導性の細胞運命決定トレースモデルを用いた最近の報告によると，鼠径部のベージュ脂肪細胞はほとんどすべて単房性の脂肪滴をもつ細胞由来である可能性も示されている[19]．

ベージュ脂肪細胞の形成にはEHMT1が必要とされ[11]，また，脂肪組織特異的PRDM16ノックアウトマウスの検討より，ベージュ脂肪細胞の形成にはPRDM16も必要であることも示されている．同時に，PRDM16を皮下脂肪組織で欠失させると炎症関連遺伝子の増加やマクロファージの集積を認め，より内臓脂肪組織に近い表現型を呈することも報告されており興味深い[20]．

ベージュ脂肪細胞は寒冷刺激やβアドレナリン刺激により誘導されてくるが，刺激がなくなるとすぐにその熱産生能を失ってしまう．ベージュ脂肪細胞を単一細胞レベルで経過を観察すると，中間状態を経ることなく白色脂肪細胞様の単一な脂肪滴をもち，さらに遺伝子発現パターンも白色脂肪細胞の特色をもつようになる．この白色脂肪細胞への転換はミトコンドリア分解（マイトファジー）に依存しており，このマイトファジーを抑制することで，分化誘導の刺激がなくなった状態においてもベージュ脂肪細胞の機能を維持することが可能となった．ベージュ脂肪細胞を増やすことだけでなく，機能維持を行う因子を探索することもベージュ脂肪細胞の治療応用への大事な視点となるかもしれない[21]．

最近ではベージュ脂肪細胞におけるUCP1非依存的な熱産生経路も報告されている．クレアチン代謝経路がミトコンドリアでの呼吸能を制御しており，UCP1ノックアウトによりその経路が代償的に活性化することが示されている[22]．

ベージュ脂肪細胞は，「誘導可能である」という特色から，治療目的への応用が考えられており，白色脂肪細胞組織をベージュ化する外的因子に関しての研究も

表2　Browning（白色脂肪細胞のベージュ化）を促進する刺激因子とその関連因子

刺激因子	関連因子	文献
寒冷刺激	βアドレナリン受容体	23）など
化合物	PPARγアゴニスト	16）
	FXRアゴニスト（FGF15を介して）	24）
分泌因子	BMP4	25）
	BMP7	26）
	BMP8b	27）
	アクチビン	28）
	FGF19	29）
	FGF21	30）
カロリー制限	M2マクロファージ	31）
運動	Irisin（FNDC5）	32）
	Meteorin-like（METRNL）	33）
	BAIBA	34）
悪液質	PTHrP，βアドレナリン受容体	35）36）

進められている．われわれはPPARγアゴニストがPRDM16の安定化を介してベージュ化を促進することを報告している[16]．最近では運動やカロリー制限，がんなどの悪液質などによってもさまざまな経路を介してベージュ脂肪細胞が誘導されることが明らかとなっている（**表2**）．

3 ヒト褐色脂肪細胞の特徴

成人におけるヒト褐色脂肪細胞の起源に関してはいまだ不明な部分が多い．主に存在場所によって特徴が異なり，鎖骨上部や頸部の表層部から中間部あたりはベージュ脂肪細胞の，深頸部では古典的褐色脂肪細胞の特徴的マーカー発現を認める[37][38]．

褐色細胞腫は副腎髄質や傍神経節から発生する内分泌腫瘍であるが，慢性的な高カテコラミン血症に曝されることになり，褐色脂肪細胞が活性化しているモデルととらえることもできる．実際に非機能腺腫の患者に比べ褐色細胞腫患者においては，腎周囲脂肪組織中に褐色脂肪細胞がより多く誘導されていた．この，腎周囲に出現した褐色脂肪細胞は，ベージュ脂肪細胞よりも古典的褐色脂肪細胞の特徴を強く有していた．また前述の*EHMT1*および*PRDM16*の発現レベルが，この褐色脂肪細胞の誘導と相関しており，ヒト褐色脂肪

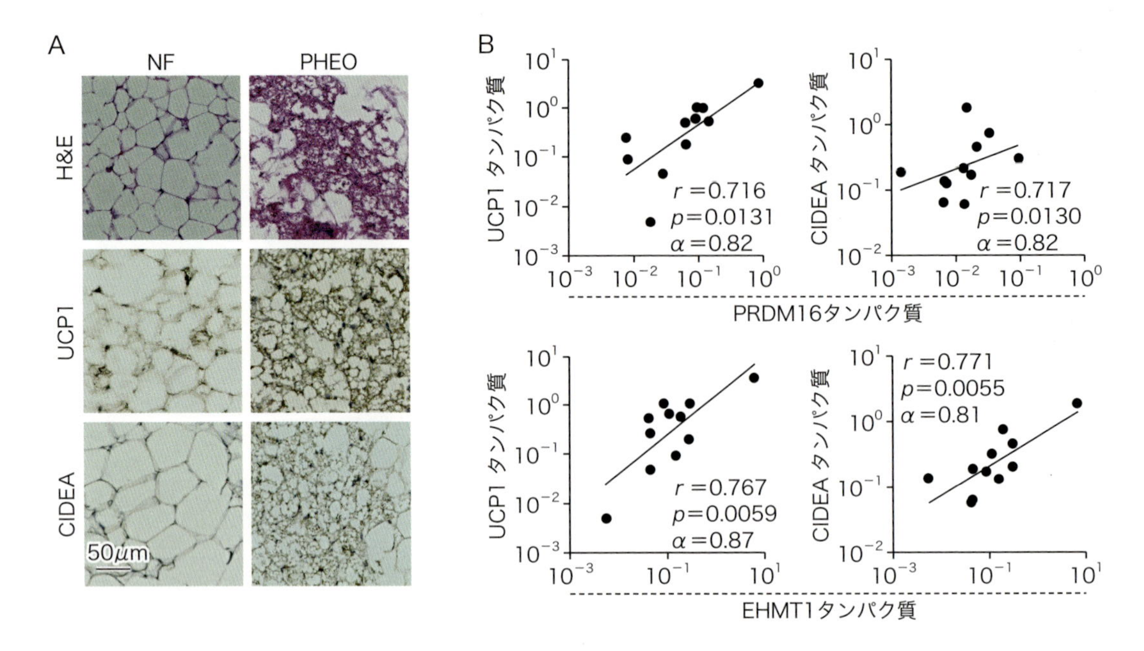

図3　ヒト褐色脂肪組織の誘導においてもPRDM16/EHMT1複合体が重要な役割を果たす
A）褐色細胞腫患者（PHEO）においては腎周囲に褐色脂肪細胞が誘導される．腎周囲脂肪組織のH&E染色，UCP1およびCIDEAの免疫染色像．NF：非機能性腺腫患者．**B**）腎周囲脂肪組織における褐色脂肪特異的遺伝子群とEHMT1およびPRDM16の発現量との相関．A，Bはともに文献39より引用．

細胞の誘導および活性化においてもPRDM16・EHMT1複合体が大きな役割を果たしていることが推察された（**図3**）[39]．

ヒト鎖骨上部脂肪組織から採取した前駆脂肪細胞を単一クローンとして培養し細胞株を樹立し，その細胞を分化させて特徴を網羅的に検討した報告では，*UCP1*を高度に発現する細胞は，よりベージュ脂肪細胞に近い表現型を示していた[40]．

ヒト成人における褐色脂肪組織の活性化は，慢性的な寒冷刺激[23]や特異的なβ3アゴニスト投与[41]などにより確認され，また抗肥満効果も認められている．

さらには全身の火傷により高度のストレスにさらされた状態が長期間続くと，従来報告されていたような解剖学的に特殊な場所だけでなく，腹部の皮下脂肪組織中にもUCP1陽性の褐色脂肪細胞を認めたとの最近の報告[36]もあり，今後もいかにヒト褐色脂肪組織を活性化させるか，またその量をいかに侵襲少なく検出するか（血中マーカーなど）といった点が臨床上重要になってくるものと思われる．

4 褐色脂肪細胞とインスリン抵抗性のかかわり

BATはUCP1を介した非ふるえ熱産生に伴うエネルギー消費だけでなく，直接糖代謝にかかわりインスリン抵抗性を改善させている可能性がある．実際に前述の脂肪組織特異的EHMT1欠損マウスではBATの形成不全とともに，高脂肪食負荷後に耐糖能の悪化を認め，また肝臓での脂肪蓄積およびインスリンシグナルの減弱を認めた[11]．同様に，エネルギーセンサーであるAMPK（AMP-activated protein kinase）のβサブユニットを脂肪細胞で欠損させ，BATの活性化やベージュ脂肪細胞の誘導が妨げられると，高脂肪食負荷により脂肪肝の形成および全身のインスリン抵抗性を呈したといった最近の報告もある[42]．また食欲を調整するアグーチ関連タンパク質（agouti-related peptide：AgRP）ニューロンが，褐色脂肪細胞の*Myostatin*を代表とする筋関連遺伝子を誘導することで，BATへのグルコース取り込みを抑制し，全身のインスリン感受性を低下させるとの報告もある[43]．飢餓状態での空腹感と全身の糖バランスの調整に褐色脂肪組織が大きな役割を果たしていると考えられる．

逆に褐色脂肪組織の活性化や移植によりインスリン抵抗性の改善を示した報告も多い．ヒトES/iPS細胞から褐色脂肪細胞を作製しマウスへ移植することで耐糖能異常が改善したとの報告もある[44]．

褐色脂肪細胞から分泌される種々のサイトカイン（batokine）が全身の糖代謝に影響を与えている可能性も示されている．痩せ型マウスのBATを肥満マウスに移植すると，耐糖能異常の改善が認められ，この効果はIL-6欠損マウスのBATを移植したときには認められず，BATから分泌されるIL-6がインスリン感受性臓器に働きかけてインスリン抵抗性を改善している可能性があると考えられた[45]．また褐色脂肪組織に多く発現が認められるEGFファミリーの1つのニューレグリン4（Nrg4）を脂肪特異的に過剰発現させると，脂肪肝を抑制し肝臓でのインスリンシグナルの改善，および全身のインスリン抵抗性の改善を認めたとの報告もある[46]．PRDM16トランスジェニックマウスの鼠径部脂肪組織から得られた初代培養細胞の上清におけるプロテオミクス解析により新たに同定された分泌タンパク質であるSlit2は，特にC末端側フラグメント（Slit2-C）がPKAシグナルの活性化を介して全身の代謝を増加させるだけでなく，耐糖能も改善させることが報告されている[47]．

ヒトにおいてBATが糖代謝に直接与える影響についてはいまだ不明な点が多い．年齢，性，BMI，脂肪量が同一の集団において，5時間～8時間の寒冷刺激を加えて全身のグルコース代謝を研究した報告では，BAT陽性のグループはBAT陰性のグループに比べてグルコース消費が多く，インスリン感受性が良好であった[48]．また，16人の過体重/肥満男性に慢性の寒冷刺激を与え高インスリン正常血糖クランプを行った報告では，BATの量が全身の脂肪分解や遊離脂肪酸（free fatty acid：FFA）の遊離，FFAの酸化，そして脂肪組織のおけるインスリン抵抗性と相関していることが報告されている[49]．

おわりに

BATはUCP1を介したエネルギー消費機能から抗肥満作用を期待され研究されてきたが，実際にはUCP1依存性のエネルギー消費以上に，糖代謝や脂質代謝に直接影響を与えている可能性がさまざまな最近の研究から示されてきている．ヒトにおいてもBATを活性化させることでインスリン感受性を改善させ，さらには脂質プロファイルをも改善させうることができるという報告もあり，糖尿病や肥満症だけでなく，さまざまな血管合併症を含めた全身疾患の治療においても，褐色脂肪細胞の分化や機能制御が大きな意味をもってくることが期待される．

文献

1）Kajimura S & Saito M：Annu Rev Physiol, 76：225-249, 2014
2）Chouchani ET, et al：Nature, 532：112-116, 2016
3）Abe Y, et al：Nat Commun, 6：7052, 2015
4）Inagaki T, et al：Nat Rev Mol Cell Biol, 17：480-495, 2016
5）Kajimura S, et al：Cell Metab, 11：257-262, 2010
6）Sidossis L & Kajimura S：J Clin Invest, 125：478-486, 2015
7）Seale P, et al：Nature, 454：961-967, 2008
8）Kajimura S, et al：Cell Metab, 22：546-559, 2015
9）Kajimura S, et al：Nature, 460：1154-1158, 2009
10）Hasty P, et al：Nature, 364：501-506, 1993
11）Ohno H, et al：Nature, 504：163-167, 2013
12）Harms MJ, et al：Cell Metab, 19：593-604, 2014
13）Lee YH, et al：Cell Metab, 15：480-491, 2012
14）Sanchez-Gurmaches J, et al：Cell Metab, 16：348-362, 2012
15）Wu J, et al：Cell, 150：366-376, 2012
16）Ohno H, et al：Cell Metab, 15：395-404, 2012
17）Wang QA, et al：Nat Med, 19：1338-1344, 2013
18）Rosenwald M, et al：Nat Cell Biol, 15：659-667, 2013
19）Lee YH, et al：FASEB J, 29：286-299, 2015
20）Cohen P, et al：Cell, 156：304-316, 2014
21）Altshuler-Keylin S, et al：Cell Metab, 24：402-419, 2016
22）Kazak L, et al：Cell, 163：643-655, 2015
23）Yoneshiro T, et al：J Clin Invest, 123：3404-3408, 2013
24）Fang S, et al：Nat Med, 21：159-165, 2015
25）Qian SW, et al：Proc Natl Acad Sci U S A, 110：E798-E807, 2013
26）Tseng YH, et al：Nature, 454：1000-1004, 2008
27）Whittle AJ, et al：Cell, 149：871-885, 2012
28）Koncarevic A, et al：Endocrinology, 153：3133-3146, 2012
29）Tomlinson E, et al：Endocrinology, 143：1741-1747, 2002
30）Hondares E, et al：Cell Metab, 11：206-212, 2010
31）Fabbiano S, et al：Cell Metab, 24：434-446, 2016

32) Boström P, et al：Nature, 481：463-468, 2012
33) Rao RR, et al：Cell, 157：1279-1291, 2014
34) Roberts LD, et al：Cell Metab, 19：96-108, 2014
35) Kir S, et al：Nature, 513：100-104, 2014
36) Sidossis LS, et al：Cell Metab, 22：219-227, 2015
37) Sharp LZ, et al：PLoS One, 7：e49452, 2012
38) Jespersen NZ, et al：Cell Metab, 17：798-805, 2013
39) Nagano G, et al：PLoS One, 10：e0122584, 2015
40) Shinoda K, et al：Nat Med, 21：389-394, 2015
41) Cypess AM, et al：Cell Metab, 21：33-38, 2015
42) Mottillo EP, et al：Cell Metab, 24：118-129, 2016
43) Steculorum SM, et al：Cell, 165：125-138, 2016
44) Nishio M, et al：Cell Metab, 16：394-406, 2012
45) Stanford KI, et al：J Clin Invest, 123：215-223, 2013
46) Wang GX, et al：Nat Med, 20：1436-1443, 2014
47) Svensson KJ, et al：Cell Metab, 23：454-466, 2016
48) Chondronikola M, et al：Cell Metab, 23：1200-1206, 2016
49) Chondronikola M, et al：Diabetes, 63：4089-4099, 2014

<著者プロフィール>

大野晴也：2011年，広島大学大学院医歯薬学総合研究科修了，同年より米国California大学San Francisco校Postdoctral Fellow．'14年4月より広島大学病院内分泌・代謝学教室勤務．研究テーマ：褐色脂肪細胞と糖代謝とのかかわりの解明．

4. 脂肪組織の炎症

薄井　勲，戸邉一之

脂肪組織マクロファージ（adipose tissue macrophage：ATM）には炎症性のM1ATMと抗炎症性のM2ATMがある．M2ATMは非肥満時から脂肪組織内に常在し，インスリン感受性維持に関与する．一方M1ATMは，肥満に伴い脂肪組織に強くリクルートされ，慢性炎症の誘導を介してインスリン抵抗性を促進する．肥満の過程で認められる脂肪組織の低酸素は慢性炎症を促進する．また，ATM以外にもNK細胞をはじめとしたリンパ球など多種類の免疫細胞が存在し，脂肪組織の炎症反応に対し促進的または抑制的な調節作用をもつ．

はじめに

肥満状態で認められる全身の慢性炎症は，インスリン抵抗性を含む多くの代謝性疾患の基盤病態を形成する．肥満によって量的・質的変化が最も顕著に表れるのが脂肪組織であるため，脂肪組織は肥満状態での慢性炎症を担う最も重要な組織の1つと言える．肥満時，脂肪組織では炎症性サイトカインであるTNF-α（tumor necrosis factor-α）やインターロイキン-6（IL-6），またPAI-1（plasminogen activator inhibitor-1）などの急性期反応タンパク質の発現が増加する．かつてこれら炎症性サイトカインは，肥満に伴い

［キーワード＆略語］
脂肪組織マクロファージ，M1/M2 ATM，免疫細胞，慢性炎症，低酸素

ATM：adipose tissue macrophage（脂肪組織マクロファージ）
BMDM：bone marrow-derived macrophage（骨髄由来マクロファージ）
CLS：crown-like structure
DAMPs：damage-associated molecular patterns〔ダメージ（傷害）関連分子パターン〕
IFN-γ：interferon-γ（インターフェロンγ）
IL-6：interleukin-6（インターロイキン6）
ILC2：type 2 innate lymphoid cells（2型自然リンパ球）
iNKT：invariant-chain natural killer T（インバリアントナチュラルキラーT細胞）
LPS：lipopolysaccharide（リポ多糖）
MCP-1：monocyte chemotactic protein-1（単球走化性タンパク質1）
PAI-1：plasminogen activator inhibitor-1（プラスミノーゲン活性化抑制因子1）
PAMPs：pathogen-associated molecular patterns（病原体関連分子パターン）
SVF：stromal-vascular fraction（間質血管細胞群）
TNF-α：tumor necrosis factor-α（腫瘍壊死因子α）
Treg：regulatory T cell（制御性T細胞）

Adipose tissue inflammation
Isao Usui/Kazuyuki Tobe：First department of internal medicine, Faculty of Medicine, University of Toyama（富山大学医学部第一内科）

表　M1/M2ATMの特徴

	M1ATM	M2ATM
脂肪組織内の分布	CLS（crown-like structure）を形成する	比較的均一に分布する
肥満に伴う脂肪組織内の数変化	著明に増加する	不変〜軽度増加する
マーカー遺伝子	CD11c，TNF-α，IL-6，iNOSなど	Mrc1（CD206），Arginase1，IL-10，Ym1など
インスリン感受性との関連	インスリン抵抗性を促す	インスリン感受性を促す

大型化した脂肪細胞によって産生されているものと考えられていた．しかしその後の研究により，このような炎症性サイトカインは脂肪組織の間質に浸潤する炎症細胞，特に脂肪組織マクロファージ（adipose tissue macrophage：ATM）によって主に産生・分泌されていることが明らかにされた[1]．ATMには炎症性の特徴をもつM1ATMと抗炎症性の特徴をもつM2ATMがある．このうち，肥満脂肪組織ではM1ATMの数が著増する．またATMの他にも，好中球，肥満細胞，ナチュラルキラー細胞（NK細胞），CD4^{+}T helper type1（Th1）細胞，CD8^{+}T細胞など複数の免疫細胞が増加し，肥満脂肪組織の慢性炎症の形成に関与する．

本稿では，肥満インスリン抵抗性の病態形成に重要な働きをする脂肪組織の慢性炎症について，脂肪組織マクロファージを中心に概説する．特に前半では，肥満脂肪組織に認められる酸素分圧の低下（脂肪組織低酸素）と炎症の関連に関して，後半では慢性炎症の形成に関与するATM以外の免疫・炎症細胞に関して既報を紹介し，今後の課題についても考察したい．

1 脂肪組織のM1/M2マクロファージ[※1]

マクロファージはきわめて多様性に富む細胞である．一般に単球がLPS（lipopolysaccharide）やIFN-γ（interferon-γ）などのTh1刺激を受けると古典的活性化によって炎症性のM1極性を得る．一方IL-4やIL-13などTh2刺激を受けると選択的活性化を受け，抗炎症などの機能をもつM2極性を得る．2007年Lumengらは，マウス精巣上体脂肪に浸潤する脂肪組織マクロファージを解析し，表面マーカーであるCD11c陽性のATMをM1ATM，陰性のATMをM2ATMと定義した[2]．その後われわれは，CD206がM2マクロファージを認識する有用なマーカーであることを見出し，CD11c^{+}かつCD206^{-}をM1ATM，CD11c^{-}かつCD206^{+}をM2ATMと定義した．われわれの解析でも，M1ATMはCD11cのほかTNF-α，IL-6など炎症性マーカーを高発現していた．一方M2ATMはCD206に加え，CD163，CD209および抗炎症サイトカインであるIL-10などM1ATMとは異なる遺伝子を高発現していた（**表**）[3]．

非肥満マウスの脂肪組織でM1ATMはほとんど認めず，M2ATMの割合が圧倒的に高い．高脂肪食にてマウスに肥満を誘導すると，精巣上体脂肪のM1ATM，M2ATMともに数が増加する（**図1**）[3]．しかし，M2ATMに比べM1ATM数の増加率が高く，肥満マウスではM1ATMが優位になる（**表**）．

肥満マウスの脂肪組織をみると，M1ATMはネクローシスに陥った脂肪細胞の周囲をとり囲む特徴的な集簇形態を示す．これはCLS（crown like structure）とよばれ，非肥満マウスの脂肪組織ではほとんど認められない．一方，M2ATMは主に脂肪組織の間質にばらけたかたちで分布し，M2ATM単独ではCLSを形成することはない．

このように，肥満インスリン抵抗性状態においてM1ATM数が著増すること，またM1ATMは炎症性サイトカインや酸化ストレスなどインスリン抵抗性誘導因子を高発現していることなどから[3]，M1ATMは肥満インスリン抵抗性の基盤病態を形成する悪玉ATMであることが強く示唆されていた．事実，薬剤投与によってCD11c陽性M1マクロファージ数を減少させることが

※1　M1/M2マクロファージ

マクロファージは多様性や可塑性が高く，その特徴は一律でない．そこで，LPSやINF-γなどTh1刺激により活性化されたものをM1，IL-4やIL-13などTh2刺激により活性化されたものをM2とする分類法が提案された．個々の細胞はそのどちらに近いかでM1様，M2様と表現される．

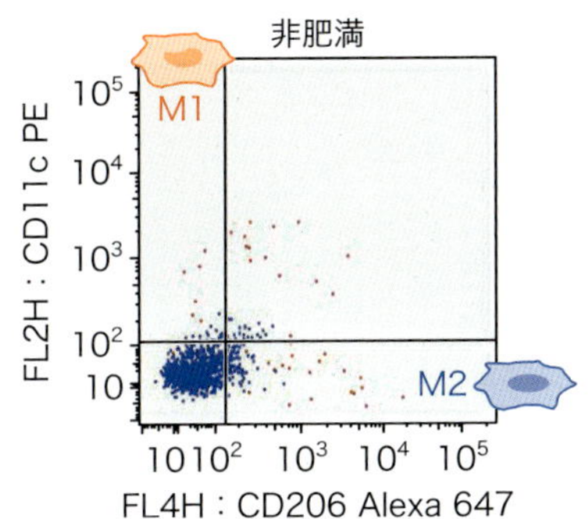

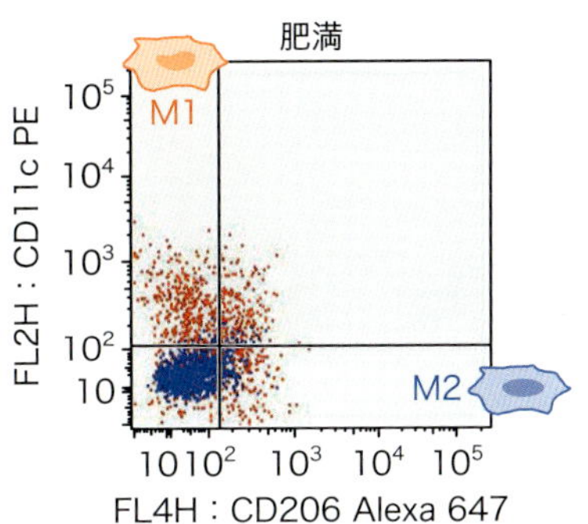

図1　高脂肪食負荷はM1/M2比を上昇させる
通常食にて飼育したマウス（非肥満）と高脂肪食にて飼育したマウス（肥満）から，精巣上体脂肪組織を採取する．Stromal-vascular fractionのF4/80陽性細胞のうち，CD11c陽性CD206陰性細胞をM1ATM，CD11c陰性CD206陽性細胞をM2ATMと定義する．文献3より改変して転載．

できるマウスでは，高脂肪食による炎症性変化やインスリン抵抗性，耐糖能異常が生じにくいことが知られる[4]．

2 肥満脂肪組織における低酸素環境

肥満状態で脂肪組織に生じる変化の1つとして，最近われわれは肥満脂肪組織の低酸素環境の意義に注目している．

肥満状態で脂肪組織の酸素分圧が低下することは以前から知られていた．ヒト肥満者の脂肪組織では非肥満者と比べ酸素分圧が10～20 mmHg程度低い．また，体脂肪率と脂肪組織の酸素分圧は逆相関し，酸素分圧の低下に伴いマクロファージの集積が増える[5) 6)]．これまでに，肥満脂肪組織での酸素分圧低下に対するいくつかの機序が報告されている．まず，肥満者の脂肪組織では血流量が少ない[7)～9)]．これは，肥満者の脂肪組織では毛細血管が少なく，大型の血管が多いこととも関連している[6) 10) 11)]．また，脂肪細胞の大きさも脂肪組織低酸素と関係する．組織中で酸素の拡散距離は100～200 μmと短いのに対し，肥満脂肪組織の脂肪細胞径は150～200 μmにも及ぶ．そのため，細胞の反対側にまで十分量の酸素が拡散できず，低酸素領域ができる[12) 13)]．さらに機能的には，非肥満者でみられる食後一過性の血流量の増加が，肥満者の脂肪組織ではみられないことも報告されている[7) 8)]．このような複数の理由により，肥満状態で脂肪組織は低酸素に陥りやすい．

3 脂肪組織低酸素と脂肪組織の機能異常

肥満状態で脂肪組織に認められる低酸素と脂肪組織機能との関連については，主に脂肪細胞中心に検討が進められてきた．例えば2007年下村らは，肥満モデルマウスの脂肪組織の酸素分圧は有意に低下しており，このときアディポネクチンやPPARγなど，正常な脂肪細胞機能に必要な遺伝子発現が低下していることを報告した[14)]．また，低酸素環境では脂肪細胞に，MIF，PAI-1，IL-6，レプチンなど炎症に関連した遺伝子の発現が上昇するとの報告も多く認める[15) 16)]．

一方われわれは，肥満脂肪組織の低酸素とマクロファージ機能との関係について検討を進めた．低酸素プローブとして知られるピモニダゾール[※2]は，10 mmHg以下の低酸素環境で還元され，細胞に取り込まれる．マウス脂肪組織の炎症性変化が最大に至る高脂肪食負荷24週において，M1ATMによって形成されるCLSに一致して強いピモニダゾールの取り込みが認められた（**図2**）．フローサイトメトリーの解析では，ピモニダゾールを多く取り込むATMは炎症のマーカーを強く発現していた（**図3**）．さらに，骨髄由来マクロファージ（BMDM）を低酸素環境で培養すると，

※2　ピモニダゾール

2ニトロイミダゾール系の化合物であり，酸素分圧10 mmHg以下の低酸素環境で還元される．細胞に取り込まれ，タンパク質などと結合する．低酸素プローブの1つとして，*in vivo*，*in vitro*いずれの実験でも広く用いられている．

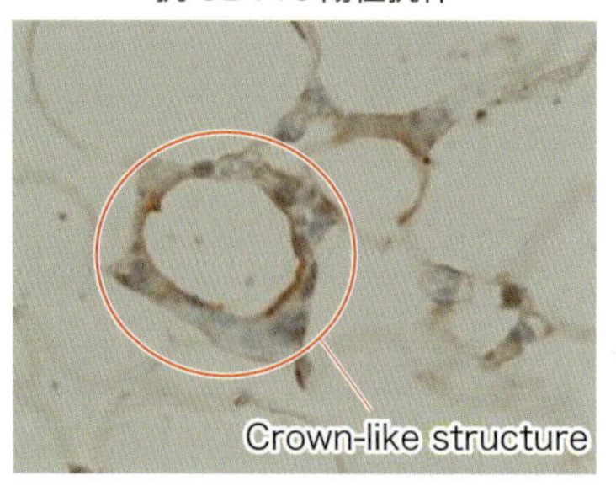

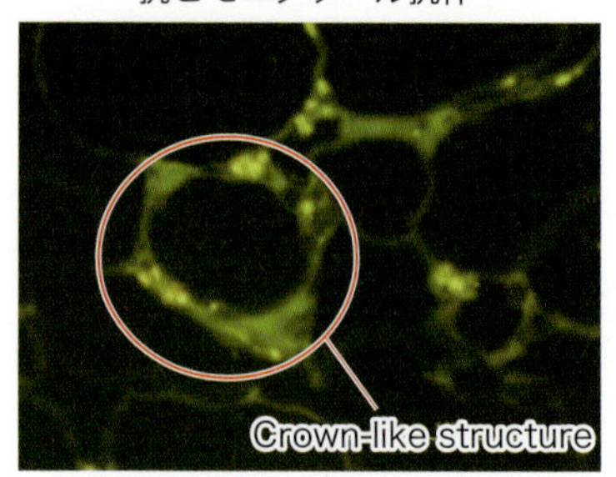

図2　CLSに一致してピモニダゾールが取り込まれる
高脂肪食にて飼育したマウスに低酸素プローブであるピモニダゾールを投与する．精巣上体脂肪組織を抗CD11c陽性抗体および抗ピモニダゾール抗体で免疫染色する．CD11c陽性のCLSに一致して強いピモニダゾール染色が認められる．

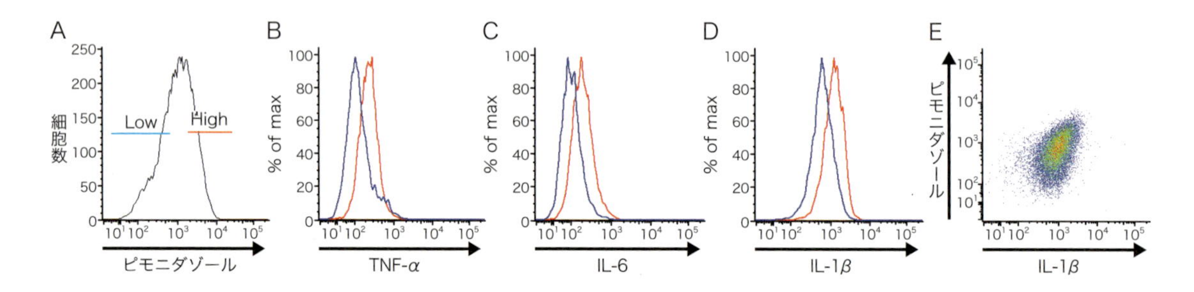

図3　ピモニダゾールを多く取り込むATMは炎症性である
図2と同じマウスの精巣上体を用い，フローサイトメトリーで解析を行った．F4/80陽性マクロファージ中，ピモニダゾールを多く含む分画（赤色；High）は，少なく含む分画（青色；Low）よりTNF-α（**B**），IL-6（**C**），IL-1β（**D**）など炎症性サイトカインを強く発現する．（**E**）ピモニダゾールとIL-1βの発現には正の相関がある．A～Eはすべて文献17より引用．

Glut1，VEGFなどの低酸素関連遺伝子と同時に，IL-1β，IL-6などの炎症関連遺伝子の発現が上昇していた．このような変化はHIF-1αを欠損したBMDMでは認められなかった．これらの結果からわれわれは，肥満脂肪組織において最も低酸素環境にさらされているのはM1ATMであること，低酸素によるATMの炎症性のM1極性への誘導にHIF-1αの活性化が重要な働きをしていることを報告した[17]．

さらにわれわれは，M1ATMのHIF-1αが肥満脂肪組織のリモデリングおよび全身の代謝に与える影響について検討を進めた．マクロファージ特異的にHIF-1αを欠損するマウス（以下HIF-1α KOマウス）を作製し，高脂肪食による肥満を誘導した後に解析を行った．予想した通り，HIF-1α KOマウスは糖負荷試験・インスリン負荷試験で評価した耐糖能とインスリン抵抗性が改善しており，脂肪組織の炎症が軽減していた．興味深いことに，HIF-1α KOマウスの脂肪組織では血管数が増加し，低酸素領域が縮小していた．その機序として，M1ATMはHIF-1α依存性に，前駆脂肪細胞や血管内皮細胞からの血管新生因子の発現を抑制することを見出した[18]．

これらの結果をまとめると，次のように考えられる．すなわち，肥満脂肪組織に認められる低酸素は，肥満の早期には脂肪細胞中心に生じ，脂肪細胞の機能異常を誘導する．その後，肥満の後期に認められる脂肪組織低酸素はM1ATM中心に生じ，ATMの炎症性極性の誘導によって全身のインスリン抵抗性を促進すると同時に，血管新生を抑制することによって脂肪組織低酸素をさらに悪化させる役割を担う．

4 脂肪組織の炎症を促進する免疫細胞

これまで述べたように，肥満脂肪組織の炎症促進に中心的な役割を担うのはM1ATMである．しかし，M1ATM以外にも炎症促進に関与する細胞がある．本稿後半では，M1ATM依存性にまたは非依存性に脂肪組織の慢性炎症の形成に寄与する細胞について紹介する．

1）好中球

マウスモデルにおいて，高脂肪食負荷後1日目には好中球数およびタンパク質分解酵素であるエラスターゼの増加が認められる[19]．高脂肪食モデルにおいて，エラスターゼの欠損や化学的な活性阻害はインスリン感受性を改善させることが知られる．これらの結果より，エラスターゼはインスリン抵抗性を誘導する酵素であることが示唆されるが，その作用機序は十分には明らかにされていない．また，高脂肪食負荷がどのようにしてこの急速な好中球のリクルートを促すのかについても十分にはわかっていない．高脂肪食負荷が単球走化性タンパク質-1（monocyte chemotactic protein-1：MCP-1）の発現を上昇させること，脂肪組織内に低酸素環境をつくることなどがこの急速な好中球数の増加に関与している可能性がある．

2）マクロファージとNK細胞

高脂肪食負荷後数週と，好中球と比べるとマクロファージやNK細胞の増加はやや遅れて生じる．好中球が末梢由来であるのに対し[19]，この時期のマクロファージおよびNK細胞の増加は部分的あるいはすべてが組織常在性細胞の増殖したものと考えられている[20) 21]．これは高脂肪食負荷後，ラベルされたNK細胞を静脈内注射した実験や，脂肪組織内のNK細胞のBrdUの取り込みなどによって証明されている．一方，マクロファージはいまだ議論があり，高脂肪食負荷後に増加するマクロファージが末梢由来であることを示した研究[22]と，組織常在細胞由来であることを示した研究がある[20]．

5 M1ATMの誘導における遊離脂肪酸の役割

肥満がさらに進行すると，好中球やNK細胞数の増加に引き続き，炎症性の特徴をもつM1ATM数が増加する．興味深いことに，パルミチン酸をはじめとする遊離脂肪酸が肥満脂肪組織におけるM1ATMの増加に関与するとの報告がある．*in vitro*の研究によれば，遊離脂肪酸がマクロファージからの炎症性サイトカインの産生を促進するには，あらかじめLPSやIFN-γによってプライミングされている必要があるとされる[23]．肥満脂肪組織で生じている変化に当てはめて考えると，腸内細菌由来のLPSを含むPAMPs（pathogen-associated molecular patterns）の役割が重要であるように思われる．すなわち，肥満状態では腸内細菌の異常が生じる．そこから漏れ出したPAMPsが脂肪組織に到達し，ATMのM1極性獲得を促す．そのようなprimingが終了してはじめて，遊離脂肪酸はM1ATMからの炎症性サイトカインの産生を促進する．一方でIFN-γもマクロファージのM1極性を強力に誘導する．肥満脂肪組織では，NK細胞とCD8陽性Tリンパ球数がIFN-γの産生を担うと報告されている．

6 脂肪組織の慢性炎症の増悪

炎症性のM1ATMが脂肪組織にリクルートされると，M1ATMの直接・間接作用によって脂肪組織局所の炎症はさらに増悪する．M1ATM自身はCLSを形成し，ネクローシスに陥った脂肪細胞由来のDAMPs（damage-associated molecular patterns）によって，また局所の低酸素シグナルによって活性化される．またM1極性を得た後には，遊離脂肪酸によって活性化され得るようになる．ATM内ではNF-κB経路やJNK経路に加え，インフラマソームのシステムを用いて，炎症性サイトカインが産生される．

活性化されたATMはさらに$CD4^+$Th1細胞，$CD8^+$T細胞，B細胞など炎症性細胞を脂肪細胞内に強くリクルートする．これら炎症性の細胞は，うえで述べたようにATMのM1極性を誘導するばかりでなく，自身がTNF-αなど炎症性サイトカインを産生することで，炎症の増悪に寄与する．この状態に至り，脂肪組織の慢性炎症は，全身のインスリン抵抗性に最も強力に貢献することになる．

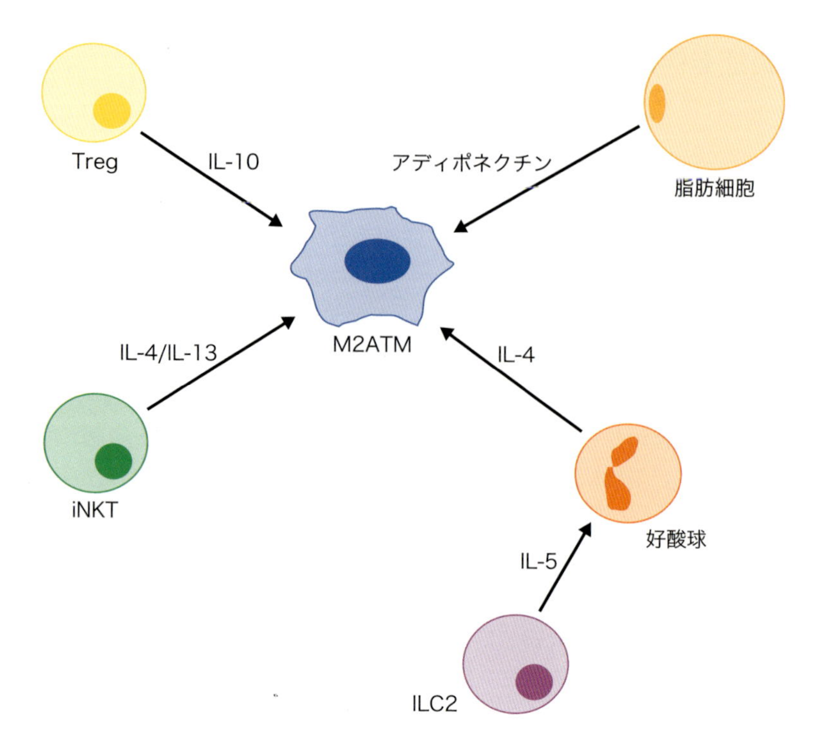

図4　M2ATMを中心とした脂肪組織炎症の抑制
非肥満状態の脂肪組織にはM2ATMのほかにも何種類かの免疫細胞が存在する．これらの多くは自身が免疫抑制作用をもつと同時に，M2ATMの極性維持に関与する．

7 脂肪組織の炎症を抑制する免疫細胞

脂肪組織には炎症を抑制する機能も供えられており，この抑制システムの破綻も，脂肪組織の炎症増悪の一因になりうる．そこで最後に，炎症の抑制によって脂肪組織の恒常性維持に寄与するいくつかの細胞について述べる．

脂肪組織局所の炎症反応の抑制および全身のインスリン抵抗性の抑制に中心的な働きをするのはM2ATMである．非肥満状態の脂肪組織にはM2ATMの他にも何種類かの免疫細胞が存在する．これらの多くは免疫抑制作用をもつと同時に，IL-4，IL-5，IL-13などのサイトカインを産生するなど，Th2反応を促進する．M2ATMの極性維持には，これらの免疫細胞および脂肪細胞が関与する（**図4**）[2]．

IL-4はマクロファージにM2極性を誘導するサイトカインであり，脂肪組織でIL-4を主に供給するのは好酸球である．好酸球を欠損するΔdblGATAマウスではM2ATM数が減少する．脂肪組織の好酸球の生存にはIL-5が必要であるが，IL-5の過剰発現によって好酸球を増加させたマウスではM2ATM数が増加する[24]．脂肪組織では主に2型自然リンパ球（type 2 innate lymphoid cells：ILC2）がIL-5の産生を担う．ILC2/好酸球/M2ATM経路が適切に機能しない状況では，肥満に伴う脂肪組織での炎症性サイトカインの産生が上昇し，全身のインスリン抵抗性が増悪する[4) 24) 25]．

インバリアントナチュラルキラーT（invariant-chain natural killer T：iNKT）細胞は，脂肪組織においてM2ATMの維持に重要な働きをする2つ目の免疫細胞である．Vα18やCD1dの欠損によりiNKT細胞が存在しないモデルマウスでは，脂肪組織のIL-4やIL-13レベルが減少し，炎症性のATM数が増加する[26]．しかし興味深いことに，iNKTの機能は肥満の進行に伴い変化する可能性がある．すなわち，食餌性肥満の状態ではiNKT細胞はインスリン抵抗性を促進する．非肥満と肥満状態で異なる機能をもつ機序については十分に解明されておらず，今後の課題である[26]．

制御性T（regulatory T：Treg）細胞は，抗炎症性

サイトカインであるIL-10の分泌を介してM2ATMに極性誘導し，脂肪組織の炎症反応を抑制する[27]．食餌性肥満マウスでは，脂肪組織内のTreg細胞数は減少する．ジフテリアトキシンの投与によりTreg細胞を除去できるモデルマウスでは，脂肪組織内の炎症性サイトカインの発現が亢進し，急速にインスリン抵抗性になる[27) 28]．一方，T細胞欠損マウスにTreg細胞を移植する実験では，食餌性肥満によるインスリン抵抗性が軽減する[27]．

免疫細胞に加え，脂肪組織の実質細胞ともいえる脂肪細胞もマクロファージの抗炎症性の制御に関与している．アディポネクチンは主に小型脂肪細胞によって産生されることが知られる．M2ATMは高レベルのアディポネクチン受容体を発現しているが，M1ATMへの極性誘導によりその発現は低下する．アディポネクチンはマクロファージに作用するとNF-κB活性やTLR4シグナルを抑制し，IL-10やIL-1Raの発現を促進するなどして，組織の炎症反応およびインスリン抵抗性に対して抑制的に作用する[29]．

おわりに

脂肪組織の肥大化の行く先には，炎症の特徴を強くもつ悪性の肥満脂肪組織像がある．そこでは単にM1ATMが炎症性サイトカインを産生しているだけではなく，低酸素，不完全な血管新生，線維化，多種類の免疫細胞の浸潤と活性化，そして脂肪細胞機能の障害（アディポカインの異常）などさまざまな変化が生じている．マウス，ヒトを問わず，皮下脂肪組織ではこのような悪性の変化は生じにくい一方で，内臓脂肪では比較的肥満の早期よりこのような変化が生じ，全身のインスリン抵抗性の発症に関与するものと理解されている．Schererらはこのような異なる脂肪組織の肥大様式を指して，healthy expansionおよびpathological expansionとよんだ[30]．そして，両者を分けるものとして，肥満早期に適切な血管新生が生じるか否かを重視した．すなわち，脂肪組織容積の増大に伴い適切な血管新生が生じない場合には，脂肪組織内の低酸素環境が生じ，それが引き金の1つとなってpathological expansionの経過をたどるというものである．本稿で述べた炎症性の経過は主にpathological expansionを説明するものである，一方，healthy expansionの経過についてより深く検討を進めることによって，両肥大形式を決めるものは何なのか，healthy expansionの経過に近づけるような治療戦略はないのかなど今後解明されるべき課題を見出すことができるかもしれない．

文献

1） Weisberg SP, et al：J Clin Invest, 112：1796-1808, 2003
2） Lumeng CN, et al：J Clin Invest, 117：175-184, 2007
3） Fujisaka S, et al：Diabetes, 58：2574-2582, 2009
4） Patsouris D, et al：Cell Metab, 8：301-309, 2008
5） Kabon B, et al：Anesthesiology, 100：274-280, 2004
6） Pasarica M, et al：Diabetes, 58：718-725, 2009
7） Goossens GH, et al：Circulation, 124：67-76, 2011
8） Karpe F, et al：Diabetes, 51：2467-2473, 2002
9） Virtanen KA, et al：J Clin Endocrinol Metab, 87：3902-3910, 2002
10） O'Rourke RW, et al：Diabetologia, 54：1480-1490, 2011
11） Spencer M, et al：J Clin Endocrinol Metab, 96：E1990-E1998, 2011
12） Gatenby RA & Gillies RJ：Nat Rev Cancer, 4：891-899, 2004
13） Brahimi-Horn MC & Pouysségur J：FEBS Lett, 581：3582-3591, 2007
14） Hosogai N, et al：Diabetes, 56：901-911, 2007
15） Shi H, et al：J Clin Invest, 116：3015-3025, 2006
16） Liu J, et al：Nat Med, 15：940-945, 2009
17） Fujisaka S, et al：Diabetologia, 56：1403-1412, 2013
18） Takikawa A, et al：Diabetes, in press（2016）
19） Talukdar S, et al：Nat Med, 18：1407-1412, 2012
20） Amano SU, et al：Cell Metab, 19：162-171, 2014
21） Wensveen FM, et al：Nat Immunol, 16：376-385, 2015
22） Kanda H, et al：J Clin Invest, 116：1494-1505, 2006
23） Wen H, et al：Nat Immunol, 12：408-415, 2011
24） Wu D, et al：Science, 332：243-247, 2011
25） Molofsky AB, et al：J Exp Med, 210：535-549, 2013
26） Mathis D：Cell Metab, 17：851-859, 2013
27） Feuerer M, et al：Nat Med, 15：930-939, 2009
28） Winer S, et al：Nat Med, 15：921-929, 2009
29） Barnes MA, et al：Cytokine, 72：210-219, 2015
30） Sun K, et al：J Clin Invest, 121：2094-2101, 2011

＜筆頭著者プロフィール＞
薄井　勲：1991年，富山医科薬科大学医学部卒業．2000年，米国カリフォルニア大学サンディエゴ校のJM Olefsky教授の研究室に留学．'04年，富山医科薬科大学総合診療部助手．'12年，富山大学第一内科講師，附属病院診療教授．研究テーマはインスリン抵抗性の機序の解明．近年は肥満状態における脂肪組織や肝臓のマクロファージの解析を中心に研究を進めている．

5. 内臓脂肪・異所性脂肪の蓄積
—体脂肪分布の意義とは？

鴫山文華，熊代尚記

摂取エネルギーが消費エネルギーを上回ると体内で消費できなくなった余剰エネルギーは全身の脂肪組織や肝臓・筋肉における脂肪蓄積を引き起こす．脂肪蓄積はさまざまな代謝疾患の主要リスクと考えられているが，生体内における過剰エネルギーに対する適応の役割も担っていると考えられる．興味深いことに，脂肪の分布パターンや蓄積脂肪の質の違いにより代謝に与える影響が異なることもわかってきた．本稿では脂肪蓄積の意義・役割についてこれまでの知見と今後の展望について概説する．

はじめに

2016年の世界保健機関（WHO）の発表によると，全世界において18歳以上の約38％に過体重（BMI ＞ 25 kg/m^2）を認め，約13％が肥満（BMI ＞ 30 kg/m^2）であることが明らかになっている[1]．肥満は2型糖尿病や脂質異常症，高血圧症，心血管疾患の重要なリスク因子とされている．さらに肥満はがんの発症とも関連していることがわかっている．146万人を対象としたコホート研究におけるメタアナリシスでは，BMI 22.5～24.9 kg/m^{2}の集団と比較するとBMI 25 kg/m^{2}以上の集団ではBMIの増加に伴いがん死亡のリスクが

[キーワード＆略語]
肥満，内臓脂肪，異所性脂肪，インスリン抵抗性，ジアシルグリセロール，代謝性良性肥満

APOC3：apolipoprotein C3
ASO：antisense oligonucleotides（アンチセンスオリゴヌクレオチド）
CLS：crown-like structure
CRP：C-reactive protein（C反応性タンパク質）
FBP1：fructose-1,6-bisphosphatase 1（フルクトース-1,6-ビスホスファターゼ1）
GWAS：genome wide association study（ゲノムワイド関連解析）
HOMA-IR：homeostasis model assessment-insulin resistance（インスリン抵抗性指数）
IKK：IκB kinase（IκBキナーゼ）
IRS：insulin receptor substrate（インスリン受容体基質）
JNK：c-Jun N-terminal kinase（c-Jun N末端キナーゼ）
NF-κB：nuclear factor-κB（核内因子κB）
PC：pyruvate carboxylase（ピルビン酸カルボキシラーゼ）
PKC：protein kinase C（プロテインキナーゼC）
PNPLA3：patatin-like phospholipase domain-containing protein 3
TLR：Toll-like receptor（Toll様受容体）
TNF-α：tumor necrosis factor-α（腫瘍壊死因子α）

Visceral fat and ectopic fat accumulation－Significance of body fat distribution
Fumika Shigiyama/Naoki Kumashiro：Division of Diabetes, Metabolism, and Endocrinology, Department of Medicine, Toho University School of Medicine（東邦大学医学部内科学講座糖尿病・代謝・内分泌学分野）

増大すると報告されており[2]，肥満では特に大腸がんや食道がん，子宮体がんや膵臓がんのリスクが増大することが判明している．食事・運動・睡眠などの生活習慣の乱れからくる高血糖・脂質異常症は生体内に余剰なエネルギーをもたらし，中性脂肪として脂肪組織の脂肪細胞に蓄積され，脂肪組織の増大は肥満を引き起こす．脂肪蓄積は心血管疾患やがんのリスクとなるインスリン抵抗性や代謝異常を惹起すると考えられ，多くの研究者によって脂肪蓄積を予防・抑制するための研究が進められてきた．そのなかで，肥満，脂肪蓄積に伴うインスリン抵抗性およびインスリン抵抗性関連疾患の発症には脂肪の分布ならびに蓄積している脂肪の質が重要であることが明らかになってきた．

1 肥満・脂肪蓄積とインスリン抵抗性

過剰の栄養は血中遊離脂肪酸増多をもたらし，脂肪組織へ流入し，中性脂肪としての脂肪蓄積をもたらす．小型の脂肪細胞からはアディポネクチンなどのアディポカインが産生されインスリン感受性を良好に保つ因子として全身に働きかける[3]．しかしながら生体内での継続したエネルギー過剰は脂肪細胞の肥大を引き起こす[3]．脂肪細胞の肥大に伴いアディポネクチンの低下や酸素供給不良が生じ，マクロファージのような免疫担当細胞やTNF-α（tumor necrosis factor-α）などのサイトカインが過剰に発現する．特に脂肪組織でのマクロファージ浸潤はCLS（crown-like structure）として認識され（CLSに関しては第2章-4参照），炎症によりインスリン抵抗性が出現し，血管内皮機能障害とも関連していることが明らかになっている．皮下脂肪組織でのインスリン感受性が低下すると皮下脂肪組織に蓄積できなくなった遊離脂肪酸は血中に流出し内臓脂肪や筋肉・肝臓などに異所性脂肪として蓄積するようになると考えられている[4]．血中に流れ出た遊離脂肪酸はサイトカイン受容体の1つであるTLRs（Toll-like receptors）に結合することで直接的に炎症反応を誘導することも知られている．肥大化脂肪細胞から全身へ放出される遊離脂肪酸やサイトカイン，ケモカインは各臓器での炎症や脂肪蓄積を惹起しインスリン抵抗性の引き金になると考えられる．

2 体脂肪分布

脂肪蓄積の分布や程度には個体差がある．脂肪組織の脂肪蓄積許容量ならびに各組織への脂肪分布を決定づけている因子には遺伝的な背景が関係しており，さらに人種や性別，年齢や摂取エネルギーバランスなどの環境因子も影響し脂肪分布が決定づけられていると考えられている．Schleinitzらはヒトのゲノムワイド関連解析（genome wide association study：GWAS）のメタアナリシスを行い，体内における脂肪分布と相関のある遺伝子や皮下脂肪組織・内臓脂肪組織ごとに有意に発現の差がある遺伝子について検討し，環境因子に加え各脂肪組織での遺伝子発現の違いが全身の脂肪分布に影響していると考察している（**図1**）[5]．非肥満のアジアンイディアンでは他の人種の非肥満男性と比較してAPOC3（apolipoprotein C3）の遺伝子多型を多く認め，APOC3が増加することでカイロミクロン※1のクリアランスが低下し，食後の高中性脂肪血症により肝臓での脂肪蓄積を生じることが報告されている[6]．また，非アルコール性脂肪肝疾患ではPNPLA3（patatin-like phospholipase domain-containing protein 3）のI148M変異体が関連しており，この変異体はヒスパニックで多く認めることが報告されている[6]．男性は女性よりも腹部周囲型肥満になるとされ，性ホルモンやコルチゾールなどのストレスホルモンも脂肪分布に影響していることがわかっている．健常な非肥満の高齢者は健常非肥満若年者と比較すると筋肉のミトコンドリアでのβ酸化やリン酸化活性が40％ほど減弱しており，筋細胞内脂質が多く，筋インスリン抵抗性を示し，加齢によるミトコンドリア機能の低下も筋肉での脂肪蓄積に影響すると報告されている[6]．

3 脂肪分布①：内臓脂肪と皮下脂肪

1953年にVagueらははじめてヒトにおける脂肪分布と代謝疾患の関連について発表し[7]，上半身型肥満

※1 カイロミクロン

血中のリポタンパク質の一種．主成分はトリグリセリド．食事由来の脂質がカイロミクロンとして血中に分泌され肝臓などで異化される．

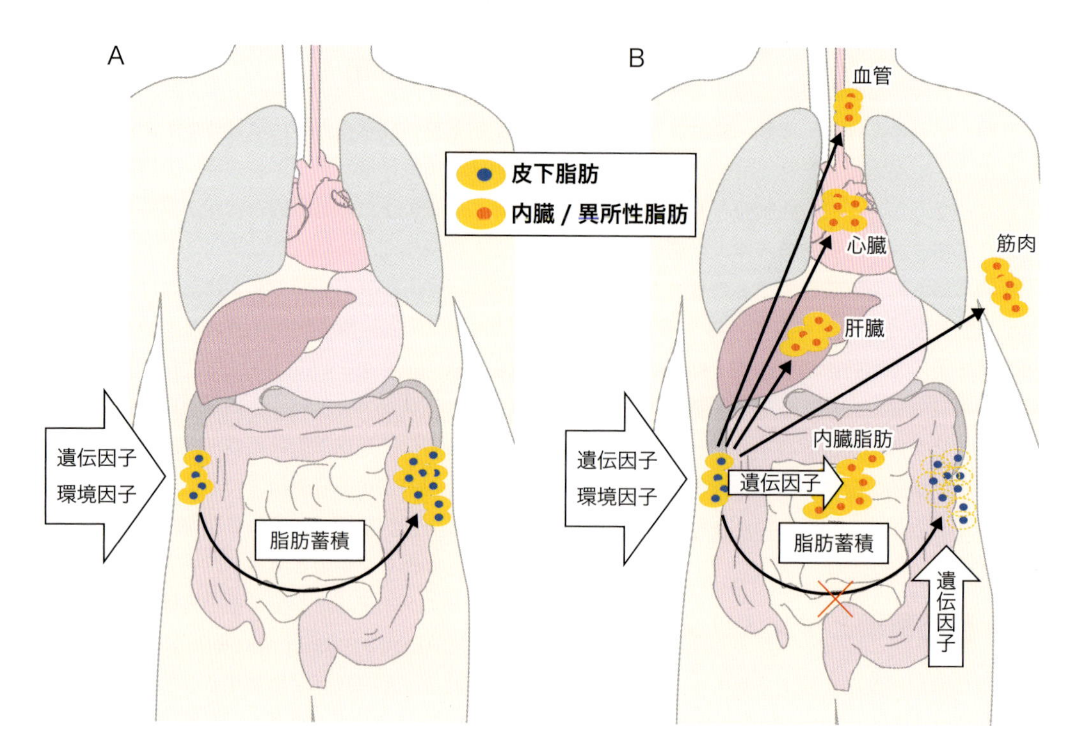

図1　体脂肪分布のメカニズム

A）遺伝因子，環境因子の影響を受け皮下脂肪組織の脂肪蓄積機能が働いている場合は，体内に存在する過剰エネルギーは皮下脂肪組織に蓄積される．B）遺伝因子や環境因子（過栄養や運動不足）により皮下脂肪組織での脂肪蓄積不全が生じた場合，内臓脂肪蓄積や異所性脂肪蓄積が引き起こされる．皮下脂肪での脂肪蓄積許容量や異所性臓器での脂肪蓄積は遺伝的に調節されていると考えられ，遺伝的素因をもっているヒトでは内臓・異所性臓器での脂肪蓄積が生じやすい傾向にあると考えられる．A，Bはともに文献5より引用（本稿では触れていないが，文献5では大血管周囲への異所性脂肪蓄積も論じられている）．

の方が下半身型肥満よりも代謝疾患のリスクが有意に高いことを報告している．その後，1980年代には，ウエスト・ヒップ比（W/H ratio）が心筋梗塞や狭心症，脳梗塞の発症と有意に正の相関を有していること[8]，皮下脂肪組織よりも内臓脂肪組織への脂肪蓄積がインスリン抵抗性や脂質異常症，高血圧症の発症に強く関連していることが報告され[9]，同じ脂肪であっても分布によって代謝への影響が異なることが判明していった．

内臓脂肪と皮下脂肪の代謝への影響の違いについてはこれまで多くの検討がなされてきた．齧歯類の検討では，C57BL/6Jマウスを用い，ドナーマウスの皮下脂肪をホストマウスの内臓脂肪に，ドナーマウスの内臓脂肪をホストマウスの皮下脂肪に移植する実験を行い，各脂肪組織の移植が体重，脂肪組成，臓器特異的インスリン感受性の評価，遺伝子発現などに与える影響を調べた研究がある[10]．この検討において，移植を受けなかったマウスと比較すると皮下脂肪を内臓脂肪に移植したマウスでは体重や全身脂肪量が有意に減少し，全身，肝臓でのインスリン感受性が有意に改善を示していた．この実験では脂肪組織の脂肪細胞径についても検討しており，皮下脂肪を内臓脂肪に移植したマウスでは，内臓脂肪組織の脂肪細胞サイズが有意に小さくなっていることが明らかとなった．しかし，ヒトにおいては，腹腔内に存在する脂肪組織の量が門脈を流れる遊離脂肪酸に影響するのではないかという仮説に基づき，皮下脂肪と内臓脂肪，各組織からの肝臓への遊離脂肪酸の流入を調べた研究があるが，皮下脂肪と比較すると内臓脂肪は相対的に量が少なく，肝臓に流入する門脈の遊離脂肪酸への主な影響とはならなかった[11]．なぜ，皮下脂肪よりも内臓脂肪の蓄積が代謝疾患のリスクを反映するのか今後のさらなる検討が必要である．

4 脂肪分布②：異所性脂肪蓄積

本来では脂肪の蓄積が生じない臓器に脂肪蓄積を生じる病態を異所性脂肪蓄積とよび，肝臓や筋肉，膵臓，心臓などの多くの臓器にわたってこの異所性脂肪蓄積が起きることがわかっている．皮下脂肪組織や内臓脂肪組織で蓄積しきれなくなった過剰エネルギーは遊離脂肪酸として血中に流れ込み肝臓や筋肉で脂肪蓄積を生じると考えられる．脂肪組織の形成障害を引き起こす脂肪萎縮症では肥満を呈さず，脂肪組織での脂肪蓄積がないにもかかわらず強いインスリン抵抗性や糖脂質代謝異常を呈することが知られている．その原因として肝臓や筋肉への異所性脂肪蓄積が生じ，インスリン抵抗性を惹起していることが考えられている．The Dallas Heart Study[12]で行われたヒトの大規模前向き研究の結果，皮下脂肪よりも異所性脂肪蓄積の方が2型糖尿病の予測因子となることが明らかになった．さらに詳細な検討により，内臓脂肪の増加が肝臓や心臓での異所性脂肪蓄積のマーカーとなることが報告されている[13]．これらの報告から，内臓脂肪よりも肝臓や筋肉などのインスリン標的臓器での異所性脂肪蓄積がインスリン抵抗性や2型糖尿病などの代謝疾患に大きく関係していることが明らかになっている[4]．

異所性脂肪蓄積とインスリン抵抗性の関連はこれまで多くの研究者によって検討されてきた．BMI 23～25 kg/m^{2}の非肥満の日本人男性では肝細胞内脂質の量と高インスリン正常血糖クランプ[※2]検査による肝臓のインスリン感受性が相関し[14]，非肥満・肥満どちらの場合でも肝臓の脂肪の量は筋肉のインスリン感受性と相関していると報告されている[14) 15]．また，非肥満でも脂肪肝がある場合では，脂肪肝がない場合と比較して5年以内に糖尿病を発症するリスクが約3.8倍高くなり，肥満でかつ脂肪肝を有する場合は肥満のみの場合と比較して糖尿病発症リスクがさらに約4.3倍高くなると報告されている[16]．肝細胞内脂質10％以上のヒトでは肝細胞内脂質が50％増えると空腹時肝糖産生率が有意に増加し[17]，肝細胞内脂質と肝臓のインスリン感受性指数〔100÷（空腹時肝糖産生率×空腹時インスリン濃度)〕が相関するという報告がある[18]．筋細胞内脂質量が全身の糖取り込み率（高インスリン正常血糖クランプ法でのGlucose Infusion Rate）と相関し[19]，筋細胞内脂質量が減少すると全身のインスリン抵抗性が減少すると報告されている[20]．しかしながら，注目すべきことはヒトにおいて肝臓の脂肪蓄積が肝臓特異的なインスリン抵抗性（高インスリン正常血糖クランプ法での高インスリン下肝糖産生抑制率）に，筋肉の脂肪蓄積が筋特異的インスリン抵抗性（高インスリン正常血糖クランプ法での高インスリン下末梢グルコース利用率）に直接的に相関しているか明確にはわかっていない．

> **※2　高インスリン正常血糖クランプ法**
>
> インスリン感受性（抵抗性）評価のゴールデンスタンダード法．血中に高濃度のインスリンを投与し，インスリン濃度を一定に保ちながらグルコースを同時に投与し血中グルコース濃度を一定（95 mg/dL前後）に維持する．この際に肝臓の糖産生抑制率，筋肉での糖取り込み率，脂肪組織での遊離脂肪酸抑制率から肝臓，筋肉，脂肪組織でのインスリン感受性（抵抗性）を評価することが可能である．

一方，マウス・ラットの検討では異所性脂肪蓄積がインスリン抵抗性を引き起こすと考えられている（**図2**）．そのメカニズムとしては，肝臓への脂肪酸流入が増えると脂肪酸から中性脂肪の合成が生じ，その中間代謝物であるジアシルグリセロールによってPKCεが細胞質から細胞膜へトランスロケーションを引き起こし，IRS1/2のリン酸化を阻害しインスリン誘導性のグリコーゲン合成や糖新生抑制が障害されることが報告されている[6]．ヒトにおいても非アルコール性脂肪肝の患者で肝細胞内のジアシルグリセロールは全身のインスリン抵抗性（HOMA-IR）と関連し，肝臓のジアシルグリセロールが細胞膜に存在するPKCε活性と関連していることが報告されている[21]．筋肉でもジアシルグリセロールが生じると，PKCθによってIRS1のリン酸化が障害されると報告されている[6]．その他にもセラミドによるAktの直接阻害や小胞体ストレスによるIKK/NF-κB経路，JNKの活性化によるIRS1のリン酸化障害もインスリン抵抗性の原因になるといわれている．

5 インスリン抵抗性と脂肪の“質”

以上のように，異所性脂肪蓄積がインスリン抵抗性や糖尿病と深く関与していると考えられてきたのであるが，脂肪蓄積が必ずしもインスリン抵抗性に結びつ

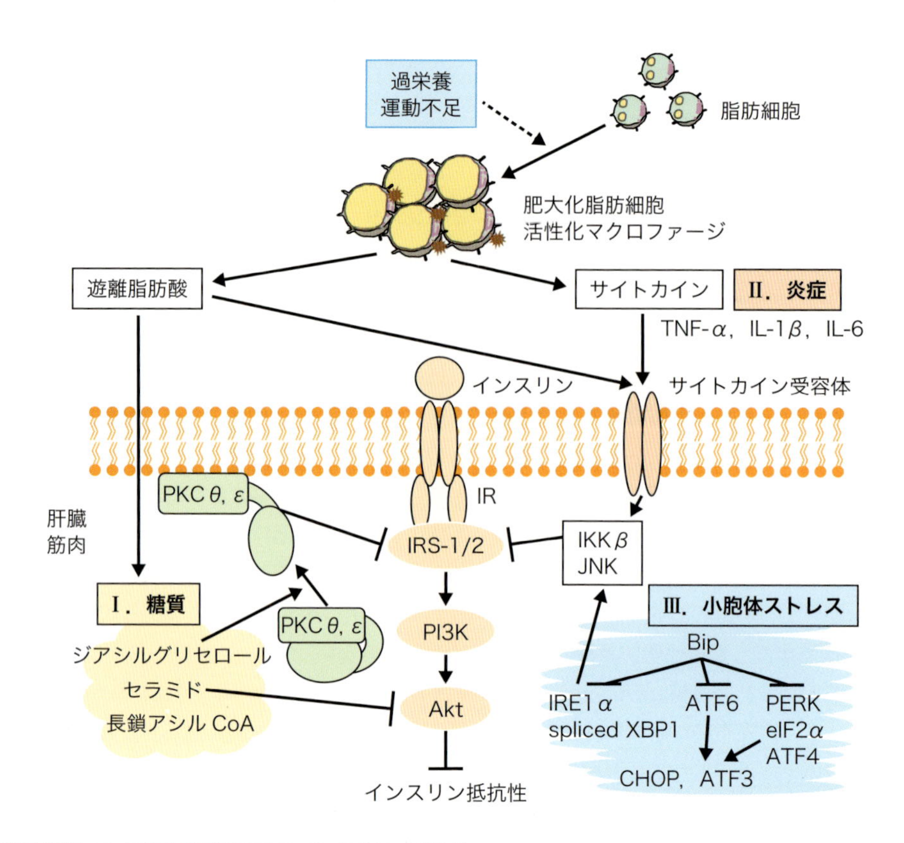

図2　脂肪蓄積による異所性臓器でのインスリン抵抗性

過栄養・運動不足により，脂肪組織に脂肪蓄積を生じると脂肪細胞が肥大化する．やがて全身に放出された遊離脂肪酸や炎症性サイトカインにインスリン標的臓器である肝臓や筋肉がさらされる．遊離脂肪酸は細胞内に取り込まれジアシルグリセロールに変換するとPKCが活性化される．また，セラミドはAktの活性化を阻害しインスリン抵抗性を引き起こす．炎症性サイトカインはサイトカイン受容体などを通して細胞内のIKKやJNKを活性化させる．PKC，IKK，JNKはIRS-1/2のセリンリン酸化を介してチロシンリン酸化を阻害しインスリン抵抗性を引き起こす．文献21ならびに文献22を元に作成．

くとは限らないことも近年報告されている．肥満による脂肪蓄積がさまざまな代謝異常を引き起こすと考えられているが，ヒトの疫学研究から肥満者の10～40％は代謝的に良性な状態が保たれていることが明らかになってきた[23]．代謝性良性肥満（metabolically benign obesity）という概念は1980年代に生まれており，代謝性良性肥満者ではインスリン感受性が高値で高血圧症や脂質異常症，内分泌異常や肝機能障害，炎症所見を認めないという特徴を認める（**図3**）[24]．ただし，代謝性良性肥満の状態は一時的なものであり10年以上の経過では心血管疾患のリスクが非肥満と比較すると上昇することもわかってきた．さらに，筋肉や肝臓への異所性脂肪蓄積を有しながらもインスリン感受性が良好なヒトがいることも報告されている．持続的な運動を行っているアスリートでは筋細胞内脂質が多いことがわかっており，それでもインスリン感受性は高く，アスリートパラドックスといわれている[25]．また肝臓においても肝臓での中性脂肪の蓄積は必ずしも糖代謝にとっては悪ではなく[26]，実際にマウス・ラットで甲状腺ホルモン受容体のβアゴニストを投与し肝臓内の中性脂肪の量を減らしても肝臓でのインスリン抵抗性は改善せずに悪化したという報告も認めている[27]．これらの既報からも肝臓・筋肉内への脂肪蓄積はかならずしもインスリン抵抗性とは関連していないことが考察される．臓器における中性脂肪の蓄積はむしろ過剰エネルギーを各臓器に毒性のない形で蓄えるための手段と考えられ，中性脂肪合成の中間代謝産物であるジアシルグリセロールがインスリン抵抗性を引

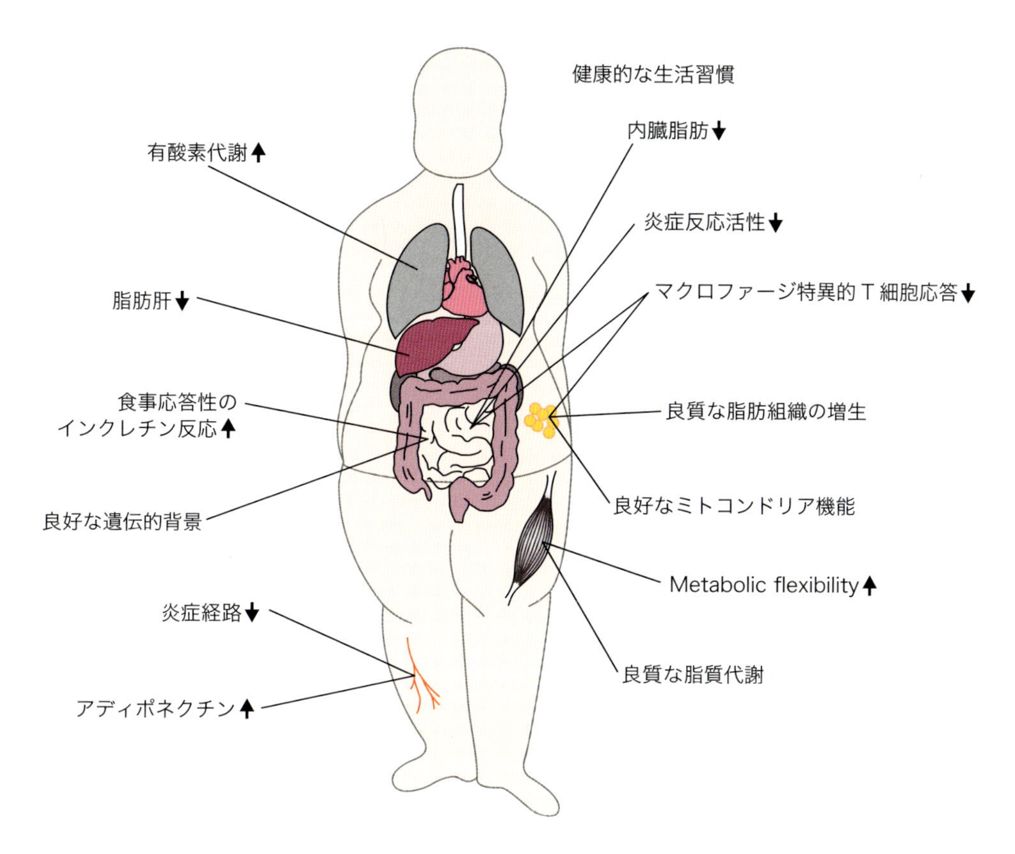

図3　代謝性良性肥満のヒトの特徴
文献3より引用．

き起こしていると報告されている[6)]．さらに，このジアシルグリセロールの細胞内の分布も重要であり，ジアシルグリセロールが増加しても脂肪滴内に蓄積する場合はPKCの細胞膜へのトランスロケーションをきたさずインスリン抵抗性が悪化しないことが報告されている[28)]．このように，脂肪の量・分布・さらには質が生体内おけるインスリン抵抗性に強く関係していることが明らかになってきており，さらなる検討が必要と考えられる．

6 脂肪蓄積に照準をあわせた治療標的

肥満による脂肪蓄積に対する治療法の第一はやはり食事・運動療法・生活リズムなどの生活習慣の是正による減量である．肥満のヒトを対象に，5％，11％，16％の体重減少が脂肪組成やインスリン抵抗性，各代謝マーカーに与える影響を調べた研究がある[29)]．このなかで，5％の体重減少でも肝細胞内脂質が減少し，空腹時血糖値や中性脂肪が有意に減少し，肝臓での糖新生，全身での糖取り込みが改善していることが明らかになった．11％体重減少ではさらに内臓脂肪の減少，膵臓のβ細胞機能の改善を認め16％の体重減少ではインスリンクリアランスや血中CRP，アディポネクチンなども改善していた．日本肥満学会による肥満症診療ガイドライン2016では肥満治療指針として，肥満症（25 ≦ BMI ＜ 35）では現体重の3％の減量を目標，高度肥満症（BMI ≧ 35）の場合は現体重の5～10％の減量を治療目標としている．運動による体重減少が3％未満の場合であっても，HDLコレステロール，血中インスリン濃度，血圧の改善効果を認め，2型糖尿病発症予防効果が期待されている．異所性脂肪蓄積に対して糖尿病治療薬であるチアゾリジン薬は，肝細胞内脂質・筋細胞内脂質の減少，皮下脂肪の増加効果が有りインスリン抵抗性を改善する．さらに小型脂肪細胞を増やすことで脂肪細胞からのアディポネクチン分泌を増加させる効果もあることがわかっている．2013年にはアディポネクチン受容体作動薬であるアディポロンも報告され[30]，今後アディポネクチン受容体活性化薬が臨床応用可能になれば異所性脂肪蓄積への効果も期待される．

新規の分子標的における脂肪蓄積とインスリン抵抗性の検討もなされており，PKCθ欠損マウスでは脂肪負荷を施行しても筋肉でのインスリン抵抗性が欠如していることが報告され，さらにPKCθがIRS1のSer1101をターゲットとしていることも明らかになっている[6]．マウス・ラットでASO（antisense oligonucleotide）を用いてPKCεの発現を低下させてから脂肪負荷を行うと肝臓でのインスリン抵抗性が軽減することも報告されている[6]．われわれは日本人の非アルコール性脂肪肝26名に対し肝臓の脂肪蓄積と肝臓特異的インスリン抵抗性の検討を行い，肝臓に平均28％程度の脂肪蓄積を生じながらも肝臓特異的インスリン抵抗性が脂肪肝のないヒトと同程度の集団がいることを2016年の米国糖尿病学会で報告した．肝臓で脂肪蓄積を有しながらもインスリン感受性が保持されているヒトの特徴として，脂肪組織でのインスリン感受性が良好であること，血中の高分子アディポネクチン濃度とミトコンドリアTCAサイクルの代謝物が高値であること，肝臓での糖新生遺伝子PC（pyruvate carboxylase）とFBP1（fructose-1,6-bisphosphatase1）の発現が低下していることを報告し，今後の診断マーカーや治療ターゲットとしてさらなる検討を行っている．

おわりに

内臓脂肪と異所性脂肪について最新の知見をまとめた．脂肪蓄積にはさまざまな様相があり，その分布や様式によってインスリン抵抗性や代謝関連疾患に与える影響が異なることがわかってきた．さまざまな治療法が存在するなかで，脂肪蓄積による肥満や代謝疾患は増加し続けておりさらなる検討が必要である．組織ごとにおける脂肪蓄積の病態を明らかにすることで，今後それらをターゲットとした治療介入につなげていくことが期待される．

文献・ウェブサイト

1）World Health Organization：「Obesity and Overweight」，2016：http://www.who.int/mediacentre/factsheets/fs311/en/（2016年10月18日閲覧）
2）Berrington de Gonzalez A, et al：N Engl J Med, 363：2211-2219, 2010
3）Samocha-Bonet D, et al：Obes Rev, 15：697-708, 2014
4）Smith U：J Clin Invest, 125：1790-1792, 2015
5）Schleinitz D, et al：Diabetologia, 57：1276-1286, 2014
6）Shulman GI：N Engl J Med, 371：2237-2238, 2014
7）Vague J：Mars Med, 90：179-189, 1953
8）Lapidus L, et al：Br Med J（Clin Res Ed），289：1257-1261, 1984
9）Fujioka S, et al：Metabolism, 36：54-59, 1987
10）Tran TT, et al：Cell Metab, 7：410-420, 2008
11）Jensen MD, et al：Am J Physiol Endocrinol Metab, 284：E1140-E1148, 2003
12）Neeland IJ, et al：JAMA, 308：1150-1159, 2012
13）Granér M, et al：J Clin Endocrinol Metab, 98：1189-1197, 2013
14）Takeno K, et al：J Clin Endocrinol Metab, 101：3676-3684, 2016
15）Kato K, et al：PLoS One, 9：e92170, 2014
16）Heianza Y, et al：J Clin Endocrinol Metab, 99：2952-2960, 2014
17）Fabbrini E, et al：J Clin Invest, 125：787-795, 2015
18）Korenblat KM, et al：Gastroenterology, 134：1369-1375, 2008
19）Krssak M, et al：Diabetologia, 42：113-116, 1999
20）Sinha R, et al：Diabetes, 51：1022-1027, 2002
21）Kumashiro N, et al：Proc Natl Acad Sci U S A, 108：16381-16385, 2011
22）熊代尚記，綿田裕孝：The Lipid, 19：294-298, 2008
23）Patel P & Abate N：Nutrients, 5：2019-2027, 2013
24）Primeau V, et al：Int J Obes（Lond），35：971-981, 2011
25）Goodpaster BH, et al：J Clin Endocrinol Metab, 86：5755-5761, 2001
26）Stefan N & Häring HU：Diabetes, 60：2011-2017, 2011
27）Vatner DF, et al：Am J Physiol Endocrinol Metab, 305：E89-100, 2013
28）Cantley JL, et al：Proc Natl Acad Sci U S A, 110：1869-1874, 2013
29）Magkos F, et al：Cell Metab, 23：591-601, 2016
30）Okada-Iwabu M, et al：Nature, 503：493-499, 2013

<筆頭著者プロフィール>

鴨山文華：2011年，藤田保健衛生大学医学部卒業．'13年，東邦大学大学院医学研究科糖尿病・代謝・内分泌学専攻博士課程入学．同年，米国Yale大学医学部Department of Endocrinology（Dr. Gerald I Shulman）にPostgraduate Fellowとして半年間留学．'16年，東邦大学大学院医学研究科糖尿病・代謝・内分泌学専攻博士課程4年生．現在に至る．

6. 身体不活動による骨格筋の糖代謝機能低下

眞鍋康子，藤井宣晴

身体不活動が２型糖尿病におけるインスリン抵抗性に深くかかわることは多くの疫学研究から明らかにされている．しかし，これまでの骨格筋を対象とした糖尿病研究では，「運動」が糖代謝やインスリン感受性にどのように影響するかの研究が多く，「身体不活動」が骨格筋の糖代謝におよぼす影響を正面に捉えた研究はきわめて少ない．本稿では，身体不活動が骨格筋のインスリン抵抗性におよぼす影響について概説する．

はじめに

「運動」が健康の恩恵効果を有することは近年の研究で認識されつつある．その逆に，「身体不活動」状態でいることは，健康に悪い影響を与えるのであろうか？これまで，運動が健康におよぼすプラス効果を研究対象としたものは多数あるが，「身体不活動」のマイナス効果を研究対象の中心として捉えられることはほとんどなく，座位行動（sedentary）や，身体不活動（inactive）などの言葉の定義も明確にされていなかった．ところが，2009年にWHOが「死に至る危険因子」として高血圧，喫煙，高血糖に次いで「身体不活動」を第4番目の原因と発表したことにより[1]，この言葉が健康科学の分野で一気に注目されるようになった．「身体不活動」に対する定義も明確にされ，座位行動は「日常生活における覚醒時の座位生活の時間」，身体不活動は「1日の中・高強度身体活動時間がガイドラインに示される目標値を満たしていないこと」とされた[2]．身体不活動状態を避けるための手段として推奨されているのが，「運動」である．運動とは「身体活動のうち，体

［キーワード＆略語］
身体不活動，骨格筋，糖代謝，インスリン抵抗性，マイオカイン

Akt：v-akt murine thymoma viral oncogene homolog
AMPK：AMP-activated protein kinase（AMP活性化プロテインキナーゼ）
BAIBA：β-aminoisobutyric acid（β-アミノイソ酪酸）
GLUT4：glucose transporter 4（グルコース輸送体4）
HK2：hexokinase 2（ヘキソキナーゼ2）
IRS：insulin receptor substrate（インスリン受容体基質）
PI3K：phosphatidylinositol 3-kinase（ホスファチジルイノシトール3キナーゼ）
SNARK：sucrose nonfermenting AMPK-related kinase
TBC1D1：TBC1 domain family member 1

Impact of physical inactivity on glucose metabolism in the skeletal muscle

Yasuko Manabe/Nobuharu Fujii：Department of Health Promotion Sciences, Graduate School of Human Health Sciences, Tokyo Metropolitan University（首都大学東京人間健康科学研究科ヘルスプロモーションサイエンス学域）

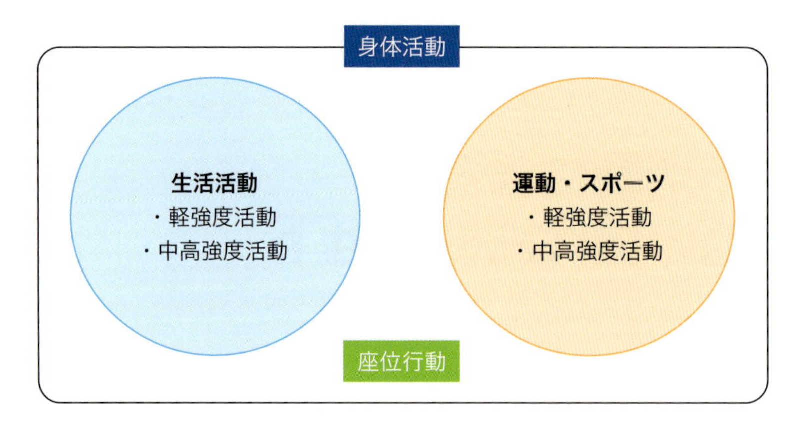

図1　身体活動の概念
身体活動は，生活活動，運動，座位行動すべてを含む．文献2より引用．

力の維持・向上を目的として計画的・意図的に実施するもの」のことを指しており，それ以外の活動は「生活活動」と定義されている（**図1**）[2]．本来，われわれ人類は自ら体を動かして移動し，食料を得る必要があり，「身体活動」のほとんどが「生活活動」で占められた生活を過ごしてきた．したがって，特に「運動」を行わなくても，「身体活動」は高いまま維持されていた．しかし，最近の高度なテクノロジー発達のおかげで「生活活動」が減少したことにより，「身体活動」も減少し続けている（**図2**）[3]．そこで注目されてきたのが「運動」の概念である．日々の生活に「運動」をとり入れることにより身体活動を増加させて，健康につなげていく，という考えが一般の常識として捉えられ，運動による健康効果の分子メカニズムの研究に関心が注がれてきた．一方，2009年のWHOによる発表に基づいた視点で考えると，実は，「身体不活動」の増加が健康を損なう原因で，運動がそれをカバーできる力を有しているという見方もできる．これに関して，Boothの研究グループは，「座位群」に対して「運動群」を評価するというこれまでの視点とは全く異なる提案を行っている．Boothらは，身体活動度の高い者を健常な「対照群」として置き，身体不活動の者を処置が必要とされる「実験群」とすることを提案している[4]．実験デザイン上は「対象群」と「実験群」を入れ替えただけであるが，この提案は「身体不活動」を研究の対象ととらえる新たな視点をもたらした．

身体不活動の状態は，心疾患，脳血管疾患，がん，糖尿病などのさまざまな疾病のリスクを上昇させるが，そのなかでも特に強い相関があるのが2型糖尿病である[5]．本稿では「不活動」を中心にとらえ，不活動状態が骨格筋におけるインスリン抵抗性にどのように影響するかを概説する．ただし，これまで「身体不活動」の定義が曖昧であったこと，「身体不活動」を中心にとらえた研究がきわめて少ないことから，本稿で示す「不活動」が，必ずしも前述の定義に当てはまっていない場合もあることをご理解いただきたい．

1 身体不活動と骨格筋におけるインスリン抵抗性

身体の活動状態は，骨格筋の糖代謝に大きな影響を与える．長期間不活動状態にいることで，2型糖尿病のリスクが高まることは，これまで多数の疫学研究が示している[6]．2型糖尿病の特徴の1つとして，骨格筋での糖取り込み能力の低下があげられる．2型糖尿病患者による骨格筋での糖取り込み能力は健常人と比べて35〜40％も減少している．1日10,000歩以上の活動量がある健常者に対して1日1,500歩以内に制限した生活を14日間過ごしてもらうと，骨格筋のインスリン感受性は顕著に低下する[7]．また，健常者を1日に限り，通常の活動を行わせる群（活動群），エネルギー摂取量を制限せず活動量のみを70％に制限する群（座位群），活動量を制限しその分のエネルギー摂取量を制限する群（座位-カロリーバランス群）の3群で比較

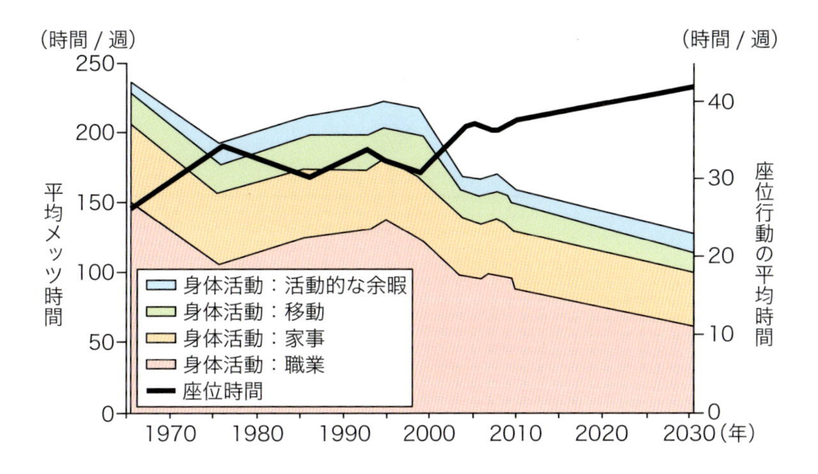

図2　アメリカにおける1週間における身体活動時間座位行動時間の変化
縦軸は平均メッツ時間※を示す．2009年までは実測値で，2010年以降はこれまでの推移をもとに算出した推定値．図中のグラフは文献3より引用．

すると，座位群ではインスリン刺激時の全身のグルコース処理能力は39％低下し，座位-カロリーバランス群でも18％低下した[8]．これらの結果は，たとえ短期間の身体不活動状態であっても，骨格筋における糖代謝機能が低下することを示す．さらに，不活動を要因とする糖代謝機能の低下は，摂取エネルギーを制限しても完全には克服できず，身体不活動状態が骨格筋におけるインスリン抵抗性を引き起こす要因になることも示している．

2 骨格筋における糖取り込みメカニズムと運動の関係

骨格筋における糖の取り込みは，グルコーストランスポーターであるGLUT4（glucose transporter 4）を介在して行われる．GLUT4は通常は細胞質内にある小胞に格納されているが，刺激を受けたときに細胞膜表面へ移行し，糖の取り込みを開始する．GLUT4を膜へ移行させる刺激として最も古くから知られているのはインスリンである．食後の血糖値の上昇は膵臓で感知されると，インスリンが血液中に分泌される．インスリンは血流を介して，骨格筋の細胞膜表面にあるインスリン受容体に結合し，骨格筋細胞内でIRS（insulin receptor substrate），PI3キナーゼ（phosphatidylinositol 3-kinase：PI3K），Akt（v-akt murine thymoma viral oncogene homolog）などの細胞内情報伝達分子を次々と活性化させる．これらの一連の情報は，膜輸送を制御するタンパク質であるTBC1D1（TBC1 domain family member 1）を介して，最終的にGLUT4が格納されている小胞へ伝えられ，GLUT4の細胞膜表面への移行が起こり，糖が細胞内へ取り込まれる（**図3**）．2型糖尿病患者ではこれら一連のインスリン刺激によるシグナル伝達経路に複数の異常が起こり，インスリンに応答したGLUT4への膜移行が起こらず，糖取り込み能力の著しい低下（インスリン抵抗性）が起きている．

GLUT4を膜移行させるインスリン以外の要因が，運動である．ここでの「運動」は筋収縮，すなわち筋細胞内のアクチンとミオシンの相互作用を意味する．筋収縮はインスリンによるシグナル伝達経路とは独立した伝達経路を有している．アクチン-ミオシンの相互作用時には，ATPが多量に消費（加水分解）され，ADPおよびAMPが産生される．細胞内が低エネルギー状態に陥ると（細胞内のAMP/ATPおよびADP/ATP比率が上昇すると），細胞内エネルギーセンサーとして知られているAMPK（AMP-activated protein kinase）が，その上流のタンパク質のLKB1によりリ

> **※　メッツ時間**
> メッツとは，安静時を1として，活動・運動時に安静時の何倍のエネルギーを消費するかで運動強度をあらわしたもの．運動や身体活動の強度の単位として使われる．メッツ時間とはメッツに活動の実施時間をかけたもの．

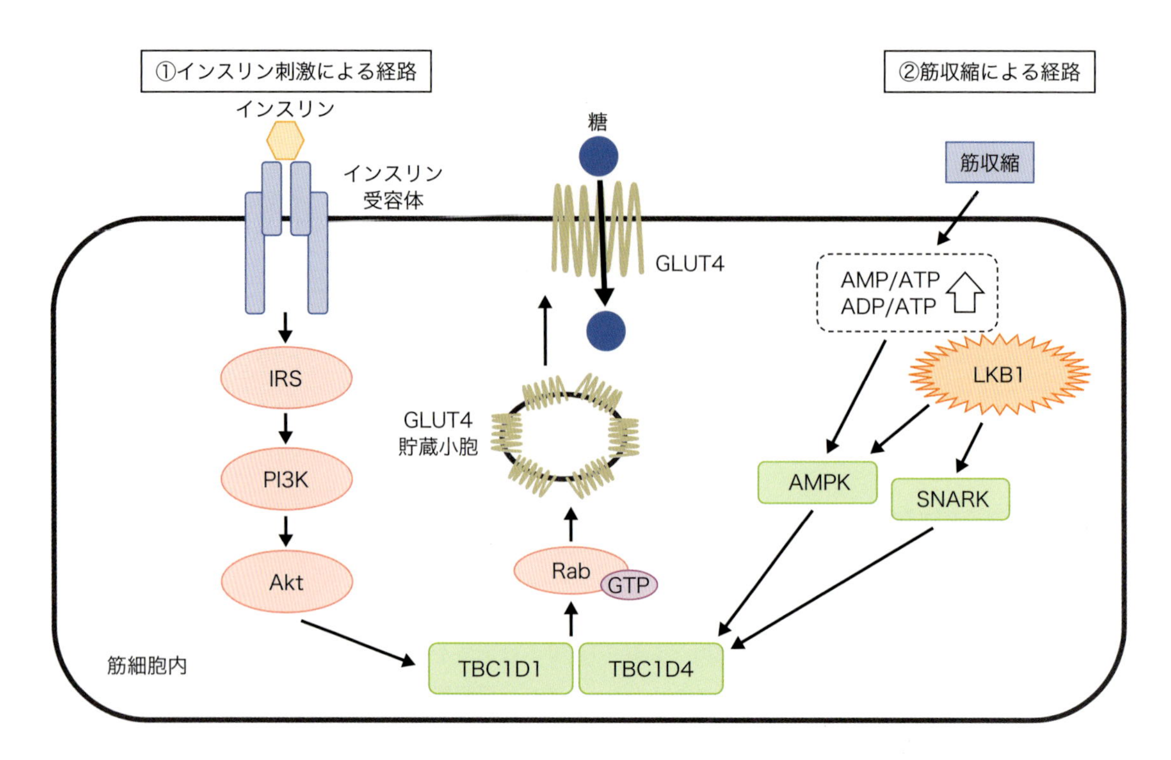

図3　骨格筋細胞における糖取り込みの概略図
骨格筋における糖取り込み経路は，①インスリン刺激による経路，②筋収縮による経路の2つに大別される．両者のシグナルは，最終的にGLUT4が格納されている小胞へ伝えられ，GLUT4が膜に移行しグルコースが細胞内へ輸送される．

ン酸化され，活性化される．LKB1は常時活性化されているタンパク質であるため，AMPやADPがAMPKに結合し，AMPKのコンフォメーションが変化することが，LKB1による活性化調節を受けるのに重要である．活性化されたAMPKはその情報を下流にある分子であるTBC1D1やTBC1D4（別名：AS160）へ伝え，最終的にGLUT4の膜移行を引き起こし，糖取り込みを上昇させる（**図3**）．また，LKB1の下流の分子であるSNARK（sucrose nonfermenting AMPK-related kinase）は，AMPKとは別のシグナル伝達経路で筋収縮による糖取り込みに関与していることも明らかになりつつある．筋収縮による糖取り込みで興味深いのは，インスリンによる糖取り込み能力が低下した2型糖尿病患者でも，運動によるシグナル経路が正常に維持されていることである．実際に，インスリン抵抗性を有する2型糖尿病患者に自転車運動を行わせると，健常人と同程度に骨格筋へ糖取り込まれる[9]．筋収縮による糖取り込み経路が正常に維持されていれば，インスリンによるシグナル伝達経路に異常が生じている2型糖尿病患者においても，運動による糖取り込み経路を賦活化させることで血糖値を低下させることができると考えられる．

インスリンによる糖取り込み経路と，筋収縮による糖取り込み経路は独立して存在するものとされてきたが，筋収縮はその後のインスリン感受性を増加させるという興味深い現象も存在する．急性運動によってAMPKが活性化し，一過性に上昇した骨格筋への糖取り込みは，数時間以内にもとに戻る．ところが，ラットで急性運動による一過性の糖取り込み上昇がなくなる2.5時間後に，インスリンを投与すると，運動させた筋での糖の取り込みは，安静にしていた筋に比べ有意に高くなる[10) 11]．同様の現象は，ヒトでも観察されている．急性の糖取り込みの効果が失われた運動6時間後の時点で，一定量のインスリンに応答する糖の取り込み能力は運動させた筋で有意に高い（**図4**）[12]．継続的な運動はもちろんのこと[13]，単回の運動でも運動

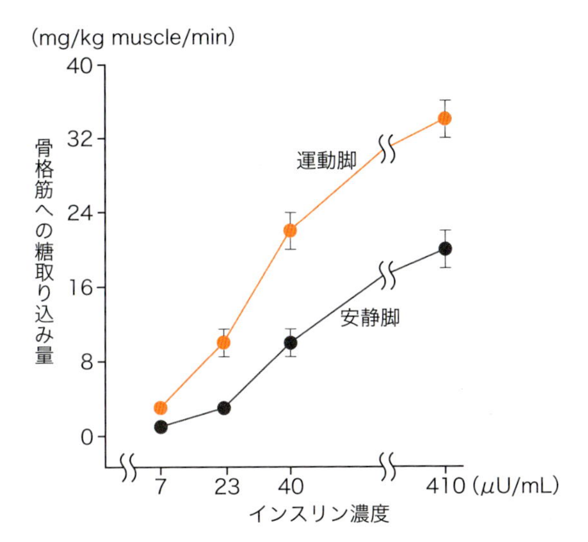

図4　運動による骨格筋でのインスリン感受性の亢進
片脚を1時間自転車運動させ，運動終了6時間後に，インスリン・クランプ試験を行った．インスリンによる運動脚の糖取り込みは安静脚よりも多く，運動によってインスリン感受性が亢進していることが示された．文献9より引用．

48時間後で，インスリン感受性の増加の効果が観察されている[14]．運動によるインスリン感受性亢進の責任分子として，インスリンと筋収縮の両者の異なるシグナル伝達経路が収束する点であるTBC1D4（AS160）が候補に挙がっているが，まだ明確な答えは得られていない．

3 不活動状態で骨格筋の変化

不活動状態は，骨格筋で急性運動による糖取り込み経路が動かず，運動後のインスリン感受性の増加が起こらないために，糖取り込み能力が低下する．このような急性の変化に加えて，不活動状態に対する適応現象として，骨格筋細胞内では代謝に関連するさまざまな遺伝子発現の変化が起こる．健常な男性被験者を7日間ベッドレストによる不活動状態におくと，骨格筋ではミトコンドリアDNAの量の減少，代謝関連酵素クエン酸シンターゼ，HK2（hexokinase 2）や3-ヒドロキシアシルCoAデヒドロゲナーゼの活性が低下する．また，通常ならば急性運動で誘導されるペルオキシソーム増殖剤応答性受容体γの転写コアクチベーター（peroxisome proliferator-activated receptor gamma coactivator 1-alpha：PGC-1α）や血管内皮細胞増殖因子（VEGF）のmRNAは，ベッドレスト後に運動させても応答しなくなる[15]．PGC-1αは，運動で誘導され，骨格筋の代謝に関係する遺伝子の発現を制御する重要な転写コアクチベーターであることが知られている．骨格筋のPGC-1αを欠損させた遺伝子組換えマウスでは，不活動な骨格筋と類似する表現型，すなわち，ミトコンドリア機能の低下や，筋線維タイプの速筋化（インスリンに対する感受性が高い遅筋線維が減少し，インスリン感受性が遅筋に比べると低い速筋タイプが増加）が生じる[16]．PGC-1αを骨格筋に過剰発現させたマウスでは持久運動能力が亢進し，骨格筋のミトコンドリア量の増加やインスリン感受性の増加など，活動的な骨格筋細胞の適応表現型が観察される[17]．活動状態によってPGC-1αの発現が変化することが，骨格筋におけるインスリン感受性の変化にも関係していると考えられる．

一度，不活動の状態におかれると，その後，短期間の運動を実施しても，すぐには元の状態には戻らないことも示されている．ラットを12時間の後肢懸垂後，再度元の活動状態に4時間戻して，骨格筋をマイクロアレイや定量PCRで検証したところ，後肢懸垂によって一時的に変化した代謝関連遺伝子のほとんどは，4時間の活動では元のレベルに戻らなかった[18]．同様な結果はタンパク質レベルでも検証されている．健常男性を7日間ベッドレスト状態におき，インスリンの抵抗性を引き起こさせると，骨格筋における糖代謝関連タンパク質であるGLUT4，HK2やAktの発現量とインスリン刺激時のAktのリン酸化レベルは有意に低下する[19]．またベッドレスト後に運動をさせ，インスリンで刺激したときのAktのリン酸化レベルは，ベッドレスト前に同様の刺激を与えたときのAktリン酸化レベルには回復しなかった[19]．これらの結果は，常に不活動状態にいると一過性の運動ではもとに戻すことはできず，継続的に活動状態でいることが重要であることを示している．

最近，骨格筋の糖代謝に寄与する新たな概念として「マイオカイン」が加わった．「マイオカイン」は骨格筋から分泌される種々の生理活性物質の総称である．これまでに複数が発見されており，そのなかには糖代謝に関与するマイオカインもある．IL–6はマイオカインの1つとして知られている．免疫の分野では炎症促進作用を有するネガティブなイメージがあるタンパク質であるが，骨格筋では，糖取り込み量を増加させ[20]，インスリン刺激による筋グリコーゲン蓄積を促進する[21]という報告もある．また最近，マイオカインとして話題になっているIrisinは，PGC–1αのトランスジェニックマウスの解析途中で発見されたマイオカインで，ヒトやマウスを長期間運動させることで血中レベルが上昇し，白色脂肪細胞を褐色化させる働きがあるとされている[22]．糖尿病患者ではIrisinレベルが低下しているとの報告もある[23]．Irisinが直接的に筋への糖取り込みに作用するとの報告はないことから，運動によるPGC–1α増加がIrisinの発現や分泌を上昇させ，白色脂肪細胞を褐色化させることで糖代謝の改善に寄与しているのかもしれない．Irisin同様にPGC–1αのトランスジェニックマウスの解析で発見されたタンパク質性以外のマイオカインとして，BAIBA（β–aminoisobutyric acid）がある[24]．BAIBAはアミノ酸バリンの代謝産物であり，Irisinと同様に，継続的に運動させると血液中レベルが上昇し，白色細胞を褐色化させる作用がある．この他にも複数のマイオカインが発見されており，いずれも運動によって遺伝子の発現が変化したり，分泌が増加したりするという制御を受けている．マイオカインの研究ははじまったばかりである．運動とマイオカインの関連性については，いくつかの報告があるものの，不活動とマイオカインの関連性は，ほとんどわかっていない．不活動による筋量の減少や骨格筋の質の変化が，マイオカインの分泌を変化させ，全身の代謝に影響している可能性も考慮する必要があるのかもしれない．

おわりに

現代では日常生活のほとんどが座位の作業であり，身体活動状態を昔のレベルまで戻すのは難しい．蔓延した身体不活動状態を脱するためには日常的に運動をとり入れるのが有効な手段となる．継続的な運動は，インスリン感受性や酸化的能力の高い筋線維タイプを増加させる．またGLUT4をはじめとする糖代謝関連タンパク質の発現量を増加させる．何らかの方法で不活動状態を脱することがインスリン感受性の維持と抵抗性の改善につながると考えられる．

文献

1）World Health Organization, Global health risks, pp9–12, 2009
2）田中茂穂：身体活動量，座位行動評価の基準化と標準値．「身体活動・座位行動の科学～疫学・分子生物学から探る健康～」（熊谷秋三，他/編）杏林書院，2016
3）Ng SW & Popkin BM：Obes Rev, 13：659–680, 2012
4）Booth FW & Lees SJ：Med Sci Sports Exerc, 38：405–406, 2006
5）Wilmot EG, et al：Diabetologia, 55：2895–2905, 2012
6）Hamilton MT, et al：Med Sport Sci, 60：11–26, 2014
7）Thyfault JP & Krogh–Madsen R：J Appl Physiol（1985），111：1218–1224, 2011
8）Stephens BR, et al：Metabolism, 60：941–949, 2011
9）Richter EA, et al：J Appl Physiol (1985), 66：876–885, 1989
10）Garetto LP, et al：Am J Physiol, 246：E471–E475, 1984
11）Maarbjerg SJ, et al：Acta Physiol（Oxf），202：323–335, 2011
12）Richter EA, et al：J Appl Physiol（1985），66：876–885, 1989
13）Vind BF, et al：Diabetologia, 54：157–167, 2011
14）Mikines KJ, et al：Am J Physiol, 254：E248–E259, 1988
15）Ringholm S, et al：Am J Physiol Endocrinol Metab, 301：E649–E658, 2011
16）Handschin C, et al：J Clin Invest, 117：3463–3474, 2007
17）Tadaishi M, et al：PLoS One, 6：e28290, 2011
18）Bey L, et al：Physiol Genomics, 13：157–167, 2003
19）Biensø RS, et al：Diabetes, 61：1090–1099, 2012
20）Nieto–Vazquez I, et al：Diabetes, 57：3211–3221, 2008
21）Glund S, et al：Diabetes, 56：1630–1637, 2007
22）Boström P, et al：Nature, 481：463–468, 2012
23）Moreno–Navarrete JM, et al：J Clin Endocrinol Metab, 98：E769–E778, 2013
24）Roberts LD, et al：Cell Metab, 19：96–108, 2014

＜筆頭著者プロフィール＞
眞鍋康子：首都大学東京人間健康科学研究科准教授．糖代謝・マイオカイン分泌など運動により骨格筋細胞内で起こる代謝の変化について興味をもって，研究を進めている．

1. インクレチン分泌制御の分子メカニズム

原田一貴，坪井貴司

インクレチン（incretin：intestine secretion insulin）は，消化管から血中に分泌され血糖値を低下させるホルモンの総称であり，なかでもグルカゴン様ペプチド1（glucagon-like peptide-1：GLP-1）は，2型糖尿病の治療標的として注目されている．GLP-1は，小腸内分泌L細胞から分泌され膵β細胞に作用し，グルコース依存的に起こるインスリン分泌を促進するほか，迷走神経を介して食欲も抑制する．GLP-1の分泌は，消化管内の食餌由来成分や腸内細菌代謝物，さらに血中ホルモンや迷走神経由来の神経伝達物質によっても制御されている．本稿ではGLP-1分泌の分子メカニズムについて，最新の知見を交えつつ概説する．

はじめに

近年，2型糖尿病の新たな治療標的として注目されているのが「インクレチン（incretin）」である．インクレチンとは，intestine secretion insulinの略称から名づけられた消化管由来ホルモンのことであり，1929年にLa Barreが腸管粘膜抽出物に血糖値低下作用を見出したことで，その存在が提唱された．

その後の生化学的，分子生物学的な解析により，インクレチンの実体としてグルカゴン様ペプチド-1（glucagon-like peptide-1：GLP-1）やグルコース依存性インスリン分泌刺激ポリペプチド（glucose-dependent insulinotropic polypeptide：GIP）が同定された．なかでも，GLP-1とGLP-1受容体を標的とした薬剤は，糖尿病治療薬として用いられている（第3章-2参照）．しかし，GLP-1の分泌機構については，現在も未解明の点が多い．そこで本稿では，インクレチンのなかでもGLP-1に注目し，GLP-1の生理機能や分泌機構について，最新の知見を交えて紹介する．

1 小腸内分泌L細胞とGLP-1の生理機能

消化管の上皮には，消化液の分泌や栄養素の吸収を行う細胞のほかに，ペプチドホルモンを分泌する内分泌細胞もごくわずかだが少数存在する．そのなかでも小腸下部に局在するのが小腸内分泌L細胞（以下，L細胞）である．このL細胞の頂端部は小腸管腔側に，基底部は血管や迷走神経に面しており，「開放型」という形態をもつ．GLP-1は，L細胞の基底部から血中へ分泌される（**図1**）．

GLP-1は，当初膵α細胞から分泌されるグルカゴンと類似した構造をもつペプチドホルモンとして同定された．現在では，前駆体タンパク質プログルカゴンからプロセシングを受けることによりGLP-1が産生されると考えられている（**図2**）．分泌されたGLP-1は，血

Physiology and molecular mechanisms of incretin hormone secretion
Kazuki Harada/ Takashi Tsuboi：Department of Life Sciences, Graduate School of Arts and Sciences, The University of Tokyo（東京大学大学院総合文化研究科生命環境科学系）

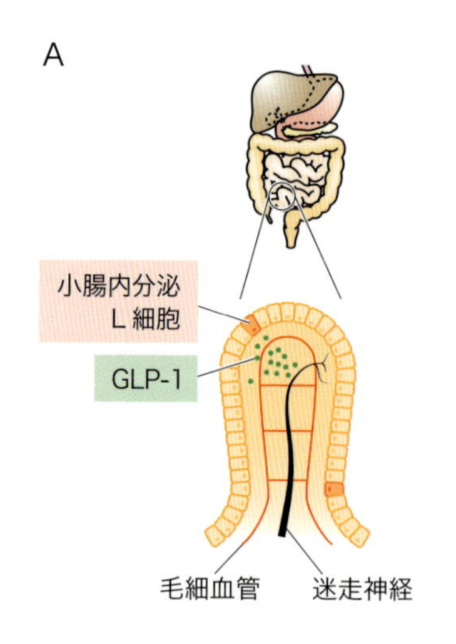

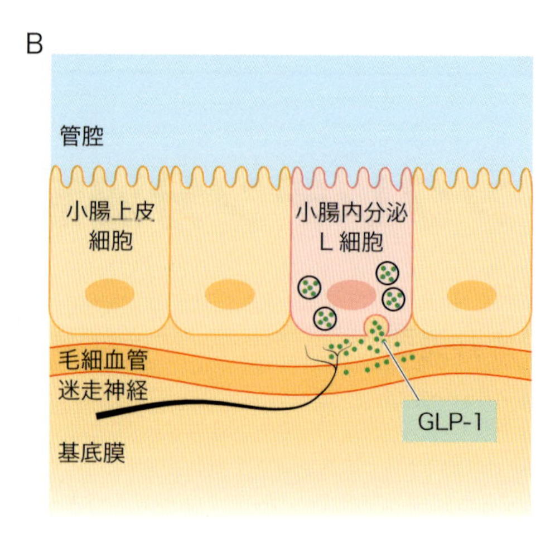

図1　小腸内分泌L細胞とGLP-1の機能
A）小腸内分泌L細胞が存在する絨毛の模式図．L細胞は主として小腸下部に局在し，絨毛の上皮細胞の一部を占める．B）L細胞が局在する部分の拡大図．L細胞は頂端部が管腔側に，基底部が血管や迷走神経に面しており，血管や迷走神経に面した基底部から開口分泌によりGLP-1を分泌する．

流を介し膵β細胞のGLP-1受容体に結合し，膵β細胞内cAMP濃度（$[cAMP]_i$）を上昇させることで，グルコース濃度依存的に起こるインスリン分泌を増強する．さらに，GLP-1は迷走神経系や中枢神経系にも作用し，食欲を抑制する．このGLP-1によるインスリン分泌促進作用は，細胞外グルコース濃度に依存しており，低グルコース濃度下においてはインスリン分泌を促進しない．加えて，GLP-1は膵β細胞のアポトーシスを抑制し，膵β細胞の再生を促進する可能性も示唆されている．そのため，GLP-1分泌を促進することで，低血糖に陥るリスクを回避しながら血糖値の上昇を防ぐことが可能であり，GLP-1は糖尿病治療のための薬剤標的として注目されている．

［キーワード＆略語］
インクレチン，グルカゴン様ペプチド-1，小腸内分泌L細胞，インスリン

α2/β-AR： α2/β-adrenergic receptor（α2/βアドレナリン受容体）
CaSR： calcium-sensing receptor（Ca感受性受容体）
GIP： glucose-dependent insulinotropic polypeptide（グルコース依存性インスリン分泌刺激ポリペプチド）
GLP-1： glucagon-like peptide-1（グルカゴン様ペプチド1）
GPRC6A： G protein-coupled receptor family C group 6 subtype A
GRPP： glicentin-related pancreatic polypeptide
IP： intervening peptide
M1R： muscarinic receptor 1（1型ムスカリン性アセチルコリン受容体）
PC： prohormone convertase（プロホルモンコンバターゼ）
SGLT1： sodium-dependent glucose transporter 1
SSTR： somatostatin receptor（ソマトスタチン受容体）
T1R1/T1R2/T1R3： taste receptor type 1 member 1/2/3
V1a/V1b/V2R： vasopressin receptor 1a/1b/2（バソプレシン1a/b/2型受容体）
VDCC： voltage-dependent calcium channel（電位依存性カルシウムチャネル）
VDPC： voltage-dependent potassium channel（電位依存性カリウムチャネル）

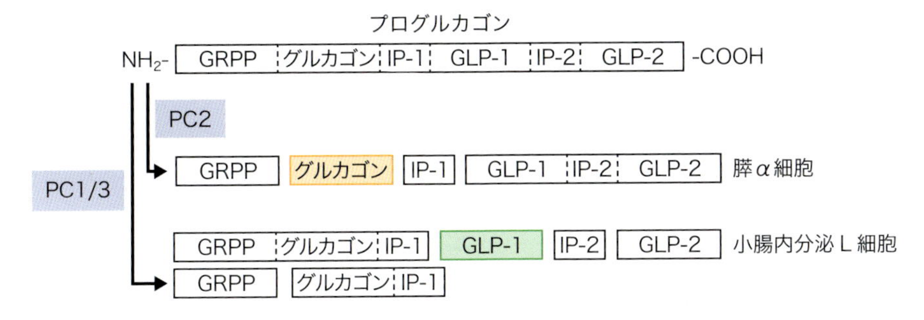

図2　GLP-1タンパク質の生成過程
グルカゴン遺伝子から転写・翻訳されたプログルカゴンタンパク質が，プロセシングを受ける過程の模式図．膵α細胞と小腸内分泌L細胞では異なるプロホルモンコンバターゼ（prohormone convertase：PC）が発現しており，膵α細胞ではPC2によりグルカゴンが，小腸内分泌L細胞ではPC1/3によりGLP-1が産生される．GRPP：glicentin-related pancreatic polypeptide，IP：intervening peptide．

2 GLP-1の分泌制御機構

L細胞は，小腸の管腔側と基底膜側の両方に面している．そのため，L細胞からのGLP-1分泌は管腔側と基底膜側，両方面からの分泌制御因子によって制御されている．そこで，管腔側と基底膜側の分泌制御因子について，最新の知見を踏まえた概要を示す（**図3**）．

1）消化管中の物質

血中GLP-1濃度は食後に上昇するため，小腸管腔内に流入する食餌由来の物質がGLP-1の分泌制御因子として注目され，その作用機序の解明が試みられてきた．さらに近年，食餌由来の物質以外に胆汁酸や腸内細菌代謝物にも，GLP-1分泌への関与が報告されている．

ｉ）糖

糖のなかでもグルコースはGLP-1分泌を促進する物質であり，古くからその機構に関する研究が行われてきた[1]．ヒトへの経口投与，およびラット急性単離小腸※への灌流実験から，グルコーストランスポーターSGLT1（sodium-dependent glucose transporter 1）がGLP-1分泌に関与することが示唆されている[1)2)]．また，マウス小腸由来L細胞株GLUTag細胞やSTC-1細胞を用いた実験，およびL細胞特異的に蛍光タンパク質を発現するトランスジェニックマウスから単離した初代培養L細胞を用いた実験からは，SGLT1に加えてATP感受性K^+チャネル（K_{ATP}チャネル）の関与が認められている[3]．これらの結果から，以下のようなGLP-1分泌メカニズムが考えられている．それは，グルコースがSGLT1を介して細胞内に取り込まれると，ミトコンドリアで代謝されることで産生されたATPがK_{ATP}チャネルを閉口させ，細胞外へのK^+の流出を抑制し，またグルコースとともに取り込まれたNa^+の流入により，細胞膜が脱分極する．その結果，電位依存性のCa^{2+}チャネルが開口し，細胞内Ca^{2+}濃度（$[Ca^{2+}]_i$）が上昇することで，GLP-1が分泌されると考えられる．

SGLT1を介したGLP-1分泌調節作用のほかに，甘味受容体T1R2/T1R3（taste receptor type 1 member 2/3）の関与も提唱されている．ヒト小腸由来L細胞株NCI-H716細胞を用いた実験では，T1R2/T1R3のアゴニストである人工甘味料スクラロースによるGLP-1分泌を認めている[4]．T1R2/T1R3の下流では，Gタンパク質の一種であるガストデューシンが機能し，ホスホリパーゼCβを活性化させることで小胞体からCa^{2+}を放出させ，GLP-1分泌を促進すると考えられる．一方で，マウス初代培養L細胞を用いた実験ではスクラロースによるGLP-1分泌促進作用は認められず，甘味受容体のGLP-1分泌への関与については，議論の余地があるのが現状である．

> **※　急性単離小腸**
> ラットやブタなどから小腸を切り出し，一時的にチャンバー内で灌流投与実験を行うもの．管腔内，また小腸に通じる動脈内にカニューレを挿入して目的の生理活性物質を灌流することで，管腔側ないし血管側における小腸内分泌L細胞への作用を再現することができる．

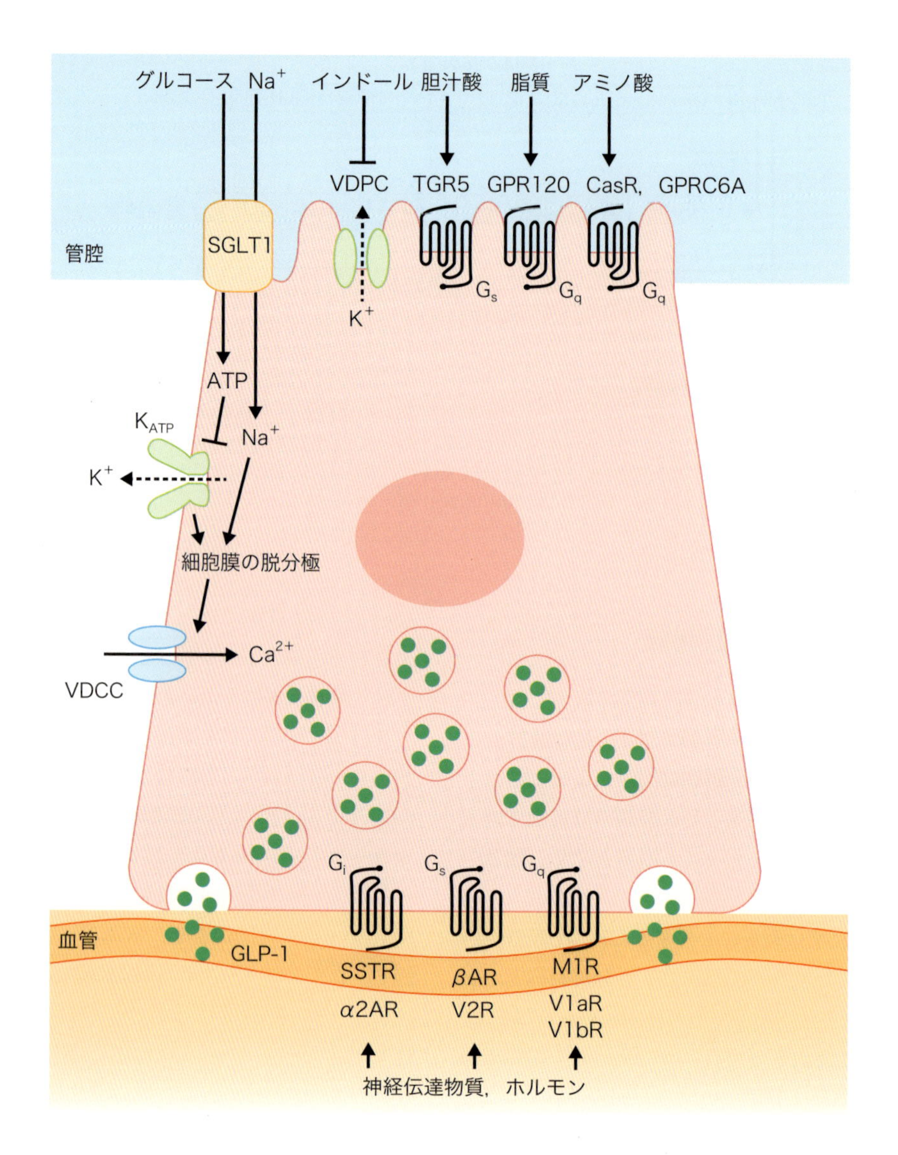

図3　GLP-1の分泌制御モデル図

小腸内分泌L細胞にはさまざまな受容体，トランスポーター，チャネルが発現し，管腔内に存在する食餌由来成分や腸内細菌代謝産物，血中や神経由来の生理活性物質を感知する．詳細は本文参照．VDCC：voltage-dependent calcium channel（電位依存性カルシウムチャネル），VDPC：voltage-dependent potassium channel（電位依存性カリウムチャネル），α2/β-AR：α2/β-adrenergic receptor（α2/βアドレナリン受容体），M1R：muscarinic receptor 1（1型ムスカリン性アセチルコリン受容体），SSTR：somatostatin receptor（ソマトスタチン受容体），V1a/V1b/V2R：vasopressin receptor 1a/1b/2（バソプレシン1a/b/2型受容体）．

ii）脂質，胆汁酸

脂質によるGLP-1分泌促進作用も古くから知られており，そのGLP-1分泌調節分子メカニズムの解明，すなわちL細胞における脂質受容体の同定と生理機能に関する研究が行われてきた[5]．現在までに，Gタンパク質共役型受容体GPR120およびGPR40が遊離脂肪酸受容体として同定されている[6][7]．しかしGPR40については，急性単離小腸を用いた実験において管腔側ではなく，血管側からのGPR40に対するアゴニスト投与でしかGLP-1分泌が認められないとの報告もあり[8]，食餌由来の脂肪酸をGPR40が感知しているかどうかについては不明である．

また，肝臓で合成され，胆のうから十二指腸へ分泌される胆汁酸にもGLP-1分泌促進効果が認められている．胆汁酸の受容体としてはGタンパク質共役型受容体TGR5が同定されている[9]．胆汁酸受容体TGR5は，$[cAMP]_i$を上昇させることでGLP-1分泌を促進するが，同時に$[Ca^{2+}]_i$の上昇も確認されている．$[Ca^{2+}]_i$上昇がどのような分子メカニズムで制御されているのかについては不明な点が多く，今後の研究の発展が待たれる．

iii）アミノ酸

アミノ酸のGLP-1分泌促進効果も知られている．興味深いことに，GLUTag細胞を用いた実験では，投与するアミノ酸の種類によってGLP-1分泌促進効果に差異がある．これは各種アミノ酸とその受容体の親和性の差異を反映していると考えられる[10]．現在までに，L細胞におけるアミノ酸受容体としてCa感受性受容体（calcium-sensing receptor：CaSR）とGPRC6A（G protein-coupled receptor family C group 6 subtype A）が知られており，いずれもGタンパク質共役型受容体である．CaSRは芳香族アミノ酸，GPRC6Aは塩基性アミノ酸に高い親和性をもつ．われわれの研究室ではGPRC6Aに注目し，GPRC6Aに対するリガンドの1つであるL-オルニチンを用い，GLUTag細胞および単離培養小腸内分泌L細胞におけるGPRC6Aの機能解析を行った．その結果，GPRC6AがG_qタンパク質と共役しており，小胞体からのCa^{2+}放出を介してGLP-1分泌が促進されていることを生細胞イメージング技術により見出した[11]．

また，アミノ酸のなかでもグルタミンとアルギニンはGLP-1分泌促進作用をもつ．GLUTag細胞を用いた先行研究において，グルタミンが$[cAMP]_i$を上昇させることが見出されており，cAMPがGLP-1分泌の増強に関与していると考えられる[12]．しかし$[cAMP]_i$上昇に至るメカニズムは未解明のままであり，今後新たな発見が待たれる．アルギニンはもともとインスリンの分泌促進因子として知られていたが，GLP-1受容体ノックアウトマウスにアルギニンを投与してもインスリンの分泌促進効果が認められなかったことから，まずアルギニンがGLP-1分泌を促進し，結果的にインスリンの分泌が促進された可能性が示唆されている[13]．しかし，アルギニンがGLP-1分泌を促進するメカニズムも未解明である．

iv）腸内細菌代謝物

近年，消化管に共生する腸内細菌叢の組成や腸内細菌の代謝産物が，消化管の炎症性疾患やメタボリックシンドロームの発症に関与していることが明らかとなってきた．L細胞が小腸管腔に面していることから，GLP-1分泌にも腸内細菌の代謝物が関与する可能性が提唱されている．実際に，トリプトファンの代謝産物であるインドールには，短期的には電位依存性K^+チャネルを阻害することでGLP-1分泌を促進する一方，長期的にはミトコンドリアでのATP産生を阻害し，GLP-1分泌を抑制する作用が認められている[14]．現在，われわれの研究室でも種々の腸内細菌代謝物に注目し，その影響の解析を網羅的に進めている．

2）ホルモンおよび神経伝達物質

L細胞の多くは小腸下部に局在しているが，ヒトにおいて食後15分で血中GLP-1濃度の上昇が確認されている[15]．そのため，小腸内分泌L細胞より先に栄養素に接触する消化管上部から消化管ホルモンや神経伝達物質が分泌され，管腔中の栄養素が小腸内分泌L細胞に到達する前に，これらホルモンや神経伝達物質がL細胞に作用することで，GLP-1分泌を促進する可能性が示唆されている．

i）神経伝達物質

腸管には多数の神経が投射しており，とりわけ自律神経系が多くの機能を制御している．これまで，ラット胎仔小腸初代培養細胞を用いた実験から，副交感神経系の神経伝達物質であるアセチルコリンがGLP-1分泌促進作用をもち，ムスカリン型受容体の関与が見出されている[16]．一方，交感神経系の神経伝達物質であるノルアドレナリンにはGLP-1分泌への影響が認められなかったが，アドレナリン受容体のうちβ受容体に対するアンタゴニストによるGLP-1分泌増加が報告されている[17]．また，γアミノ酪酸（γ-aminobutyric acid：GABA）は通常抑制性の神経伝達物質として作用するが，GLUTag細胞においてはGLP-1分泌を促進する[18]．加えて，中枢神経系で神経伝達物質として機能するセロトニンは，腸管においてエンテロクロマフィン細胞から分泌され，蠕動運動や炎症など多様な生理作用に関与していることが知られている．このセロトニンにもGLP-1分泌促進作用が認められている[19]．

ⅱ）ペプチドホルモン，その他血中生理活性物質

消化管にはL細胞以外にも多様な消化管内分泌細胞が分布し，セクレチン，ガストリン，ニューロテンシンなどのペプチドホルモンを分泌している．そのうち，GLP-1分泌に影響を及ぼす代表的なホルモンが，小腸や膵δ細胞から分泌されるソマトスタチンである．ソマトスタチンはL細胞のソマトスタチン受容体に結合し，G_iタンパク質の活性化により$[cAMP]_i$を低下させ，GLP-1分泌を抑制する．ブタ小腸を用いた実験において，GLP-1の投与によってソマトスタチンの分泌増加が認められているため，L細胞からのGLP-1分泌はソマトスタチンを介した負のフィードバック制御を受けている可能性がある[20]．一方，GLP-1によって分泌が促進されるインスリンは，GLP-1分泌を促進することが知られており，こちらは正のフィードバック制御機構を形成していると考えられる[21]．

近年，ストレスや免疫と関連する物質がGLP-1分泌に影響を及ぼすことがわかってきた．GLUTag細胞およびSTC-1細胞を用いた実験においてグルココルチコイドがGLP-1分泌をmRNA転写レベルで抑制する[22]．一方で，GLUTag細胞とマウス個体を用いた実験からIL-6がGLP-1分泌を促進すると報告されている[23]．マウス初代培養L細胞を用いた実験では，アルギニンバソプレシンのGLP-1分泌促進効果も認められている[24]．

われわれの研究室ではGLUTag細胞を用い，アドレナリンがGLP-1の開口分泌を促進することを見出した．またヒトやラットにおいて，アドレナリン受容体のうちα2Aアドレナリン受容体が過剰発現することでインスリン分泌能が低下する遺伝子変異が報告されており，この変異とGLP-1分泌との関連を解析するためにGLUTag細胞にα2Aアドレナリン受容体を過剰発現させた．その結果，アドレナリン投与時に$[cAMP]_i$上昇が起こらず，GLP-1の開口分泌も誘発されなくなった[25]．

おわりに

以上のように，小腸内分泌L細胞は従来注目されてきた食餌由来成分のみならず，さまざまな消化管腔内，また血中の生理活性物質や神経伝達物質にも応答することが明らかになりつつある．近年メタボローム解析技術の進歩に伴い，腸内細菌叢が生体恒常性維持に果たす役割に注目が集まるなど，消化管生理学に対する研究は生命科学のホット・トピックの一つである．GLP-1の分泌メカニズムを分子細胞レベルで明らかにできれば，食餌や腸内細菌叢組成の改善を通じた，コストや副作用リスクの少ない新たな糖尿病治療法の開発へと可能性が広がることになる．これまで用いられてきた電気生理学，生化学的な解析手法に，細胞イメージングやゲノミクス・プロテオミクスといった新規の研究手法を組合わせることで，基礎研究分野だけでなく臨床や応用研究分野においても，さらなるブレイクスルーが起こることを期待したい．

文献

1） Elliott RM, et al：J Endocrinol, 138：159-166, 1993
2） Herrmann C, et al：Digestion, 56：117-126, 1995
3） Reimann F, et al：Cell Metab, 8：532-539, 2008
4） Jang HJ, et al：Proc Natl Acad Sci U S A, 104：15069-15074, 2007
5） Plaisancié P, et al：J Endocrinol, 145：521-526, 1995
6） Hirasawa A, et al：Nat Med, 11：90-94, 2005
7） Edfalk S, et al：Diabetes, 57：2280-2287, 2008
8） Christensen LW, et al：Physiol Rep, 3：2015
9） Brighton CA, et al：Endocrinology, 156：3961-3970, 2015
10） Reimann F, et al：Diabetologia, 47：1592-1601, 2004
11） Oya M, et al：J Biol Chem, 288：4513-4521, 2013
12） Tolhurst G, et al：Endocrinology, 152：405-413, 2011
13） Clemmensen C, et al：Endocrinology, 154：3978-3983, 2013
14） Chimerel C, et al：Cell Rep, 9：1202-1208, 2014
15） Rask E, et al：Diabetes Care, 24：1640-1645, 2001
16） Anini Y, et al：Endocrinology, 143：2420-2426, 2002
17） Dumoulin V, et al：Endocrinology, 136：5182-5188, 1995
18） Gameiro A, et al：J Physiol, 569：761-772, 2005
19） Ripken D, et al：J Nutr Biochem, 32：142-150, 2016
20） Hansen L, et al：Regul Pept, 118：11-18, 2004
21） Lim GE, et al：Endocrinology, 150：580-591, 2009
22） Sato T, et al：Mol Cell Endocrinol, 406：60-67, 2015
23） Ellingsgaard H, et al：Nat Med, 17：1481-1489, 2011
24） Pais R, et al：J Physiol, 594：4865-4878, 2016
25） Harada K, et al：Biochem Biophys Res Commun, 460：1053-1058, 2015

<筆頭著者プロフィール>
原田一貴：2014年，東京大学教養学部生命・認知科学科卒業．'16年，東京大学大学院総合文化研究科広域科学専攻生命環境科学系修士課程修了，現在，同所属博士課程在籍．坪井貴司准教授の研究室において，生細胞イメージングや新規蛍光タンパク質プローブの開発を基盤技術とし，消化管内分泌細胞の生理機能解析に従事．今後研究の対象を神経系などにも広げ，生体内のさまざまな現象の可視化と解析に取り組みたい．

2. 明らかとなるインクレチン関連薬の多彩な作用

矢部大介

インクレチン（GIP，GLP-1）の作用にもとづく糖尿病治療薬（DPP-4阻害薬，GLP-1受容体作動薬）が，国内外の糖尿病診療を大きく変革しつつある．インクレチン関連薬はインスリンやグルカゴンの分泌異常を血糖依存的に是正することで血糖改善作用を発揮する．さらに基礎的な研究から食欲抑制作用や動脈硬化抑制作用など多様な膵外作用が見出され，糖尿病合併症の発症・進展抑制にも期待が集まる．本稿では基礎および臨床的知見にもとづきインクレチン関連薬の多彩な作用について概説する．

はじめに

インクレチンは食事中に含まれる栄養素に応答して消化管から分泌され，血糖依存的にインスリン分泌を促進するホルモンの総称で，これまでにGIPとGLP-1が確認されている[1) 2)]．今日，インクレチンの作用にもとづく糖尿病治療薬（DPP-4阻害薬，GLP-1受容体作動薬）が，国内外の糖尿病診療を大きく変革しつつあり，わが国で糖尿病治療薬の処方を受ける7割以上の患者に用いられる[3)]．インクレチン関連薬は，インスリン分泌促進作用を有するにもかかわらず，単独では低血糖リスクが低く，体重増加もきたしにくい．さらにはグルカゴン分泌抑制作用も期待される．インスリン初期分泌不全を特徴とする東アジア人では，他民族と比して，インクレチン関連薬が奏功するため[3)]，今後，アジア型2型糖尿病の第一選択薬となりうる可能性もある．さらにインクレチン受容体欠損マウスを用いた研究から，膵β細胞に対するインスリン分泌促進

［キーワード＆略語］
DPP-4阻害薬，GIP，GLP-1，臓器保護作用

ANP：atrial natriuretic peptide（心房性ナトリウム利尿ペプチド）
FGF：fibroblast growth factor（線維芽細胞増殖因子）
GIP：glucose-dependent insulinotropic polypeptide（グルコース依存性インスリン分泌刺激ポリペプチド）
GLP-1：glucagon-like peptide-1（グルカゴン様ペプチド1）
SDF-1：stromal cell-derived factor-1（ストローマ細胞由来因子1）

Pleiotropic actions of incretin-based anti-diabetic drugs

Daisuke Yabe：Department of Diabetes, Endocrinology and Nutrition, Kyoto University Graduate School of Medicine（京都大学大学院医学研究科糖尿病・内分泌・栄養内科学/先端糖尿病学）

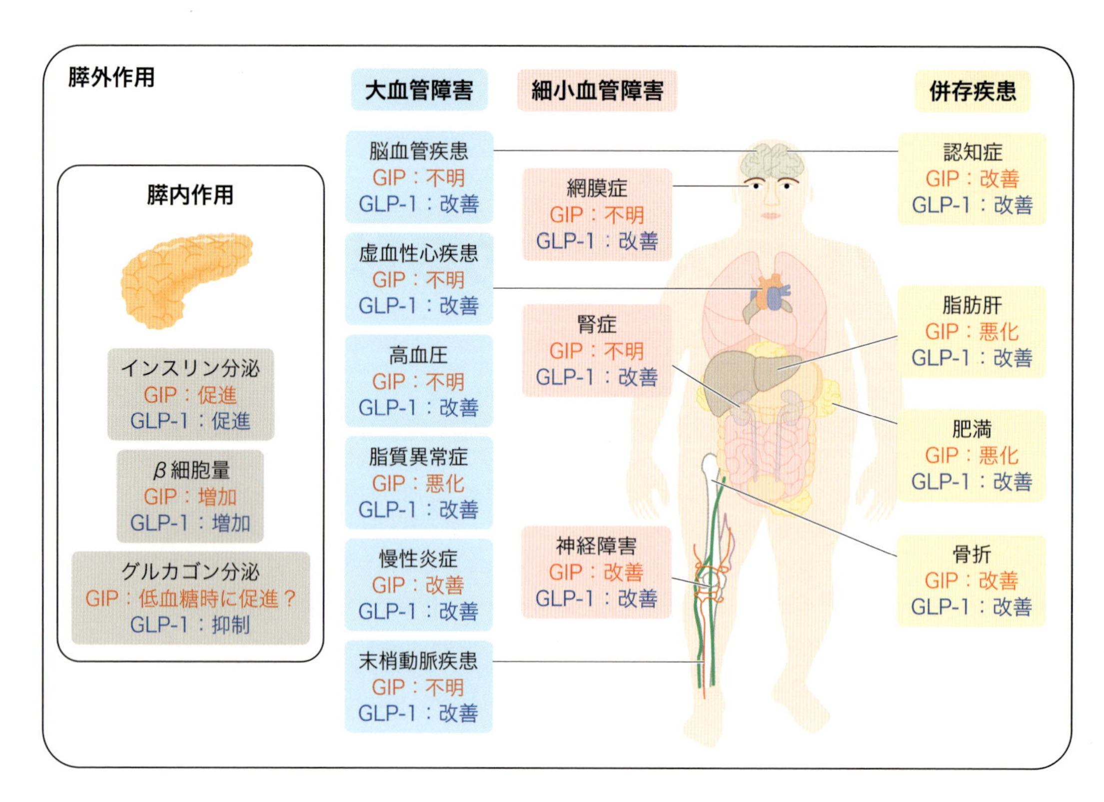

図1　基礎的研究結果から期待されるインクレチンの効果
文献2より改変して転載.

作用のみならず，食欲制御や心筋保護作用，神経保護作用など多様な膵外作用が見出され（**図1**），インクレチン関連薬は血糖降下薬を超えた抗糖尿病治療薬としても期待される[1) 2)]．本稿では糖尿病とその合併症の観点から基礎および臨床的知見にもとづきインクレチン関連薬の多彩な作用について議論したい．

1 糖尿病による大血管障害とインクレチン

糖尿病による大血管障害（虚血性心疾患，脳血管疾患など）に対して，インクレチン関連薬の有益な作用が基礎研究から示唆されてきた[1) 2)]．昭和大学の平野らや順天堂大学の綿田らはGLP-1が炎症性サイトカインの産生を抑制し，マクロファージの遊走や泡沫細胞[※]形成を抑制することで動脈硬化の進展抑制作用をもつ可能性を示している（**図2**）．GLP-1は血管内皮細胞に作用して一酸化窒素産生を促進，血管内皮細胞のアポトーシスを抑制する[4)]．さらに平野らはGIPの動脈硬化抑制作用も報告している．内因性GLP-1，GIPを増やすDPP-4阻害薬は，炎症性サイトカインの産生抑制，マクロファージの遊走抑制，NO産生促進が報告されているが，DPP-4阻害薬の抗動脈硬化の一部は，SDF-1を介した血管内皮前駆細胞の遊走作用であるとも理解されている[4)]．なお，GLP-1受容体を強力に刺激可能なGLP-1受容体作動薬が動脈硬化を抑制することも示されている[4)]．大血管障害に関してインクレチン関連薬の降圧作用にも関心が寄せられる[1) 2)]．GLP-1は尿中Na排出促進を介して血圧降下作用を発揮する

※　泡沫細胞

酸化LDL-コレステロールを過剰に取り込み蓄積したマクロファージで，各種サイトカインを放出して血管局所において慢性炎症反応を惹起する．惹起された慢性炎症が誘因となり，血管内膜に平滑筋細胞が遊走し，内膜内で増殖することでプラークが肥大化する．プラークを覆う線維性被膜が破たんすると血栓を生じて心筋梗塞や脳梗塞の原因となる．

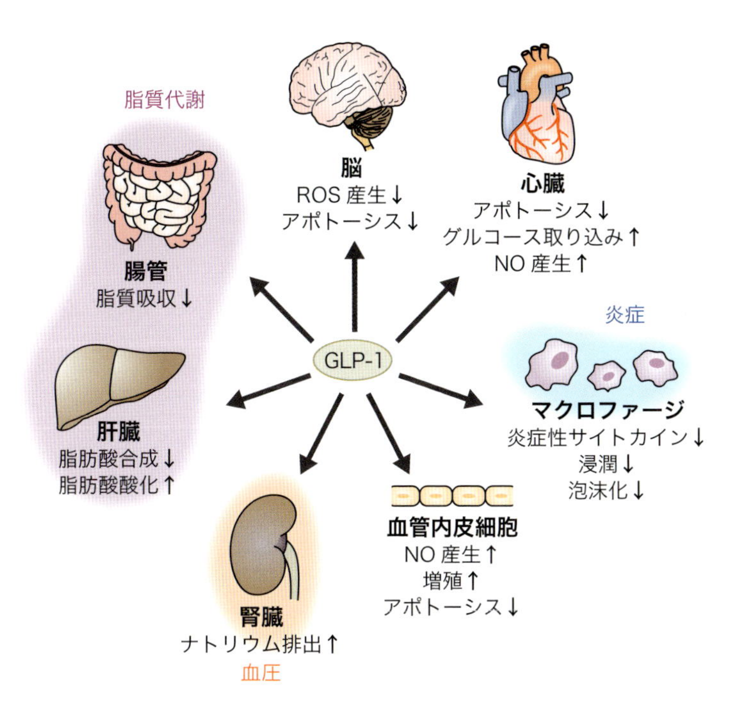

図2　大血管障害の発症・進展抑制に関するGLP-1の作用
文献2より引用.

ことが知られているが，最近，DruckerらによりGLP-1が心房からのANP分泌を促進することで血管平滑筋を弛緩させるとともに，尿中Na排出を促進することで降圧効果を発揮することが示された[5]．なお，GLP-1受容体作動薬による尿中Na排出促進は，ヒトでも確認がされているが，ANP濃度に変化はなく，ANPの関与については引き続き議論が必要であろう[6) 7)]．GIPについては，尿中Na排出や血圧に対する報告はない．

インクレチン関連薬による脂質改善作用にも関心が高まる[1) 2)]．GLP-1は，腸管でのアポリポタンパク質B48産生を抑制し，中性脂肪の吸収を抑制する．GLP-1受容体作動薬は肝における脂肪酸合成系の遺伝子発現を抑制し，β酸化系遺伝子を活性化して肝脂肪含量を減らす．なお，GIPについては腸管からの脂質吸収抑制や肝における脂質代謝に対する影響については報告がなく，むしろ高脂肪食負荷時には脂肪蓄積効果を発揮するため悪影響を及ぼす．なお，前述したマクロファージや肝細胞におけるGLP-1受容体の発現の有無について議論が定まっておらず，どのようなメカニズムで生理活性を発揮しているか，さらなる研究が待たれる．

心臓におけるGLP-1受容体の発現は心房細胞の一部に限定されるが[5]，GLP-1やGLP-1受容体作動薬が心筋細胞のアポトーシスを抑制するほか，心筋の代謝を是正して虚血心の心機能を改善することが示されてきた．興味深いことに，最近，Druckerらは心筋細胞からGLP-1受容体遺伝子を欠失させたマウスにおいてGLP-1受容体作動薬が梗塞巣を縮小し，生存率を有意に改善することを示している[8]．したがって，GLP-1やGLP-1受容体作動薬による心保護作用は心筋細胞に対して間接的であり，そのメカニズムについては今後も検討が必要といえる．なお，心筋細胞に対するGIPの作用について報告はない．

大血管障害の発症・進展抑制に関するインクレチン関連薬の効果を検討した大規模臨床試験のいくつかが最近報告された（**表**）[9]．DPP-4阻害薬については，SAVOR-TIMI53試験（ClinicalTrials.gov, NCT01107886）やEXAMINE試験（NCT00968708），TECOS試験（NCT00790205）[10] の結果から，DPP-4阻害薬による大血管障害の発症・進展抑制は示されなかったが，心血管系に対する一定の安全性が確認された[9]．ただし，SAVOR-TIMI53試験にてsaxagliptin群で心不全入院のリスクが増大したこと，EXAMINE試験においても心不

表　インクレチン関連薬の心血管安全性試験の主要評価項目の結果とベースラインの患者背景

	UKPDS33	SAVOR-TIMI53	EXAMINE	TECOS	ELIXA	LEADER	SUSTAIN6
人数	I 2,729/C 1,138	D 8,280/P 8,212	D 2,701/P 2,679	D 7,332/P 7,339	D 3,034/P3,034	D 4,668/P 4,672	D 1,648/P 1,649
観察期間（年）	10.0	2.1	1.6	3.0	2.1	3.8	2.1
主要評価項目	糖尿病関連エンドポイント	心血管死，非致死性心筋梗塞，非致死性虚血性脳梗塞	心血管死，非致死性心筋梗塞，非致死性脳卒中	心血管死，非致死性心筋梗塞，非致死性脳卒中，不安定狭心症による入院	心血管死，非致死性心筋梗塞，非致死性脳卒中，不安定狭心症による入院	心血管死，非致死性心筋梗塞，非致死性脳卒中	心血管死，非致死性心筋梗塞，非致死性脳卒中
	ハザード比 0.88（0.79～0.99） p＝0.029	ハザード比 1.00（0.89～1.12） p＝0.99 p＜0.001（非劣性） p＝0.99（優位性）	ハザード比 0.96（片側反復信頼区間上限，1.16） p＜0.001（非劣性） p＝0.32（優位性）	ハザード比 0.98（0.88～1.09） p＜0.001（非劣性） ハザード比 0.98（0.89～1.08） p＝0.65（優位性）	ハザード比 1.02（0.89～1.17） p＜0.001（非劣性） p＝0.81（優位性）	ハザード比 0.87（0.78～0.97） p＜0.001（非劣性） p＝0.01（優位性）	ハザード比 0.74（0.58～0.95） p＜0.001（非劣性） p＝0.02（優位性）
年齢（歳）**	I 53.2±8.6/ C 53.4±8.6	D 65.1±8.5/ P 65.0±8.6	D 61.0/P 61.0	D 65.4±7.9/ P 65.5±8.0	D 59.9±9.7/ P 60.6±9.6	D 64.2±7.2/ P 64.4±7.2	64.6±7.4
性別（%男性）	I 60.6/C 61.9	D 66.6/P 67.3	D 67.7/P 68.0	D 70.9/P 70.5	D 69.6/P 69.1	D 64.5/P 64.0	60.7
心血管疾患の既往（%）	-	D 78.4/P 78.7	D 100/P 100	D 73.6/P 74.5	D 100/P 100	D 82.1/P 80.6	83.0
罹病期間（年）	新規発症	D 10.3（5.2～16.7）/ P 10.3（5.3～16.6）	D 7.1（2.6～13.8）/ P 7.3（2.8～13.7）	D 11.6±8.1/ P 11.6±8.1	D 9.2±8.2/ P 9.4±8.3	D 12.8±8.0/ P 12.9±8.1	13.9±8.1
HbA1c（%）	I 7.09±1.54/ C 7.05±1.42	D 8.0±1.4/ P 8.0±1.4	D 8.0±1.1/ P 8.0±1.1	D 7.2±0.5/ P 7.2±0.5	D 7.7±1.3/ P 7.6±1.3	D 8.7±1.6/ P 8.7±1.5	8.7±1.5
BMI	I 27.5±5.1/ C 27.8±5.5	D 31.1±5.5/ P 31.2±5.7	D 28.7（15.7～55.9）/ P 28.7（15.6～68.3）	D 30.2±5.6/ P 30.2±5.7	D 30.1±5.6/ P 30.2±5.8	D 32.5±6.3/ P 32.5±6.3	32.8±6.20
メトホルミン（%）	I 0/C 0	D 69.9/P 69.2	D 65.0/P 67.4	D 81.0/P 82.2	D 67.2/P 65.4	D 75.8/P 77.0	73.2
SU薬（%）	I 0/C 0	D 40.5/P 40.0	D 46.9/P 46.2	D 45.6/P 45.0	D 32.6/P 33.5	D 50.6/P 50.5	42.8
インスリン（%）	I 0/C 0	D 41.6/P 41.2	D 29.4/P 30.3	D 23.5/P 22.9	D 39.2/P 39.0	D 43.6/P 45.5	58.0
アスピリン（%）	I 1.7/C 1.5	D 75.5/P 75.0	D 90.6/P 90.8	D 78.6/P 78.4	D 97.6/P 97.4	D 68.6/P 66.8	63.9
スタチン（%）	I 0.3/C 0.3	D 78.3/P 78.4	D 90.6/P90.3	D 79.8/P 80.0	D 93.3/P 92.2	D 72.7/P 71.4	72.8
β-ブロッカー（%）		D 61.6/P 61.6	D 81.7/P 82.2	D 63.4/P 63.7	D 83.6/P 85.3	D 56.7/P 54.0	57.4
ARB（%）	I 12/C 12	D 28,2/P 27.6	D 81.5/P 82.5	D 20.1/P 21.1	D 84.9/P 85.0	D 31.8/P 31.8	33.7
ACE阻害薬（%）		D 53.6/P 54.9		D 58.2/P 58.1		D 51.7/P 50.3	49.8

文献9より改変して転載．I：強化治療群，C：従来治療群，D：実薬群，P：プラセボ群．

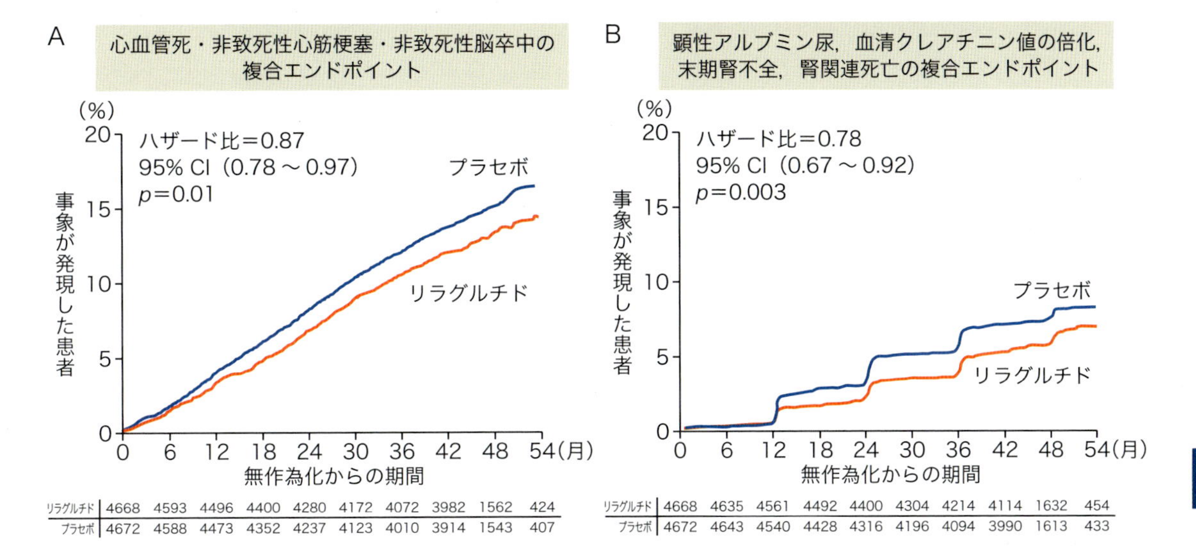

図3　LEADER試験にみるインクレチン関連薬の効果
Aは文献13，Bは文献14より引用．

全の既往のない患者においてalogliptin群で心不全入院のリスク上昇が確認されたことから[9) 11)]，メカニズムの解明が急務とされる．GLP-1受容体作動薬については，ELIXA試験（NCT01243424）[12)]，LEADER試験（NCT01179048），SUSTAIN-6試験（NCT01720446）の結果が報告され[9) 13)]，DPP-4阻害薬同様，心血管系に対する安全性が確認された．さらに，LEADER試験では，liraglutide群で心血管死・非致死性心筋梗塞・非致死性脳卒中の複合エンドポイントが有意に抑制されたこと（**図3**），SUSTAIN-6試験においても，semaglutide群で，心血管死・非致死性心筋梗塞・非致死性脳卒中の複合エンドポイント，非致死性脳卒中がそれぞれ有意に抑制されたことから，GLP-1受容体作動薬の大血管障害の発症・進展抑制効果に注目が集まる．なお，一連の心血管安全性に関する臨床試験は優位性を示すことを目的としておらず，試験実施にあたり製薬企業の許容できる費用や期間などの観点から，多くの試験が最小限度の症例数で短期間に完了するようデザインされており，スタチンや抗血小板薬，ARB/ACEIをすでに内服しているハイリスク患者が組込まれており，発症早期の2型糖尿病を対象として大血管障害や総死亡の抑制を示したUKPDS研究とは対象患者が大きく異なることに留意されたい[9)]．今後，DPP-4阻害薬については，CAROLINA（NCT01243424）試験が，GLP-1受容体作動薬については，EXSCEL試験（NCT01147250），REWIND試験（NCT01394952）の結果が順次公開される予定であるが，なぜ，現時点でLEADER試験やSUSTAIN-6試験においてのみポジティブな効果が得られたか，メカニズムの解明が必要である．

2 糖尿病による細小血管障害とインクレチン

糖尿病による細小血管障害（神経障害，網膜症，腎症）に対しても，わが国の基礎研究から示唆に富む報告がなされてきた[1) 2)]．神経障害について，愛知医科大学の中村，神谷らはGLP-1受容体作動薬が糖尿病モデルマウスにおいて皮下神経線維密度を正常化するとともに神経伝導速度を有意に改善することを報告している．さらに同グループはGLP-1同様，GIPが神経伝導速度を改善する可能性を用いて報告している[1) 2)]．こうしたGLP-1，GIPの作用と合致して，DPP-4阻害薬が糖尿病モデルラットにおいて，神経線維密度の減少や神経伝導速度の低下を是正することが報告されており，ヒトにおいても糖尿病末梢神経障害の予防や進展抑制に期待が集まるが，インクレチン関連薬の末梢神経障害に対する効果を検討した良質の臨床試験の報告はない．

インクレチンの腎保護作用にも関心が高まる．腎症について岡山大学の四方らは1型糖尿病モデルラットにおいて，GLP-1受容体作動薬が炎症性サイトカインの発現やマクロファージの浸潤を抑制して糸球体病変の進展を抑えること，尿アルブミンを減少させることを報告している[1) 2)]．秋田大学の山田，藤田らは腎症を起こしやすい2型糖尿病モデルマウスにおいて，GLP-1受容体作動薬が酸化ストレスを軽減して腎保護作用を発揮する一方[1) 2)]，DPP-4阻害薬はSDF-1を介しても腎臓保護作用を発揮することを見出している[15)]．また金沢大学の古家，金崎らは，DPP-4がインテグリンβ1と作用して腎における上皮間葉転換に関与しており，DPP-4阻害薬は上皮間葉転換を抑制することで腎保護作用を発揮することを示している[16)～18)]．

なお，2型糖尿病においても，前述した大規模臨床試験のなかでインクレチン関連薬が尿アルブミンを減少させることが一部示されているが，重症な患者の透析導入抑制を明確にした研究はない[9)]．また，GIPについては腎保護作用を明確にした報告は現時点ではない．

網膜症の予防や進展抑制の点からもインクレチンに期待が集まる[1) 2)]．糖尿病モデルラットにおいてGLP-1受容体作動薬は，糖尿病に関連した網膜細胞の減少を抑制し，正常な網膜構造を維持することが示されている．さらにGLP-1受容体作動薬の硝子体内注射は，網膜細胞の減少を抑制するとともに，糖尿病に関連するb波振幅と振動電位の減衰を予防することが示されている．さらにグルタミン酸の過剰な蓄積が網膜の正常な働きを阻害することが知られるが，GLP-1受容体はグルタミン酸アスパラギン酸輸送体の網膜での発現を上昇させることも示されている．GLP-1受容体作動薬の作用と合致して，DPP-4阻害薬も糖尿病モデルラットの網膜において炎症性サイトカインの産生や細胞死を抑制することが示されている．なお，GIPの網膜保護作用について現在までに報告はない．ヒトにおいて網膜症の発症予防，進展抑制に対するインクレチン関連薬の影響を検討した報告はなされていないが，実験動物モデルの成績から大いに期待されている．

3 糖尿病の併存疾患とインクレチン

糖尿病の併存症（認知症，肥満，骨折など）に対しても，インクレチンの関与が報告されてきた[1) 2)]．特に最近，認知機能に対するGLP-1，GIPの役割が急速に明確化されつつある．GLP-1欠損マウスは，記憶障害を呈し，海馬の長期増強が障害される．同様にGIP欠損モデルも空間作業記憶障害や海馬での神経新生障害が報告されている．アルツハイマー病モデル動物においてGLP-1受容体作動薬はβアミロイド沈着を抑制し，海馬の長期増強を促進すること，空間作業記憶障害を是正することが報告され，認知症の予防や悪化阻止に期待されている．興味深いことに，GLP-1受容体作動薬がパーキンソン病患者の認知機能低下を阻止することがすでに報告されており[19)]，現在，いくつかのGLP-1受容体作動薬について認知症に関する臨床研究が実施されている．

肥満とインクレチンについても多くの報告がなされてきた．GIPは，高脂肪負荷時にインスリンと協調して脂肪蓄積を促進するため，肥満を助長する可能性があり，GIPを標的にした抗肥満治療薬開発の大きなモチベーションと考えられている．しかし，GIPは高脂肪負荷時のみ脂肪蓄積作用を発揮する点に留意すべきであろう．GLP-1は食欲抑制や減量効果が知られてきたが，最近，このようなGLP-1の作用は中枢神経系のGLP-1受容体を介していること[20)]，また皮下注射したGLP-1受容体作動薬の一部が脳血液関門を超え視床下部に直接作用することが報告されている[21)]．これらの知見はGLP-1受容体作動薬の食欲抑制や減量効果を胃排出抑制効果のみで議論できないことを明らかにした点で重要である．

糖尿病による骨折リスク増大は明らかであるが，インクレチンによるリスク軽減が示唆されている．GIPは骨芽細胞に作用して骨形成を促し，破骨細胞による骨吸収を抑制する．GLP-1は齧歯類ではカルシトニンを介して骨吸収を抑制する．ヒトではカルシトニン分泌細胞が通常GLP-1受容体を発現しておらず[22)]，骨代謝は主にGIPにより調節されると考えられる．事実，GIP受容体遺伝子多型が骨密度を低下させ，骨折リスクを高めることが1,600名以上の女性からなるコホート研究で示されている[23)]．DPP-4阻害薬の臨床試験メタ解析により骨折リスク低下が報告され[1) 2)]，骨折を主要な評価項目とした臨床試験の結果にも期待が集まるが，現時点でインクレチン関連薬による骨折予防効果を前向きに証明した臨床試験はない.

4 注意深い検討を必要とされるインクレチンの膵外作用

インクレチン関連薬と明らかな因果関係を有する副作用は明確にされていないが，上市当初から膵疾患や甲状腺がんとの関連が議論されてきた．前述したDPP-4阻害薬の大規模臨床試験のメタ解析からは，頻度がきわめて低いながら，急性膵炎のリスクを有意に上昇させることが報告されている[24]．ただし，健康保険データを用いた解析では，インクレチン関連薬が急性膵炎リスクを高めないとする報告も多く[25)26]，実臨床では急性膵炎リスクを有する患者を十分に選別して使用するため，インクレチン関連薬には急性膵炎リスク上昇を認めない可能性がある．いずれにせよ，糖尿病患者では健常者に比して急性膵炎や膵がんの発症率が高いとされることから，インクレチン関連薬の使用の有無によらず，注意深い観察が必要であろう．また，最近，Druckerらのグループは，GLP-1が家族性大腸腺腫症モデルマウスにおいて，FGF7を介してポリープ数を増加させることを示している[27]．これまでにインクレチン関連薬による大腸がんを含めた悪性疾患の増加の報告はないが，長期安全性の観点で注意深い観察が引き続き必要と考える．

おわりに

インクレチン関連薬の登場により，糖尿病治療は大きな変革期を迎えている．日本人を含む東アジア人ではインクレチン関連薬がより有効であることも示され[3]，今後，長期の安全性や有効性が明確化されれば，これらの地域での2型糖尿病治療の第一選択となりうる可能性がある．一方，糖尿病合併症や併存症の予防や進展抑制については依然不明な点が多く，主要評価項目を明確にした質の高い臨床試験の結果が待たれる．本稿では，糖尿病合併症・依存症に関して，基礎的な研究から明らかにされたインクレチンの膵外作用を整理した．今後，明らかにされるインクレチン関連薬の多面的効果を理解するうえで本総説が一助となることを期待する．

文献・ウェブサイト

1） Drucker DJ：Diabetes, 62：3316-3323, 2013
2） Seino Y & Yabe D：J Diabetes Investig, 4：108-130, 2013
3） Seino Y, et al：J Diabetes Investig, 7 Suppl 1：102-109, 2016
4） Hirano T & Mori Y：J Diabetes Investig, 7 Suppl 1：80-86, 2016
5） Kim M, et al：Nat Med, 19：567-575, 2013
6） Lovshin JA, et al：Diabetes Care, 38：132-139, 2015
7） Rudovich N, et al：Diabetes Care, 38：e7-e8, 2015
8） Ussher JR, et al：Mol Metab, 3：507-517, 2014
9） Yabe D & Seino Y：J Diabetes Investig, in press（2016）
10） Green JB, et al：N Engl J Med, 373：232-242, 2015
11） Zannad F, et al：Lancet, 385：2067-2076, 2015
12） Pfeffer MA, et al：N Engl J Med, 373：2247-2257, 2015
13） Marso SP, et al：N Engl J Med, 375：1834-1844, 2016
14） Johannes Mann：Microvascular Outcomes（presented at the American Diabetes Association 76th Scientific Sessions）https://tracs.unc.edu/LEADER（2016年12月7日閲覧）
15） Takashima S, et al：Kidney Int, 90：783-796, 2016
16） Shi S, et al：Biochem Biophys Res Commun, 471：184-190, 2016
17） Shi S, et al：Kidney Int, 88：479-489, 2015
18） Kanasaki K, et al：Diabetes, 63：2120-2131, 2014
19） Aviles-Olmos I, et al：J Clin Invest, 123：2730-2736, 2013
20） Sisley S, et al：Peptides, 58：1-6, 2014
21） Secher A, et al：J Clin Invest, 124：4473-4488, 2014
22） Waser B, et al：Mod Pathol, 28：391-402, 2015
23） Torekov SS, et al：J Clin Endocrinol Metab, 99：E729-E733, 2014
24） Tkáč I & Raz I：Diabetes Care, in press（2016）
25） Yabe D, et al：Diabetes Obes Metab, 17：430-434, 2015
26） Azoulay L, et al：JAMA Intern Med, 176：1464-1473, 2016
27） Koehler JA, et al：Cell Metab, 21：379-391, 2015

＜著者プロフィール＞
矢部大介：1998年，京都大学医学部卒業，2003年，UT Southwestern Graduate School of Biomedical Sciences卒業．日本学術振興会特別研究員，京都大学医学研究科分子生物学助手，関西電力病院糖尿病・内分泌・代謝センター部長，同疾患栄養治療センター長を経て，'16年から京都大学医学研究科糖尿病・内分泌・栄養内科学/先端糖尿病学特定准教授に着任，現在に至る．'11年から神戸大学大学院医学研究科客員准教授，'15年から関西電力医学研究所副所長を併任．研究テーマは，糖尿病におけるインスリン分泌，インクレチンの役割．

Ⅰ．新たな創薬標的

1. 治療標的としての胆汁酸シグナル

北村奈穂，渡辺光博

胆汁酸は単に脂質の消化吸収を助けるだけではなく，生体内シグナル伝達分子として全身の代謝を調節している．特に核内受容体であるファルネソイドX受容体（FXR）とGタンパク質共役受容体（GPCR）であるTGR5/M-BARを介するシグナルは，脂質・糖代謝を制御し，2型糖尿病など生活習慣病の治療標的として注目されている．近年では，腸管FXR，TGR5と腸内細菌の相互作用が代謝制御に及ぼすメカニズムの解析に関する論文が報告されており，2型糖尿病の新たな治療標的として注目されている．

はじめに

この10年間で胆汁酸に関する研究は飛躍的な発展を遂げた．胆汁酸の主要な役割は脂質の消化吸収の補助であると考えられてきたが，現在ではその作用のみならず，生体内シグナル伝達分子として生体恒常性に深く関与していることが多くの研究により明らかにされている．本稿では，2型糖尿病やメタボリックシンドロームの治療標的として注目される胆汁酸シグナルについて，核内受容体であるFXR，GPCRであるTGR5を介した作用機序とその臨床応用を中心に解説する．

1 胆汁酸合成・腸管循環

胆汁酸は，肝臓においてCyp7A1（cholesterol 7α-hydroxylase）が律速酵素となり，コレステロール

[キーワード＆略語]
胆汁酸，FXR，TGR5/M-BAR，FGF15/19，エネルギー代謝

BABR：bile acid binding resin（胆汁酸吸着レジン）
CA：cholic acid（コール酸）
CDCA：chenodeoxycholic acid（ケノデオキシコール酸）
Cyp7A1：cholesterol 7α-hydroxylase
FGF15/19：fibroblast growth factor 15/19（線維芽細胞増殖因子15/19）
FGFR4：fibroblast growth factor receptor 4
FXR：farnesoid X receptor
GLP-1：glucagon-like peptide-1（グルカゴン様ペプチド1）
M-BAR：membrane-type receptor for bile acids
NAFLD：nonalcoholic fatty liver disease（非アルコール性脂肪性肝疾患）
SHP：small heterodimer partner
TGR5：Takeda G protein-coupled receptor 5

Bile acid signaling as a therapeutic target for metabolic syndrome and type 2 diabetes
Naho Kitamura[1] /Mitsuhiro Watanabe[1,2]：Graduate School of Media and Governance, Keio University[1] /Department of Environment and Information Studies, Keio University[2]（慶應義塾大学大学院政策・メディア研究科[1] /慶應義塾大学環境情報学部[2]）

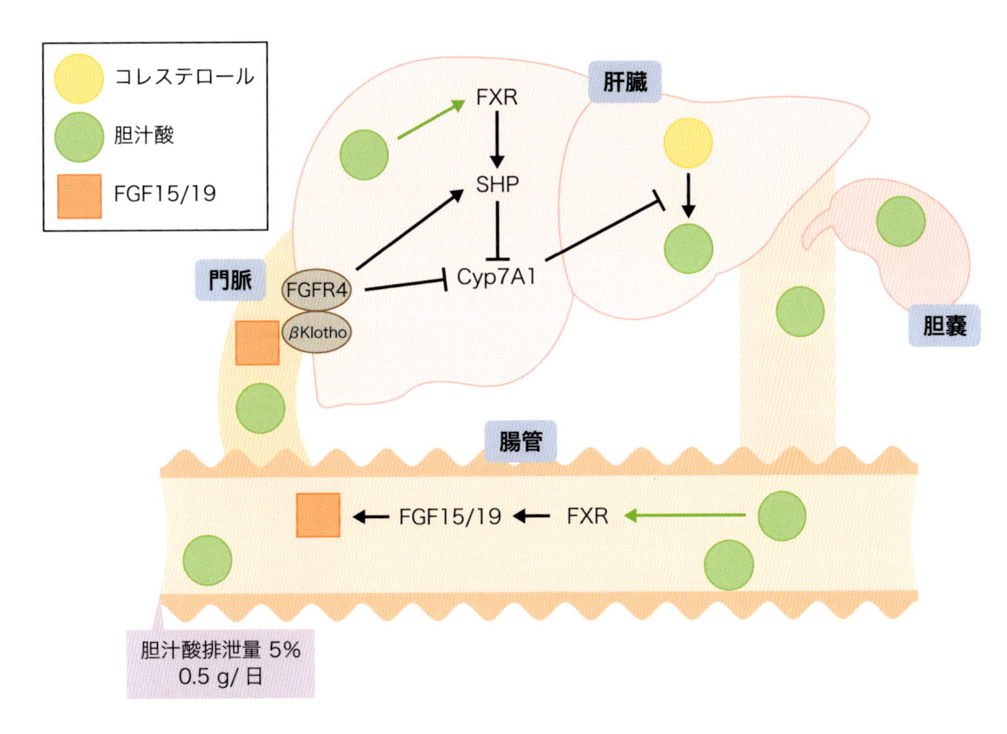

図1　胆汁酸合成・腸管循環

より一次胆汁酸であるコール酸（CA）とケノデオキシコール酸（CDCA）の2種類が合成され胆嚢に蓄積される．食事をとると胆汁酸は脂質栄養分の消化・吸収のため消化管に排出され，回腸下部より胆汁酸のトランスポーターにより再吸収される[1]．再吸収されなかったものは抱合型の一次胆汁酸から，腸内細菌によって非抱合型の二次胆汁酸〔リトコール酸（LCA）やデオキシコール酸（DCA）など〕に代謝され，大腸粘膜から吸収される．腸管で吸収されなかった約5％の胆汁酸は糞便により排出される（**図1**）．

胆汁酸は，食事由来の脂質の消化吸収を助ける以外にも，肝臓や小腸において3つの主要なシグナルに関与している．①核内受容体FXR（farnesoid X receptor）を介する経路，②GPCRのTGR5（Takeda G protein-coupled receptor 5）/M-BAR（membrane-type receptor for bile acids）を介する経路，③MAPK経路である．胆汁酸の血中濃度は食間では約5 μM程度であるが，食事後，肝臓や門脈中だけではなく全身血中に大量に漏れ出し，約15 μMにまで上昇する．さらに，FXRやTGR5は肝臓や小腸だけでなくさまざまな組織で発現が認められ，胆汁酸が単に消化のために存在するのではなく，食事とリンクする全身のシグナル伝達分子として重要であることを示唆している．

2 胆汁酸による代謝調節シグナル

胆汁酸は全身の糖・脂質・エネルギー代謝を制御することが多くの研究から明らかにされており，胆汁酸をリガンドとするFXR，TGR5のアゴニストが創薬標的として注目されている．

1）肝臓FXRを介した代謝制御

FXRは胆汁酸をリガンドとする核内受容体である．肝臓において，胆汁酸はFXRを介してSHPの発現を増加し，LXRおよびLRH-1活性を抑制し，肝臓のCyp7A1およびCyp8B1の転写を抑制し，胆汁酸合成を抑制する（**図2**）．

FXRは脂質代謝に関与していることが報告されている．胆汁酸またはFXR合成アゴニストがSHP，LXRを介してSREBP-1c（sterol response element binding protein-1c）発現を抑制し，脂肪酸合成酵素遺伝子の発現を低下させ，トリグリセリド（TG）合成，血中への

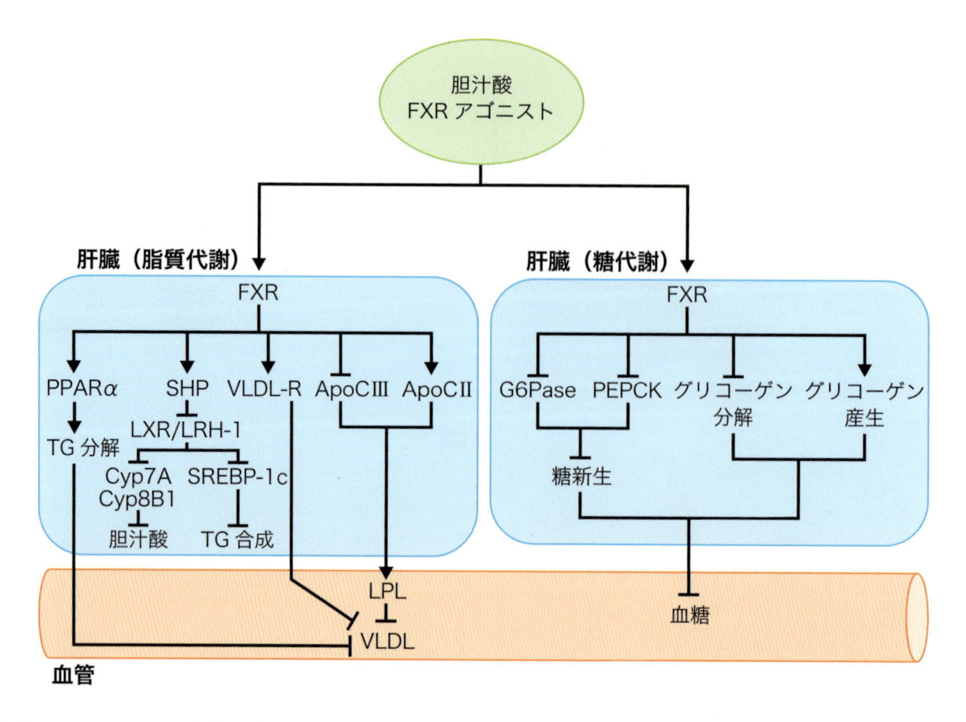

図2　肝臓FXRを介した代謝制御
PPARα：ペルオキシソーム増殖剤応答性受容体α，LXR：肝臓X受容体，LRH-1：liver receptor homolog-1，VLDL-R：very-low-density-lipoprotein receptor，ApoCⅡ：apolipoprotein C-Ⅱ，ApoCⅢ：apolipoprotein C-Ⅲ，G6Pase：glucose 6-phosphatase，PEPCK：phosphoenolpyruvate carboxykinase，LPL：lipoprotein lipase，VLDL：very-low-density-lipoprotein.

超低比重リポタンパク質（VLDL）分泌を低下させる[2].

さらに，糖代謝への影響も報告されている．FXRおよびCyp7A1の両者の発現はグルコース存在下で亢進しインスリンにより抑制される[3]．また，PEPCKやG6Paseの転写活性を介した糖新生への関与も示唆されている[4) 5]が，不明な点も多く詳しくは解明されていない．

また最近，FXRは，絶食状態で活性化するオートファジーを強力に抑制し，FXR遺伝子欠損マウスではその作用がなくなることが報告されており，栄養センサーとしての胆汁酸研究が注目されている[6].

2）腸管FXRを介した代謝制御

FXRは腸管に多く発現しており，腸管FXRを介した全身性の代謝が注目されている．近年，腸管FXR抑制による糖・脂質代謝の改善を示唆する報告がある．腸内細菌が制御しているTβ-MCAが腸管FXRアンタゴニストとして作用し，腸管でのセラミド合成の低下，SREBP-1cの発現低下をもたらし脂肪肝を改善する（**図3**）[7]．また遺伝的肥満モデルob/obマウスでの実験で，肝特異的にFXRを欠損させると体重増加抑制や糖代謝改善はみられなかったが，全身のFXR欠損では効果がみられ[8]，肝臓以外でのFXR抑制が代謝制御に重要であることを示唆しており，腸管FXRの影響が予想される．

一方で，腸管FXR活性化による糖・脂質代謝の改善も多く報告されており，次のFGF15/19の項で詳細を述べる．現在のところ，腸管FXRによる代謝制御は，報告により結果が一致せず，さまざまな因子が関与していることが予想され，今後のさらなる研究推進が期待される．

3）FGF15/19による代謝制御

FGF15（ヒトでは19）は，腸管FXR活性化により発現が誘導されるホルモンである．分泌されたFGF15/19は肝臓のFGFR4に結合しCyp7A1の発現を抑制することで胆汁酸合成を抑制する，腸・肝臓間の胆汁酸シグナルを伝えるための重要な分子である．

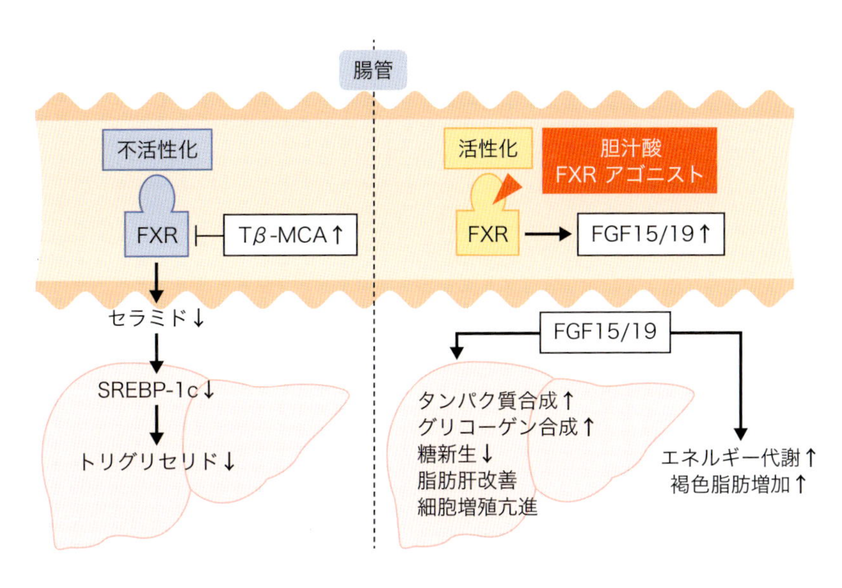

図3　腸管FXR，FGF15/19を介した代謝制御
Tβ-MCA：tauro-β-muricholic acid.

肝臓においてはFGF15/19は胆汁酸代謝だけでなく糖新生を抑制し，タンパク質とグリコーゲン合成を亢進させる．このようにFGF15/19はインスリンと類似した働きを示すが，インスリンとは異なり肝臓での脂質合成を亢進しない[9]．

また近年のFGF15/19に関する多くの報告により，肝臓のみならず全身のエネルギー代謝に作用することが明らかになってきた（**図3**）[10]．FGF15ノックアウトマウスは正常な血糖値の維持が困難になり，肝グリコーゲンの減少，耐糖能障害が起きるが，これらはFGF19を投与することでレスキューされる[11]．さらにFGF19トランスジェニックマウスではエネルギー代謝の亢進，体脂肪量の低下が観察され，食事誘発性の肥満による糖尿病発症が抑制される．また，褐色脂肪量の増加，肝臓ACC2の低下がみられ，脂肪肝も抑制される[12]．腸管特異的FXRアゴニストのfexaramine投与でも同様に腸管FGF15が発現誘導され，食事性肥満モデルマウスの代謝を改善する[13]．以上のように，腸管FXR活性化で発現が誘導されるFGF15/19によるエネルギー代謝の亢進が確認されており，胆汁酸が腸管FXR-FGF15/19経路を介して全身のエネルギー代謝に影響を及ぼす可能性が示唆される．また近年では，中枢での作用も報告されている．インスリン抵抗性のマウス脳室内にFGF19を投与すると，血糖の改善と末梢のインスリンシグナルが増強することが確認され[14]，FGF15/19がもつ新たな糖尿病治療薬としての可能性が期待される．

しかし，FGF15/19の活性化は細胞増殖を亢進させ，肝臓における腫瘍形成を亢進させてしまうため[15]，創薬標的として実用化する際には慎重に検討する必要がある．近年，この腫瘍形成はFGFR4を抑制することで抑えられることが報告された[16]．FGFR4は，FGF19による糖・脂質代謝制御に必須ではないことが示唆されている[17]．またインスリン抵抗性をもつ非アルコール性脂肪性肝疾患（NAFLD）患者と，肝臓でのFGF19応答性との関連が示唆されている[18]．このようにFGF15/19に加えて，FGFR4も代謝制御に重要な役割を果たすことが予想され，FGF15/19-FGFR4を介する経路が新たな創薬標的として注目を浴びている．

4）TGR5を介した代謝制御

TGR5は胆汁酸をリガンドとするGPCRのロドプシン様スーパーファミリーの一員でさまざまな組織に高発現しており，エネルギー代謝調節にかかわっている（**図4**）．マウスにおいてCAを投与しTGR5を活性化させると，体重増加と脂肪組織量増加を抑制できる．TGR5による体重減少効果は，褐色脂肪細胞（BAT）と骨格筋でのエネルギー消費が増加したためと考えられる．TGR5の活性化によりcAMPレベルが増加し，

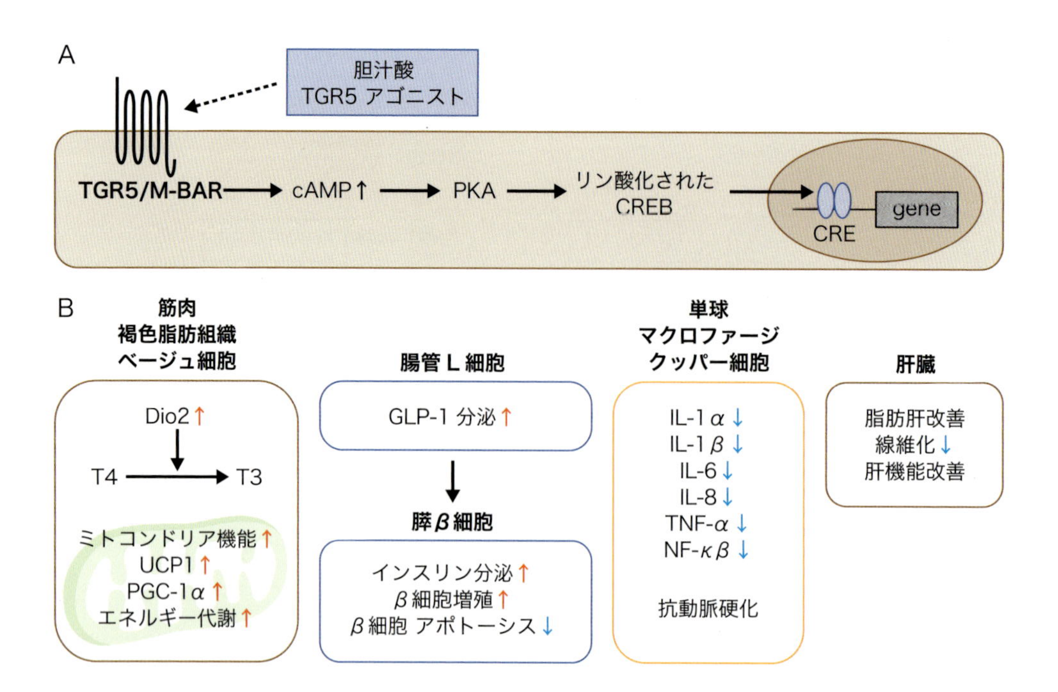

図4　TGR5を介した代謝制御

A）TGR5を介した遺伝子発現制御までのシグナリング．B）TGR5活性化によって誘導される現象．PKA：protein kinase A，CREB：cAMP response element binding protein，CRE：cAMP response element，Dio2：type2 iodothyronine deiodinase.

BATとヒト骨格筋細胞内の脱ヨード酵素2（D2）の発現が亢進する．D2が不活性型のサイロキシン4（T4）を活性型のT3に変換し，T3が脱共役タンパク質（UCP）やPGC-1αなどのエネルギー生産系遺伝子の発現を亢進させる．その結果，BATや骨格筋のミトコンドリアの酸化的リン酸化が促進され，エネルギー消費が高くなる[19]．褐色脂肪はヒトにおいても存在が確認されており，肥満者では褐色脂肪量が低下する．また近年，CDCAがTGR5を介しヒトのBATを活性化することが報告され[20]，TGR5活性化によるエネルギー消費亢進作用はヒトにおいても期待できる．

TGR5は肝臓の脂質代謝とも関連している．TGR5が活性化されると，脂肪肝が改善し線維化が抑えられ，肝機能が改善する．さらに，活性化により血漿TGと非エステル型脂肪酸濃度が低下することが報告されており，TGR5の活性化はNAFLDの治療にも効果的であることが示唆されている．

TGR5は糖代謝との関連も報告されている．TGR5活性化により腸管L細胞からのグルカゴン様ペプチド1（GLP-1）産生が誘導され，耐糖能が改善する．GLP-1には膵保護作用があり，TGR5トランスジェニックマウスでは高脂肪食を負荷しても膵島が疲弊せず，インスリン分泌能が保持される[21]．実際に，TGR5の天然アゴニストであるオレアノール酸，合成アゴニストであるINT-777による糖代謝の改善が確認されている[21][22]．

また近年，TGR5の活性化が抗動脈硬化に作用する可能性も報告されている．TGR5のアゴニストを投与するとNO生産が亢進し，血管内皮細胞の単球接着を抑制する．またマクロファージ特異的にTGR5を欠損させたマウスでは，白色脂肪組織において炎症が増加し，肥満を誘発した場合にインスリン抵抗性が悪化する[23][24]．さらに，LDL受容体（LDLR）欠損マウスにTGR5アゴニストを投与すると，動脈硬化巣の減少がみられるが，これはTGR5の活性化がマクロファージ内のcAMPシグナルを増強し，NF-κBおよび炎症性サイトカイン活性を抑制した結果，プラーク内のマクロファージ泡沫化が減少したためであると考えられる[25]．このようにTGR5は，2型糖尿病のみならず，動脈硬化をはじめとする炎症性疾患にも有用である可能性が示唆されており，多くの研究機関によりTGR5アゴニストの開発が推進されている．

5）胆汁酸と腸内細菌

生体の中では一次胆汁酸は2種類だが，腸内細菌によって代謝される二次胆汁酸は約30種類にも及ぶ．このため，胆汁酸組成は腸内細菌叢の変化によって大きく変動する．実際に，抗生物質投与で腸内細菌を死滅させたマウスでは糞中への胆汁酸排泄が低下し，肝臓および腸管内でTβ-MCAが増加することが報告されている[26]．

胆汁酸は種類によってFXRやTGR5をはじめとする細胞内シグナル伝達系やトランスポーターの活性化作用が異なるため[27]，胆汁酸組成の変化は生体内の代謝に大きな影響をもたらす．投与する胆汁酸の種類が異なると代謝作用も異なることを示す結果がいくつか報告されている．CDCAとCAを投与した場合には，腸管において菌体内毒素の体内侵入を阻害することでフルクトース誘発性の脂肪肝を予防する[28]．タウロウルソデオキシコール酸（TUDCA）を投与した場合は，遺伝的肥満マウスにおいて小胞体ストレスを減弱させることで脂肪肝が軽減し，全身のインスリン感受性が向上し[29]，ヒト肥満者においては，肝臓と筋肉のインスリン感受性が増加するなど[30]，エネルギー代謝改善を示唆する結果が報告されている．一方でデオキシコール酸（DCA）は肥満で増加し，肝臓に運ばれる量が多くなると肝星細胞の老化が起こり，肝臓のがん化が促進される[31]．また，腸内細菌叢の変化が胆汁酸の組成を変化させ，回腸FGF15の発現量を減少させることが確認されており[32]，FGF15/19を介した代謝調節の可能性も示唆される．このように，胆汁酸組成がもたらす代謝変化や，腸内細菌との関係性は徐々に明らかにされつつあり，大きな注目を浴びている．

3 治療標的としての胆汁酸

1）胆汁酸吸着レジン

胆汁酸吸着レジン（BABR）は，腸管内で胆汁酸と結合して胆汁酸の排泄を促す．この作用で胆汁酸の腸管循環を阻害することにより，減少した胆汁酸を補うために胆汁酸合成経路が活性化される．肝臓内でコレステロールから胆汁酸への異化代謝が亢進し，肝臓内コレステロールプール量が減少する．その結果，肝臓内LDL受容体が活性化され，LDLコレステロールの取り込みが亢進されるため，血中コレステロール値が減少する（図5）．この作用により，現在BABRは高コレステロール血症治療薬として用いられているが，近年の研究によりBABRは糖やエネルギー代謝にも関与していることが明らかになり，糖尿病治療薬などにも応用されている．動物実験では，高脂肪食を与えた野生型マウスと，遺伝的2型糖尿病モデルマウスにBABRを投与すると，胆汁酸を投与した群と同様にエネルギー代謝が亢進し，肥満・糖尿病の改善が確認されている．BABR投与群はCyp7A1が活性化され肝臓内の胆汁酸合成が増加したという結果から，この作用はBABRにより古い胆汁酸が排泄され，肝臓で新しい胆汁酸合成が亢進したことによるものと考えられる．また，BATにおけるD2，PGC-1αの発現亢進がみられたことから，エネルギー代謝が亢進していると考えられる[33]．

BABRは，現在糖尿病治療薬として米国食品医薬品局（FDA）によって承認され，臨床で使用されている．2型糖尿病を合併した高コレステロール血症患者にBABRであるコレスチミドを3カ月間投与した臨床試験の結果，総コレステロール値・LDLコレステロール値が低下しただけでなく，空腹時血糖値・HbA1cの減少も観察された[34]．またわが国でも2型糖尿病患者に対するコレスチミドの第II相臨床試験が進められており，同様の結果が観察されている[35]．また，HbA1c値が高い患者ほど大きな低下を示したことから，BABRは高血糖時のみ血糖を低下させ，正常時は影響を与えず，低血糖を引き起こすことなく血糖をコントロールできる可能性があることが示唆されている．

また近年，BABRによるTGR5を介したGLP-1分泌作用が報告されている．2型糖尿病患者にBABRを投与したところ，糖代謝が改善し，GLP-1とGIPの濃度が上昇した．さらに糖尿病モデルラットでも同様に，BABRによる血漿グルコース値の低下，GLP-1上昇による耐糖能の改善がみられた．これはBABRと結合した胆汁酸が腸管やL細胞においてTGR5を活性化したことによるものか，もしくは長鎖脂肪酸によるGPR40（G protein-coupled receptor 40）への刺激によるものと推測できる[36]．今後のさらなる研究推進に期待したい．

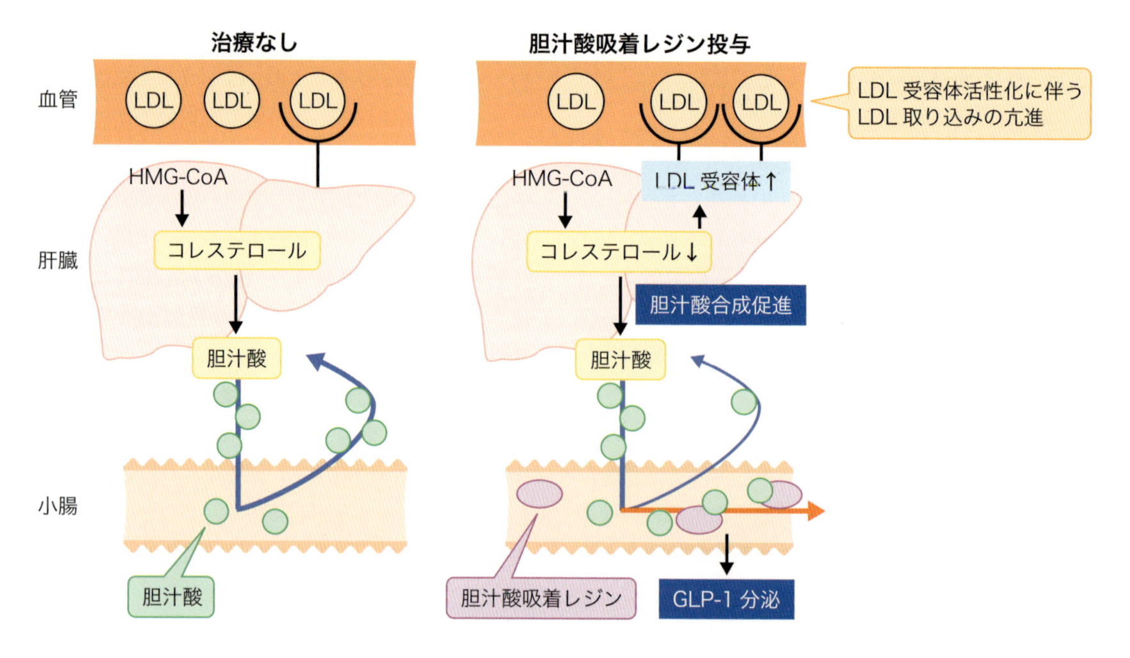

図5 胆汁酸吸着レジンの作用メカニズム

2）腹腔鏡下ルーワイ胃バイパス術

腹腔鏡下ルーワイ胃バイパス術（LRYGB）は，重度の肥満者に対して用いられる肥満外科手術である．胃を上下に分けて小袋の胃と小腸をつなげ，小腸の長さを変えることで，栄養の吸収量を調節する．この手術を行うと，減量だけでなく２型糖尿病の改善がみられる．詳細なメカニズムはいまだ明確ではないが，LRYGBを含む肥満外科手術を受けた患者の血中胆汁酸やGLP-1の増加が報告されている[37]．また，糖尿病寛解を経験した患者において，寛解しなかった患者と比較して，術前の濃度から胆汁酸とFGF19レベルが増加していることが確認されている[38]．以上より，LRYGBにより胆汁酸が増加し，TGR5・FXR活性化を介したエネルギー代謝亢進をもたらした可能性が示唆される．

また近年，LRYGBを行ったラットにおいて，成人期のラットではほとんど発現していないとされる小腸グルコーストランスポーター１（GLUT1）の著明な発現亢進が確認された[39]．小腸におけるグルコース取り込み・処理が２型糖尿病改善に重要である可能性が示唆されており今後の研究推進が期待される．

おわりに

胆汁酸は，シグナル伝達分子として糖・脂質・エネルギー代謝を制御することが多くの研究により明らかになった．これらのシグナル伝達経路は，FXR・TGR5のアゴニストや胆汁酸吸着レジンなどで実際に臨床応用されており，２型糖尿病やメタボリックシンドロームをはじめとする多くの疾患の予防・治療に寄与するものとして期待されている．さらに近年では，腸管や腸内細菌を介した全身性の代謝制御や，胆汁酸とオートファジーや動脈硬化との関連を新たに示唆する報告がなされており，胆汁酸シグナル研究は多くの可能性を秘めている．今後ますますの研究推進が期待される．

文献

1） Houten SM, et al：EMBO J, 25：1419-1425, 2006
2） Watanabe M, et al：J Clin Invest, 113：1408-1418, 2004
3） Duran-Sandoval D, et al：Diabetes, 53：890-898, 2004
4） Stayrook KR, et al：Endocrinology, 146：984-991, 2005
5） Ma K, et al：J Clin Invest, 116：1102-1109, 2006
6） Lee JM, et al：Nature, 516：112-115, 2014
7） Jiang C, et al：J Clin Invest, 125：386-402, 2015

8) Prawitt J, et al：Diabetes, 60：1861-1871, 2011
9) Potthoff MJ, et al：Genes Dev, 26：312-324, 2012
10) Degirolamo C, et al：Nat Rev Drug Discov, 15：51-69, 2016
11) Kir S, et al：Science, 331：1621-1624, 2011
12) Tomlinson E, et al：Endocrinology, 143：1741-1747, 2002
13) Fang S, et al：Nat Med, 21：159-165, 2015
14) Morton GJ, et al：J Clin Invest, 123：4799-4808, 2013
15) Miura S, et al：BMC Cancer, 12：56, 2012
16) French DM, et al：PLoS One, 7：e36713, 2012
17) Wu AL, et al：PLoS One, 6：e17868, 2011
18) Schreuder TC, et al：Am J Physiol Gastrointest Liver Physiol, 298：G440-G445, 2010
19) Watanabe M, et al：Nature, 439：484-489, 2006
20) Broeders EP, et al：Cell Metab, 22：418-426, 2015
21) Thomas C, et al：Cell Metab, 10：167-177, 2009
22) Sato H, et al：Biochem Biophys Res Commun, 362：793-798, 2007
23) Kida T, et al：Arterioscler Thromb Vasc Biol, 33：1663-1669, 2013
24) Perino A, et al：J Clin Invest, 124：5424-5436, 2014
25) Pols TW, et al：Cell Metab, 14：747-757, 2011
26) Sayin SI, et al：Cell Metab, 17：225-235, 2013
27) Song P, et al：Toxicol Appl Pharmacol, 283：57-64, 2015
28) Volynets V, et al：J Lipid Res, 51：3414-3424, 2010
29) Ozcan U, et al：Science, 313：1137-1140, 2006
30) Kars M, et al：Diabetes, 59：1899-1905, 2010
31) Yoshimoto S, et al：Nature, 499：97-101, 2013
32) Miyata M, et al：J Pharmacol Exp Ther, 331：1079-1085, 2009
33) Watanabe M, et al：PLoS One, 7：e38286, 2012
34) Yamakawa T, et al：Endocr J, 54：53-58, 2007
35) Kondo K & Kadowaki T：Diabetes Obes Metab, 12：246-251, 2010
36) Henry RR, et al：Diabetes Obes Metab, 14：40-46, 2012
37) Nakatani H, et al：Metabolism, 58：1400-1407, 2009
38) Gerhard GS, et al：Diabetes Care, 36：1859-1864, 2013
39) Saeidi N, et al：Science, 341：406-410, 2013

＜筆頭著者プロフィール＞
北村奈穂：2015年，慶應義塾大学環境情報学部を卒業し，同年より慶應義塾大学大学院政策・メディア研究科修士課程入学，在学中．エネルギー代謝と疾患に注目し，代謝調節の研究に従事．エネルギー代謝と各種疾患をリンクさせて予防・治療に発展させることをめざす．

Ⅰ．新たな創薬標的

2. 創薬標的としてのFGF21

稲垣　毅

脊椎動物には22種類の線維芽細胞増殖因子（fibroblast growth factors：FGFs）が存在するが，そのうち，FGF21は内分泌因子として機能するサブファミリーの1つである．FGF21は特定の栄養状態に反応して産生・分泌され，標的臓器の細胞表面にあるFGF受容体（FGFR）とβKlothoの複合体に結合して代謝やエネルギー状態を制御する．薬理学的には，FGF21が体重減少を引き起こすとともにインスリン感受性と脂質プロファイルを改善することが，齧歯類や霊長類の代謝疾患モデルにおいて示されている．また，FGF21は齧歯類の血中ケトン体濃度を上昇させる．これらの事実はFGF21が肥満2型糖尿病患者の治療に有効である可能性を示唆しており，最近，糖尿病領域においてケトン体の効果が脚光を浴びている点においても興味深い．本稿では，FGF21研究の現状を解説するとともに創薬標的としての可能性について考察する．

はじめに

線維芽細胞増殖因子（FGFs）は，細胞増殖や分化，組織修復を含む多様な生物学的プロセスを制御するタンパク質ファミリーで，脊椎動物ではFGF1からFGF23までが報告されている．マウスのFGF15とヒトのFGF19がオルソログ（FGF15/19）で互いの一方が欠番であるため，22種類のFGFsが存在する．大部分のFGFsは細胞外基質にあるヘパラン硫酸に高親和性を示し，その存在下でFGF受容体（FGFR）に結合してチロシンキナーゼ活性を介して作用を発揮することにより，パラクライン因子※1もしくはオートクライン因子※1として働く．対照的に，内分泌FGFsサブファミリー（FGF15/19，FGF21とFGF23）はヘパラン硫酸との親和性がほとんどないために体内循環に入り，ホルモンとして機能する．

FGF21は，2000年に京都大学の伊藤らのグループによって同定・報告された[1]．その後2005年にFGF21が生体の代謝制御にかかわることをイーライリリー社のKharitonenkovらが報告してから[2]，FGF21に関する研究は格段の進歩を遂げ，基礎研究のみならず診断や治療への応用を標的とした研究が広く行われるようになった．

※1　パラクライン因子，オートクライン因子

細胞からの分泌因子が細胞の機能を制御する場合，血液などの体循環を介して異なる臓器など遠方の細胞に作用するものを内分泌（エンドクライン）とよぶのに対し，比較的近傍の細胞に直接拡散などを介して作用することをパラクラインとよぶ．また，分泌物が分泌細胞自体に作用することをオートクラインとよぶ．それぞれの分泌因子をパラクライン因子，オートクライン因子と呼ぶ．

FGF21 as a potential candidate for drug discovery

Takeshi Inagaki：Laboratory of Epigenetics and Metabolism, Institute for Molecular and Cellular Regulation, Gunma University（群馬大学生体調節研究所代謝エピジェネティクス分野）

1 FGF21の発現組織と受容体

FGF21は肝臓，褐色脂肪組織（BAT），白色脂肪組織（WAT），膵臓，骨格筋などに発現している．循環血液中のほぼすべてのFGF21は，通常の生理的環境下においては肝臓に由来する[3]．肝臓以外の臓器におけるFGF21は，おそらく特殊な環境下での生体応答に関与するか，パラクライン因子もしくはオートクライン因子として働くと考えられる（**図1**）．

FGF受容体（FGFR）は4種類（FGFR1～4）からなる膜貫通型の受容体で，FGFR1～3についてはそれぞれ2種のスプライスバリアント（b, c）からなる．内分泌FGFsとFGFRの結合においては，受容体結合の補因子タンパク質としてKlothoもしくはβKlothoが欠かせない．そのうち，FGF21はFGFR1c，FGFR2c，FGFR3cのうちのどれかとβKlothoの複合体に結合して作用を発揮する[4]．FGFRsと複合体を形成するβKlothoの発現は臓器特異性が高く，FGF21の作用特異性を決定づける1つの要素になっている．

1）肝臓

われわれは，絶食時のマウスの肝臓において，FGF21の発現が20倍近くに上昇することを発見した[5]．絶食時におけるFGF21の発現は，脂肪酸の核内受容体PPARα（peroxisome proliferator-activated receptor α）[5][6]やCREBH（cAMP-responsive element-binding protein H）[7]によって制御される．FGF21は肝臓での脂肪酸酸化を促進し，その結果として生じるケトン体産生を増大させる．また，解糖系と脂肪合成系を抑制するとともに糖新生を促進する（**図2**）．その他，FGF21は成長ホルモンシグナル抑制[8]とメスマウスにおける排卵抑制[9]，日内リズム異常を引き起こす．以上のようにFGF21はさまざまな絶食応答性の機能を示す[10]．絶食条件下においてエネルギー不足が進むと，グリコーゲン分解や糖新生，脂肪分解が進み，さらにエネルギー源の枯渇化が進むと生命維持のためにエネルギー源のシフトが起こり，その結果タンパク質分解が起こるとともにケトン体や酢酸が利用されるようになる（**図2**）．長鎖脂肪酸は血液脳関門を通過しないため，脳では特に血糖の維持が重要であり，糖が極度に不足した状態においてはケトン体がエネルギー源として用いられる．FGF21はこれらの血清プロファイルの制御にかかわるとともに，絶食時に起こる成長抑制[8]や生理不順[9]，さらにはマウスの冬眠様状態（torpor）※2を惹き起こすこと[5]から，絶食反応に密接に関係するホルモンであるといえる（**図2**）．

FGF21はケトン体産生を制御する一方で，ケトン体産生食※3や低タンパク質食，低メチオニン欠損食により発現が誘導される．ケトン体産生食を負荷したFGF21欠損マウスでは，ケトン体産生が異常をきたし，体重増加や脂肪肝を示す．これらの制御機構にはPPARα

[キーワード&略語]
糖尿病，ケトン体，高脂血症，褐色化白色脂肪

ADH：anti-diuretic hormone（抗利尿ホルモン）
ATF：activating transcription factor（活性化転写因子）
BAT：brown adipose tissue（褐色脂肪組織）
ChREBP：carbohydrate responsive element binding protein（炭水化物応答領域結合タンパク質）
CREBH：cAMP-responsive element-binding protein H（CRE結合タンパク質H）
CRF：cortictropin releasing factor（副腎皮質刺激ホルモン放出ホルモン）
CRH：corticotropin-releasing hormone（副腎皮質刺激ホルモン放出ホルモン）
FGF：fibroblast growth factor（線維芽細胞増殖因子）
FGFR：FGF receptor（FGF受容体）
FXR：farnesoid X receptor
GR：glucocorticoid receptor（グルココルチコイド受容体）
mTOR：mammalian target of rapamycin（哺乳類ラパマイシン標的タンパク質）
NAFLD：non-alcoholic fatty liver disease（非アルコール性脂肪肝疾患）
PI3K：phosphoinositide 3-kinase（PI3キナーゼ）
PPAR：peroxisome proliferator-activated receptor（ペルオキシソーム増殖剤応答性受容体）
UCP1：uncoupling protein 1（脱共役タンパク質1）
WAT：white adipose tissue（白色脂肪組織）

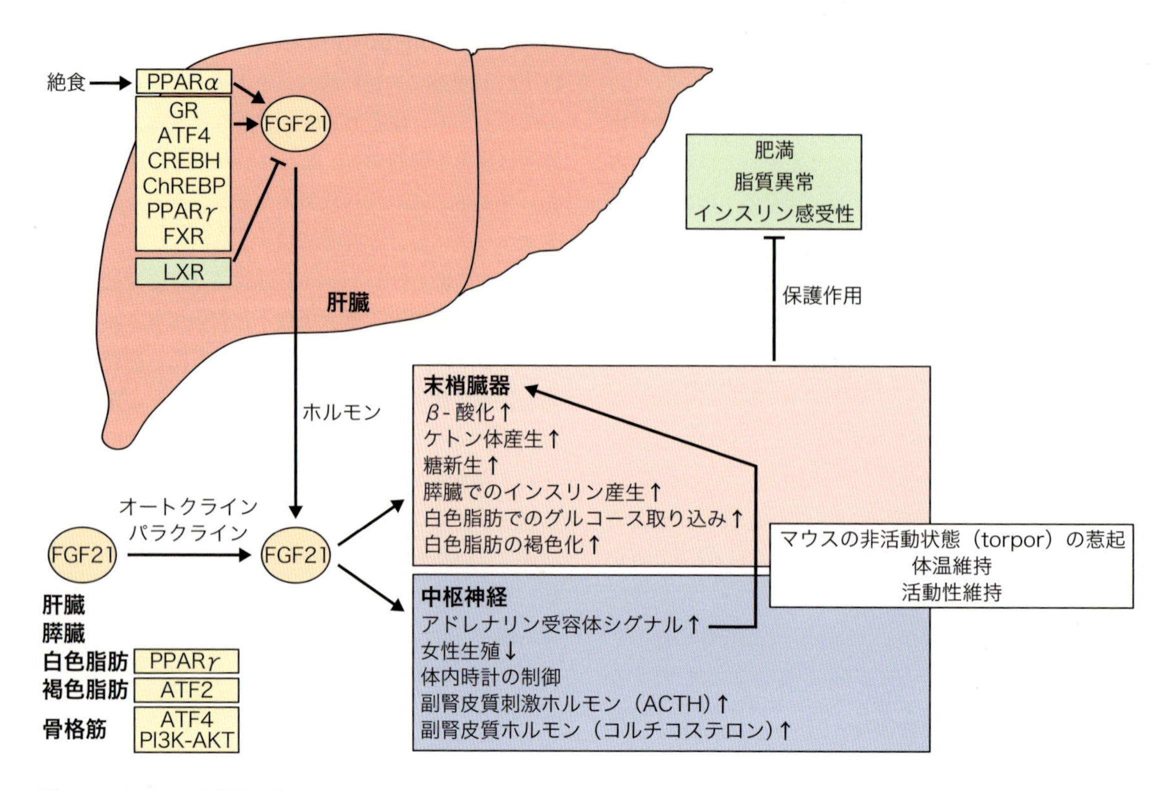

図1　FGF21の発現と作用

循環血液中のほぼすべてのFGF21は，通常の生理的環境下では肝臓に由来する．FGF21は肝臓において，各種の転写制御因子や刺激のもとに発現するとともに，褐色脂肪組織（BAT），白色脂肪組織（WAT），膵臓，骨格筋などにも発現する．FGF21は肝臓での脂肪酸酸化を促し，ケトン体産生を増大させる．また，解糖系と脂肪合成系を抑制するとともに糖新生を促進するなど，絶食応答性の反応を示す．FGF21は直接抹消臓器に働く一方，機能の一部は中枢神経，アドレナリンシグナルを介して末梢臓器に働く．文献10を改変して転載．

やATF4（activating transcription factor 4）といった栄養状態に関与する転写調節因子がかかわる．一方，ヒトではケトン体産生食によるFGF21の発現上昇を認めないという報告もあるため，種差をはじめとしたより詳細な検討が今後も必要である．糖代謝とのかかわりにおいては，FGF21欠損マウスで糖新生とケトン体産生が抑制され，絶食時の低血糖を認めるほか[11)]，再摂食時の褐色脂肪での糖取り込みが低下する[3)]．その他の肝臓におけるFGF21の発現制御機構としては，肝臓においてグルココルチコイド受容体（GR），ATF4，ChREBP，PPARγ，FXRといった転写調節因子の制御を受けて発現するとともに，LXRによる抑制を受ける[10)]．

2）脂肪，骨格筋，膵臓

白色脂肪，褐色脂肪ではそれぞれPPARγ，ATF2の発現制御を受ける．白色脂肪では，FGF21の発現は絶

※2　torpor

マウスの冬眠様状態．マウスは冬眠をしないが，絶食，寒冷，恒暗などの状況下で低体温，活動量の低下を伴う非活動状態（torpor）を起こす．このとき，肝臓における膵リパーゼの発現上昇などを認めるが，絶食時のエネルギー源として脂肪利用が亢進することとの関連が考えられる．

※3　ケトン体産生食

ケトン体は脂質代謝によって多く産生されるため，高脂肪低糖質食によってケトン体が主に産生されるようになる．このような食事をケトン体産生食と呼ぶ．ヒトでは，てんかんの患者さんの治療での有効性が知られている．

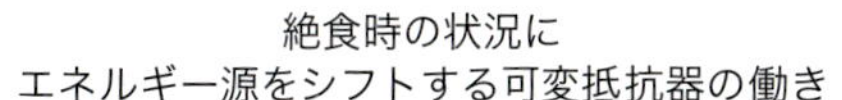

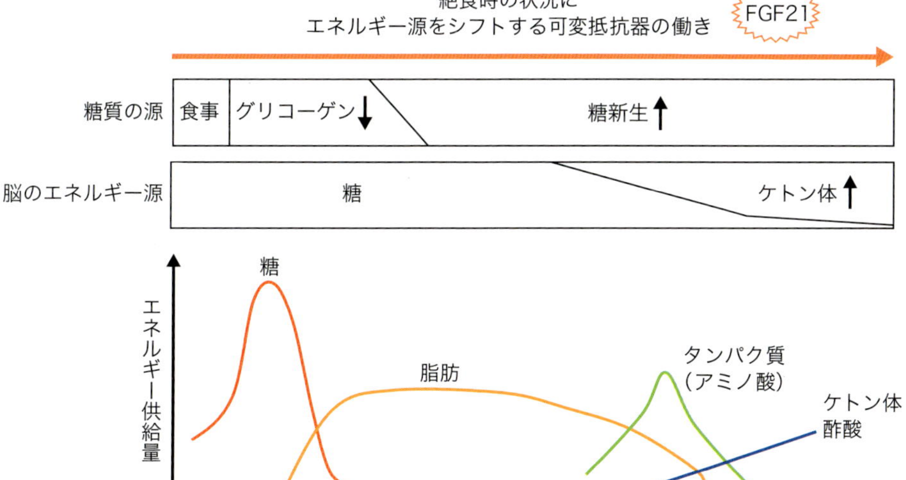

図2　絶食時のエネルギー供給においてFGF21はエネルギー源のシフトを司る可変抵抗器として働く
絶食条件下にエネルギーの枯渇化が起こると，グリコーゲン分解や糖新生，脂肪分解が進む．さらに絶食状態が継続すると，タンパク質分解によって生じるアミノ酸やケトン体，酢酸へとエネルギー源がシフトする．脳における血糖維持は特に重要であり，長鎖脂肪酸は血液脳関門を通過しないため，糖が極度に不足した状態においてはケトン体がエネルギー源として用いられる．FGF21はこれらの血清プロファイルの制御に関与するとともに，絶食時に起こる成長抑制や生理不順，さらにはマウスの冬眠様状態（torpor）を惹起するなど，絶食反応に密接に関係するホルモンである．

食後の再摂食の過程に起こる脂肪酸蓄積に伴って上昇する．褐色脂肪細胞におけるFGF21の発現は寒冷刺激やβアドレナリン刺激によってATF2制御下において上昇する．寒冷刺激を行ったFGF21欠損マウスにおいて，ふるえ熱産生※4が刺激されているのにかかわらず低体温をきたすことから，FGF21は寒冷時の熱産生にかかわると考えられる．また，皮下白色脂肪の褐色化（ベージュ化，ブライト化）にもFGF21が関与するという報告もある[10) 12)]．これらの分子機構に関してはいまだ不明な点も多いが，FGF21がUCP1を介した熱産生に関与しないとするUCP1欠損マウスを用いた報告があることから，UCP1以外のミトコンドリアタンパク質を介する機構や熱源となる代謝物産生量の制御を介した熱産生システムを担っている可能性が考えられる．このように，FGF21はPPARαやPPARγといった脂質代謝や糖代謝に重要な役割を果たす核内受容体による発現制御を受けている．

> **※4　ふるえ熱産生**
> 生体内における熱産生システムは，ふるえ熱産生と非ふるえ熱産生に大別される．前者は骨格筋の収縮（いわゆるふるえ）によって熱が作られるのに対し，後者は，それ以外の機構による熱産生を指す．非ふるえ熱産生は褐色脂肪組織などでおこり，ミトコンドリアでエネルギーが生成するときに膜間のプロトン勾配を脱共役することで熱を産生するシステムが主な機構として知られている．

骨格筋においては，ミトコンドリアが代謝ストレス状態にあるような特殊条件下においてATF4の制御を受けて発現することが知られている．また，PI3キナーゼ・AKTシグナルによる制御を受ける[13)]．

膵α細胞やβ細胞，膵外分泌部位においてもFGF21は発現しており，膵島からのインスリン分泌量を増加するとともにグルカゴン分泌を抑制し，インスリン感受性を増強する作用があることが知られている．このように，FGF21の発現を制御する転写調節因子の発現プロファイルが，臓器特異的なFGF21の発現にかかわる．

3）神経系

FGF21に関する研究が進められるにつれ，FGF21の神経系を介した作用機序が明らかになってきた．FGF21の受容体であるβKlothoを神経特異的に欠損させたマウスにおいては，FGF21による肝臓や白色脂肪，褐色脂肪における遺伝子発現制御の多くが十分に起こらない[14]．このことから，FGF21の肝臓における作用の一部は間接作用によるものであり，神経を介して行われる機構があると考えられる．FGF21は血液脳関門を通過することができ，受容体であるFGFRは神経系に発現するとともにβKlothoは視床下部の視交叉上核や室傍核，迷走神経節状神経節に発現する．視床下部に達したFGF21はアルギニンバソプレッシン（別名　抗利尿ホルモン：ADH）と副腎皮質刺激ホルモン放出ホルモン（CRH，CRF）の発現制御やその下流で制御されるアドレナリンシグナルを介して代謝制御にかかわる[13][14]．さらに最近の研究では，FGF21が中枢神経系を介して嗜好性に影響し，甘味とアルコールの嗜好性を低下させることが報告されている[15][16]．

2 治療応用の可能性

肥満の齧歯類モデルにおいて，トランスジェニックマウスやFGF21投与を用いて薬理学的なFGF21濃度に上げると，血中および肝臓の中性脂肪とコレステロール濃度が低下するとともに，摂食量を下げることなくインスリン感受性が増強することが示された．さらに同様の薬理学的効果は，インスリン抵抗性の霊長類モデルにおいても報告されている．また，ヒトの2型糖尿病症例においてもFGF21アナログの注射により，血清脂質が改善し，体重と空腹時インスリン濃度が低下することが示された．FGF21はケトン体産生を上昇させるが，最近，糖尿病におけるケトン体の効果が見直されつつあることを含め，今後FGF21が糖尿病や非アルコール性脂肪肝疾患（NAFLD）※5などの治療薬として用いられる可能性がある[10]．また，寿命とのかかわりにおいて，FGF21トランスジェニックマウスが長寿命を示すことが報告されており[17]，このFGF21による長寿の機構はこれまで知られている制限食やNAD^+代謝，mTORの系を介さない新規の機構であることから，今後の展開が期待される．一方，実際に治療薬として用いられるまでには，投与方法や薬物有害反応など，乗り越えるべき問題が多くある．例えばFGF21の有害反応の1つとして，薬理学的濃度のFGF21による骨量の低下があげられる．前述のとおり，FGF21は中枢神経系に働いてアドレナリンシグナルに影響を及ぼすため，骨量低下もその影響によるものと考えられる．FGF21は神経系を介して多くの作用を制御している可能性が考えられるため，薬物有害作用の判定は慎重になる必要があり，今後主作用を維持しつつ有害作用を認めない適切な濃度域やFGF21アナログが開発されることに期待したい．

※5　非アルコール性脂肪性肝疾患（NAFLD）

脂肪肝から非アルコール性脂肪性肝炎（NASH），肝硬変までを含む概念である．病因として，脂肪毒性や酸化ストレス，小胞体ストレス，慢性炎症やミトコンドリア機能異常などのマルチヒットプロセスが関与していると考えられている．

おわりに

治療薬への適応における動向として，イーライリリー社のグループが肥満，2型糖尿病症例にFGF21アナログを注射することで血清脂質が改善し，体重と空腹時インスリン値が低下傾向を示すことを報告した[18]．治療応用の可能性の項で述べたとおり，今後，薬物有害作用を慎重に検討しながら有用な薬剤が開発されることが期待される．

基礎研究の動向としては，FGF21が白色脂肪の褐色化の促進することが明らかになってきた[19]〜[23]．その他，血液中のFGF21のほとんどが肝臓由来であること[3]やFGF21が中枢神経系に作用して交感神経系の活性化を引き起こす機構が報告されたが，これらの研究結果については詳細な分子機構が十分に明らかにされたとはいえないため，引き続き研究が行われることが望まれる[14]．また，最新の複数の論文において，FGF21と慢性炎症，非アルコール性脂肪性肝疾患（NAFLD），小胞体ストレスとの関連が示唆されていることから[10]，今後も未知のFGF21の作用機序が明らかにされていくことが予想される．FGF21に関する研究が進むことによって，FGF21に関連した創薬はもちろん，診断薬などとして実用化されることも期待される．

文献

1） Nishimura T, et al : Biochim Biophys Acta, 1492 : 203-206, 2000
2） Kharitonenkov A, et al : J Clin Invest, 115 : 1627-1635, 2005

3) Markan KR, et al：Diabetes, 63：4057-4063, 2014
4) Kurosu H, et al：J Biol Chem, 282：26687-26695, 2007
5) Inagaki T, et al：Cell Metab, 5：415-425, 2007
6) Badman MK, et al：Cell Metab, 5：426-437, 2007
7) Lee JH, et al：Nat Med, 17：812-815, 2011
8) Inagaki T, et al：Cell Metab, 8：77-83, 2008
9) Owen BM, et al：Nat Med, 19：1153-1156, 2013
10) Inagaki T：Front Endocrinol (Lausanne), 6：147, 2015
11) Potthoff MJ, et al：Proc Natl Acad Sci U S A, 106：10853-10858, 2009
12) Inagaki T, et al：Nat Rev Mol Cell Biol, 17：480-495, 2016
13) Owen BM, et al：Trends Endocrinol Metab, 26：22-29, 2015
14) Owen BM, et al：Cell Metab, 20：670-677, 2014
15) Talukdar S, et al：Cell Metab, 23：344-349, 2016
16) von Holstein-Rathlou S, et al：Cell Metab, 23：335-343, 2016
17) Zhang Y, et al：Elife, 1：e00065, 2012
18) Gaich G, et al：Cell Metab, 18：333-340, 2013
19) Hondares E, et al：J Biol Chem, 286：12983-12990, 2011
20) Adams AC, et al：Mol Metab, 2：31-37, 2012
21) Emanuelli B, et al：J Clin Invest, 124：515-527, 2014
22) Lee P, et al：Int J Obes (Lond), 38：170-176, 2014
23) Véniant MM, et al：Cell Metab, 21：731-738, 2015

＜著者プロフィール＞
稲垣　毅：エネルギー代謝にかかわるエピゲノム機構やクロマチン構造制御の研究を行っている．これまで，生体代謝を制御する転写調節機構について研究し，核内受容体，内分泌FGF，エピゲノムを介した機構を解明してきた．信州大学医学部を卒業後，臨床に携わりながら核内受容体研究を開始し，2002年からはテキサス大学サウスウエスタンメディカルセンター（Kliewer教授，Mangelsdorf教授）で研究をつづけ，FGF15やFGF21が核内受容体によって制御される内分泌因子であることを発見した．'08年から，東京大学先端科学技術研究センター（酒井寿郎教授）で研究し，代謝や細胞分化のエピゲノム機構を解明した．'16年から，群馬大学生体調節研究所で代謝エピジェネティクス分野を主宰．

Ⅰ．新たな創薬標的

3. 創薬標的としてのアディポネクチン

山内敏正，岩部美紀，岩部真人，門脇　孝

高脂肪食や運動不足などの環境因子などによって，肥満が助長され，脂肪細胞から分泌されるアディポネクチンとその受容体AdipoRの作用が低下することが，インスリン抵抗性，２型糖尿病・メタボリックシンドローム，さらに動脈硬化などの原因になることをわれわれは報告してきた．低下しているアディポネクチン作用をAdipoR作動薬などによって回復させる創薬が，肥満に伴うインスリン抵抗性・２型糖尿病や心血管疾患に加え，肝障害などを改善させ，健康長寿の実現につながる今後の期待と展望について概説する．

はじめに―アディポネクチンの発見と病態生理的意義

アディポネクチンは，1995～96年にかけて４つのグループによって独立に同定された[1)～4)]，脂肪細胞に特異的に発現して分泌される分子量約30 kDaのタンパク質で，シグナルペプチド・コラーゲンドメイン・球状ドメインからなる．脂肪細胞に特異的に発現して分泌されるタンパク質ながら，パラドキシカルに，ヒトにおいて肥満でその血中レベルが低下するのが見出された[5)]．マウスにおいても高脂肪食を負荷すると，脂肪細胞が肥大化して肥満し，インスリン抵抗性が惹起されるが，同時に血中アディポネクチンレベルが，低下するのが認められる[6)]．アディポネクチンが肥大化した脂肪細胞では低下するということの病態生理的意義を明らかにするため，高脂肪食を負荷して肥満・インスリン抵抗性を誘導し，アディポネクチンが低下したマウスにアディポネクチンを外から注射によって補充する実験を行った．すると，骨格筋や肝臓で脂肪酸燃焼が促進され，異所性の脂肪蓄積が抑制され，インスリン抵抗性や，脂質代謝異常が改善するのが認められた．これらの実験結果より，アディポネクチンが肥満に伴って低下することは，インスリン抵抗性や脂質代謝異常惹起の少なくとも一部の原因になっているこ

[キーワード&略語]
アディポネクチン，AdipoR，立体構造，糖尿病，アディポネクチン受容体作動薬

ACO：acyl CoA oxidase（アシルCoAオキシダーゼ）
AdipoRon：adiponectin receptor agonist
AMPK：AMP-activated protein kinase（AMP活性化プロテインキナーゼ）
PGC-1α：PPARγ-coactivator-1α
SOD：superoxide dismutase（スーパーオキシドディスムターゼ）
UCP：uncoupling protein（脱共役タンパク質）

Adiponectin as the innovative drug development target

Toshimasa Yamauchi/Miki Iwabu/Masato Iwabu/Takashi Kadowaki：Department of Diabetes and Metabolic Diseases, Graduate School of Medicine, The University of Tokyo（東京大学大学院医学系研究科糖尿病・代謝内科）

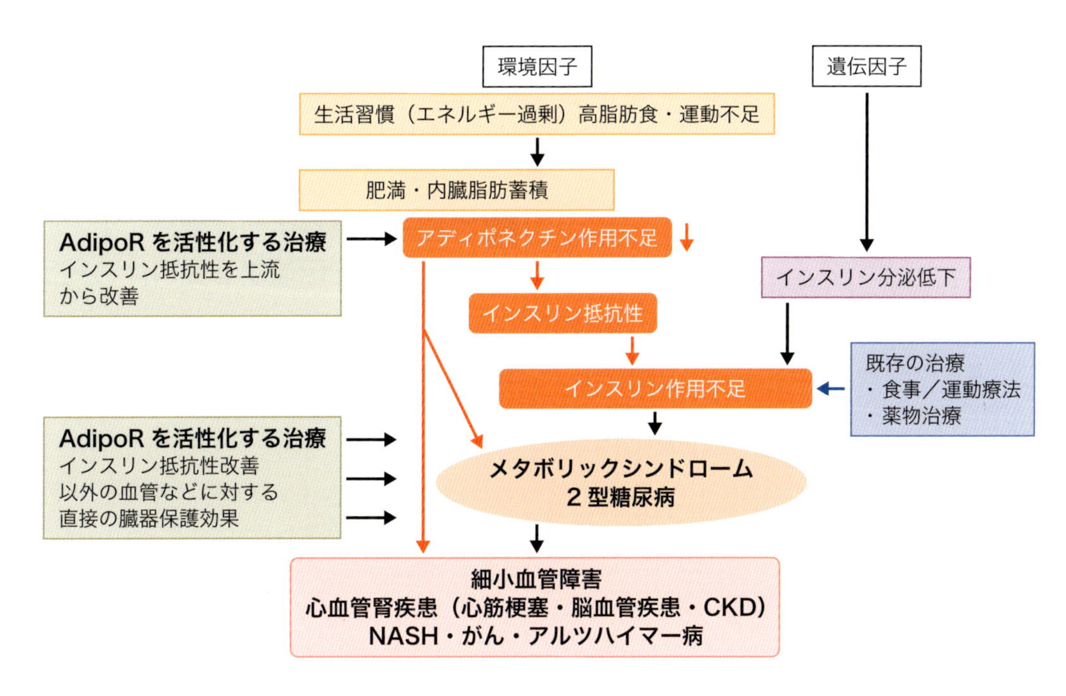

図1　AdipoRは肥満で増加する生活習慣病・合併症の最適の治療ターゲット
AdipoRを活性化する治療によって，インスリン抵抗性の上流・原因と動脈硬化など臓器障害をともに改善させる．

と，アディポネクチンを補充することはこれらを改善させる治療法になりえることが明らかとなった[6]．また，Lodishらのグループにより，球状アディポネクチンが骨格筋で脂肪酸燃焼を促進すること[7]，またSchererらのグループにより，アディポネクチンが肝臓においてインスリン感受性を増加させ，糖新生を抑制して血糖を低下させうることも報告された[8]．

また，アディポネクチン欠損マウスにおいては，インスリン抵抗性・耐糖能障害・脂質代謝異常・高血圧が認められ，メタボリックシンドロームの主徴候を呈することが明らかとなり，アディポネクチンが低下することがその病態形成に重要な役割を果たしていることが示唆された[9,10]．

これらのことより，肥満に伴って，アディポネクチンレベルが低下することが，メタボリックシンドロームの主要な徴候である耐糖能障害・脂質代謝異常・高血圧を惹起する原因の少なくとも一部になっていることが示唆された（**図1**）．

1 アディポネクチンによる代謝改善作用の分子メカニズム

アディポネクチンは，骨格筋において，脂肪酸燃焼にかかわるACO（acyl CoA oxidase）やエネルギー消費にかかわるUCP（uncoupling protein）の発現を増加させることが明らかとなった．これらの遺伝子はPPARαの標的遺伝子であることから，PPARαの発現量を検討すると，アディポネクチンの投与により，PPARαの発現量自体が増加していた．また興味深いことにアディポネクチンによってPPARαの内因性リガンド活性も増加していた[11]．

また，*in vitro*の骨格筋のモデル培養細胞であるC2C12骨格筋細胞において，アディポネクチンが脂肪酸燃焼を促進することも明らかとなった[11]．転写を介さない脂肪酸燃焼促進の経路としてAMPK（AMP-activated protein kinase）の活性化によるリン酸化を介したシグナル伝達経路が存在することが知られている．AMPKは運動によって活性化されることが報告されており，インスリン非依存性の糖取り込みや脂肪酸の燃焼を促進して，運動に必要なエネルギーの供給を司る分子と考えられている．

興味深いことに，アディポネクチンがAMPKを活性化することが明らかとなった．アディポネクチンによる骨格筋での脂肪酸燃焼，糖取り込み，糖利用の促進，*in vivo*でのアディポネクチンの単回投与で認められる急性の時間単位の血糖値の低下は，少なくとも一部AMPKの活性化を介したものである可能性が示された[12]．これとは独立にLodish，Rudermanらのグループにより，球状アディポネクチンがAMPKを活性化することが報告されている[13]．

また，ヒトにおいてアディポネクチンが抗糖尿病作用を有することを示唆する研究結果として，前向き研究において，アディポネクチンの血中濃度がベースラインで低ければ低いほど糖尿病の発症リスクは高くなることが示されている．さらに，将来の糖尿病発症の予知マーカーとして，血中アディポネクチンレベルの低値が，他の既知のどの液性因子よりも有用であることが示されている．また，高分子量アディポネクチン濃度が高いほど，糖尿病発症率が低いことも明らかになっている．脂質代謝異常とアディポネクチンに関しては，ヒトにおいて血中アディポネクチン値とHDLコレステロール値との間には正の相関関係が，トリグリセリド値とは負の相関関係があることが示されている[14]．

このような全身でのアディポネクチンの糖・脂質代謝への有用な代謝改善作用は，間接的に動脈硬化を抑制する方向に働くと考えられる．さらに，アディポネクチンは血管内皮細胞や炎症細胞に作用し，直接的にも動脈硬化を抑制することが明らかになっている．アディポネクチン欠損マウスでは，虚血や血管傷害による新生内膜形成が増悪すること，一方で，動脈硬化モデルマウスであるアポE欠損マウスにおいて球状アディポネクチンを過剰発現させると，動脈硬化が抑制されることも明らかになっている[11]．またヒトにおいては，アディポネクチンの血中濃度が高いことが，他の危険因子の影響を補正しても，心血管疾患のリスクを有意に低下させることが報告されており，それ以外にもアディポネクチンが心血管疾患を抑制することに関する報告がある．さらに，アディポネクチン欠損マウスに虚血再灌流障害を施すと，TNF-αの発現が増加し，心筋のアポトーシスが増え，心筋梗塞巣のサイズが大きくなることもわかっており，アディポネクチンの心筋に対する直接の保護作用についても明らかになっている[14]．

2 アディポネクチンに結合してその作用を伝達する受容体の同定

肥満においては，アディポネクチンの分泌が低下し，糖尿病・脂質代謝異常などのリスクファクターを増大させる作用と血管壁に対する直接のよい効果が少なくなってしまうことによって，メタボリックシンドローム・糖尿病とそれに伴う心血管疾患の発症・増悪の原因となっていることから，アディポネクチンの作用を増強させる方法は，これらの根本的な治療法となることが示唆された（**図2**）．アディポネクチンの受容体の同定は，その作用を増加させるためにも重要と考え，受容体同定をめざした．

われわれは特異的結合を指標にした発現クローニング法によって，世界ではじめて，アディポネクチン受容体であるAdipoR1とAdipoR2を同定することに成功した[15]．AdipoR1とAdipoR2は高い相同性（アミノ酸レベルで66.7％）を示し，菌類や植物，酵母からヒトまで保存されている．また，AdipoR1の酵母ホモログYOL002cは脂肪酸燃焼に重要な役割を果たすことが報告されている．AdipoR1は比較的普遍的に発現しており，そのなかでも骨格筋に多く発現しているのに対し，AdipoR2は特に肝臓に多く発現している．特徴的なこととして，AdipoRはN末端側が細胞内，C末端側が細胞外となるトポロジーを示す新規の7回膜貫通型受容体と予想され，過去にトポロジーが報告されているすべてのGPCRと反対のトポロジーを示す．われわれはsiRNAを用いた実験により，AdipoR1とAdipoR2がアディポネクチンの細胞膜表面への結合に必要であることを培養細胞レベルで示した[15]．その後，AdipoR1，AdipoR2の欠損マウスを作製し，AdipoR1・AdipoR2ダブル欠損マウスではアディポネクチンの結合と作用が消失すること，すなわち，AdipoRがアディポネクチンの生体内における主要な受容体であることを証明した[16]．

また，AdipoR1・AdipoR2ダブル欠損マウスは，インスリン抵抗性，耐糖能障害を示し，そのメカニズム

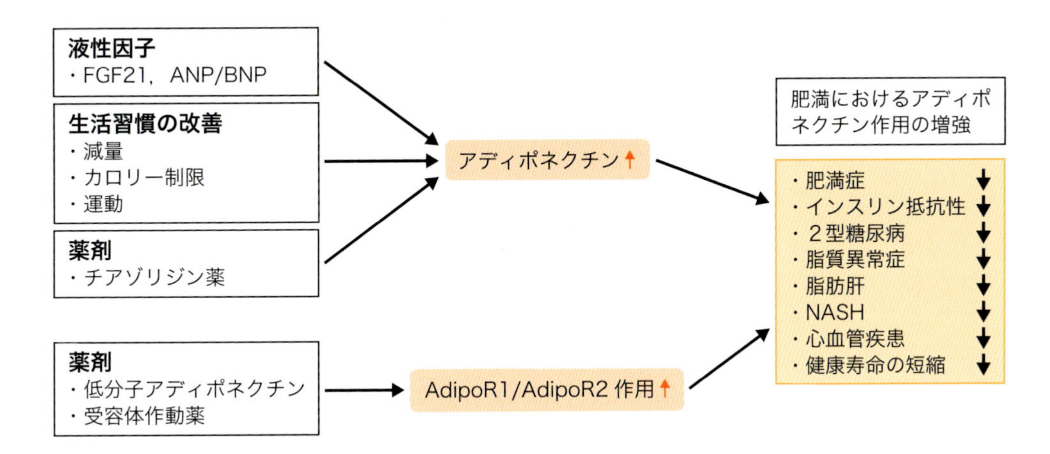

図2　アディポネクチン作用を増強する方法と期待される効果

として，肝臓，骨格筋，脂肪組織など代謝に重要な組織において，炎症，酸化ストレスが増加し，糖新生の増加と糖取り込みの低下が認められることが明らかとなった[16]．

3 アディポネクチン受容体の各組織における生理的・病態生理的役割

肥満・2型糖尿病のモデルマウスにおいては，AdipoR1，AdipoR2の発現量が低下しており，糖尿病の原因の一部になっていることを明らかにした．肝臓において，アディポネクチンの存在下においてAdipoR1の発現量を増加させることはAMPKの活性化をもたらすこと，AdipoR2の量を増加させることはPPARαの活性化，脂肪酸燃焼促進，エネルギー消費，抗炎症・抗酸化ストレス作用を発揮し，生体内においてインスリン抵抗性・耐糖能障害・脂肪肝を改善させることを示した[16]．

さらに，骨格筋におけるアディポネクチン/AdipoR1シグナルが，肥満で低下するミトコンドリアの量と機能を改善させることにより糖・脂質代謝と運動持久力を高め，運動した場合と同様の効果をもたらすことを見出した[17]．新たに作製した骨格筋特異的AdipoR1欠損マウスの骨格筋においては，PGC-1α（PPARγ coactivator-1α）の量が低下し，ミトコンドリア含量と機能が低下，I型筋繊維の割合が低下し，運動持久力が低下しており，個体レベルでの耐糖能障害，インスリン抵抗性が認められた．さらに，C2C12骨格筋細胞や*Xenopus laevis*卵母細胞を用い，アディポネクチンがAdipoR1を介し，細胞内Ca濃度を増加させること，AMPKと長寿遺伝子SIRT1を活性化することなど，運動を模倣するシグナルを有することを示した．細胞内Ca濃度の増加は，PGC-1αの発現上昇に，AMPK/長寿遺伝子SIRT1の活性化は，PGC-1αの活性化に寄与し，すなわち，PGC-1αを二方面からに制御する重要な役割を果たしていることを明らかにした[17]．

4 アディポネクチン受容体アゴニスト（AdipoRon）の同定とその抗糖尿病効果

アディポネクチン/アディポネクチン受容体シグナルを増強することによって，生活習慣病を改善させることが期待できる．アディポネクチンやアディポネクチン受容体の増加薬，アディポネクチン受容体活性化薬は，運動をしたときと同じような効果をもたらす“運動模倣薬”となる可能性があり，メタボリックシンドローム・2型糖尿病・動脈硬化の根本的な治療法開発の道を切り拓くだけではなく，重症の心不全や高度のタンパク尿などの内科的疾患，膝や腰に運動器疾患を有する高度肥満症などによって，運動ができない場合でもそれら病態の効果的な治療法となることが期待され，その創薬が待たれていた[14]．

われわれは，東京大学の創薬オープンイノベーショ

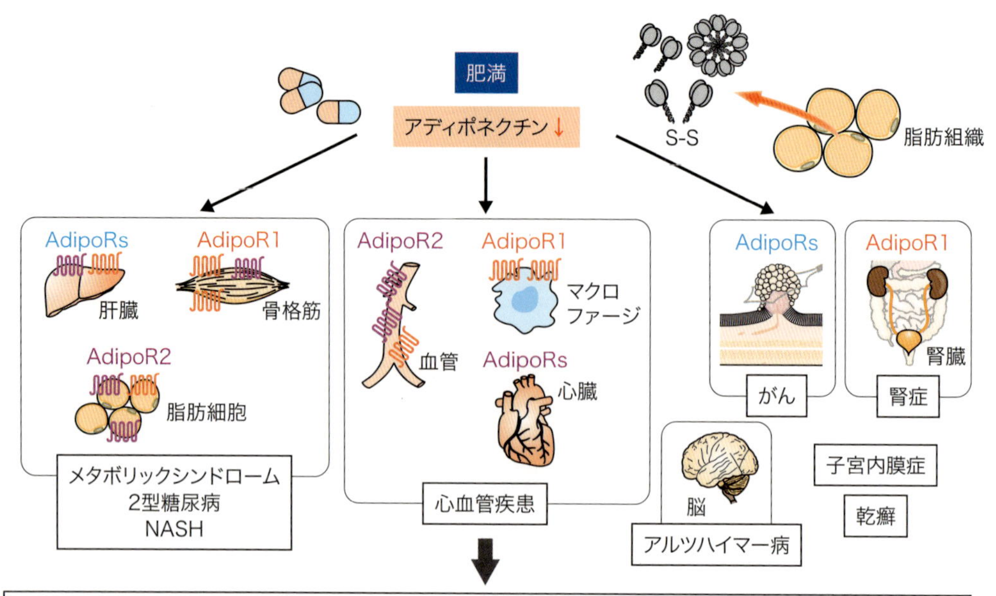

図3　肥満に伴うアディポネクチン低下による生活習慣病発症・増悪とアディポネクチン受容体（AdipoR1・R2）作動薬の候補適応疾患

ンセンターの化合物ライブラリーなどをもとにスクリーニングし，アディポネクチン受容体活性化低分子化合物（adiponectin receptor agonist：AdipoRon）の取得に成功した[18]．取得したAdipoRonは，AdipoR1およびAdipoR2に直接結合し，細胞レベルで，骨格筋細胞において直接にAMPKを活性化し，ミトコンドリア機能を上昇させた．さらに，AdipoRonは，肝臓，骨格筋や脂肪組織などにおいて，AdipoRを介して，代謝作用を改善させ，個体レベルで，抗糖尿病作用を発揮することが明らかとなった（**図1**）．

また，カロリー制限が寿命を延長することが知られているが，そのメカニズムの一部として，AMPK，SIRTが関連することが明らかとなってきている．また，肥満の状態では，組織における酸化ストレスが増加し，そのことが老化や短命に影響を及ぼす可能性があることがわかっている．逆に，酸化ストレス消去系遺伝子であるカタラーゼやSODを過剰発現させると，寿命が延長することも報告されている．

アディポネクチン/AdipoRシグナルは，AMPK-SIRT1経路を活性化すること，またカタラーゼやSODなど酸化ストレス消去系遺伝子を正に制御し，各組織での酸化ストレスを軽減することが明らかになっていることから，AdipoR欠損マウスの寿命は短くなることが想定されたため，AdipoR欠損マウスの寿命を検討した．高脂肪食を負荷した野生型マウスより，AdipoR1欠損マウスおよびAdipoR2欠損マウスの寿命は短くなり，さらにAdipoR1・R2ダブル欠損マウスの寿命が最も短くなることがわかった[18]．

また，AdipoRアゴニストであるAdipoRonは，肝臓，骨格筋や脂肪組織において，異所性脂肪蓄積や慢性炎症，ミトコンドリア機能低下や酸化ストレス増大などのいわゆる細胞内ストレスを低減させ，さらに個体レベルで，抗糖尿病作用を発揮した．また，肥満・2型糖尿病モデルマウスに高脂肪食を負荷すると，寿命が短縮するが，AdipoRアゴニストであるAdipoRonを投与すると，高脂肪食を摂取していても，肥満によって短くなった寿命が回復することが明らかとなった（**図1，3**）[18]．

5 アディポネクチン受容体の立体構造の解明

アディポネクチン受容体は，膜を7回貫通すると予想されていたが，N末端が細胞外，C末端が細胞内である7回膜貫通タンパク質としてよく知られているGタンパク質共役受容体（GPCR）とは，膜への配向性が逆だと推測されていた．GPCRは，その下流の因子である三量体型Gタンパク質と結合した状態での立体構造解析により，その活性化機構が明らかになりつつある．一方で，アディポネクチン受容体の立体構造は明らかにされていなかった．そのため，X線結晶構造解析により，アディポネクチン受容体の立体構造を明らかにし，その構造から，機能解明を行うことをめざしてきた．

われわれは，ごく最近，アディポネクチン受容体が膜に挿入された状態の立体構造を認識する抗体を作製し，脂質メソフェーズ法によって，受容体と抗体（Fvフラグメント）との複合体の結晶化に成功した[19]．得られた結晶から，AdipoR1およびAdipoR2の結晶構造を，それぞれ分解能2.9 Åおよび2.4 Åで決定した[20]．

AdipoR1およびAdipoR2の構造は，非常によく似ていることが確認された．結晶化に用いた抗体は，N末端細胞内領域を認識していた．アディポネクチン受容体と立体構造の類似性の高いタンパク質を検索したが，タンパク質立体構造データベースにはそのようなタンパク質は登録されていなかった．アディポネクチン受容体には，GPCRと立体構造上全く異なっていることも明らかとなり，全く新規であると結論づけた．

さらに，AdipoR1とAdipoR2の7回膜貫通ドメインの中に，1つのZn^{2+}の存在を見出した．Zn^{2+}結合部位は，細胞の内側の細胞膜からおよそ4 Åの距離に位置していた．Zn^{2+}は，3つのHis残基により2.1～2.6 Åの距離で配位していた．さらに，AdipoR2においては，1つの水分子をZn^{2+}とAspの側鎖のカルボキシル基との間に見出した．これら3つのHisとAspは，アディポネクチン受容体のホモログに保存されていた．

AdipoR1のZn^{2+}の配位に関係するアミノ酸をAlaに変異し，活性との相関を解析したところ，AdipoR1においてZn^{2+}の結合はAMPKの活性化に直接的には必要ではなく，立体構造維持に重要であることが示唆された．対照的に，AdipoR2では，Zn^{2+}の結合が，立体構造維持に加えて，AdipoR2のシグナル伝達経路に直接的に影響を与えていることが示唆された．さらに，AdipoR1およびAdipoR2の膜貫通ドメインにZn^{2+}結合部位を含む空洞を見出した．また，空洞中には，未同定分子の電子密度が存在していることが明らかとなった．

おわりに

2013年にアディポネクチン受容体作動薬として同定したAdipoRonが，抗糖尿病作用と健康寿命延伸作用をマウスにおいて認めることを示した[18]のを皮切りに，心血管疾患[21]や肝障害[22]に対して有用な作用を発揮する可能性が示されてきており，今後の臨床応用に向けた開発が期待される（**図3**）．

最近のAdipoR1とAdipoR2の立体構造解析から，AdipoR1とAdipoR2は，GPCRとは全く異なった構造および機能をもつことが示された．このことから，アディポネクチン受容体は新しいクラスの受容体として位置付けられた．AdipoRの立体構造の解明は，新規7回膜貫通型受容体であるAdipoRのシグナル伝達機構が明らかになるだけではなく，アディポネクチン受容体活性化低分子化合物の開発および最適化を加速させると期待され，今後の研究成果が待たれる．

文献

1）Scherer PE, et al：J Biol Chem, 270：26746-26749, 1995
2）Hu E, et al：J Biol Chem, 271：10697-10703, 1996
3）Maeda K, et al：Biochem Biophys Res Commun, 221：286-289, 1996
4）Nakano Y, et al：J Biochem, 120：803-812, 1996
5）Arita Y, et al：Biochem Biophys Res Commun, 257：79-83, 1999
6）Yamauchi T, et al：Nat Med, 7：941-946, 2001
7）Fruebis J, et al：Proc Natl Acad Sci U S A, 98：2005-2010, 2001
8）Berg AH, et al：Nat Med, 7：947-953, 2001
9）Kubota N, et al：J Biol Chem, 277：25863-25866, 2002
10）Maeda N, et al：Nat Med, 8：731-737, 2002
11）Yamauchi T, et al：J Biol Chem, 278：2461-2468, 2003
12）Yamauchi T, et al：Nat Med, 8：1288-1295, 2002
13）Tomas E, et al：Proc Natl Acad Sci U S A, 99：16309-16313, 2002
14）Kadowaki T, et al：Lancet Diabetes Endocrinol, 2：8-9, 2014

15) Yamauchi T, et al：Nature, 423：762-769, 2003
16) Yamauchi T, et al：Nat Med, 13：332-339, 2007
17) Iwabu M, et al：Nature, 464：1313-1319, 2010
18) Okada-Iwabu M, et al：Nature, 503：493-499, 2013
19) Tanabe H, et al：J Struct Funct Genomics, 16：11-23, 2015
20) Tanabe H, et al：Nature, 520：312-316, 2015
21) Zhang Y, et al：Am J Physiol Endocrinol Metab, 309：E275-E282, 2015
22) Wang Y, et al：Eur J Pharm Sci, 93：123-131, 2016

＜筆頭著者プロフィール＞

山内敏正：1992年，東京大学医学部医学科卒業．医学博士．'97年，日本学術振興会特別研究員（DC，PD）．2001年，ヒューマンサイエンス流動研究員．'04年，東京大学大学院医学系研究科統合的分子代謝疾患科学講座特任准教授．'14年より東京大学医学部附属病院糖尿病・代謝内科准教授．研究テーマ：肥満や加齢に伴うおけるエピゲノムやアディポカイン作用の制御の破綻の分子メカニズムとその病態生理的意義の解明とそれらの治療への応用．

Ⅰ. 新たな創薬標的

4. 新規経口糖尿病治療薬の創薬標的としてのGPR119

田口貴史，松本康嗣

Gタンパク質共役型受容体（G protein-coupled receptor：GPCR）は，細胞膜表面に発現している7回膜貫通型の受容体の総称であり，医薬品の多くがGPCRを介して薬理作用を発揮している．なかでも脂質を生体内リガンドとするGPR119は，膵β細胞と腸管に発現しており，リガンド刺激によるグルコース濃度依存性インスリン分泌の増強とGLP-1分泌促進作用が報告されており，新規糖尿病治療薬の創薬標的として研究・開発されている．本稿では，GPR119作動薬の薬理作用および開発状況について概説する．

はじめに

GPCRは，細胞膜上に発現する7回膜貫通型の受容体であり，細胞外からリガンドが結合すると，立体構造が変化し三量体Gタンパク質の活性化を介して細胞内へシグナルを伝達する．ヒトゲノム解析により約800種類のGPCR遺伝子が存在することが報告されており，匂い，味，光といった外因性の刺激，さらにホルモンや神経伝達物質といった内因性のリガンドがGPCRに作用し，生理的に機能する．そのなかでリガンドが不明なものをオーファンGPCRとよんでいる[1]．医薬品の多くがGPCR[2]を介して薬理作用を発揮しており，オーファンGPCRを標的としたアゴニスト（作動薬）やアンタゴニスト（拮抗薬）の開発が新規の疾患治療薬として期待されている．

GPR119はオーファンGPCR研究のなかで見出された新規糖尿病治療薬の創薬標的であり，各種脂質がその生体内リガンドとして報告されいる．GPR119は，膵臓のβ細胞と腸管に発現しており，その作動薬は，膵β細胞でグルコース濃度依存性のインスリン分泌を，

[キーワード＆略語]
GPR119，GPCR，OLDA，GLP-1，GPR119作動薬，経口糖尿病治療薬

AUC：area under the curve（曲線下面積）
GPCR：G protein-coupled receptor（Gタンパク質共役型受容体）
LPC：lysophosphatidylcholine（リゾホスファチジルコリン）
OEA：oleoylethanolamide（オレオイルエタノールアミド）
OLDA：*N*-oleoyldopamine（*N*-オレオイルドパミン）
SU：sulfonylurea（スルホニルウレア）

GPR119 as a drug target of new oral hypoglycemic agent

Takashi Taguchi[1]/Koji Matsumoto[2]：Clinical Development Department, R&D Division, Daiichi Sankyo Co., Ltd.[1]/End-Organ Disease Laboratories, R&D Division, Daiichi Sankyo Co., Ltd.[2]（第一三共株式会社研究開発本部臨床開発部[1]/第一三共株式会社研究開発本部臓器保護ラボラトリー[2]）

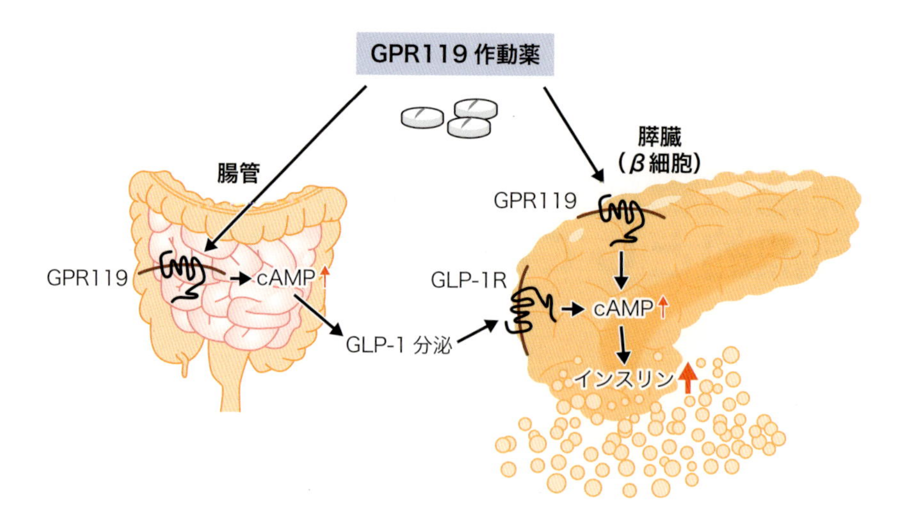

図1　GPR119作動薬の作用機序

腸管でGLP-1分泌を促進する．以下にGPR119作動薬の薬理作用および開発状況について概説する．

1 GPR119の発現と内因性リガンド

1）GPR119の発現組織

GPR119は，2003年にオーファンGPCRとして同定[1]されたclass Aに属するGPCRである．GPR119のmRNAは，ヒト，マウスやラットで膵ラ氏島および腸管に高発現しており，膵β細胞株ではHIT-T15細胞，NIT-1細胞，およびMIN6細胞に，腸内分泌細胞株ではGLUTag細胞やSTC-1細胞で発現している[3][4]．

GPR119は，Gαタンパク質に共役しており，その作動薬が結合すると，細胞内でアデニル酸シクラーゼが活性化され，ATPからcAMPが産生される．細胞内のcAMP濃度の上昇により，膵β細胞株ではグルコース濃度依存性のインスリン分泌が，腸内分泌細胞株ではGLP-1分泌が促進される．

2）GPR119の内因性リガンド

GPR119に対する内因性リガンドとして，脂肪酸の誘導体であるオレオイルエタノールアミド（OEA）[5]，*N*-オレオイルドパミン（OLDA）[6]およびリン脂質のリゾホスファチジルコリン（LPC）[4]などが報告されている．

OEAは，*in vivo*でリン脂質膜から*N*-アシルホスファチジルエタノールアミン/ホスホリパーゼDにより合成され[7]，腸管のOEA濃度は，絶食下で低下し食事により増加する．ラットにOEAを投与すると摂餌量が低下するが，この作用はGPR119を介した作用[8]ではなく，PPARαの活性化による[9]可能性が示唆されている．

OLDAはオレイン酸とドパミンから生合成される脂質で，膵ラ氏島におけるGPR119のモデュレーターの可能性が示唆されている[6]．ドパミンの合成に必須なチロシン水酸化酵素やドーパ脱炭酸酵素の遺伝子は，マウスの膵ラ氏島に発現しているが，腸管にはほとんど発現していない[6]．しかし，OLDA合成に必須な脂肪酸水酸化酵素は，膵ラ氏島および腸管で高発現している[6]．

膵β細胞株にOEA, OLDAやLPCを添加すると，その濃度依存的なcAMPの上昇が示され，さらにインスリン分泌が増強される[4][6][10]．また，腸内分泌細胞株のGLUTag細胞にOEAを添加すると，GLP-1分泌が促進される[10]．

2 GPR119の作用メカニズム

1）インスリン分泌作用（図1）

OLDAは，GPR119の発現が確認されているハムスター由来インスリノーマ細胞株であるHIT-T15細胞において15 mMグルコース存在下でインスリン分泌を増強する．一方，GPR119が発現していないラット由来インスリノーマRIN-5F細胞では，15 mMグルコー

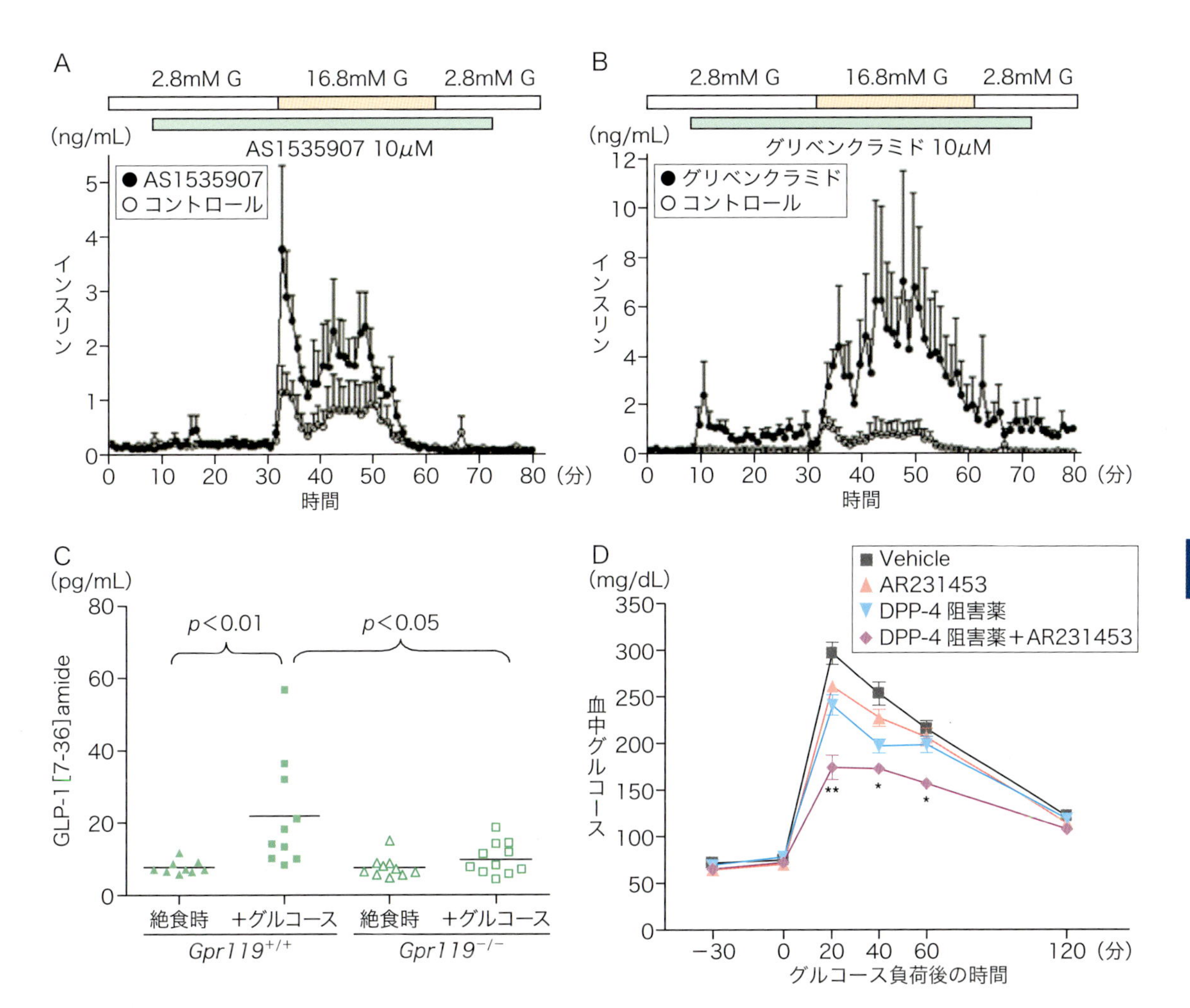

図2　GPR119作動薬の薬理作用
A）ラット膵島還流系におけるAS1535907のインスリン分泌促進作用，B）ラット膵島還流系におけるグリベンクラミドのインスリン分泌促進作用，C）GPR119 KOマウス（*Gpr119*$^{-/-}$）と野生型マウス（*Gpr119*$^{+/+}$）におけるグルコース誘導性GLP-1分泌，D）C57BL/6マウスにおけるGPR119作動薬（AR231453）とDPP-4阻害薬（シタグリプチン）との併用効果．G：グルコース．A，Bは文献11より，Cは文献8より，Dは文献3より引用．

ス存在下でインスリン分泌の増強はみられないが，外因性にGPR119を発現させるとOLDA添加によるインスリン分泌が増強される[6]．GPR119作動薬のAS1535907は，ラット膵島還流評価系において2.8 mMグルコース存在下ではインスリン分泌を起こさないのに対し16.8 mMグルコース存在下で有意にインスリン分泌を促進する（**図2A**）[11]．一方，スルホニルウレア（SU）剤のグリベンクラミドは2.8 mMグルコース存在下でもインスリン分泌を促進する（**図2B**）[11]．以上より，膵β細胞に発現しているGPR119はグルコース濃度依存性のインスリン分泌を増強，つまりグルコース濃度が高いときにのみインスリン分泌を引き起こすことから，GPR119を創薬標的にすることにより，SU剤よりも低血糖誘導リスクの低い薬剤を創出できる可能性がある．

2）GLP-1分泌促進作用（図1）

GPR119ノックアウト（KO）マウスではグルコース負荷による血漿中GLP-1[7-36]amideの上昇が野生型マウスと比較して有意に減少している（**図2C**）[8]．また，GPR119リガンドの2-オレオイルグリセロールのGLUTag細胞およびマウス初代結腸陰窩由来細胞におけるGLP-1分泌作用は，GPR119の特異的拮抗薬で完

表　GPR119作動薬の開発状況（2016年9月現在）

薬剤名	会社名（開発元）	現在の状況
MBX-2982	CymaBay Therapeutics	Phase Ⅱ
GSK1292263	GlaxoSmith Kline	Phase Ⅱ（開発中止）
DS-8500a	Daiichi Sankyo	Phase Ⅱb
LEZ763	Novartis	Phase Ⅰ/Ⅱ（開発中止）
PSN-821	Prosidion	Phase Ⅱ（開発中止）
APD668（JNJ-28630368）	Arena Pharmaceuticals	Phase Ⅰ（開発中止）
APD597（JNJ-38431055）	Arena Pharmaceuticals	Phase Ⅰ（開発中止）
ZYG-19	Zydus Cadila	Phase Ⅰ
BMS-903452	Bristol-Myers Squibb	Phase Ⅰ（開発中止）

全に消失する[12]．以上の結果から，腸管で発現しているGPR119はGLP-1分泌に関与することが示唆される．

3）耐糖能改善作用

OLDAは，C57BL/6マウスにおける3 g経口糖負荷試験で糖負荷後120分までの血糖AUCを有意に低下させるが，GPR119 KOマウスではその作用がみられない[6]．また，AS1535907は，2型糖尿病モデルマウスであるdb/dbマウスのインスリン分泌プロファイルを改善し，2 g経口糖負荷試験で糖負荷後30分および180分までの血糖AUCを有意に低下させる[11]．

4）DPP-4阻害薬との併用効果

Arena社の合成作動薬AR231453（1 mg/kg）はC57BL/6マウスの3 g/kg糖負荷試験においてDPP-4阻害薬シタグリプチン（0.1 mg/kg）と併用することによってグルコース負荷後20, 40, 60分後の血漿グルコース濃度をシタグリプチン単独投与と比較して有意に低下させる（**図2D**）[3]．

5）ヒト移植膵島に対する作用

ストレプトゾトシンにより高血糖状態（＞400 mg/dL）に施したNOD-SCIDマウスに，ヒト膵島を腎被膜下に移植後，GPR119作動薬（PSN632408）を4週間連続投与すると71％の個体が正常血糖域（＜200 mg/dL）に回復したのに対し，GPR119作動薬非投与群では24％しか回復しなかった．GPR119作動薬投与群の移植片では，非投与群と比較して$Insulin^+$/$BrdU^+$細胞と$Insulin^+$/$Ki67^+$細胞数の増加を伴う有意なβ細胞エリアの増大が認められ，その作用機序としてβ細胞の細胞増殖活性の上昇が示唆されているが，移植直後に生じるアポトーシスを抑制している可能性も否定できない[13]．

3 GPR119作動薬の開発状況

これまでにいくつかの化合物で臨床試験が実施されている（**表**）．

GSK1292263は，2型糖尿病患者を用いた第Ⅱ相試験が実施され[14]，単回投与試験では，糖負荷試験により用量依存的な血糖値の低下が確認された（**図3A**）．しかし，2週間の反復投与試験では，24時間平均血糖値の低下が認められなかったため（**図3B**），開発は中止された．一方で，HDLコレステロールの増加，LDLコレステロールや中性脂肪の減少といった脂質改善効果が示された．

JNJ-38431055は，2型糖尿病患者を用いた臨床試験が実施され[15]，単回投与試験では，糖負荷試験での血糖値の低下および血清GLP-1濃度の上昇が確認されたが，2週間の反復投与試験では，24時間平均血糖値の低下が認められなかったため，開発は中止された．低血糖など，安全性に関連する特記事項は報告されていない．

MBX-2982は，2010年8月に2型糖尿病患者を用いた前期第Ⅱ相試験が終了している．ウェブサイト上[16]では，4週間の反復投与試験で，平均血糖値の低下やGLP-1の上昇が認められたと記載されているが，サノフィ社がCymaBay Therapeutics社に権利を返還後，いまだ後期第Ⅱ相試験には進んでいない．

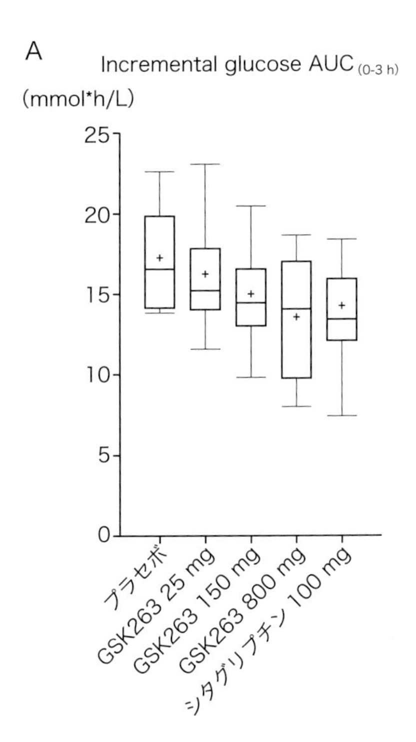

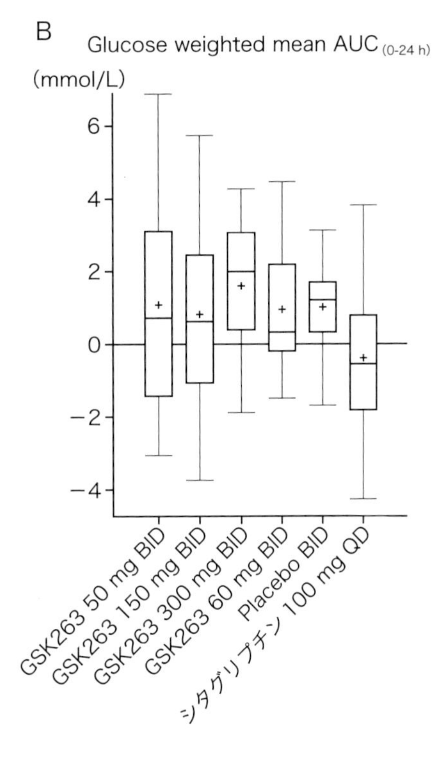

図3 2型糖尿病患者におけるGSK1292263の血糖降下作用
A) 単回投与時のincremental Glucose AUC $_{(0\text{-}3\ h)}$，B) 2週間反復投与後のGlucose weighted mean AUC $_{(0\text{-}24\ h)}$．A，Bはともに文献14より引用．

PSN-821は，2011年の欧州糖尿病学会で，2型糖尿病患者を用いた前期第II相試験の結果が発表された[17]．プラセボと比較して統計学的に有意な血糖値の低下が認められ，さらにLDLコレステロールの低下も示された．2型糖尿病に対する効果が期待されていたが，2012年に開発は中止された．

LEZ763は，2015年の米国糖尿病学会で，2型糖尿病患者を用いた前期第II相試験の結果が発表された[18]．4週間の反復投与試験では，プラセボと比較して統計学的に有意な血糖値の低下が示されず，開発は中止された．

DS-8500aは，2016年の米国糖尿病学会で2型糖尿病を用いた前期第II相試験の結果が発表された[19]．4週間の反復投与試験で，プラセボと比較して統計学的に有意な24時間平均血糖値の低下が認められた．また，LDLコレステロールや中性脂肪の低下，およびHDLコレステロールの上昇などの脂質改善効果が示された．現在，後期第II相試験が実施されている．

このように，開発中のGPR119作動薬がある一方で，いくつかの作動薬は反復投与での効果減弱により開発が中止されており，この現象がクラスエフェクトなのか化合物構造によるものかいまだわかっていない．また，脂質改善効果についても，その作用機序は明確になっていない．

おわりに

GPR119の薬理作用の研究が進み，GPR119を標的とした創薬開発が進行している．GPR119作動薬は，グルコース濃度依存性のインスリン分泌およびGLP-1分泌を促進することから，DPP-4阻害薬との併用効果も期待される．臨床試験では，血糖低下作用以外に脂質改善効果が示されているが，その作用機序はいまだ不明である．今後，GPR119作動薬の生体内における機能解析がさらに進展し，安全性の高い新規糖尿病治療薬の開発につながることを期待したい．

文献・ウェブサイト

1） Takeda S, et al：FEBS Lett, 520：97-101, 2002
2） Overington JP, et al：Nat Rev Drug Discov, 5：993-996, 2006
3） Chu ZL, et al：Endocrinology, 149：2038-2047, 2008
4） Soga T, et al：Biochem Biophys Res Commun, 326：744-751, 2005
5） Overton HA, et al：Cell Metab, 3：167-175, 2006
6） Chu ZL, et al：Mol Endocrinol, 24：161-170, 2010
7） Fu J, et al：J Biol Chem, 282：1518-1528, 2007
8） Lan H, et al：J Endocrinol, 201：219-230, 2009
9） Fu J, et al：Nature, 425：90-93, 2003
10） Lauffer LM, et al：Diabetes, 58：1058-1066, 2009
11） Yoshida S, et al：Biochem Biophys Res Commun, 402：280-285, 2010
12） Hassing HA, et al：Biofactors：2016
13） Ansarullah, et al：J Diabetes Res, 2016：1620821, 2016
14） Nunez DJ, et al：PLoS One, 9：e92494, 2014
15） Katz LB, et al：Diabetes Obes Metab, 14：709-716, 2012
16） CymaBay Therapeuticsのウェブサイト．http://www.cymabay.com/pipeline_mbx2982.html（2016年11月10日閲覧）
17） Goodman ML, et al：47th Ann Meeting EASD, Abstract 188, 2011
18） Yanling HE, et al：Diabetes, 64, Abstract 122-LB, 2015
19） Inagaki N, et al：Diabetes, 65, Abstract 119-LB, 2016

＜筆頭著者プロフィール＞
田口貴史：薬学博士．第一三共株式会社研究開発本部臨床開発部主査．1999年3月，広島大学医学系研究科博士課程修了．同年4月より，広島大学医学部産科婦人科研究員を経て，2001年4月，旧三共株式会社研究開発本部バイオメディカル研究所に入社．その後，探索研究所を経て，'09年4月に開発第一部に異動，現在に至る．入社以来，糖尿・肥満領域の研究・開発に従事．

Ⅱ．新たな治療法

5. 腸内細菌を介した宿主エネルギー代謝と免疫制御機構 ―糖尿病治療に向けて

中島 啓，木村郁夫

近年の腸内細菌研究から，腸内細菌叢の変化が，宿主のエネルギー代謝制御や栄養の摂取，免疫機能に影響を与え，糖尿病などのエネルギー代謝異常の直接的な原因となることが明らかとなった．このなかで特に，食由来腸内細菌代謝産物が腸内細菌の宿主側に影響を与える分子実体として注目され，医学・薬学・農学などさまざまな側面から，腸内細菌分野への関心がますます高まっている．本稿では，腸内細菌叢および腸内細菌代謝産物と宿主のエネルギー代謝・免疫機能との関連について，現在までの知見を概説し，糖尿病治療に向けた今後の展望について述べたい．

はじめに

糖尿病は，遺伝的要因と環境要因の複雑な相互作用の結果と考えられており，年齢，家族歴，食習慣など，いくつかのリスク要因が想定されている．近年，そのような環境因子の1つとして，腸内細菌の重要性が示唆されており，腸内細菌叢の変化が糖尿病，肥満や心血管疾患などの代謝性疾患と密接に関連していることが，科学的根拠に基づき証明されつつある．さらに，その作用実体として，食由来腸内細菌代謝産物が，宿

［キーワード＆略語］
腸内細菌，糖尿病，短鎖脂肪酸，エネルギー代謝，免疫制御

BCAA：branched-chain amino acids（分枝アミノ酸）
GLP-1：glucagon-like peptide-1（グルカゴン様ペプチド1）
GPCR：G protein-coupled receptor（Gタンパク質共役受容体）
IgA：immunoglobulin A（免疫グロブリンA）
IgG：immunoglobulin G（免疫グロブリンG）
MyD88：myeloid differentiation primary response gene 88
NODマウス：non-obese diabetes mouse（非肥満糖尿病マウス）
Olfr78：olfactory receptor 78
PYY：peptide YY（ペプチドYY）
RYGB：Roux-en-Y gastric bypass（ルーワイ胃バイパス手術）
SPF：specific pathogen free
TLR5：Toll-like receptor 5（Toll様受容体5）
Treg：regulatory T cell（制御性T細胞）

Host energy metabolism and immune regulation by the gut microbiota : For development of novel anti-diabetes treatment

Akira Nakajima/Ikuo Kimura : Department of Applied Biological Science, Graduate School of Agriculture, Tokyo University of Agriculture and Technology（東京農工大学大学院農学研究院応用生命化学専攻）

主の代謝調節・免疫機能に影響を与え，宿主の恒常性維持機能に重要な役割を果たしていることが明らかとなり，食物と腸内細菌，そして宿主エネルギー恒常性維持との関係が注目されるようになってきた．したがって，腸内細菌研究は医学・生物学的にもここ数年で最も肝要な領域として認識されはじめ，腸内細菌を新たな標的とした糖尿病治療への応用の可能性が模索されつつある．本稿において，これら腸内細菌叢変化とエネルギー代謝疾患との関連について，また腸内細菌代謝物が宿主エネルギー代謝や免疫機能に与える影響と，それらの糖尿病への関与について，現在までの知見と今後の展望について概説する．

1 腸内細菌叢と糖尿病

われわれヒトの腸管内には種類にして1,000種類以上，数にして10^{14}個以上の常在細菌が存在すると考えられている．2006年にGordonらのグループにより，腸内細菌叢の変化が肥満形成に寄与する可能性が示されて以来，腸内細菌叢が糖尿病・肥満症などの代謝性疾患と直接的に関与することが多数の研究報告から科学的根拠に基づき証明されつつある[1]．例えば，ヨーロッパと中国における2型糖尿病のコホート研究を実施した結果，人種や食生活の違いに関係なくすべての2型糖尿病患者の腸内細菌叢において酪酸産生クロストリジウム属の割合が低く，一方で非酪酸産生クロストリジウム属の割合は高いことが明らかとなった[2)3)]．また，糖尿病治療薬メトホルミンを2型糖尿病患者に服用させたところ，腸内細菌叢の変化に伴いインスリン感受性が亢進する統計結果が報告され，メトホルミンの効果の一部は腸内細菌叢を介しているのではないかということが示唆された[4]．しかしながら興味深いことに，変化した細菌分類自体はヨーロッパと中国で必ずしも統一性が認められず，これらの結果は腸内細菌叢が人種や食生活に大いに影響されることを意味すると考えられる．さらに，過度の肥満者や2型糖尿病患者に対する有効な治療手段として知られる胃バイパス手術（RYGB）は，著しい体重減少と肥満の軽減，そしてインスリン感受性の改善をもたらすが，この代謝改善効果にも腸内細菌叢が関与していることが示唆されている．すなわち，RYGB処置マウスの腸内細菌叢を解析した結果，RYGB処置に伴い，著しい菌叢変化が認められ，さらに変化した腸内細菌叢を無菌マウスに移植したレシピエントマウスは体重減少と脂肪量の減少が確認された[5]．以上より，腸内細菌叢変化は糖尿病などの代謝性疾患と密接にかかわっていることが多数の報告により示唆された．

最近，ヒト腸内細菌叢解析と血清メタボローム解析からインスリン抵抗性の原因となる細菌の特定が試みられた．それによると，インスリン抵抗性を示すヒトにおいては血清中のリポ多糖※1と分枝アミノ酸（BCAA）が上昇しており，それと相関してBCAA合成酵素を有する腸内細菌種（*Prevotella copri*と*Bacteroides vulgatus*）のBCAA合成活性が顕著に亢進していることが明らかになった（**図1**）[6]．さらに，高脂肪食摂取とともに*Prevotella copri*を投与したマウスは，血清BCAAレベルの上昇に伴い，インスリン抵抗性の誘導，耐糖能障害の悪化が観察された[6]．このことは，腸内細菌叢のバランス異常により誘導される血清メタボロームの変化が糖尿病発症と密接にかかわっていることを示唆している．一方で興味深いことに，高繊維食・低脂肪食を摂食させたマウスにおいては，*Prevotella copri*が糖代謝改善と正の相関を示すことも報告されており[7]，これらの知見は，食事の「質」が腸内細菌の「組成および機能」を制御し，宿主のエネルギー代謝と密接に関連していることを改めて示唆させるものである．

2 腸内細菌による免疫制御機構と糖尿病

腸内細菌叢の変化が糖尿病と直接関与していることが明らかになりつつあるが，菌叢変化を惹起する要因として，食事や抗生物質，ストレスなどの外因因子による宿主の免疫系変化もその1つとして想定されている．すなわち，腸管免疫シグナルによる腸内細菌叢の制御が2型糖尿病の特徴の1つであるインスリン標的組織（肝臓，脂肪組織，筋肉）における慢性炎症惹起

※1　リポ多糖

グラム陰性菌細胞壁外膜の構成成分であり，脂質および多糖から構成される物質（糖脂質）．エンドトキシンともよばれる．細菌が死滅したときなどに細胞が融解・破壊されることで遊離し，それが動物細胞などに作用することで多彩な生物活性を発揮する．

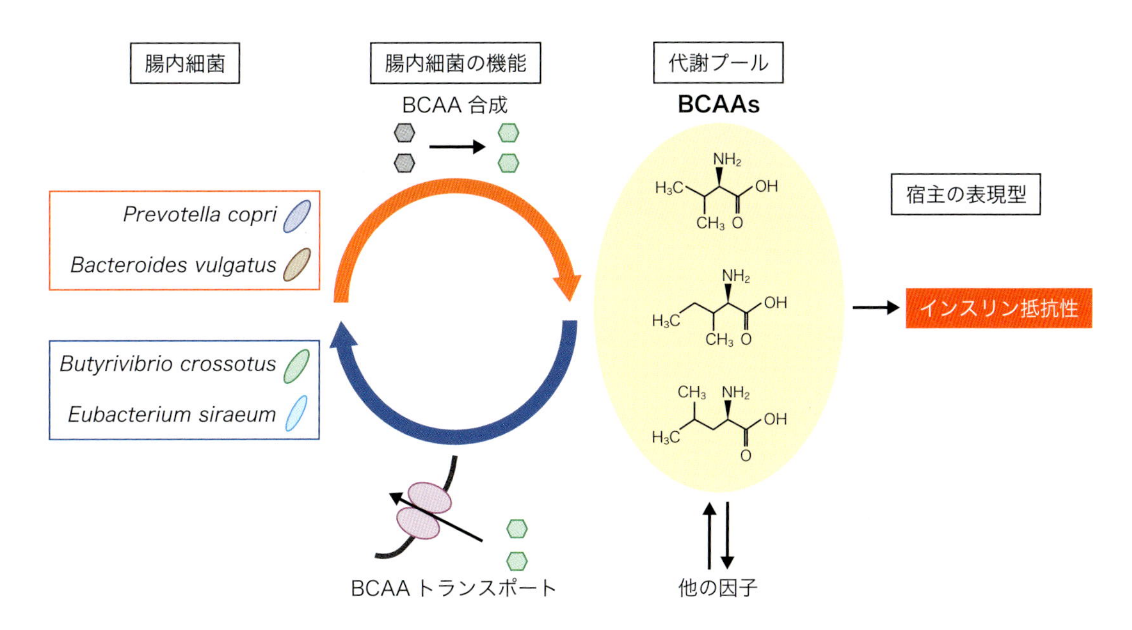

図1 ヒト腸内細菌叢と血清メタボローム解析
インスリン抵抗を示すヒトは，*Prevotella copri* や *Bacteroides vulgatus* のBCAA合成酵素活性が上昇する一方で，*Butyrivibrio crossotus* や *Eubacterium siraeum* のBCAAトランスポーター活性が低下する結果，血清中のBCAA濃度が顕著に増加し，インスリン抵抗性が惹起される．文献6より引用．

に関与することが報告されている．それによると，自然免疫応答である腸管内インフラマソーム※2を欠損したマウスは腸内細菌叢の破綻を招き，腸内細菌由来エンドトキシンの肝臓への流入増大の結果，肝臓の慢性炎症，脂肪肝およびインスリン抵抗性が増悪する[8]．また，自然免疫受容体TLR5の遺伝子を欠損させたマウスは腸内細菌叢の構成変化に伴い代謝性疾患を発症する[9]．さらに，2型糖尿病患者においても，腸内細菌叢の変化，腸管上皮バリア機能※3の破綻とともに，血清エンドトキシン濃度が高値であることが報告されており[10]，これらの研究成果は，腸管免疫系の破綻による腸内細菌叢の構成変化が宿主の炎症反応と糖尿病発症の原因となっていることを示唆するものである．

※2 インフラマソーム

炎症やアポトーシスに関与する複数のタンパク質からなる複合体．インフラマソームは，バクテリア生菌，微生物由来毒素，生体異物，PAMPs（病原体関連分子パターン），DAMPs（ダメージ関連分子パターン）などさまざまな刺激により活性化され，IL-1β，IL-18の分泌およびアポトーシス反応を制御し，さまざまな炎症性疾患に関与することが知られている．

※3 腸管上皮バリア機能

腸管上皮細胞がもつ病原体の侵入を防ぐバリア機能のこと．腸管上皮細胞は堅牢なタイトジャンクションを形成し，外来微生物に対する物理的なバリアとして機能するのみならず，分厚いムチン層の形成や抗菌ペプチドの分泌などを介して，宿主防御の役割を果たしている．

また，腸内細菌を介した免疫制御機構が，1型糖尿病とも密接に関与していることも明らかとなっている．1型糖尿病の動物モデルであるNOD（非肥満糖尿病）マウスについて，TLRのアダプタータンパク質MyD88を欠損させたNODマウスは通常のNODマウスと比較して，腸内細菌叢が変化し，それに伴い糖尿病の発症が有意に抑制された．一方で，MyD88を欠損させた無菌のNODマウスは，強い糖尿病の発症を示したが，このマウスに正常なヒト由来の腸内細菌群を与えられたマウスでは，糖尿病発症が減少した[11]．この結果は，腸内細菌を介した免疫シグナルが1型糖尿病発症を制御していることを意味し，腸内細菌の制御が1型糖尿病に対する治療の選択肢となりうることが予想される．また，1型糖尿病になりやすい遺伝子多型をもつフィンランドとエストニアの乳児の腸内細菌叢を追跡した結果，糖尿病を発症した児では，発症1年前から，腸内細菌叢の多様性の明らかな減少と組成の大きな変化

（酪酸産生菌の減少）がみられた[12]．これらの結果は，ヒトが発育期に十分な微生物や細菌に接触しないと免疫システムが正常に発達せず，1型糖尿病やアレルギーなどの自己免疫疾患のリスクが高くなる，衛生仮説と一致するものである．さらに，乳幼児期の抗生剤の使用により生じる腸内細菌叢の撹乱が，将来の宿主の2型糖尿病の発症リスクを高めることも報告されており[13]，今後，母子間および乳幼児期の腸内細菌を介した免疫シグナルが糖尿病発症をどのように制御しているのか，その解明が期待される．

3 腸内細菌代謝産物と宿主エネルギー代謝

腸内細菌叢の変化が宿主の代謝機能と密接に関係し，糖尿病などの代謝疾患に影響することが示されたが，その作用機序として，腸内細菌自身あるいはその代謝産物が，宿主の代謝機能に影響を及ぼす可能性が示唆されはじめた．そのなかでも特に，腸内細菌が難消化性多糖を発酵する際につくり出す代謝産物，短鎖脂肪酸（酢酸，プロピオン酸，酪酸）が体重増加抑制，摂食，糖代謝改善，インスリン感受性亢進など，宿主の健康維持に欠かせない役割を果たしていることが近年の研究より明らかになりつつある．短鎖脂肪酸は細胞膜上の7回膜貫通型受容体（GPCRs）を介して宿主エネルギー代謝機能に関与していると考えられており，各種GPCRsの機能解明が急速に進められている．そのなかでわれわれは，短鎖脂肪酸受容体GPR41とGPR43が食と腸内細菌，そして宿主のエネルギー恒常性を制御する重要な因子であることを明らかにした．

GPR41とGPR43は炭素数2～6の短鎖脂肪酸によって活性化される受容体として同定され，これまでにさまざまな組織においてエネルギー制御に関与することが報告されている．腸内分泌細胞に発現するGPR41，GPR43は，食欲抑制ホルモンPYYおよびインクレチンであるGLP-1の分泌を促進し，摂食量の調節および宿主インスリン感受性を制御することが報告されている[14] [15]．さらに，肥満者にプロピオン酸を投与すると，血中PYY，GLP-1が増加し，食事摂取量と内臓脂肪量の減少，糖代謝の改善がみられ，ヒトにおいても短鎖脂肪酸受容体の活性化と糖尿病の関連性が示唆されている[16]．これに加えて，短鎖脂肪酸はGPR41とGPR43両方を介して膵臓のβ細胞から直接的にインスリン分泌を調節することによりインスリン感受性制御にかかわる[17] [18]．短鎖脂肪酸産生源である難消化性多糖が体重増加抑制，摂食，糖代謝改善，インスリン感受性の亢進など宿主の代謝機能へ有益な影響をもたらすことはこれまでも示唆されていた．したがって，これらの結果は難消化性多糖が有する糖代謝改善効果の作用分子実体がGPCRsを介した腸内細菌代謝産物（短鎖脂肪酸）による刺激であることを示すものであり，短鎖脂肪酸およびその受容体が糖尿病治療において有力な標的になりうることを示唆するものである．

さらにわれわれはGPR41が他の組織と比較して交感神経節に著しく高発現していることを見出し，交感神経節におけるGPR41の活性化が神経細胞からのノルアドレナリン分泌を介し，エネルギー消費量を増大していることを明らかとした[19] [20]．また，この末梢神経に発現するGPR41が，腸－脳相関による中枢を介した腸管糖代謝制御を経由する食物繊維－腸内細菌－短鎖脂肪酸による代謝改善効果に重要であるとの報告もなされた[21]．さらにわれわれは，GPR43が白色脂肪組織にも高発現しており，脂肪細胞特異的にインスリンシグナルを抑制することで，糖や脂肪酸などの過剰なエネルギーの取り込みを抑え，脂肪細胞の肥大化，すなわち肥満を防ぐ作用機序を明らかにした[22]．近年，短鎖脂肪酸をリガンドとするGPCRsとして，GPR41とGPR43の他に，GPR109AやOlfr78が新たに同定され，これらが腸管免疫反応制御や血圧調節に関与していることが報告されている[23]～[25]．今後，これら新規短鎖脂肪酸受容体の機能解析を含め，腸内細菌代謝産物と糖尿病への関与の全容解明が期待される（**図2**）．

4 腸内細菌代謝産物と宿主免疫応答

前述までの研究成果に加え，腸内細菌代謝産物は，宿主の免疫機能にも大きな影響を与えることが明らかとされている．腸管は他の免疫器官に比べ非常に特殊な免疫系が発達しており，その成熟には腸内細菌による刺激が必要であることが示唆されているが，その作用メカニズムの1つとして腸内細菌代謝産物が想定さ

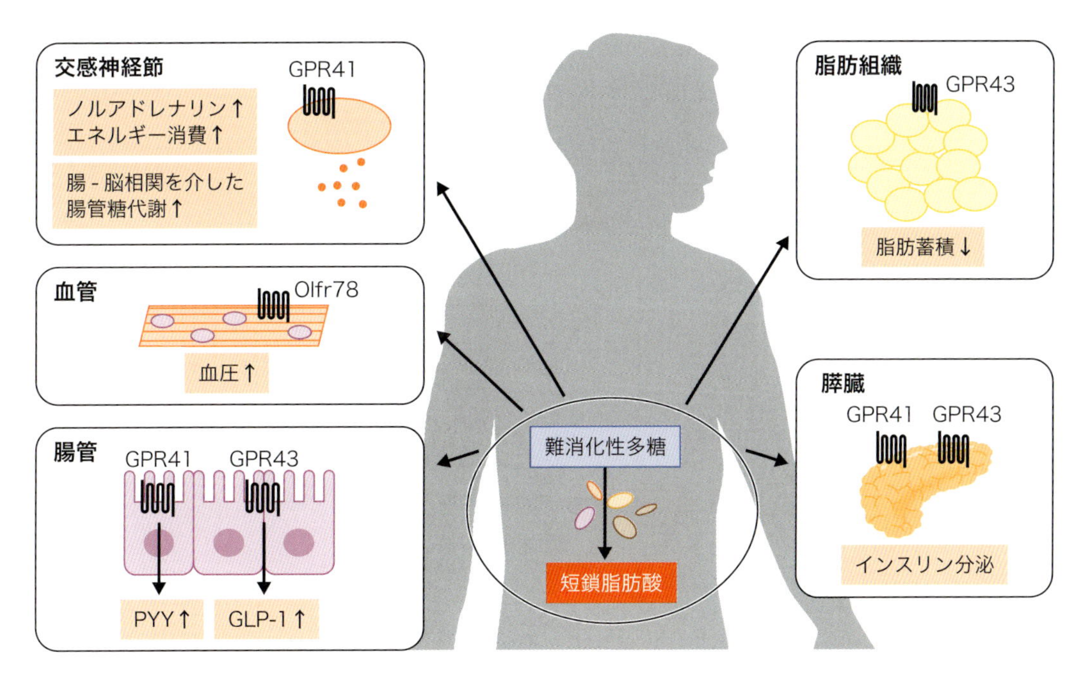

図2 食事由来腸内細菌代謝産物短鎖脂肪酸の宿主代謝機能に対する影響
腸内細菌代謝産物短鎖脂肪酸による宿主エネルギー代謝制御への関与.

れている．無菌マウスは，SPF（specific pathogen free）マウスと比較して，腸管からの抗菌ペプチドおよび免疫グロブリンA（IgA）の産生低下，T細胞の数の減少とその活性低下などが報告されているが，無菌マウスに酪酸を投与すると，酪酸が大腸内ナイーブT細胞にエピジェネティックに作用することで，制御性T細胞（regulatory T cell：Treg細胞）への分化を誘導することが明らかとなった[26]．酪酸は腸管上皮細胞および腸管樹状細胞上のGPR109Aを介して大腸におけるTreg細胞の恒常性維持に関与することも報告されている[23]．また，短鎖脂肪酸が腸管上皮細胞上のGPR43, GPR109Aを介して腸管内インフラマソーム活性化を誘導することや，酢酸が大腸上皮細胞のバリア機能を高め，病原菌感染を抑制することなども報告されている[24) 27]．さらに，短鎖脂肪酸が，腸管内のみならず，全身の免疫活性化にも関与することが明らかにされており，プロピオン酸がGPR41を介して骨髄中の樹状前駆細胞を増殖させることや，短鎖脂肪酸がB細胞に作用し，B細胞の代謝活性を変化させる結果，IgAおよび免疫グロブリンG（IgG）産生を亢進させることも報告されている[28) 29]．これら短鎖脂肪酸による免疫反応は，高繊維食を与えたマウスにおいても同様に観察されることから，食事を介した腸内細菌由来代謝産物（短鎖脂肪酸）の変化が，腸管および全身の免疫機能の違いを誘発する可能性が考えられる（**図3**）．

今後，「食-腸内細菌代謝産物-宿主の免疫応答」が糖尿病など代謝疾患とどのように関与しているのか，さらなる検討が必要と考えられる．興味深いことに，高繊維食負荷に伴う血中短鎖脂肪酸の増加は宿主の炎症反応を抑制することや[30]，酢酸が好中球上のGPR43を介して抗炎症作用を示すことなどが報告されており[31]，短鎖脂肪酸受容体を介した炎症反応制御が糖尿病の治療応用につながることが期待される．

おわりに

腸内細菌代謝産物が宿主のエネルギー恒常性維持や免疫機能に直接関与していることが明らかとなり，さらに，腸内細菌代謝産物認識受容体が腸管のみならず，脂肪組織や神経，免疫細胞など他のさまざまな組織においても機能を果たしている事実は，腸内細菌が腸内環境だけでなく，全身の恒常性維持に重要な役割を果

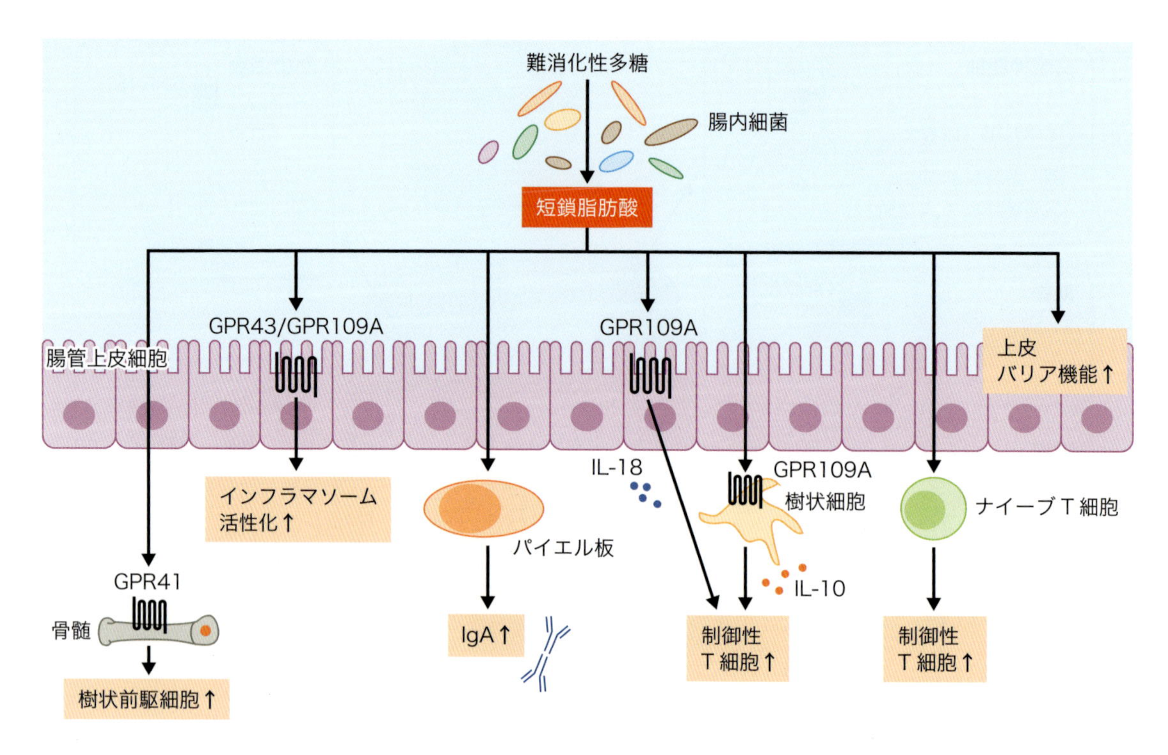

図3　食事由来腸内細菌代謝産物短鎖脂肪酸の宿主免疫機能に対する影響

たしていることを示しており，腸内細菌関連代謝疾患の発症メカニズムの分子レベルにおけるさらなる解明が期待される．また，マウスを用いた研究から，代謝改善のためには，腸内細菌叢の移植のみでは不十分で，腸内細菌が適切な機能を発揮するために食事が重要な役割を果たすことが示されている[32]．このことは，腸内細菌代謝物の源である「食事」と「食由来成分」の重要性を改めて認識させられるものである．今後，短鎖脂肪酸産生効率に影響を与える機能性多糖を利用したプレバイオティクス，短鎖脂肪酸産生菌摂取によるプロバイオティクスによる機能性食品の創出などが期待される．さらに，短鎖脂肪酸以外の腸内細菌代謝産物が宿主のエネルギー調節に関与している可能性も十分考えられ，新規腸内細菌代謝産物が同定されることで，新たな糖尿病の予防・治療法の開発につながることが期待される．さらには，医学的見地からも，腸内細菌研究の躍進は，腸内細菌を利用した医療への可能性を提示するものであり，医・薬・農を融合させた新たな分野として今後ますます進展すると予想される．

文献

1） Turnbaugh PJ, et al：Nature, 444：1027-1031, 2006
2） Karlsson FH, et al：Nature, 498：99-103, 2013
3） Qin J, et al：Nature, 490：55-60, 2012
4） Forslund K, et al：Nature, 528：262-266, 2015
5） Liou AP, et al：Sci Transl Med, 5：178ra41, 2013
6） Pedersen HK, et al：Nature, 535：376-381, 2016
7） Kovatcheva-Datchary P, et al：Cell Metab, 22：971-982, 2015
8） Henao-Mejia J, et al：Nature, 482：179-185, 2012
9） Vijay-Kumar M, et al：Science, 328：228-231, 2010
10） Creely SJ, et al：Am J Physiol Endocrinol Metab, 292：E740-E747, 2007
11） Wen L, et al：Nature, 455：1109-1113, 2008
12） Kostic AD, et al：Cell Host Microbe, 17：260-273, 2015
13） Cox LM, et al：Cell, 158：705-721, 2014
14） Samuel BS, et al：Proc Natl Acad Sci U S A, 105：16767-16772, 2008
15） Tolhurst G, et al：Diabetes, 61：364-371, 2012
16） Chambers ES, et al：Gut, 64：1744-1754, 2015
17） Tang C, et al：Nat Med, 21：173-177, 2015
18） McNelis JC, et al：Diabetes, 64：3203-3217, 2015
19） Kimura I, et al：Proc Natl Acad Sci U S A, 108：8030-8035, 2011
20） Inoue D, et al：FEBS Lett, 586：1547-1554, 2012
21） De Vadder F, et al：Cell, 156：84-96, 2014

22) Kimura I, et al：Nat Commun, 4：1829, 2013
23) Singh N, et al：Immunity, 40：128-139, 2014
24) Macia L, et al：Nat Commun, 6：6734, 2015
25) Pluznick JL, et al：Proc Natl Acad Sci U S A, 110：4410-4415, 2013
26) Furusawa Y, et al：Nature, 504：446-450, 2013
27) Fukuda S, et al：Nature, 469：543-547, 2011
28) Trompette A, et al：Nat Med, 20：159-166, 2014
29) Kim M, et al：Cell Host Microbe, 20：202-214, 2016
30) Amar J, et al：Am J Clin Nutr, 87：1219-1223, 2008
31) Maslowski KM, et al：Nature, 461：1282-1286, 2009
32) Ridaura VK, et al：Science, 341：1241214, 2013

＜筆頭著者プロフィール＞
中島　啓：2003年，京都大学薬学部卒業，'05年，奈良先端科学技術大学院大学修士課程修了，'05～'08年，富山化学工業株式会社，'12年，東京大学大学院医学系研究科博士課程修了，'12～'16年，京都大学医学研究科創薬医学融合拠点（AKプロジェクト）特定研究員，'16年より東京農工大学大学院農学研究院応用生命化学専攻特任助教．「腸内細菌による宿主の代謝・免疫機能制御」特に，腸内細菌代謝産物による代謝機能改善効果や免疫活性効果に興味をもって研究を進めている．

Ⅱ．新たな治療法

6. ケトン体は，新しい糖尿病治療の旗手になるのか？

植木浩二郎

糖尿病性ケトアシドーシスは，重度のインスリン欠乏に関連する生命を脅かす糖尿病の急性合併症の1つであるが，最近，ケトン体，特にβヒドロキシ酪酸（βOHB）が代謝，老化防止および臓器不全の保護に有益な効果を有することが示唆されている．これらの効果は，ケトン体の複数の作用によってもたらされることが示唆されている．実際，ケトン体は優れたエネルギー源，シグナル伝達分子およびヒストンデアセチラーゼ活性を介した転写制御因子として機能する．これらの有益な効果を糖尿病およびその合併症の治療に利用するためには，分子メカニズムを解明するさらなる研究が必要である．

はじめに

ケトン体は，インスリン作用不足が著しい場合にケトアシドーシスを引き起こすことから，糖尿病患者においては絶対に避けるべきものと考えられてきた．一方，最近の研究からケトン体の細胞保護的効果や効率的なエネルギー基質としての一面が明らかにされ，注目を集めている．さらに，最近のSGLT2（sodium glucose cotransporter 2）阻害薬の心血管イベント抑制効果にもケトン体の作用との関連が想定されている．本稿では，最近明らかにされてきたケトン体の新たな作用について概説し，その糖尿病治療への可能性について述べていきたい．

1 生理的条件下でのケトン体産生

ケトン体は，脂肪酸の燃焼産物であるβヒドロキシ酪酸（βOHB），アセト酢酸，アセトンの総称である．栄養素に偏りのない食事を摂取しているような状態では，ケトン体の血中濃度は数～数十μMであるが，半日程度の絶食で200～300μMに，2日程度の絶食で6～8 mMまで増加するといわれている．また，極端

［キーワード＆略語］
ケトン体，SGLT2阻害薬，臓器保護作用，抗老化作用

FFAR3：free fatty acid receptor 3
HCAR2：hydroxycarboxylic acid receptor 2
HMG：mitochondrial hydroxmethyl glutaryl
HMGCS2：HMG-CoA synthase 2
SGLT2：sodium glucose cotransporter 2

Ketone bodies: are they new standardbearers of diabetes treatment？

Kohjiro Ueki：Diabetes Research Center, National Center for Global Health and Medicine（国立国際医療研究センター糖尿病研究センター）

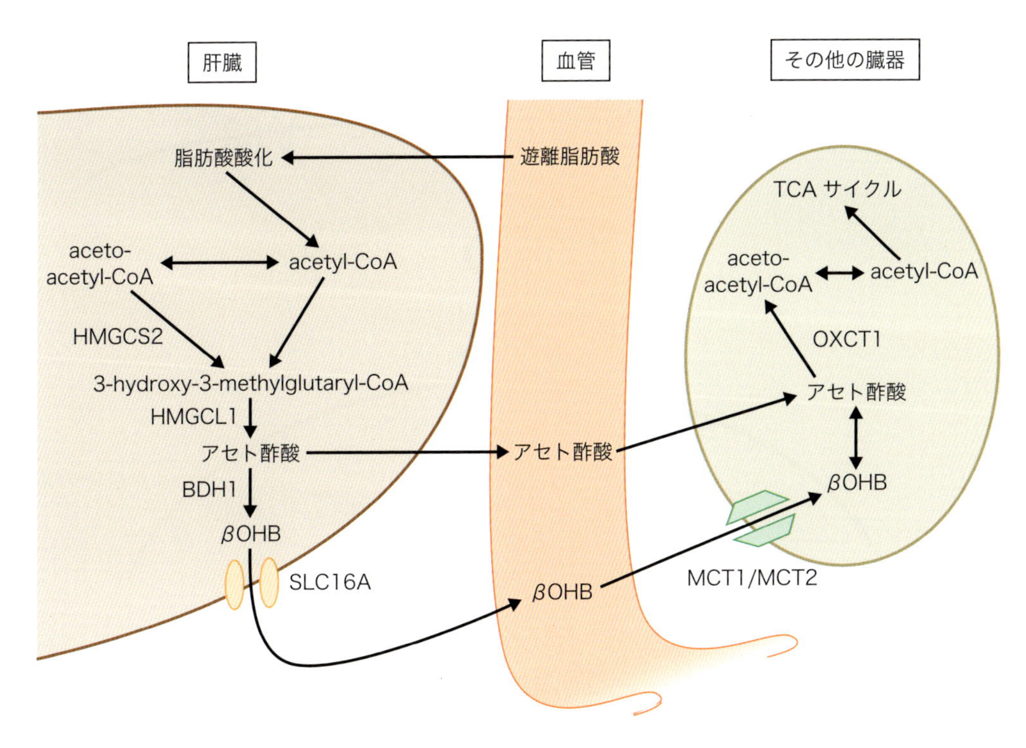

図1　肝臓でのケトン体産生機構と末梢臓器でのその利用

な糖質制限でも2〜3 mMまで増加し，激しい運動などでも1〜2 mM程度まで増加する[1]．

すなわち，蓄積されたグリコーゲンが絶食や激しい運動などで分解されて枯渇すると，脂肪組織から脂肪分解によって脂肪酸が動員されて，肝臓においてβ酸化を受けて，acetyl-CoAに変換されミトコンドリアのHMGCS2によってHMG-CoAに変換されて，さらにアセト酢酸を経てβOHBが産生される（**図1**）．肝臓で産生されたβOHBは，特異的トランスポーターであるSLC16Aにより，循環血液中に放出される（**図1**）．実際，循環中のケトン体の大部分はβOHBである．小児では，βOHBの利用率が高く，特に出生直後の脳では主なエネルギー源として使われている．

2 ケトン体の多面的作用

1）エネルギー基質

循環中のβOHBは，細胞表面の2つのトランスポーターMCT1/MCT2を通って，細胞内に取り込まれる．取り込まれたβOHBは，合成と逆経路でアセト酢酸に変換され，OXCT1によってsuccinyl-CoAからCo-Aを負荷されてacetoacetyl-CoAに変換される．肝臓では，このOXCT1が発現していないため，βOHBをエネルギー源として利用できない．acetoacetyl-CoAは2分子のacetyl-CoAとなって，TCAサイクルに入り，エネルギー産生に消費される（**図1**）．

2）シグナル伝達分子

βOHBは，少なくとも細胞表面の2つのGタンパク質共役型受容体HCAR2（hydroxycarboxylic acid receptor 2，別名：GPR109）とFFAR3（free fatty acid receptor 3，別名：GPR41）に結合する．HCAR2はβOHBの結合により活性化され，脂肪細胞における脂肪分解を抑制する．また，FFAR3は交感神経に発現しその緊張を亢進させるが，βOHBの結合により抑制され個体のエネルギー消費が減少するといわれている（**図2**）．

3）転写制御因子

ヒストン脱アセチル化酵素（HDAC）は，ヒストンのリジン残基を脱アセチル化し転写を抑制するが，ケトン体は，HDACに結合し，その活性を抑制すること

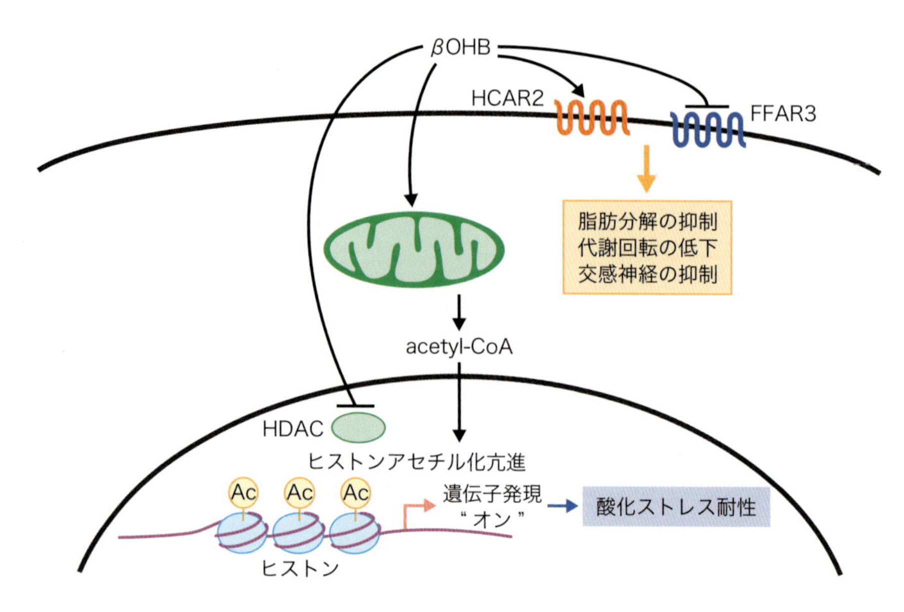

図2　ケトン体によるシグナル伝達・転写調節機構

が知られている．βOHBは，HDAC1，HDAC3およびHDAC4の活性を阻害し，ヒストンH3K9およびH3K14の高度アセチル化を惹起する（**図2**）．このような変化は，マウスでは腎臓で最も強く認められ，抗老化作用をもつと考えられるFoxO3などのいくつかの遺伝子の発現を上昇させる[2]．同様の変化は絶食時にも認められるため，絶食やカロリー制限によって増加するβOHBが，その抗老化作用の少なくとも一部を担っている可能性が示唆されている[1) 3)]．

また，βOHBは間接的にもヒストンの高度アセチル化を惹起すると考えられている．絶食などで増加したβOHBは細胞内に取り込まれ，前述の経路によってacetyl-CoAが細胞内に蓄積する．このことによって，タンパク質のアセチル化が亢進すると考えられている．

3 ケトン体上昇によって期待される臓器保護作用・抗老化作用

2015年，SGLT2阻害薬であるエンパグリフロジンを用いたプラセボ対照の心血管イベントに対する効果を検証するためのランダム化比較試験，EMPA-REG outcome trialの結果が発表された．本試験は，FDA（米国食品医薬品局）の要求する心血管に対する安全性評価試験であり，3 point MACE（major adverse cardiovascular event：心血管死，非致死性心筋梗塞，非致死性脳梗塞）が一次エンドポイントとして設定されていた．3.1年間の介入で3 point MACEは14％有意な減少をみたが，この結果は主に38％減少した心血管死によるものであり，非致死性の心筋梗塞や脳梗塞は減少していなかった（**表**）[4]．また，心不全による入院も35％有意な減少を示していた．この結果の解釈として，Ferranniniらは，SGLT2阻害薬服用下で血中濃度が上昇するβOHBが，心筋にとってATPを効率よく産生できる基質であるからではないかという仮説を立てている[5]．心不全時には，心筋のエネルギー源はグルコースに傾いているが，ケトン体はATP産生においてグルコースと同等の酸素を消費するが，1分子から2分子のacetyl-CoAを産生できるため，より多くのATPを産生できるという特性があり，これが心不全に陥りやすいEMPA-REG OUTCOME trialの被験者に有益であった可能性が考えられる．

一方，高ケトン食は難治性てんかんに対して治療効果があることが古くから知られており，神経保護作用があることが示唆されていた．ケトン体は，神経細胞のイオンチャネルやグルタミン酸トランスポーターの活性変化を介して，神経抑制を起こすといわれている．また最近，岡山大学の佐田らは，グリア細胞に取り込まれたグルコースが乳酸に代謝されて神経細胞へ運ば

表　EMPA-REG OUTCOME trialにおけるエンパグリフロジンの心血管イベントに対する効果

	イベント発現例数／解析症例数 エンパグリフロジン群	プラセボ群	HR (95% CI)	p値
主要評価項目：				
3-point MACE	490/4,687	282/2,333	0.86 (0.74～0.99) ＊	0.04※
心血管死	172/4,687	137/2,333	0.62 (0.49～0.77)	<0.001
非致死的心筋梗塞	213/4,687	121/2,333	0.87 (0.70～1.09)	0.22
非致死的脳卒中	150/4,687	60/2,333	1.24 (0.92～1.67)	0.16

0.25　0.50　1.00　2.00

← エンパグリフロジン群優位　　プラセボ群優位 →

文献4を元に作成．

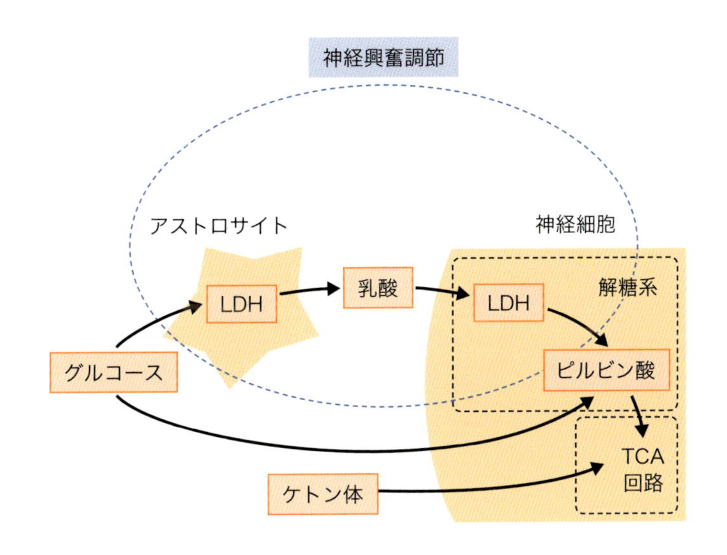

図3　神経細胞におけるエネルギー供給経路と興奮調節

れる「アストロサイト—ニューロン乳酸経路」が，神経電気活動を制御していることを見出し，乳酸脱水素酵素LDHの阻害によって乳酸の運搬が減少し抗てんかん作用を示すことを報告している（**図3**）[6]．ケトン食では，グリア細胞へのグルコース流入が減少し，神経細胞がケトン体をエネルギー源として使うことで抗てんかん作用・神経保護作用を発揮することを見出している．

酵母から哺乳類にいたるまで，カロリー制限が抗老化作用・寿命延伸作用をもつことが知られている．これには，Sirtの活性化やFoxOの活性化などさまざまな因子の関与がいわれているが，酸化ストレスに対する耐性を獲得していることが寿命延伸につながる共通の特徴のように思われる．一方，カロリー制限を行わなくても間欠的絶食は同様に抗老化作用・寿命延伸作用をもつことが知られている．間欠的絶食では，ケトン体が上昇することから前述のβOHBのHDAC阻害活性を介したFoxOの活性化・酸化ストレス耐性獲得が寿命延伸のメカニズムである可能性が高く，今後の解明が望まれる．

4 糖尿病治療への展開・糖尿病ケトアシドーシスの抑制

ケトン体のさまざまな特性を考えると糖尿病合併症の抑制や糖尿病患者の寿命延伸をめざした治療として，応用可能ではないかと考えられる．一方，前述のように糖尿病患者では高度にインスリン作用が欠乏している場合には，糖尿病ケトアシドーシスを惹起しやすいという問題がある．絶食や高強度の運動では糖尿病ケトアシドーシスの場合と同程度にケトン体血中濃度が上昇するにもかかわらず，前者ではアシドーシスにいたらず後者では生命を脅かす事態になるのかについては必ずしも明らかではない．1つの機序としては糖尿病ケトアシドーシスの場合数時間以内に病態が形成されることが多く，急速な血中ケトン体の上昇を呼吸性に代償できないことが考えられる．しかしながら，確かに絶食の場合にはケトン体は比較的緩徐に上昇するが，運動などの際には短時間で上昇するにもかかわらず通常アシドーシスにいたることはない．糖尿病ケトアシドーシスの場合には，グルカゴンやカテコールアミンなどの拮抗ホルモンの上昇がありケトン体の産生がより加速される状況にあるともいわれている．いずれにせよ，このようなリスクを回避するためには，ケトン体の臓器保護作用や抗老化作用の分子メカニズムを解明し，例えば特異的HDAC阻害薬などを治療薬として用いることも一法であろう．

おわりに

EMPA-REG OUTCOME trialの結果については，本当にケトン体がその要因をなしていたのか，またどのような患者に効果があるのかについて解析が必要であるが，同様にケトン体を上昇させる低炭水化物食の有用性や安全性についても，ケトン体の観点からの検討も重要である．今後の「ケトン体の科学」の発展に期待したい．

文献

1） Newman JC & Verdin E：Trends Endocrinol Metab, 25：42-52, 2014
2） Shimazu T, et al：Science, 339：211-214, 2013
3） Newman JC & Verdin E：Diabetes Res Clin Pract, 106：173-181, 2014
4） Zinman B, et al：N Engl J Med, 373：2117-2128, 2015
5） Ferrannini E, et al：Diabetes, 65：1190-1195, 2016
6） Sada N, et al：Science, 347：1362-1367, 2015

<著者プロフィール>
植木浩二郎：1987年，東京大学医学部医学科卒業．'97～2003年，ハーバード大学医学部Joslin Diabetes Center研究員・Instructor．'04年，東京大学大学院医学系研究科21世紀COEプログラム特任助教授．'07年，東京大学大学院医学系研究科糖尿病・代謝内科准教授．'14年より東京大学大学院医学系研究科分子糖尿病科学講座特任教授．'16年より国立国際医療研究センター研究所糖尿病研究センター長．種々の臓器でのインスリンシグナルによる生体恒常性維持機構に興味を持って研究している．

Ⅱ．新たな治療法

7. 肥満外科手術による糖尿病改善効果のメカニズム

徳山宏丈，横手幸太郎

近年，肥満外科手術は特に糖尿病などを改善する代謝改善手術（metabolic surgery）としての面が注目されている．その効果には摂食量の制限や体重減少だけではなく，消化管ホルモン（グレリン，GLP-1など）や胆汁酸，腸内細菌などの変化が直接関与している可能性が明らかにされつつある．しかしまだまだ未知な部分は多く，さらなるメカニズムの解明が新たな糖尿病治療法開発につながることが期待される．

はじめに

2型糖尿病は日本だけでなく世界的に増加傾向であり，特に肥満を伴う2型糖尿病の増加は深刻な問題となっている．肥満を伴う糖尿病ではしばしば減量することで糖尿病が改善する．日本では日本肥満学会が「健康障害を伴うやせさせるべき肥満（BMI 25 kg/m^{2}以上）」を「肥満症」と疾患単位として扱うことを提唱し，減量による糖尿病を含めた健康障害改善の重要性について啓蒙してきた．しかしBMIが35 kg/m^{2}を超えるような高度肥満症においてはしばしば減量とその維持は容易ではなく，治療選択肢の1つとして減量手術（bariatric surgery）が行われてきた．そして最近では特に糖尿病などを改善する代謝改善手術（metabolic surgery）としての側面が脚光を浴びている．

肥満外科手術を行った糖尿病患者においては，体重が減少するよりも早く糖代謝が改善されることが知られるようになり，摂食量の制限や減量とは独立した肥

[キーワード＆略語]
グレリン，GLP-1，胆汁酸，FXR，腸内細菌，代謝改善手術，肥満外科手術

BMI：body mass index（ボディマス指数）
Cyp7A1：cholesterol 7 α -hydroxylase 1
D2：type 2 iodothyronine deiodinase
FGF：fibroblast growth factor（線維芽細胞増殖因子）
FXR（別名NR1H4）：farnesoid X receptor
GIP：glucose-dependent insulinotropic polypeptide（グルコース依存性インスリン分泌刺激ポリペプチド）
GLP-1：glucagon-like peptide-1（グルカゴン様ペプチド1）
NR1H4：nuclear receptor subfamily 1, group H, member 4
RYGB：Roux-en-Y gastric bypass（ルーワイ胃バイパス手術）
T3：triiodothyronine（トリヨードサイロニン）

Mechanisms of diabetes remission in bariatric surgery
Hirotake Tokuyama/Koutaro Yokote：Clinical Cell Biology and Medicine, Graduate School of Medicine, Chiba University（千葉大学大学院医学研究院細胞治療内科学）

表　腹腔鏡下肥満外科治療の術式と特徴[1]

	摂食量を制限		摂食量＋消化吸収を制限	
術式	胃バンディング術	スリーブ状（袖状）胃切除術	胃バイパス術	スリーブ状胃切除術＋十二指腸スイッチ術（スリーブバイパス術）
体重減少効果	やや弱い	比較的大きい	大きい	大きい
糖尿病改善効果	やや弱い	比較的大きい	大きい	大きい
特徴的な合併症	・バンドのスリップ ・ポートトラブル	・逆流性食道炎	・ダンピング症候群 ・吸収障害	・逆流性食道炎 ・吸収障害
その他	効果はやや弱い．バンドの調節のため頻回の来院が必要．	現在，腹腔鏡下の手術としては日本で唯一，保険適応がある．	米国では最も行われている．通常の内視鏡では胃の観察が困難になるため，胃がんが多い日本人では注意が必要．	通常の内視鏡で残胃の観察が可能．術後長期の効果は不明．

満外科手術による直接的な糖代謝改善効果が注目されるようになってきた．そのメカニズムについてはまだ明らかではない点も多いが，本稿では肥満外科手術による糖尿病改善効果のメカニズムについて最近の知見をもとに概説する．

1 術式と特徴，糖尿病改善効果

肥満外科治療といっても術式はさまざまで，胃バンディング術，スリーブ状（袖状）胃切除術，胃バイパス術などがある[1)2)]．術式の違いにより術後に起きてくる代謝変容のメカニズムも異なってくることに注意が必要である．最近ではほとんどが腹腔鏡下に行われ，世界的には胃バイパス術（Roux-en-Y gastric bypass：RYGB，以下バイパス術）とスリーブ状胃切除術（laparoscopic sleeve gastrectomy：LSG，以下スリーブ術）が多く行われている．減量のメカニズムという観点からは主に摂食量を制限する方法と，摂食量と消化吸収の療法を制限する方法に分けられる（**表**）[1)]．コントロール不良の肥満糖尿病患者（ベースラインHbA1c 9.3％，BMI 36.0 kg/m^2）に対する外科手術（バイパス術，スリーブ術）と内科治療を比較した米国のランダム化比較試験（観察期間3年）では，体重減少効果・HbA1c改善効果・糖尿病治療薬減少効果はいずれも外科治療を行った群で大きかった．さらに，スリーブ術でもバイパス術には及ばないものの高い効果があることや，外科治療の効果がBMI 35 kg/m^{2}以下の群とBMI 35 kg/m^{2}以上の群で同様であることが示されている[3)]．

2 肥満外科手術による代謝変容のメカニズム

1）消化管ホルモン（グレリン，GLP-1）

手術によって摂取した食物が通過する部位やタイミングが変化することにより，消化管からのホルモン分泌反応も大きく変化する．胃から多く分泌されるグレリン[※1]や腸管から分泌されるGLP-1やGIPといったインクレチン[※2]は摂食行動や糖代謝に大きくかかわっており，その分泌が変化することが糖尿病や肥満の改善につながっているとの考え方がある[4)]．

グレリンは食欲亢進作用があることが知られ，その分泌細胞が多く分布する胃体部がスリーブ術では切離除去されるため，術後にはグレリン分泌が低下する．バイパス術において胃自体は切除されないで体内に残るが，術後にグレリンの空腹時ピークが低下して食欲亢進作用が減弱することも報告されている[5)]．また，グレリンはインスリン分泌抑制作用や抗インスリンホルモン刺激作用をもつため，グレリンの低下は糖尿病改善につながる[6)]．

※1　グレリン

胃体部に多く分布する胃内分泌細胞で主に産生・分泌されるペプチド．摂食や成長ホルモン分泌調節の中枢である視床下部に働くことで摂食亢進や体重増加，消化管機能調節などエネルギー代謝調節において重要な働きをしている．

※2　インクレチン

GLP-1やGIPといった，腸管から分泌されインスリン分泌を促進するホルモン．詳細は第3章-1参照．

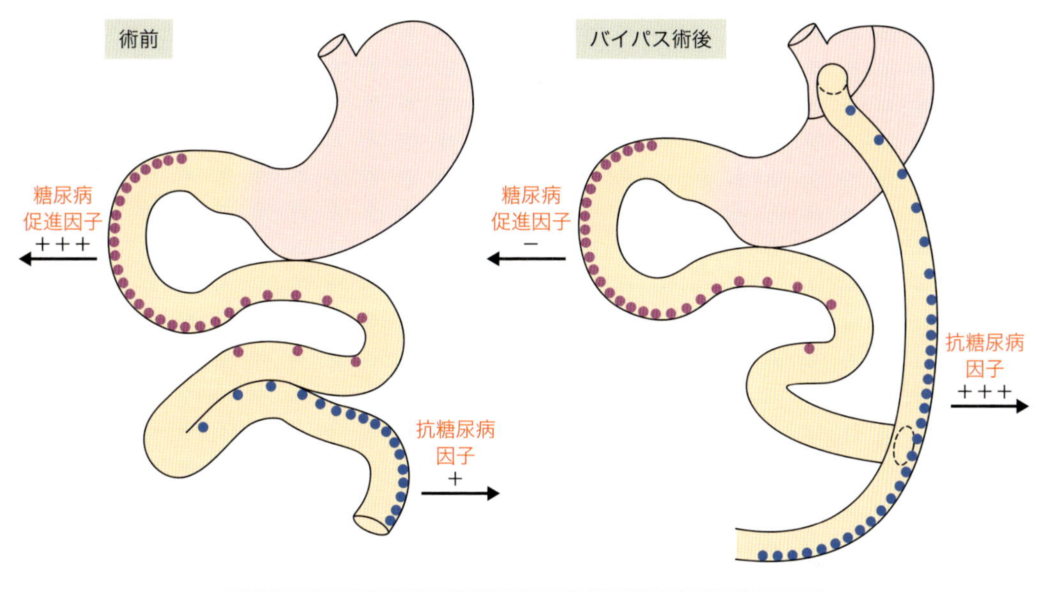

図1　前腸仮説（foregut hypothesis）と後腸仮説（hindgut hypothesis）
文献7より引用（赤字は著者による追加）．

インクレチンの関与に注目してバイパス術後の糖尿病改善効果を説明しようとした仮説が前腸仮説（foregut hypothesis：前の方の腸から分泌される因子が強く関与しているとする仮説）と後腸仮説（hindgut hypothesis：後ろの方の腸から分泌される因子が強く関与しているとする説）である（**図1**）[7]．

前腸仮説は十二指腸および上部空腸から血糖を上昇させるシグナル（グルカゴンやそれを放出する刺激となる可能性のあるGIP）が出されるが，術後は同部位を食物が通過しないためにその刺激が抑制されて糖尿病が改善するという仮説である．一方，後腸仮説は下部小腸や近位大腸へ食後早期に大量の未消化食物や胆汁・膵液が流入することで同部位に分布するL細胞からインスリン分泌促進作用や食欲抑制作用をもったGLP-1の分泌が促進されて糖尿病が改善するという仮説である．GLP-1に関しては術後に糖負荷試験や食事負荷試験での血中濃度が大きく増加することが報告されている[8][9]．スリーブ術前後で糖負荷試験を実施した自験例でも同様の結果を得ている（**図2**）．

もう1つのインクレチンホルモンであるGIPは高血糖時にインスリン分泌を促進する作用があるが[10]，同様にバイパス術後の糖負荷試験で血中濃度が大きく増加することが報告されている[8]．

ただしマウスの研究では，グレリンやGLP-1シグナルを欠損してもスリーブ術後の減量や糖尿病改善効果がキャンセルされないと報告されており[11][12]，これらのホルモンの関与に否定的な考え方もある．

なお，過去の消化管ホルモンについての研究では，測定系の問題（GLP-1では他のペプチドとの交叉反応により不正確であることがある）や，血中半減期の短い不安定な物質では測定そのものが困難であるなどの問題点があることに注意が必要である．

2）胆汁酸，FXR/SHP，TGR5，FGF19

胆汁酸※3は肝細胞において産生され胆管を通じて腸管内に放出されて脂質の吸収に重要な役割を果たし，

> **※3　胆汁酸**
> 腸管では脂質の消化吸収に関与．代謝シグナル分子としてはGタンパク質共役型受容体（GPCR）や核内受容体のリガンドとなる．

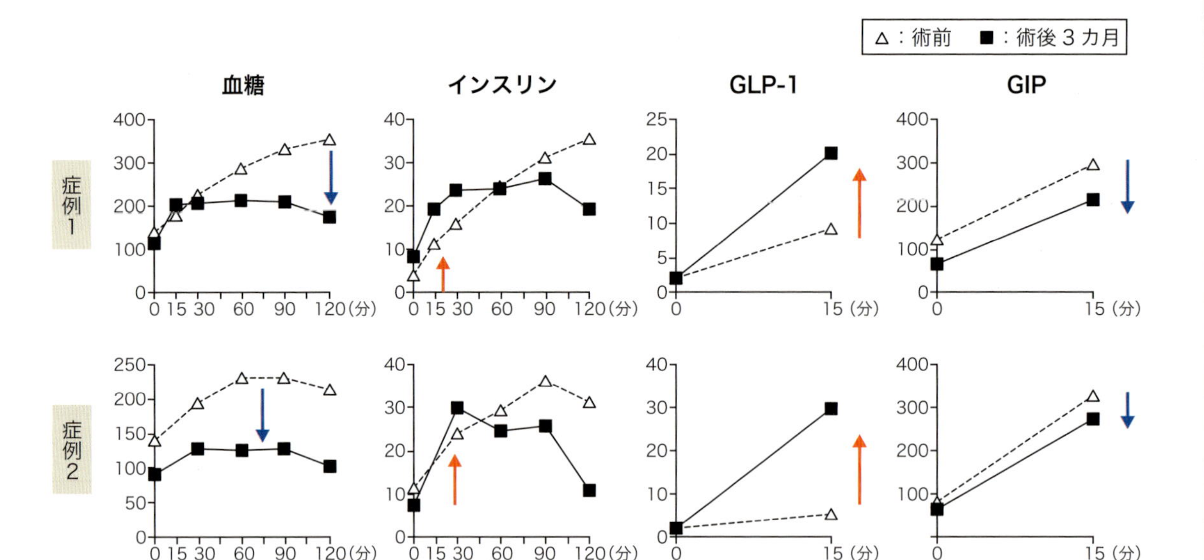

図2　スリーブ術後のインスリンおよびGLP-1分泌反応改善と糖代謝改善（糖負荷試験）
自験例.

大部分は下部回腸上皮から再吸収されて門脈を経由して肝細胞へ取り込まれる（腸肝循環）．一方，血中の胆汁酸は骨格筋（ヒト）や褐色脂肪（マウス）においてその受容体であるTGR5を介して細胞内cAMPを増加させD2（type 2 iodothyronine deiodinase）遺伝子を活性化して細胞内T3（triiodothyronine）濃度を上昇させ，エネルギー消費を高めると考えられている（**図3**）[13]．さらに腸管L細胞においてもTGR5を介してGLP-1分泌を亢進させる可能性が示唆されている[14]．

胆汁酸の肝細胞での合成や回腸上皮での再吸収では核内受容体FXR（farnesoid X receptor：別名NR1H4）が大きな役割を果たしている[15]．また，遠位小腸で胆汁酸の食後吸収後に発現するFGF19はFXRによって合成が調節され，主に回腸で産生される内分泌性FGF19は肝細胞表面のFGFR4などを介して胆汁酸産生を調節する（**図3**）．

バイパス術後に胆汁酸の血中濃度が上昇していることが以前から報告されていた[17]．より詳細な検討では術後1年以上の糖尿病寛解が得られたグループにおいて胆汁酸の有意な増加を認めたのに対し，寛解が得られなかったグループでは有意な増加を認めず，肝臓において胆汁酸産生を調節するFGF19（マウスではFGF15に相当）は前者でより増加が大きかった[18]．さらに糖尿病患者ではコントロール群よりも術前の血中胆汁酸濃度が高くFGF19濃度は低く，腸–肝臓におけるFGF19–胆汁酸経路に異常がある可能性が指摘されている．

スリーブ術後でも胆汁酸の血中濃度が上昇していることがヒトで報告されていた[19]．FXR遺伝子を欠損したマウスではスリーブ術後の減量および糖尿病改善効果が中長期的にキャンセルされる．これは，スリーブ術による胃の縮小効果より胆汁酸腸肝循環の増幅や腸内細菌叢の変化を通じてもたらされる胆汁酸の血中濃度上昇とFXRの活性化がより重要であることを示唆する[20]．このように，FXRがスリーブ術での糖尿病改善効果の中心的役割を担うとの考え方もある（**図4**）[21]．

これらの胆汁酸を中心とした研究をふまえて，最近では胆汁酸の血中濃度上昇効果のある胆汁酸吸着レジンが糖尿病治療薬としても注目されている（第4章-1参照）．

3）腸内細菌

バイパス術を受けた患者での短期的な腸内細菌の変化として*Firmicutes*の減少と*Bacteroidetes*の増加が報告されている[22]．さらに，バイパスおよびスリーブ術後長期（9年）を経過した患者においても同様の変化がみられ，手術を受けた患者の便を無菌マウスに移

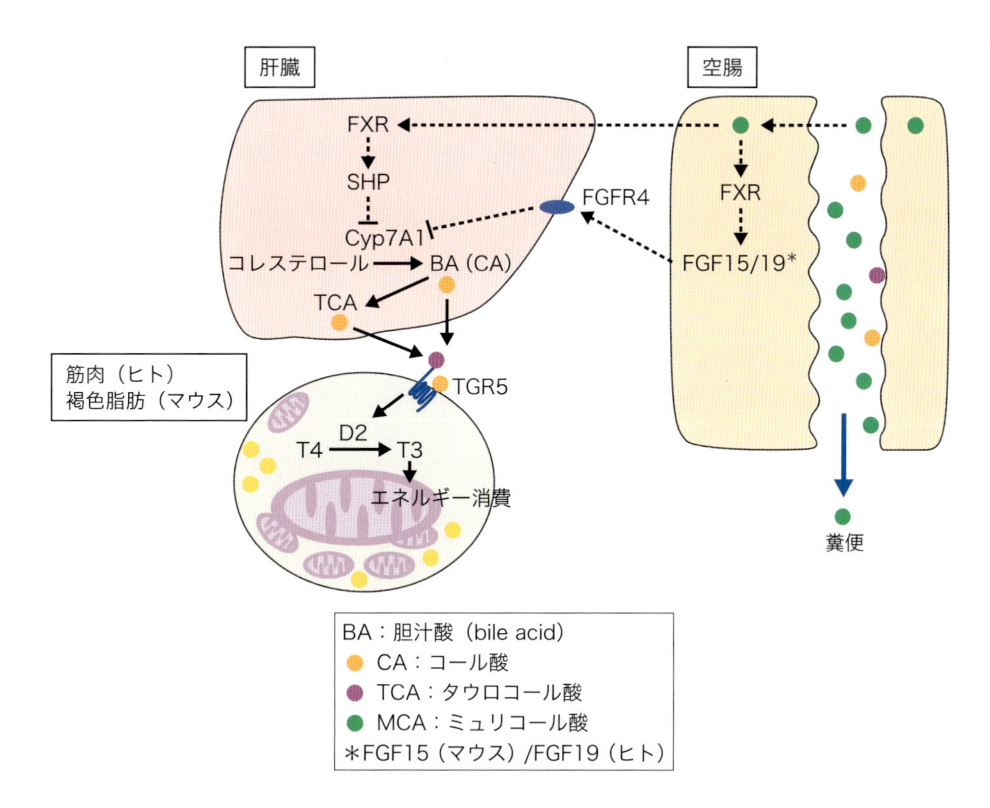

図3　胆汁酸，FXR，FGF19とTGR5を介したエネルギー消費の増加
Cyp7A1：cholesterol 7α-hydroxylase-1．文献16より改変して転載．

植すると減量効果が認められた[23]．このような腸内細菌叢の変化がいかにして糖尿病改善に結びつくかについては，胆汁酸，FGF19，短鎖脂肪酸などの多因子が関与するメカニズムが考えられている[4) 24]．また，マウスの研究では，スリーブ術により肥満・糖尿病が改善し，糖尿病患者で増加する*Firmicutes*が減少したが，胆汁酸をリガンドとするFXRのKOマウスでは肥満・糖尿病は改善せず*Firmicutes*も減少しなかったと報告されている[19]．

4）その他

レプチン，アディポネクチンの術前後の変化についての報告は多いが，直接的な糖尿病改善効果との関連は明らかになっていない．また，マウスを用いた十二指腸－空腸バイパス術の研究において，近位空腸にある“栄養センサー”からの刺激が視床下部へ伝わり肝臓での糖新生抑制をもたらす経路（gut-brain-liver axis）の存在が示されており[25]，この経路の活性化が糖尿病改善につながるとの説もある[26]．

おわりに

肥満外科手術によって引き起こされる変化は多岐にわたり劇的である．それに伴って起きる糖尿病改善のメカニズムのうち，すでに糖尿病改善効果が知られているGLP-1や胆汁酸を中心とした機序については徐々に解明が進んでいる．近年発表されたマウスでの研究では，優れた抗糖尿病効果と抗肥満効果をあわせもったGLP-1・GIP・グルカゴンのトリプルアゴニストであるペプチドが開発されたが[27]，その着眼点は肥満外科手術後の減量に先駆けての糖尿病寛解機序の研究にはじまったという．また，前腸仮説をもとに糖尿病患者の十二指腸粘膜の一部を内視鏡的に焼灼することによって糖尿病が改善したとの報告も出てきている[28]．今後さらに肥満外科手術の抗糖尿病効果メカニズムが明らかとなり新たな糖尿病治療法開発につながることが期待される．

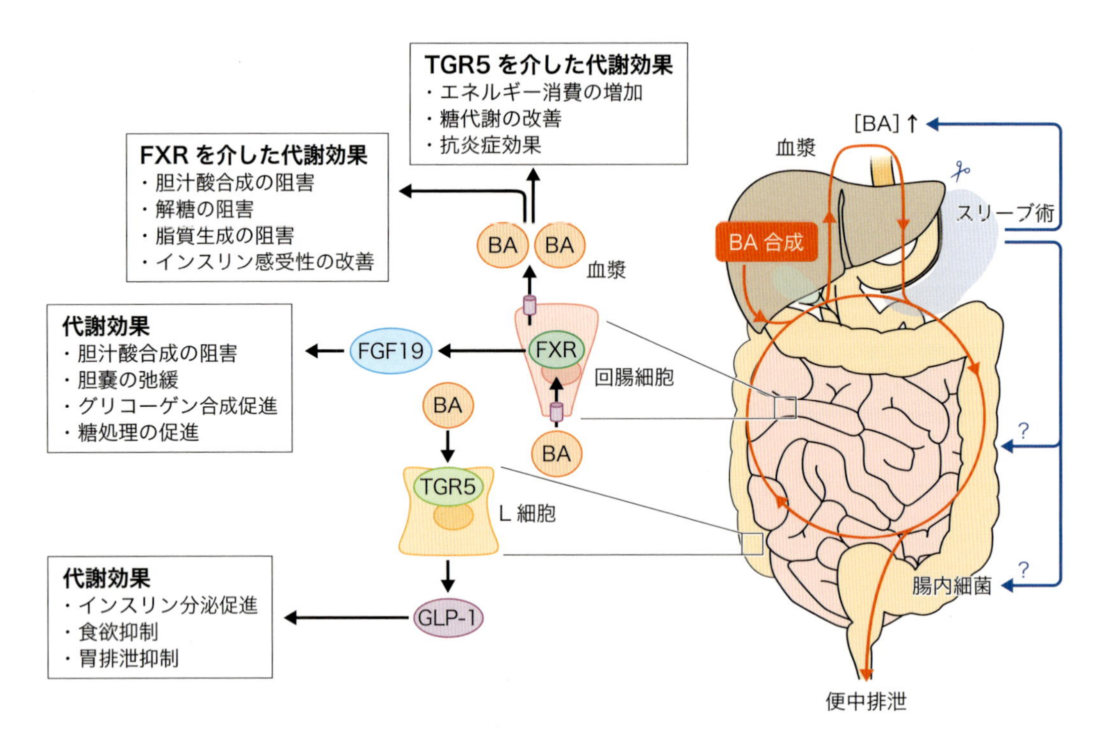

図4　胆汁酸，FXR，FGF19を中心とした糖尿病改善効果のメカニズム
BA：胆汁酸．文献21より引用．

文献

1）徳山宏丈，他：日本内科学雑誌，104：742-747, 2015
2）日本肥満症治療学会肥満外科治療ガイドライン策定委員会：日本における高度肥満症に対する安全で卓越した外科治療のためのガイドライン（2013年版），2013
3）Schauer PR, et al：N Engl J Med, 370：2002-2013, 2014
4）Seeley RJ, et al：Cell Metab, 21：369-378, 2015
5）Cummings DE, et al：N Engl J Med, 346：1623-1630, 2002
6）Thaler JP & Cummings DE：Endocrinology, 150：2518-2525, 2009
7）Knop FK：Diabetologia, 52：2270-2276, 2009
8）Laferrère B, et al：Diabetes Care, 30：1709-1716, 2007
9）Salehi M, et al：Rev Endocr Metab Disord, 15：171-179, 2014
10）Christensen M, et al：Diabetes, 60：3103-3109, 2011
11）Chambers AP, et al：Gastroenterology, 144：50-52.e5, 2013
12）Wilson-Pérez HE, et al：Diabetes, 62：2380-2385, 2013
13）Watanabe M, et al：Nature, 439：484-489, 2006
14）Katsuma S, et al：Biochem Biophys Res Commun, 329：386-390, 2005
15）Lee FY, et al：Trends Biochem Sci, 31：572-580, 2006
16）Watanabe M, et al：PloS One, 7：e38286, 2012
17）Patti ME, et al：Obesity (Silver Spring), 17：1671-1677, 2009
18）Gerhard GS, et al：Diabetes, 36：1859-1864, 2013
19）Myronovych A, et al：Obesity (Silver Spring), 22：390-400, 2014
20）Ryan KK, et al：Nature, 509：183-188, 2014
21）Kuipers F & Groen AK：Nat Med, 20：337-338, 2014
22）Zhang H, et al：Proc Natl Acad Sci U S A, 106：2365-2370, 2009
23）Tremaroli V, et al：Cell Metab, 22：228-238, 2015
24）Cani PD：Nat Rev Endocrinol, 10：74-76, 2014
25）Breen DM, et al：Nat Med, 18：950-955, 2012
26）Mingrone G & Castagneto-Gissey L：Nat Rev Endocrinol, 10：73-74, 2014
27）Finan B, et al：Nat Med, 21：27-36, 2015
28）Rajagopalan H, et al：Diabetes Care：2016

<筆頭著者プロフィール>
徳山宏丈：1999年，東京医科大学卒業．消化器内科を経てクイーンズランド大学（オーストラリア）にてがん免疫細胞療法のトランスレーショナルリサーチにかかわる．帰国後は千葉大学にて糖尿病代謝領域，特に高度肥満症に対する外科治療の臨床と研究に内科医として従事している．

Ⅱ．新たな治療法

8. 微弱電流と温熱刺激による新規糖尿病治療

近藤龍也，荒木栄一

糖尿病の発症要因の1つに，ストレス抵抗性の脆弱化に伴う慢性炎症の遷延・悪化に起因したインスリン作用の低下が提唱されている．熱ショック応答経路はストレス抵抗性を発揮するために重要な役割を担うが，糖尿病状態ではその機能が低下している．温熱療法をはじめとする種々の手法により熱ショック応答経路を活性化することで，内臓脂肪減少や慢性炎症の抑制をもたらし，糖尿病の病態，すなわちインスリン抵抗性やインスリン分泌低下が改善する可能性が示されてきた．温熱と微弱電流併用もその1つであり，基礎から臨床に至る研究過程を含めて紹介する．

はじめに

糖尿病が，過剰な内臓脂肪蓄積を基礎とした慢性炎症に起因する全身臓器障害性疾患であると認識されて久しい．高血糖や過剰な遊離脂肪酸による慢性的な代謝異常が，生体に本来備わっているストレス抵抗性能力を低下させ，インスリン抵抗性やインスリン分泌低下などの糖尿病主要病態を悪化させる．

生命活動そのものが，種々の環境ストレスに対応・適応することで維持・成立しており，いったんストレス抵抗性が破綻すればそのバランスが崩壊し，病的状態が発症・促進・悪化する．生命活動の維持には短期的なス

[キーワード＆略語]
慢性炎症，熱ショック応答経路，温熱刺激，微弱電流，HSP72

Akt：RAC-alpha serine/threonine-protein kinase
AMPK：AMP activated protein kinase（AMP活性化プロテインキナーゼ）
CRP：C-reactive protein（C反応性タンパク質）
GSK3β：glycogen synthase kinase 3β（グリコーゲン合成酵素キナーゼ3β）
HS：heat shock（温熱刺激）
HSF1：heat shock transcription factor 1（熱ショック転写因子1）
HSP72：heat shock protein 72（熱ショックタンパク質72）
HSR：heat shock response（熱ショック応答）
JNK：c-jun N terminal kinase（c-Jun N末端キナーゼ）
LKB1：liver kinase B1
MES：mild electrical stimulation（微弱電流）
NF-κB：nuclear factor-κB（核内因子κB）
TNF-α：tumor necrosis factor-α（腫瘍壊死因子α）

Novel treatment of diabetes by combination of mild electrical stimulation with hyperthermia

Tatsuya Kondo/Eiichi Araki：Department of Metabolic Medicine, Faculty of Life Sciences, Kumamoto University（熊本大学大学院生命科学研究部代謝内科学）

トレス（温度変化・明暗差・食事・運動など）に対する適応力が必要で，逐次生体内防御システムを活性化させながら，生体機能を維持している．酸素呼吸により生ずる酸化ストレスや食事ごとの一過性血糖上昇，脂肪酸刺激，運動による全身性ストレスなどは，適切な程度で短期的な刺激であれば生体防御機構をむしろ強化する．しかし，近年の運動不足や過剰エネルギー摂取の生活習慣は，慢性的連続的な代謝異常ストレスを生体に与え，徐々にその防御機構を弱体化させている．

生体に本来備わっており，進化的に細菌からヒトまで保存されているストレス応答系の1つに熱ショック応答（heat shock response：HSR）経路がある．細胞の正常な機能発現には，タンパク質の品質管理（合成，分解，折りたたみ，高次構造形成などによる細胞内タンパク質の量的質的制御）が重要であり，この過程はタンパク質恒常性あるいはタンパク質ホメオスタシスと称され，この恒常性を維持する重要な機構の1つがHSRである．

HSRの重要な因子の1つにHSP72（heat shock protein 72）があげられる．HSP72は，温熱刺激のほか，ウイルス感染，紫外線，重金属曝露など多様な生体刺激の際に発現が誘導され，次なるストレスに対して抵抗性を獲得するよう生体を適応させる役割がある[1]．HSP72を事前に発現増強しておくと，虚血性心疾患や脳梗塞の虚血領域が減少すると報告されている[2]．HSP72はこのような細胞保護作用のみならず，ストレスによって活性されるJNK（c-jun N terminal kinase）の活性化を種々のメカニズムで抑制し[3]，炎症性転写因子NF-κB（nuclear factor κ-B）の核移行の抑制[4]，TNF-α（tumor necrosis factor-α）やCRP（c-reactive protein）など炎症サイトカインの発現抑制に寄与している．

またインスリン抵抗性を有する2型糖尿病では，筋肉においてHSP72発現が低下しており[5]～[7]，われわれの知見でも糖尿病状態では肝臓においてHSP72の発現低下が認められる．HSP72の発現誘導にはインスリン作用が深く関与している．インスリンシグナルの下流に存在するGSK3β（glycogen synthase kinase 3β）は，グリコーゲン合成を制御するのみならず，HSP72の重要な転写因子であるHSF1（heat shock transcription factor 1）の活性化にも関与する．インスリン存在下では，GSK3βはリン酸化され，下流のHSF1のセリンリン酸化を解除しHSF1の三量体化を促進，三量体化したHSF1は特定の転写調節領域に結合してHSP72発現を正に調節する[8]．したがって，糖尿病病態におけるインスリン抵抗性やインスリン欠乏状態では，HSP72発現は低下することとなり，ストレス抵抗性を発揮できず，過剰な高血糖や遊離脂肪酸による慢性炎症を抑制できない状態となる（**図1**）．

一方で，温熱療法をはじめとした種々の手段によりHSP72発現を回復させることが耐糖能の改善に寄与することも示されてきている．HSP72を筋組織特異的に過剰発現させたトランスジェニックマウスでは，高脂肪食による肥満やインスリン抵抗性，高血糖に対して抵抗性であった[7]．インスリン抵抗性サルにおいては，温熱療法でHSP72を増強することにより糖負荷試験での血糖上昇が抑制され，空腹時血糖値は筋肉におけるHSP72発現量と逆相関（HSP72発現量が多いほど空腹時血糖値が低い）を示す[9]．ヒトにおいても，古典的な温熱療法で十分な治療時間が確保されれば，体重増加抑制，血糖改善が示されている[10]．さらにHSPを誘導する種々の治療法は，AMPK（AMP activated protein kinase）やPGC-1α，サーチュインの活性化を伴う運動療法と関連したメタボリックパスウェイを共有していると考えられている[11]．

われわれは，温熱刺激によるHSP72発現をさらに増強する補因子として微弱電流の関与を見出し，温熱と微弱電流の適切な併用はHSP72発現を効率的に高めることを確認した．この手法，すなわち「温熱刺激（Mild Electrical Stimulation：MES）＋微弱電流（Heat Shock：HS）」を用いて，糖尿病治療に応用できるか否かを，細胞からヒトまで段階を追って検証した．

1 基礎的研究成果

1）細胞実験

42℃の温熱刺激（HS）に加えて，どのような条件の微弱電流（MES）が最も効果的にHSP72発現を高めるかをラット骨格筋細胞であるL6細胞で検討したところ，MESは1秒間に55回の矩形波を形成するパルス直流電流で，電極間電圧較差が1.4±0.1 V/cmとの最適条件が見出された[12]．MESによるHSP72発現

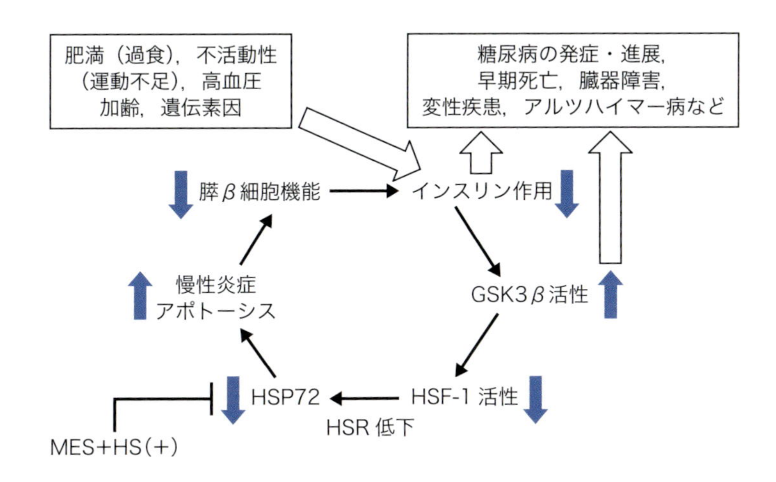

図1　温熱・微弱電流同時印加療法の糖尿病病態に対する作用機序
肥満や活動不足がインスリン抵抗性を惹起し，インスリンシグナルの下流に存在するGSK3βの活性化を促す．すると転写因子HSF-1の三量体化が損なわれ，結果としてHSP72の発現低下に至る．HSP72はJNKなどの炎症活性化因子を抑制するタンパク質であるため，HSP72の発現低下は慢性炎症やアポトーシスの促進をもたらし，膵β細胞機能も低下させる．これがインスリン抵抗性をあいまってさらに糖尿病病態を悪化させ，種々の合併症を進行・悪化させている．この病態に対し，HSP72を発現増強するMES＋HS治療は，HSP72を増やすことで，この悪化サイクルを抑制し，膵保護およびインスリン抵抗性改善をもたらすと考えられる．

増強効果の少なくとも一部にはプロテアソーム分解系の抑制によるHSP72タンパク質分解抑制がメカニズムとして考えられた[13]．

ラット骨格筋細胞であるL6を，MES＋HSにて刺激するとインスリンシグナル依存的にAktのリン酸化が活性化，糖取り込みが増強され，その作用にはインスリン受容体の脂質ラフトへの移行が関連していた[12][14]．

2）動物実験

糖尿病モデル動物として高脂肪食負荷マウスおよびレプチン受容体欠損*db/db*マウスを用いた．これらモデル動物に対してMES＋HS刺激を週に2回，1回10分のみ施行したところ，空腹時血糖値の低下，インスリン抵抗性の改善，糖負荷試験における血糖上昇の抑制，内臓脂肪量の減少，慢性炎症性サイトカインの低下などを認めた（**図2A〜E**）．また組織学的には脂肪肝が改善され，肝臓においてHSP72発現が増強し，JNK活性が抑制された[15]．また*db/db*マウスの膵島を観察すると，小胞体ストレスの軽減，細胞死抑制，インスリンおよびPDX-1発現増強など膵保護作用（**図2F**）が確認された[16]．

線虫を用いた実験では，MES単独刺激によりストレス抵抗性の増強と脂肪蓄積の減少を認め，この効果にはLKB1（liver kinase B1）-AMPKシグナルの関与が確認された[17]．

2 臨床的研究成果

1）健常者安全性試験

細胞および動物実験によりMES＋HSは，糖尿病病態を改善する可能性が示されたため患者対象に臨床試験を行う前段階として，健常男性10名にMES＋HSを，1回20分，週に2回，8週間施行した．MES＋HSの装置を使用した状態を**図3**に示す．前後比較で，生化学データも含めて有害事象は認められず，体組成や内臓脂肪量，インスリン抵抗性，耐糖能は不変であったが，CRPとTNF-αレベルは正常域にありながらも有意に低下した．このことはMES＋HSが，軽度の慢性炎症に対しても抑制作用があることを示すものであると考えられた[18]．

2）メタボリックシンドローム該当者

安全性を担保した後，熊本赤十字病院健康管理センターと共同でメタボリックシンドローム該当男性40名を対象に，非盲検ランダム化クロスオーバー法※にて，1回60分，週4回，12週間にわたりMES＋HSを施行

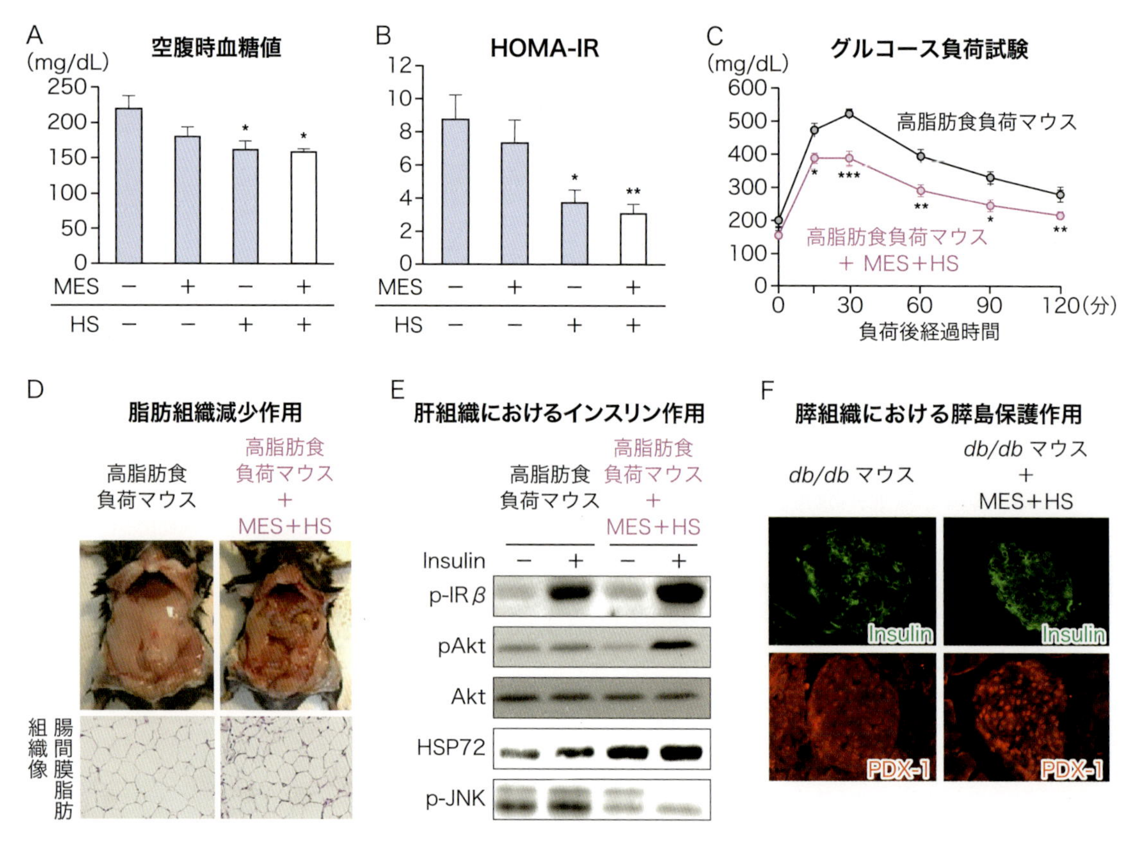

図2　温熱・微弱電流同時印加療法の糖尿病モデル動物に対する治療効果
A〜Eは文献15より，Fは文献16より改変して転載.

した．MES＋HS介入群は，非介入期間と比較して，腹囲減少，内臓脂肪面積減少，空腹時血糖値低下，インスリン抵抗性改善，炎症サイトカインの改善を認めた[19]．糖尿病病態ではないため，HbA1cは正常域にあり不変であった[19].

3）肥満2型糖尿病患者

前述と同様の介入方法にて，肥満2型糖尿病男性(腹囲85 cm以上) 40名を対象にMES＋HSを施行すると，メタボリックシンドローム該当者に認められた有効性（空腹時血糖低下およびインスリン抵抗性改善，内臓脂肪減少）に加えてHbA1c値の有意な改善（−0.43％）を認め（図4A），対象者の52.5％が糖尿病

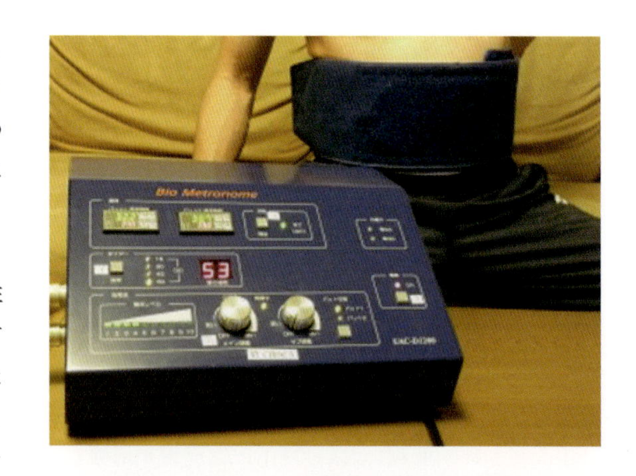

図3　MES＋HSの装置を使用した状態

※　非盲検ランダム化クロスオーバー法

複数の被験者を介入群と非介入群に無作為（ランダム）に分け，一定期間治療後，それらを入れ替え（クロスオーバー）て同期間治療し，治療効果判定を行う臨床試験の一種をランダム化クロスオーバー法という．医療機器や薬剤の治療効果判定に用いられ，同一被験者で介入群と非介入群を比較できるため症例数が少なくても統計精度が高まるとされる．本研究における温熱と微弱電流の介入は，これらの物理的刺激が被験者に実感できることから，適切なプラセボ（盲検）が設定できないため非盲検とした．

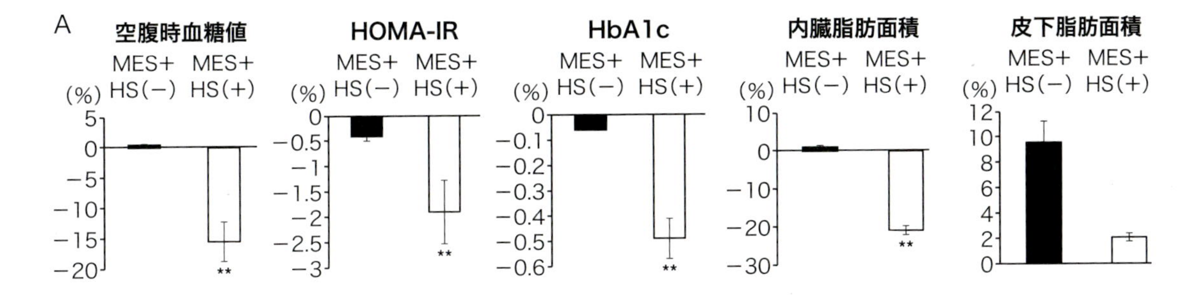

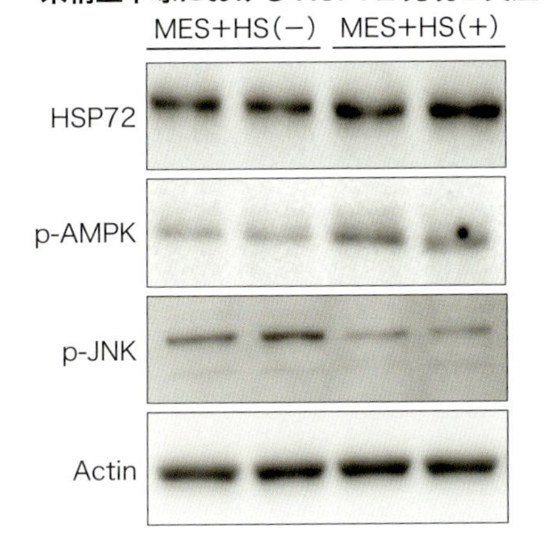

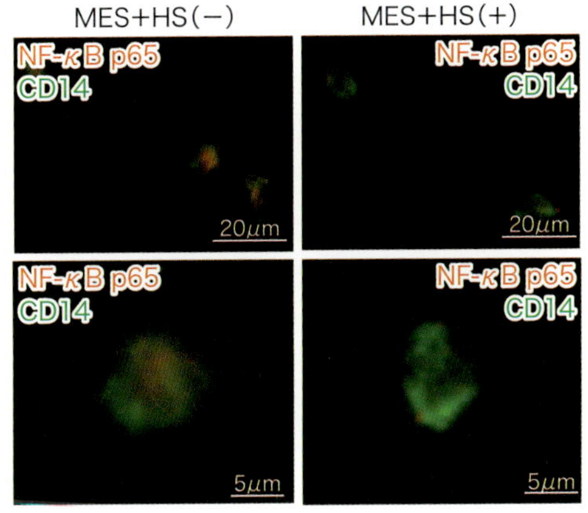

図4　温熱・微弱電流同時印加療法の肥満2型糖尿病に対する治療効果
Aは文献19を元に作成．B，Cはともに文献19より引用．

治療目標として掲げられるHbA1c 7.0％未満を達成した．さらに末梢血単球において，MES＋HS介入はHSP72発現を誘導し，JNK活性化低下，AMPK活性化増強，炎症性シグナルの低下（**図4B，C**）をもたらした[19]．

さらに，男女を問わず60名の肥満2型糖尿病患者に対して，週2回，週4回，週7回の3群に分け介入を行ったところ，介入頻度依存的に内臓脂肪減少効果およびHbA1c低下効果を認めた[20]．

以上のように，多くの基礎研究の上に臨床研究結果を積み上げた結果，MES＋HS刺激が2型糖尿病の内臓脂肪，インスリン抵抗性および慢性炎症をターゲットにした新規治療法になりうると考えている．MES＋HS介入は2型糖尿病の主要病態に，HSP72増強さらにMESの追加効果が作用して，内臓脂肪減少と慢性炎症の抑制をもたらし，糖代謝改善効果を発揮する可能性がある．

おわりに

昨今，さまざまな薬理作用をもった新規糖尿病治療薬が上市され，糖尿病治療の選択肢は格段に広くなっている．これらの薬剤は，市場に出た後，安全性を第一に考えたうえで実臨床に使用され，その知見の集積により有効性の新たなメカニズムが明らかとなってきている．基礎研究で得られた成果を臨床に応用することをトランスレーショナルリサーチとよぶが，実臨床から得られた問題点や疑問点を基礎にフィードバックし，より深く研究することをリバーストランスレーショナルリサーチという．これらは疾患治療薬・治療機器開発の両輪で，新規治療法探索を牽引する重要な概念であり，本治療も1日も早く実臨床の現場にて検証されることで，基礎と臨床の両面からさらに治療効果や作用機序に関する深い理解が得られるものと確信する．

文献

1) Gupta S, et al : PLoS Biol, 8 : e1000410, 2010
2) Zheng Z, et al : J Cereb Blood Flow Metab, 28 : 53-63, 2008
3) Park HS, et al : EMBO J, 20 : 446-456, 2001
4) Ohno Y, et al : Gen Physiol Biophys, 29 : 234-242, 2010
5) Kurucz I, et al : Diabetes, 51 : 1102-1109, 2002
6) Bruce CR, et al : Diabetes, 52 : 2338-2345, 2003
7) Chung J, et al : Proc Natl Acad Sci U S A, 105 : 1739-1744, 2008
8) Hooper PL : Metab Syndr Relat Disord, 5 : 220-230, 2007
9) Kavanagh K, et al : Cell Stress Chaperones, 21 : 717-725, 2016
10) Hooper PL : N Engl J Med, 341 : 924-925, 1999
11) Hooper PL, et al : Cell Stress Chaperones, 19 : 447-464, 2014
12) Yano S, et al : J Pharmacol Sci, 115 : 94-98, 2011
13) Morino S, et al : J Pharmacol Sci, 108 : 222-226, 2008
14) Morino-Koga S, et al : J Cell Physiol, 228 : 439-446, 2013
15) Morino S, et al : PLoS One, 3 : e4068, 2008
16) Kondo T, et al : Diabetes, 61 : 838-847, 2012
17) Matsuyama S, et al : PLoS One, 9 : e114690, 2014
18) Kondo T, et al : Obes Res Clin Pract, 4 : e83-e162, 2010
19) Kondo T, et al : EBioMedicine, 1 : 80-89, 2014
20) Kondo T, et al : Sci Rep, 6 : 35690, 2016

<筆頭著者プロフィール>

近藤龍也：1993年，熊本大学医学部卒．熊本大学大学院卒業後，2001～'03年，ボストンのジョスリン糖尿病センター，C. Ronald Kahn教授の教室に留学．血管内皮特異的インスリン受容体欠損マウスの解析などを行った．現在は，温熱微弱電流療法を含めたストレス抵抗性の活性化にかかわる仕事を行っており，細胞内ストレス制御と糖尿病治療の観点から糖尿病病態の全体像を捉えたいと考えている．

Ⅱ．新たな治療法

9. クローズドループ型人工膵臓による血糖自動制御
—インスリンポンプによる糖尿病治療の進歩

松久宗英

1型糖尿病におけるインスリンポンプ療法は，定量注入ポンプ，プレプログラマブルポンプ，そして持続血糖モニタリングと統合したSAP（sensor augmented pump）とめざましく進歩を遂げてきた．さらに，低血糖でのインスリン注入停止機能が開発され，安全性の向上も進められている．そして，血糖を自動制御する究極の機器クローズドループ型（closed loop）人工膵臓の臨床応用が，海外ではじまろうとしている．インスリン製剤やセンサー精度など解決すべき課題も残されているが，現在の根治的治療である膵臓・膵島移植による生涯にわたる免疫抑制療法のマイナス面を考慮すると，最良の1型糖尿病治療になりうることが期待される．

はじめに

世界的に増加が示唆されている1型糖尿病患者は，わが国では国家レベルの統計データが存在しないため正確な数の把握はなされていないが，その生命予後の改善や診断技術の向上もあり，患者数は増加し社会的注目度も高まっていると考えられる．内因性インスリン分泌が高度に障害される1型糖尿病への根治的治療法として，膵臓移植や膵島移植が進められているが，ドナー数の絶対的不足や免疫抑制療法の侵襲性もあり，

[キーワード＆略語]
持続皮下インスリン注入療法，持続血糖モニタリング，センサー併用型インスリンポンプ，クローズドループ型人工膵臓

AP：artificial pancreas（人工膵臓）
CGM：continuous glucose monitoring（持続血糖モニタリング）
CIR：carbohydrate insulin ratio（糖質インスリン比）
CSII：continuous subcutaneous insulin injection（持続皮下インスリン注入療法）
ISF：insulin sensitivity factor（インスリン効果値）
MDI：multiple daily insulin injections（頻回インスリン注射療法）
MPC：model predictive controller
PID controller：proportional-integral-derivative controller
RCT：randomized controlled trial（ランダム化比較試験）
SAP：sensor augmented pump（センサー統合型インスリンポンプ）
SMBG：self-monitoring of blood glucose（血糖自己測定）
TDD：total daily dose of insulin（総インスリン量）

Advanced insulin treatment for type 1 diabetes using SAP and closed loop artificial pancreas

Munehide Matsuhisa：Diabetes Therapeutics and Research Center, Institute of Advanced Medical Sciences, Tokushima University（徳島大学先端酵素学研究所糖尿病臨床・研究開発センター）

その浸透は限定的である．一方，インスリン補充療法として頻回インスリン注射療法（multiple daily insulin injections：MDI）は，超速効型および持効型のアナログインスリン製剤の開発により，飛躍的に改善しているものの，糖尿病合併症を阻止しうる血糖管理状態を得ることはいまだ困難であり，また重症低血糖も高頻度に認められている．そのなかで，近年の持続皮下インスリン注入療法（continuous subcutaneous insulin injection：CSII）や持続血糖モニタリング（continuous glucose monitoring：CGM）などの医療技術開発はめざましいものがあり，1型糖尿病治療に新しい可能性をもたらしている．本稿では，それらが融合したセンサー統合型インスリンポンプ（sensor augmented pump：SAP）の臨床活用から，次世代のクローズドループによる人工膵臓（artificial pancreas：AP）としてのインスリンポンプへの展開について解説する．

1 インスリンポンプ療法

1）インスリンポンプ療法の進歩とアルゴリズム化

1978年，Pickupらにより CSIIの有用性がはじめて報告され[1)]，1983年にFDAがMiniMed 502（メドトロニック社）を承認し，海外では40万人以上の患者にCSIIが利用されている．一方わが国では，2000年にようやくCSIIが保険適用となり，その使用はいまだ5,000人に満たない限定されたものである．この理由として，CSIIに習熟した医療スタッフの不足，指導が不十分であるためCSIIのメリットが実感できない，医療費の負担増大，CSII装着による拘束感，皮膚トラブルなど医療側から患者自身の要因まで多岐にあげられる．

しかし，インスリンポンプの進歩は1型糖尿病治療の改善に大きく貢献しており，プレプログラマブルポンプの登場により，その位置づけはさらに明確となった．基礎インスリン[※1]を経時的可変的に調整可能となり，早朝の高血糖の主たる要因である暁現象[※2]に対応でき，さらに運動時やシックデイなどインスリン感受性が大きく変わる場合でも，基礎インスリン率の適切な調整が可能となった．さらに，ボーラスカリキュレーター[※3]により追加インスリン量を現在の血糖値，摂取糖質量，先行投与したインスリンの残存効果を統合して，適切な量を提案可能となった．これにより，インスリン効果値（insulin sensitivity factor：ISF）や糖質インスリン比（carbohydrate insulin ratio：CIR）の臨床的意義が明確となり，わが国においても1型糖尿病治療のアルゴリズム化が進んだ．日本人成人1型糖尿病患者において，基礎インスリン率は総インスリン量（total daily dose of insulin：TDD）の30％未満であること[2)]，インスリン効果値の算出に1,700ルール（インスリン効果値＝1,700/TDD）を用いること，糖質インスリン比の算出では300～400ルール（300～400/TDD）を用いること[3)]を，われわれは提唱してきた．そして，適切な摂取糖質量の定量すなわちカーボカウントも，主食と副食に分けることから，簡易に算出できる方法を提唱している[4)][5)]．

2）SAPの臨床的有用性

皮下間質液のグルコース濃度を経時的に測定するリアルタイムCGMは，患者自身が血糖値を随時に認知することにより，血糖自己測定（SMBG）と比べCSIIおよびMDIいずれにおいてもHbA1cが約0.3％改善

※1　基礎インスリン

空腹または絶食状態で，血糖値を一定に維持するために必要なインスリンをさす．絶食状態では，基礎インスリンが肝臓からのグルコース産生を調節し，血糖値を定常状態に保つ．頻回インスリン療法では，基礎インスリンは持効型インスリンの皮下注射で補い，CSIIでは，超速効型インスリンの持続注入として補う．

※2　暁現象

インスリン分泌が著しく減少した成人1型糖尿病患者では，早朝から起床時にかけて血糖値が上昇する現象をさす．インスリン拮抗ホルモンであるコルチゾールや成長ホルモンなどの分泌亢進により，インスリン作用が減弱し，血糖値の上昇をきたす．

※3　ボーラスカリキュレーター

食前や高血糖時に急速投与する追加インスリン量をインスリンポンプが自動計算する機能をさす．現在の血糖値と食事の糖質量を入力すると，目標血糖値へ補正するインスリンと摂取糖質を処理するインスリンの総和が計算される．この計算にインスリン効果値（ISF），糖質インスリン比（CIR），残存インスリン量が利用される．

し，低血糖時間も短縮することが欧米の1型糖尿病を対象としたランダム化比較試験（RCT）のメタ解析から明らかにされている[6]．このリアルタイムCGMと融合したインスリンポンプSAPが，2015年2月，わが国でも臨床導入された．SAPとMDIを比較したRCTのメタ解析では，SAPはMDIとSMBGの併用療法よりも，HbA1cを約0.7％低下させる有用性が示されている[7]．したがって，SAPはCSIIをより強化できる治療であり，その効果はセンサー使用頻度の高さと関連することがSTAR3 studyから示されている[8]．

3）SAPの課題

リアルタイムCGMは1型糖尿病患者のHbA1cを改善させ，低血糖時間を短縮することが示されたものの，生活の質（QOL）および第三者の介助を必要とする重症低血糖に対する有用性は示されなかった[6]．また，SAPとSMBG併用MDIのメタ解析でもSAPとMDIでは重症低血糖の頻度は差がなかった[7]．したがって，リアルタイムCGMは，現在の低血糖や予測される低血糖に対するアラーム機能を有するものの，患者のQOLや生命予後に重大な影響を及ぼす重症低血糖を抑制できないことが明らかにされた．この原因として，SMBGよりも低いとされるCGMの血糖測定精度，あるいは警告音が鳴っても夜間などでは認知できないため，低血糖の無自覚化を抑制できないことなどが想定される．

この課題を克服するため，低血糖に対するlow glucose suspend機能をもつSAPが登場した．この機能は設定した低血糖域に達すると，インスリン持続注入が2時間停止され，その間に低血糖から回復するものである．1型糖尿病患者を対象とした検討で，LGS（low glucose suspend）機能をもつSAPの使用は，機能を有さないSAPと比較して，同等のHbA1cを達成し，夜間および日中のセンサーグルコース濃度が50 mg/dL未満を示す重度の低血糖の頻度が半減した[9]．重症低血糖に対しはじめて有用性が示された本機器はすでに海外では使用可能であるが，残念ながらわが国には導入されておらず，この臨床適応は喫緊の課題である．

2 クローズドループ型人工膵臓

1）クローズドループ型人工膵臓の有用性

SAPの登場により，食事にかかわらず血糖補正がきめ細かくできるようになり，低血糖および高血糖への対応がマニュアルですみやかに行えるようになった．さらに，LGS機能により，重症低血糖の低減が可能となった．しかし，SAPを用いても患者がインスリン治療の煩雑さから解放されるわけではなく，体重の増減，運動，生理周期，シックデイなどさまざまな局面で，インスリン感受性を勘案してアルゴリズムを自己調節することが必要であり，個人の血糖管理スキルに依存する状態からは免れるものではない．

そこで患者のスキルに依存しない完全に自動制御された血糖管理デバイスの臨床応用が待たれる．これを実現するデバイスがクローズドループ型人工膵臓である．APの最大のメリットは，コンピューター制御により血糖応答に対するインスリン投与が完全自動化されるため，患者にとって日常の自己管理行動から解放される点である．これこそが，患者のQOLを引き上げるインスリン治療と言えよう．AP使用時には，SAP使用時よりも目標血糖達成率が10～20％向上する有用性が示されている（**図1**）[10)～12]．

クローズドループによる血糖制御は，わが国でもCSIIが海外で臨床応用される前の1970年代より七里らにより進められ，現在はベッドサイド型人工膵臓として，周術期やICUでの血糖管理に臨床活用されている[13]．また，インスリン分泌能や感受性の評価に用いるグルコースクランプ法[※4]にも不可欠な機器として利用されている．同時に携帯型人工膵臓も開発が進められたが，国内では製品化には至らなかった．一方，米国では2016年9月にFDAがメドトロニック社製MiniMed 670Gを14歳以上の1型糖尿病患者を対象に承認し，APのさらなる普及が期待される．

4章 新しい治療薬・治療法は何が開発されているのか？

※4 グルコースクランプ法

ベッドサイド型人工膵臓を用いて，静脈グルコース濃度を持続モニタリングしながら，グルコースの静脈内注入により，血糖値を正常血糖（80～110 mg/dL）から高血糖（200 mg/dL）へ急速に上昇させ定常状態を維持した（高血糖クランプ）後，インスリン持続注入により高インスリン血症状態（100 μU/mL）での高血糖から正常血糖へ血糖値を降下させ維持する（正常血糖クランプ）方法．

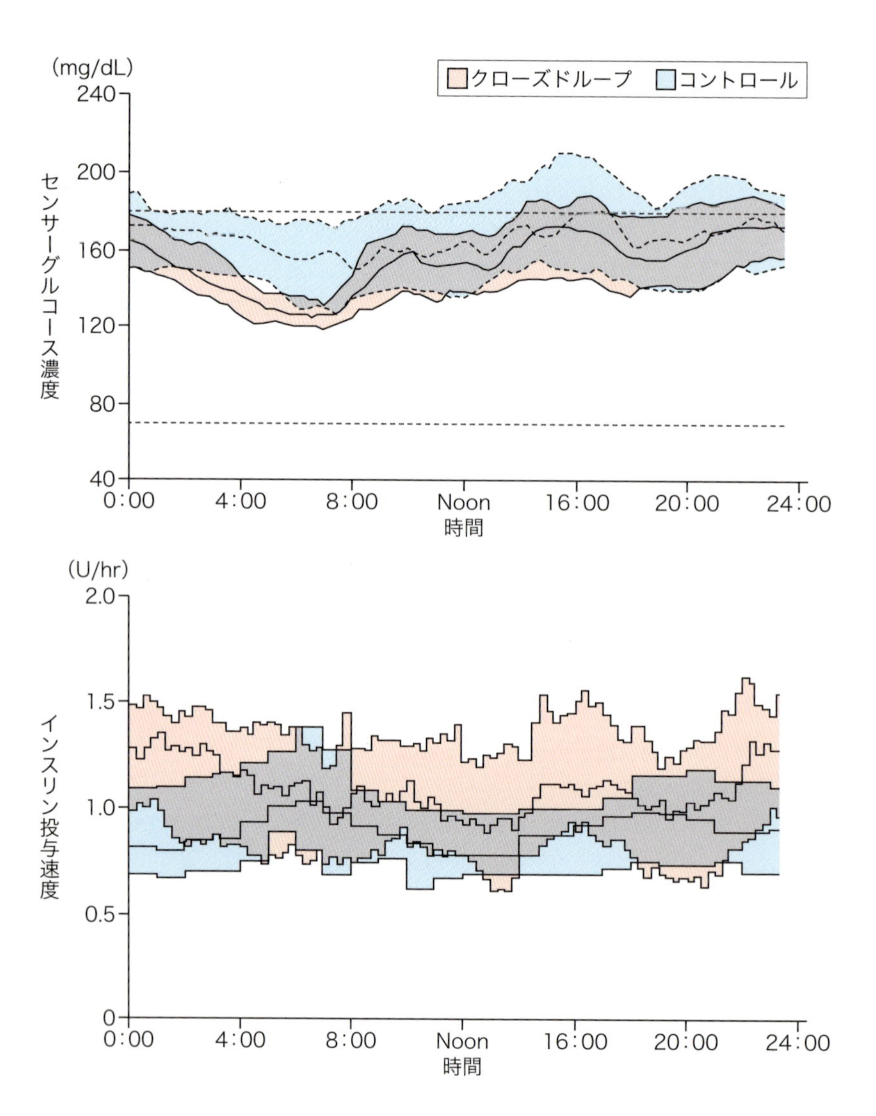

図1　成人1型糖尿病患者におけるクローズドループ型人工膵臓による血糖制御
33名の成人1型糖尿病患者を対象とした12週間の多施設クロスオーバー試験において，クローズドループ型人工膵臓は，SAPと比較して，HbA1cを0.3％，平均血糖値を11 mg/dL有意に低下させ，63 mg/dL未満の低血糖も38％有意に低減させた．文献10より引用．

2）人工膵臓のアルゴリズム

クローズドループシステムの血糖制御アルゴリズムはPID（proportional-integral-derivative controller）とMPC（model predictive controller）の2つのプログラムが利用されている．PIDは経時的に測定されるセンサーグルコース濃度と目標血糖値との乖離を曲線下面積から求め，測定値の変化率から微分的要素を加味してインスリン投与量を算出するアルゴリズムである．一方，MPCは皮下投与インスリンの作用のタイムラグや残存インスリン作用をアルゴリズムに組込み，より血糖制御の効率を高めることをめざしたものである．両アルゴリズムの比較検討試験では，70～180 mg/dLの目標血糖の達成時間がPIDの65.7％に対しMPCが74.4％と有意に長く，特に食後血糖の制御において優れ，一方低血糖に対しては効果が同等であることが示された（**図2**）[14]．

3）クローズドループ型人工膵臓の課題

また，血糖制御を行ううえで，インスリンのonとoffによる血糖降下一方向の制御では，低血糖の抑制や積極的な血糖降下に不十分であるとの考えから，グル

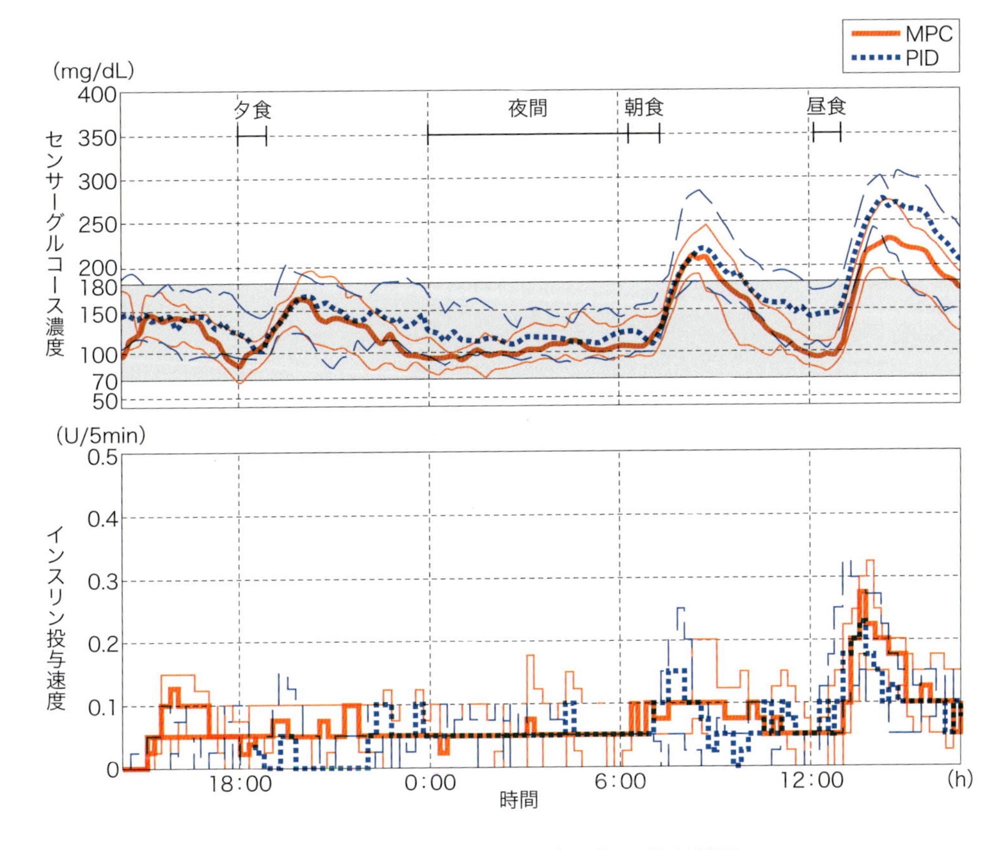

図2　クローズドループ型人工膵臓における血糖制御アルゴリズムの比較検証
成人1型糖尿病患者10名でのクロスオーバー試験において，model predictive controller（MPC）は，proportional-integral-derivative controller（PID）と比較して，70～180 mg/dLの目標血糖の達成時間がPIDの65.7％に対しMPCが74.4％と有意に長く，特に食後血糖の制御において優れていた．文献14より引用．

カゴンを用いた血糖上昇機能を備えたbionic APも開発が進められている[15]．膵島そのものの機能をポンプに付与した優れたアイデアであり，日本でも黎明期に七里らが同じコンセプトを発表していた．しかし，CGMと2つの注入ポンプを装着する煩雑性と装着による拘束感が高まり，注入閉塞など機器トラブルのリスクも増大する．さらに，グルカゴンの生理活性の安定性から連日のグルカゴン交換が必要となる制限があった．しかし，ダブルポンプを備えたデバイスの開発による装着性の向上や，グルカゴンの安定化製剤の開発も進められ，課題解決が進められており，今後の展開が待たれる．

このように進歩の著しいAPであるが，早急に解決すべき課題として，より早いインスリン製剤とより高精度のセンサーの開発がある．SAPの導入以降，多くの患者が食後高血糖の抑制が超速効型インスリンでは困難であり，15分前から投与することが多くなった．また，われわれのグルコースクランプ法での検討でも，センサーグルコース濃度は静脈血糖値よりも15分以上遅延し，SMBGの機器で求められる精度には達していなかった．しかし，インスリンに関しては，より作用発現の早い超速効型インスリンの開発が数社で進められており，またセンサーの精度においても，その改善は進められており，またダブルセンサーによるエラー制御機構も開発されており，今後ますますの開発改良が進められることと期待される．

おわりに

インスリンの定量注入を実現したインスリンポンプ

の臨床応用から約40年が経過し，ついにクローズドループ型人工膵臓が実現し，リアルタイムに測定される皮下グルコース濃度とインスリン注入によって低血糖リスクが低くかつ血管合併症を抑制できる血糖制御がほぼ現実のものとなった．医工学の進歩が結実した人工膵臓が，わが国の1型糖尿病患者に福音をもたらすのはいまだ先のことであるが，その日の到来を一日でも早く待たれる．

文献

1） Pickup JC, et al：Br Med J, 1：204-207, 1978
2） Kuroda A, et al：Diabetes Care, 34：1089-1090, 2011
3） Kuroda A, et al：Diabetes Technol Ther, 14：1077-1080, 2012
4） 黒田暁生，他：糖尿病, 53：391-395, 2010
5） 黒田暁生，他：糖尿病, 57：921-922, 2014
6） Pickup JC, et al：BMJ, 343：d3805, 2011
7） Yeh HC, et al：Ann Intern Med, 157：336-347, 2012
8） Bergenstal RM, et al：N Engl J Med, 363：311-320, 2010
9） Bergenstal RM, et al：N Engl J Med, 369：224-232, 2013
10） Thabit H, et al：N Engl J Med, 373：2129-2140, 2015
11） Leelarathna L, et al：Diabetes Care, 37：1931-1937, 2014
12） Tauschmann M, et al：Diabetes Care, 2016
13） Okabayashi T, et al：Diabetes Care, 37：1516-1524, 2014
14） Pinsker JE, et al：Diabetes Care, 39：1135-1142, 2016
15） Russell SJ, et al：N Engl J Med, 371：313-325, 2014

<著者プロフィール>

松久宗英：1987年，岡山大学医学部卒業．同年，大阪大学医学部第一内科入局．'93～'95年，カナダトロント大学医学部生理学教室客員研究員．2003年，大阪大学大学院医学系研究科病態情報内科学助手．'09年，大阪大学大学院内分泌代謝内科学講師．'10年，徳島大学糖尿病臨床・研究開発センター特任教授．'14年，徳島大学糖尿病臨床・研究開発センターセンター長．1型糖尿病の先進医療と糖尿病医療における情報通信技術（ICT）の活用をテーマに研究を進めています．

Ⅲ．細胞分化の制御による治療の可能性

10. ES/iPS細胞を用いた糖尿病の細胞療法への取り組み

豊田太郎，田上　寛，中村剛士，長船健二

膵β細胞の補充療法の細胞供給源として自己複製能および多分化能を有するES/iPS細胞由来の膵β細胞が期待されている．近年，グルコース濃度変化に応答してインスリンを分泌する成体型膵β細胞をES/iPS細胞から*in vitro*で作製できることが報告された．また，細胞移植に向けて細胞を封入するデバイスも開発され，ヒトES細胞由来の膵前駆細胞を用いた1型糖尿病患者に対する臨床試験がすでに北米で開始されている．しかし，移植膵細胞，デバイスともに解決すべき課題が多く，今後のさらなる研究の進展が期待される．

はじめに

インスリンを産生・分泌する膵β細胞が減少している1型糖尿病などにおいては，外部からのインスリンの補充は必須である．近年の医療技術の進歩から多様な選択肢が得られつつあるなかで，膵・膵島移植などの「欠如した膵β細胞そのものを補充する治療法」は1型糖尿病の根治につながる可能性からその開発・発展が大きく期待されている．本稿では，ES細胞やiPS細胞などの多能性幹細胞から膵β細胞を作製する研究や，その技術を応用した新規の糖尿病治療法開発に向けた最近の取り組みについて概説する．

[キーワード＆略語]
分化誘導，ES細胞，iPS細胞，移植デバイス

ERRγ：estrogen-related receptor γ
（エストロゲン関連受容体γ）
TMTD：triazole-thiomorpholine dioxide
（トリアゾール-チオモルホリン二酸化物）

1 ES/iPS細胞とは

ES細胞は受精卵胚盤胞※から採取した培養細胞で，マウスでは1981年に，ヒトでは1998年に樹立が報告された[1) 2)]．ES細胞は身体を構成するほとんどの細胞種に分化する性質を維持したまま無限に増殖できることから，細胞・臓器移植の供給源となりうる．しかし，

※　胚盤胞
ヒトでは受精およそ5日後にみられる着床前の構造体のこと．外側の栄養膜と内部細胞塊および胚盤胞腔で構成される．内部細胞塊を人工的に培養したものがES細胞である．

The current approaches of iPS cell based-cell therapy for diabetes
Taro Toyoda[1)] /Yutaka Tanoue[2)] /Gohshi Nakamura[3)] /Kenji Osafune[1)] ：Department of Cell Growth and Differentiation, Center for iPS Cell Research and Application（CiRA），Kyoto University[1)] /Biologics and New Modality Development, Pharmaceutical Science, Takeda Pharmaceutical Company Limited[2)] /Integrated Technology Research Laboratories, Pharmaceutical Research Division, Takeda Pharmaceutical Company Limited[3)]（京都大学iPS細胞研究所増殖分化機構研究部門[1)] /武田薬品工業株式会社ファーマシューティカルサイエンスバイオロジクスニューモダリティディベロップメント[2)] /武田薬品工業株式会社医薬研究本部基盤技術研究所[3)]）

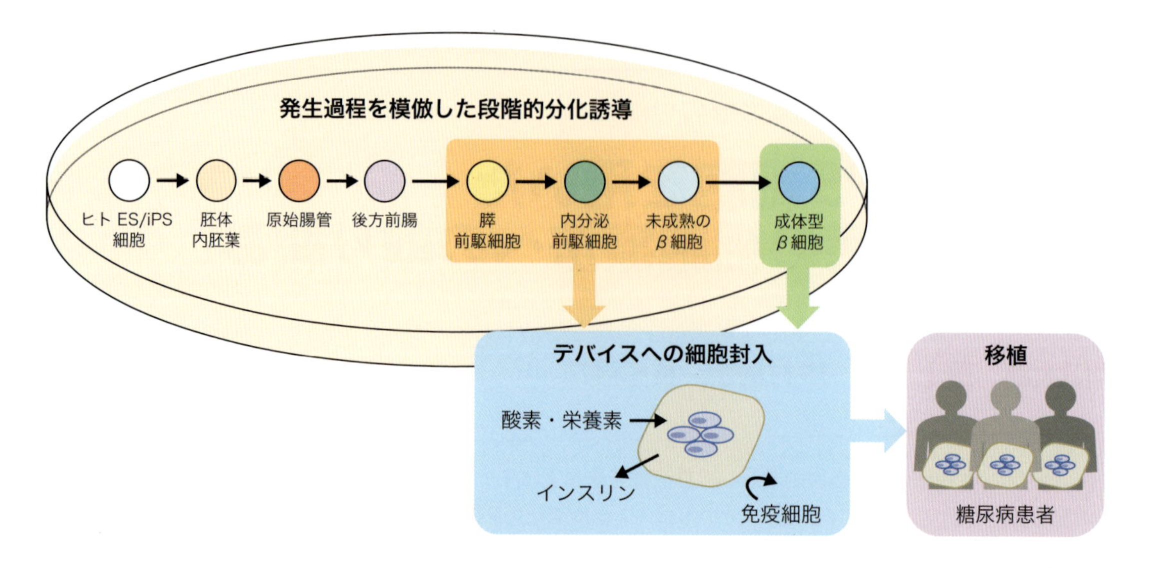

図　多能性幹細胞を用いた糖尿病に対する細胞治療の概念図
発生学的知見に基づき，各分化段階を示す遺伝子発現を指標に，適切なタイミングで成長因子や低分子化合物で段階的に刺激することで，ヒトES/iPS細胞から成体型膵β細胞へと *in vitro* で分化誘導する．作製したヒトES/iPS細胞由来の膵細胞（膵前駆細胞，内分泌前駆細胞，未成熟のβ細胞，成体型β細胞）を半透膜のデバイスへ封入し，糖尿病患者の皮下などへ移植する．デバイスは細胞の生存に必要な酸素や栄養素，細胞の分泌物であるインスリンを通過させるが，細胞そのものはデバイス外へは移動できない．成体型β細胞以前の分化段階の細胞を移植した場合，それらの細胞は生体内で成体型β細胞に分化した後に治療効果を発揮すると考えられる．

ヒトES細胞は生殖補助医療で使用されなかった余剰胚から樹立されているものの，ヒトとなりうる細胞を用いることから倫理面の問題がある．また，本来他人となる受精卵から樹立されるため，ヒトES細胞から作製される細胞・組織には免疫拒絶反応が起こる懸念もある．

そこで，体細胞に特定の遺伝子を導入することでES細胞ときわめて類似した幹細胞，iPS細胞を樹立できるという報告（マウス，2006年；ヒト，2007年）に大きな注目が集まった[3)4)]．ヒトiPS細胞は樹立にヒト胚を使用せず，また，本人由来の細胞を移植できる可能性を有する．このように，iPS細胞はES細胞の長所をもちつつ，短所となりうる免疫拒絶反応や倫理面での懸念の少ない多能性幹細胞として再生医療の実現化に向けて研究が進められている．

2 ES/iPS細胞からの膵臓，膵β細胞の作製研究

ES/iPS細胞は受精卵胚盤胞の段階の性質をもった細胞であるため，膵β細胞を作製する方法としては発生過程を模倣した段階的分化誘導法が有力である（図）．膵臓は，胚体内胚葉，原始腸管，後方前腸，膵前駆細胞，膵原基を経て形成される．その内部にある上皮細胞の一部が内分泌前駆細胞を経て，膵β細胞へと分化する．段階的分化誘導法では，それぞれの分化段階に特異的な遺伝子の発現を指標として，発生学的知見に基づいて増殖因子や低分子化合物にて細胞を刺激し，膵β細胞へと分化するように誘導する．しかし，近年まで，*in vitro* でインスリンを産生する膵β細胞様の細胞は作製可能であるが，成体膵β細胞に備わっている細胞外グルコース濃度変化に応答してインスリンを分泌する機能（グルコース応答能）を欠いた細胞しか得られなかった．一方，膵前駆細胞を移植すると成体型の膵β細胞が得られることから，発生過程の途中段階の細胞までは作製可能と考えられていた[5)]．

膵β細胞を成体型にする因子の探索は盛んに行われ，近年ではグルコース応答能をもった膵β細胞を *in vitro* で作製できることを複数の研究グループが報告している[6)～8)]．ヒトES/iPS細胞由来の成体型膵β細胞は，

成体内の膵β細胞と類似の超微細構造と遺伝子発現を呈する．また，移植することで糖尿病モデル動物を治療できることから移植治療が現実味を帯びてきた．ただし，これらの細胞でも，ヒト成体の膵β細胞と比べると血糖の上昇に対する細胞内Ca^{2+}濃度の変化，グルコース代謝やATP感受性K^+チャネルによる細胞の脱分極などの機能が未熟であることも指摘されている．また，細胞株間や研究グループ間で再現性・安定性が大きく異なり，分化誘導法はまだまだ改善する必要がある．

膵β細胞のグルコース応答能獲得機序に関しては，これまでに多くのことがわかっている一方で，現在も新しい知見が得られており，ヒトES/iPS細胞から成体型膵β細胞を分化誘導する方法の開発に活用され続けている．例えば，ミトコンドリアの酸化的リン酸化に関する転写ネットワークを活性化するERRγは膵β細胞のエネルギー代謝に関与し，膵β細胞特異的にERRγを欠損させたマウスの膵島はグルコース応答能不全となる．そこで，吉原らは，グルコース応答能を有さないiPS細胞由来インスリン産生細胞に，ERRγを過剰発現させたところ，膵島と同程度のグルコース応答能が観察され，ヒト膵β細胞の成熟化機構にERRγが関与する可能性を示した[9]．

膵発生段階初期の分化誘導においても，現在も多くの改良が提案され続けている．本来膵β細胞は，他の膵ホルモンをほとんど発現していない．しかし，ヒトES/iPS細胞から膵β細胞へと分化誘導した場合には，インスリンを産生する細胞が他のホルモンを含むことがあった．それは最近の研究から，原始腸管から膵原基までの初期の段階の分化誘導因子の違いによることが示された[8) 10]．その他，細胞の微小環境も特定の発生段階の分化制御にかかわる．後方原腸から膵原基までの分化段階において，細胞塊の方が平面培養よりも効率よく分化が進むことや[11]，細胞と直接接触する細胞外基質の硬さ，滑らかさなどの物理的環境の違いが，細胞の増殖や分化に影響を及ぼす[12) 13]．このように，液性因子の最適化に加えて，物理的な要素も考慮した分化誘導とその機序解明が今後も進んでいくであろう．

3 細胞療法の実現に向けた移植デバイスの開発

ヒトES/iPS細胞由来の膵細胞・組織を治療に用いる場合，多くの研究グループは移植細胞を半透膜などから構成されるデバイスに封入して移植することを想定している．iPS細胞は自身の細胞を使用することで免疫拒絶を回避できる利点があると前述したが，費用や所要期間の観点から自家移植は現実的でなく，免疫学的に類似した他人のiPS細胞を利用する方策が考案されている．このため，iPS細胞を用いても依然として免疫機構から移植細胞を防御する必要性が想定される．また，成体組織を用いる従来の移植と異なり，ES/iPS細胞由来の細胞移植は知見が不足しており，万が一の造腫瘍性に備えて，細胞漏出の防止もしくは細胞のとり出しが必要となるため，移植細胞を隔離することが望ましい．幸いにも，膵β細胞の移植で求められる重要な機能は，血中グルコース濃度に適したインスリン分泌であるため，液性因子を通過させる半透膜に封入しても十分有効である．

デバイスを構成する素材にはいくつかの特性が要求される．移植する細胞からの免疫拒絶反応を回避するための免疫隔離能と耐久性，炎症や線維化を抑制するなどの生体適合性，さらには細胞生存と機能を向上させるための血管新生もしくは酸素供給能などである．これらの要求すべてを満たす理想的なデバイスはまだないが，その技術開発は膵島移植の分野で進められている（**表**）．細胞封入技術は構造の違いにより分類され，球状のカプセルの中に細胞が封入されているものをマイクロカプセル，個々の細胞の周りが薄い被膜で覆われているものをコンフォーマルコーティングとよぶ．それぞれヒトおよびブタ膵島を用いた臨床試験が実施されており，いずれも1型糖尿病患者のインスリン投与量を減少させ，無自覚性低血糖の発生を低下させることが報告されている[14) 15]．これらの結果は免疫抑制剤なしでも膵島移植によって糖尿病を治療できる可能性を示す．機械的強度に優れたものとして代表的なものに，Baxter社により開発されたTheraCyte™デバイスがある．このデバイスは3つの膜から構成され，免疫隔離，血管新生の向上を期待したうえで頑健なメッシュで全体を補強している．このデバイスに封入

表　細胞封入デバイス技術のまとめ（2016年10月の時点において）

会社	デバイス技術	移植部位	細胞	開発ステージ
Novocell	PEGコンフォーマルコーティング	皮下	ヒト膵島	Ph-1中止
Diatranz Otsuka Limited	アルギン酸ビース	腹腔	ブタ膵島	Ph-2/3
ViaCyte / Betalogics（J&J）	マクロデバイス	皮下	ヒトES細胞由来膵前駆細胞	Ph-1/2
Beta-O_2	酸素供給マクロデバイス	皮下	ヒト膵島	Ph-1
Sernova	血管新生メッシュ	皮下	ヒト膵島	Ph-1/2
Defymed	細胞入れ替えマクロデバイス	腹膜外	ヒト膵島	Ph-1開始予定

Ph：フェーズ．

したラット膵島は糖尿病モデルラットの血糖値を6カ月間改善し，同種における免疫隔離能が示唆されている[16]．一方，本デバイスは移植部位周辺に著しい線維化を起こすという欠点も指摘されており，齧歯類以外での成功の報告はほとんどない．その他，異なるコンセプトで開発されたものとして，Beta-O_2社が開発した酸素供給デバイスなどがある[17]．

ヒトES/iPS細胞由来の膵細胞を封入した移植実験では，未熟な膵島細胞あるいは前駆細胞の報告が多いが，この場合，移植後の細胞の分化・成熟に対する効果も考慮する必要がある．実際，ES細胞由来の膵前駆細胞を，細胞単独，アルギン酸カプセルあるいはTheraCyte™デバイスに封入して移植したところ，TheraCyte™デバイスに封入した細胞で最も多くのインスリン陽性細胞が得られた[18]．一方，膵前駆細胞の移植には有利な点もある．膵島では生着困難な皮下移植においてもTheraCyte™デバイスに封入した膵前駆細胞は生着し，3〜4カ月後には成体型膵β細胞へと分化する．このため膵前駆細胞は膵島に比して低酸素に対して強いと考えられる[19]．すでに，米国のViaCyte社はTheraCyte™を改良したデバイスを開発し，ヒトES細胞由来の膵前駆細胞を1型糖尿病患者に移植するという臨床試験を2014年10月から実施している[20]．この臨床試験は，これまで想定されていたいくつかの懸念事項，例えば，ヒト成体内で膵前駆細胞が成体型膵β細胞へと分化成熟するのかなどについて答える最初の試験であるため，世界中が注目している．

近年作製可能となった成体型膵β細胞を移植する場合は，移植後の分化能への影響を考慮する必要がなく，膵島での知見がそのまま適用できると考えられる．最近，宿主の免疫系細胞から移植細胞を隔離するだけでなく，デバイス周囲に生じる線維化も抑えられる素材としてTMTDアルギン酸が新たに開発された．このアルギン酸誘導体ポリマーに封入されたヒトES細胞由来の成体型膵β細胞は，免疫能の正常な糖尿病モデルマウスの腹腔内において，免疫抑制剤の投与なしに6カ月以上の長期にわたって生存し，血糖値を改善させた[21]．本報告は，ES/iPS細胞由来の細胞移植療法の実現にまた一歩近づいたことを期待させるものである．

おわりに

ヒトES/iPS細胞から膵β細胞を分化誘導する研究は進展が著しく，成体型に近いものまで作製可能となった．しかし，現行の方法では目的外細胞の混在や，細胞株間での分化効率が大きく異なるという不安定性もあることから，さらなる改善が必要である．移植に向けたデバイスについても機能がより向上したものが出現すると期待される．本稿では紹介できなかったが，遺伝子改変や遺伝性糖尿病の患者から樹立した疾患特異的iPS細胞がある．これらを分化誘導させることでヒト疾患モデルを作製し，病態の機序解明とそれに基づく創薬への応用も可能である．iPS細胞研究がますます進展し，新知見が糖尿病治療に広く貢献することを期待する．

謝辞
本研究は，国立研究開発法人日本医療研究開発機構（AMED）の再生医療実現拠点ネットワークプログラム「iPS細胞研究中核拠点」により助成を受けたものである．

文献

1) Evans MJ & Kaufman MH：Nature, 292：154-156, 1981
2) Thomson JA, et al：Science, 282：1145-1147, 1998
3) Takahashi K & Yamanaka S：Cell, 126：663-676, 2006
4) Takahashi K, et al：Cell, 131：861-872, 2007
5) Kroon E, et al：Nat Biotechnol, 26：443-452, 2008
6) Pagliuca FW, et al：Cell, 159：428-439, 2014
7) Rezania A, et al：Nat Biotechnol, 32：1121-1133, 2014
8) Russ HA, et al：EMBO J, 34：1759-1772, 2015
9) Yoshihara E, et al：Cell Metab, 23：622-634, 2016
10) Nostro MC, et al：Stem Cell Reports, 4：591-604, 2015
11) Toyoda T, et al：Stem Cell Res, 14：185-197, 2015
12) Kim JH, et al：ACS Nano, 10：3342-3355, 2016
13) Richardson T, et al：Acta Biomater, 35：153-165, 2016
14) Scharp DW & Marchetti P：Adv Drug Deliv Rev, 67-68：35-73, 2014
15) Matsumoto S, et al：EBioMedicine, 12：255-262, 2016
16) Kumagai-Braesch M, et al：Cell Transplant, 22：1137-1146, 2013
17) Barkai U, et al：World J Transplant, 6：69-90, 2016
18) Motté E, et al：Am J Physiol Endocrinol Metab, 307：E838-E846, 2014
19) Bruin JE, et al：Diabetologia, 56：1987-1998, 2013
20) Agulnick AD, et al：Stem Cells Transl Med, 4：1214-1222, 2015
21) Vegas AJ, et al：Nat Med, 22：306-311, 2016

＜筆頭著者プロフィール＞

豊田太郎：2001年，京都大学農学部卒業．'04～'06年，日本学術振興会特別研究員（DC2）．'06年，京都大学大学院農学研究科食品生物科学専攻にて学位取得後，米国ハーバード大学ジョスリン糖尿病センター博士研究員．'08年より日本学術振興会特別研究員（PD，首都大学東京）を兼任．'10年より京都大学iPS細胞研究所特定拠点助教，'15年より同講師，現在に至る．やりがいのあるES/iPS細胞研究に興味がある方はご連絡ください．

Ⅲ．細胞分化の制御による治療の可能性

11. 非β細胞から膵β細胞への分化転換

佐々木周伍，松岡孝昭

糖尿病の主要な病態である膵β細胞の機能不全や細胞量減少に対し，β細胞そのものを再生する細胞治療が注目されている．β細胞は内胚葉，膵幹細胞，内分泌前駆細胞を経て分化し，終末分化した細胞は分化転換（transdifferentiation）しないと長らく考えられてきた．しかし，近年の研究の結果，生体内にあるさまざまな細胞種は可塑性をもち，特殊な条件の下で，あるいは遺伝子導入，液性因子投与などによって，β細胞へ分化しうることが明らかとなってきた．安全かつ効果的な分化転換の制御は，糖尿病の新たな治療戦略として期待される．

はじめに

機能的な膵β細胞量の減少は，1型糖尿病のみならず，2型糖尿病においても主要な病態である．現在，失われたβ細胞の補充療法として膵臓および膵島移植が行われているが，供給β細胞量が不十分という問題がある．そこで近年，β細胞量そのものを維持・回復させるβ細胞再生医療が注目されてきた．具体的には，既存のβ細胞の複製，アポトーシスや脱分化の抑制，ES細胞（embryonic stem cell）やiPS細胞（induced pluripotent stem cell）など幹細胞からの分化誘導に加え，生体内にある非β細胞からの分化誘導などが試みられている．なかでも分化転換の制御による非β細胞からの分化誘導は自己生体内で治療が完結するという長所がある．最近の研究の結果，従来の想定より分化した細胞の可塑性は高いことが明らかとなってきた．

[キーワード＆略語]
可塑性，転写因子，lineage tracing，分化転換，分化誘導

ALX：alloxan（アロキサン）
CNTF：ciliary neurotrophic factor
CPA1：carboxypeptidase A1
EGF：epidermal growth factor（上皮成長因子）
FoxO1：forkhead box protein O1
GLP-1：glucagon-like peptide-1（グルカゴン様ペプチド1）
HNF1β：hepatocyte nuclear factor 1β
Mafa：musculoaponeurotic fibrosarcoma oncogene family A
Ngn3：neurogenin3
PDL：pancreatic ductal ligation（膵管結紮）
Pdx1：pancreatic and duodenal homeobox 1
Pax4：paired box gene 4
Ppx：partial pancreatectomy（部分膵切除術）
Ptf1a：pancreas specific transcription factor 1a
STZ：streptozotocin（ストレプトゾトシン）
Sox9：sex-determining region Y-box containing gene 9

Possibility for applying regulation of transdifferentiation to diabetes treatment

Shugo Sasaki/Taka-aki Matsuoka：Department of Metabolic Medicine, Osaka University Graduate School of Medicine（大阪大学大学院医学系研究科内分泌・代謝内科学）

非β細胞のうち，膵島非β細胞，膵管細胞，膵腺房細胞，肝細胞や腸管細胞は，β細胞と同じく内胚葉由来の細胞であるため，代替β細胞の供給源として有力な候補細胞と考えられる．本稿では，これら細胞の分化転換に関する最新の知見を概説し，その制御による細胞治療の可能性について考察する．

1 膵α細胞の可塑性とβ細胞への分化誘導

膵α細胞はβ細胞と発生学的にきわめて近い関係にあり，β細胞への分化転換を誘導するための供給源として古くから研究されている．最初の報告は1990年代半ばに遡り，われわれのグループおよびSerupらはグルカゴン分泌細胞株に転写因子Pdx1を導入することにより，インスリン遺伝子の発現が誘導されることを報告した[1) 2)]．また，β細胞特異的転写因子Mafaをα細胞株に導入した場合にもインスリン遺伝子の発現が誘導されることを見出した[3)]．これら*in vitro*の研究に加え，マウスを用いたlineage tracing※を主とした*in vivo*研究の進展により，α細胞の可塑性が明らかになりつつある．

Stangerらは，β細胞特異的Pdx1欠損マウスにおいてグルカゴン陽性細胞が増加する現象を解析し，Pdx1を欠失させた成熟β細胞はα細胞に酷似した細胞へと分化転換していることを明らかにした．β細胞株において，Pdx1がα細胞特異的転写因子Mafbおよびグルカゴン遺伝子のプロモーター領域に結合することでその発現を抑制し，Pdx1のノックダウンがMafbおよびグルカゴン発現を誘導することから，生体内のβ細胞は，Pdx1によりα細胞への分化が抑制されることで「β細胞であり続ける」と結論づけられた[4)]．

では，生体内でα細胞からβ細胞への分化誘導は可能であろうか．Ngn3（Neurogenin3）陽性の内分泌前駆細胞にPdx1を強制的に発現させておくと，α細胞系譜からβ細胞への分化転換（α to β conversion）が誘導され，グルカゴン陽性細胞がほぼ消失する一方で，成熟したα細胞にPdx1を強制発現させてもβ細胞への分化転換は認められない[5)]．しかし，われわれの検討ではNgn3陽性細胞にMafaをPdx1とともに強制発現させることで，Pdx1単独導入に比べα to β conversionの誘導効率は上昇し，さらに成熟α細胞へのMafa・Pdx1同時強制発現によってβ細胞への分化転換が起こり得ることが明らかとなった（改訂中，**図1**）．これらの結果は，少なくともマウスでは，Pdx1やMafaといった転写因子の発現量がα細胞とβ細胞の運命をスイッチしうることを示している．また，Collombatらはグルカゴン産生細胞にPax4を異所性に発現させることにより，α細胞からβ細胞への分化転換が誘導され，β細胞の過形成を伴う巨大膵島が観察されることを報告している[6) 7)]．β細胞がほぼ欠失した糖尿病マウスのα細胞にPax4を導入すると，β細胞が誘導され高血糖が是正されることも示している．

Herreraらは，8週齢時に99％以上のβ細胞を欠失させた糖尿病マウスを作製し，インスリン治療を行いながら生存させると，時間経過とともにβ細胞量が増加し，インスリンを投与しなくとも生存可能となること，膵島内に一定量のβ細胞（野生型マウスの10％程度）が再生されることを見出した．lineage tracingによりβ細胞の起源を追跡したところ，β細胞欠失誘導後4週が経過した時点で存在するβ細胞の約65％がα細胞に由来することが明らかとなった[8)]．なお，離乳前にβ細胞を欠失させた場合には，再生β細胞の90％以上がδ細胞由来であることも報告されており[9)]，β細胞への代償的リプログラミングにおける膵内分泌細胞，特にα細胞の重要性が示されるとともに，膵島の成熟度に応じてその母細胞も変化しうることが明らかとなっている．

最近，α細胞の特性を規定するエピジェネティックな制御機構の存在が報告された．Kaestnerらは，ヒト膵島からα細胞とβ細胞をフローサイトメーターで分離し，ChIP-SeqとRNA-seq法によりヒストンメチル化のプロファイルを解析した．その結果，β細胞では遺伝子が転写活性化あるいは抑制どちらかの一価のメチル化を多く受けていたのに対し，α細胞では転写活性化と抑制両方の二価のメチル化を受けている遺伝子が多数存在することが見出された[10)]．二価のメチル化は多能性幹細胞や可塑性の高い未分化な細胞にみられる．この性質

※ lineage tracing
ある特定の細胞がどのような運命を辿るのかを追跡するために，特異的に発現する遺伝子のプロモータ領域の活性化などを利用して，同細胞を永続的に標識する遺伝子工学的手法．

4章 新しい治療薬・治療法は何が開発されているのか？

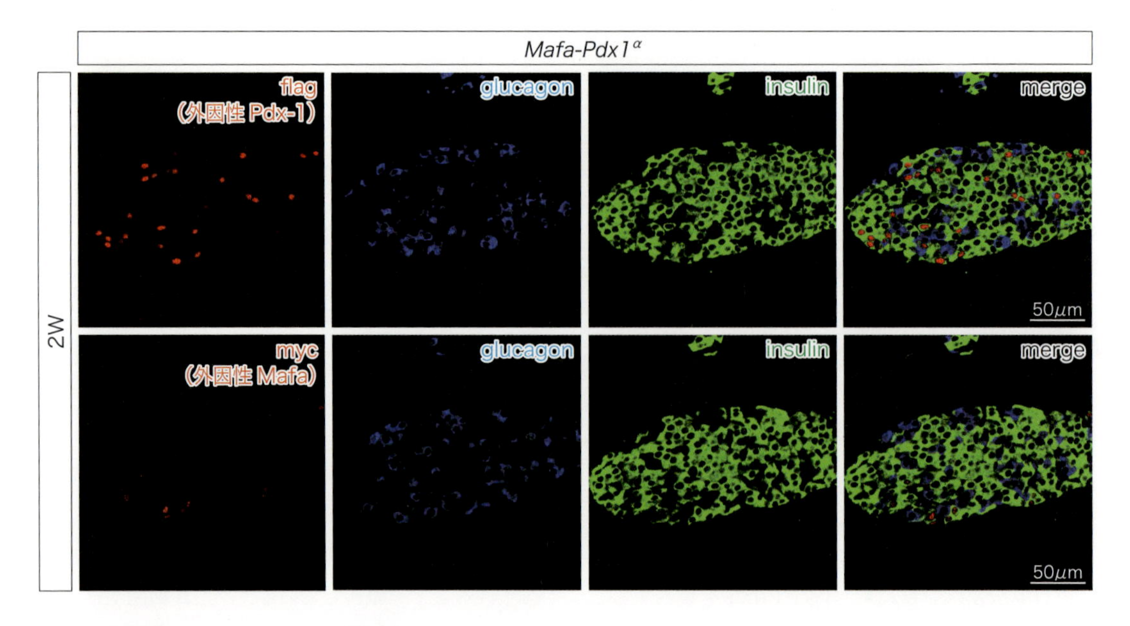

図1　膵α細胞からインスリン陽性細胞への分化転換
Glucagon-Cre；*CAG-CAT-Mafa*^{myc}；*CAG-CAT-Pdx1*^{flag}（*Mafa-Pdx1*$^{\alpha}$）マウスにおいて，胎生期膵α細胞へMafa，Pdx1を異所性に発現誘導することにより，生後2週時点においてグルカゴン発現が消失し，インスリン陽性細胞への分化が認められる．

を利用し，メチルトランスフェラーゼ阻害薬の投与によりα細胞がPdx1とインスリンを発現することを確認しており，エピジェネティックな制御の調節がα細胞からβ細胞への分化を誘導できる可能性を示している．

2 膵外分泌（膵管・膵腺房）細胞の可塑性とβ細胞への分化誘導

組織学的にβ細胞（膵島）は膵管周囲に存在することから，古くから膵管細胞は成体内膵幹細胞の有力な候補の1つとみなされてきた．2008年，成体においても膵損傷モデルマウスではβ細胞新生が認められることが報告された．マウスに膵管結紮（pancreatic ductal ligation：PDL）を行うと膵尾部において腺房細胞がアポトーシスによってほとんど失われ，膵島領域の拡大がみられることが知られていた．このモデルを詳細に解析した結果，PDL後3日目には膵管細胞のマーカーであるサイトケラチン陽性かつNgn3陽性細胞が出現し，Ngn3陽性細胞がインスリンおよびその他の膵ホルモン産生細胞へ分化することが明らかとなった．このNgn3陽性細胞を単離し，内分泌細胞が形成されないNgn3ノックアウトマウスの胎生期膵臓とともに培養すると，グルコース応答性インスリン分泌可能なβ細胞への分化が認められた[11]．この結果からは，成体においても膵損傷時には膵管細胞がNgn3陽性化を経て膵β細胞へと分化しうると考えられる．

一方，膵管細胞の可塑性に否定的な報告も多い．転写因子Hnf1βおよびSox9は膵管細胞に発現しており，胎生期はHnf1β陽性またはSox9陽性細胞はともに膵管細胞，腺房細胞，内分泌細胞すべての細胞系譜へ分化することが知られている．それに対し，成体ではHnf1β陽性膵管細胞は膵管[12]へ，Sox9陽性膵管細胞は膵管[13]または膵管＋腺房細胞[14]へ分化するのみである．分化誘導刺激を目的に，PDL，部分膵切除術（partial pancreatectomy：Ppx），セルレインによる膵炎誘発，アロキサン（ALX）やストレプトゾトシン（STZ）による糖尿病の誘発を行った状態においても，膵管細胞からβ細胞への分化転換は認められなかった．

膵腺房細胞の可塑性はどうであろうか．エラスターゼ陽性腺房細胞は，通常飼育時およびPpx・膵炎モデルにおいても，腺房細胞のlineageのままであることが示されている[15]．また，Cpa1陽性腺房細胞も胎生

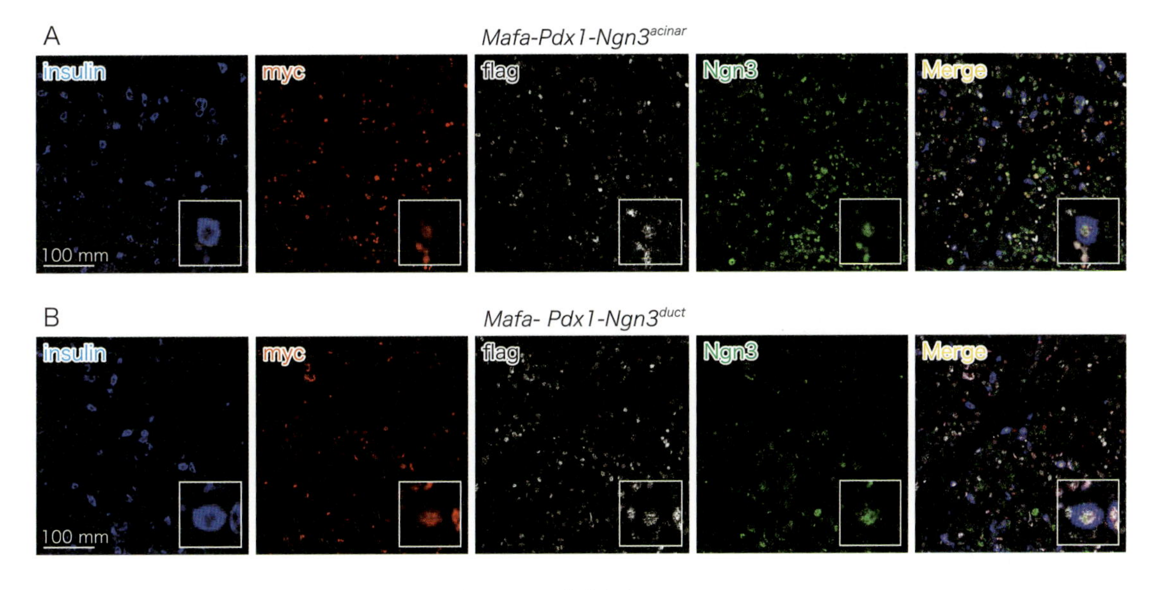

図2　成熟膵外分泌細胞からインスリン陽性細胞への分化転換
A）*Elastase-CreER;CAG-CAT-Mafa*^{myc};*CAG-CAT-Pdx1*^{flag};*CAG-CAT-Ngn3*^{HA}（*Mafa-Pdx1-Ngn3*^{acinar}）マウスにおいては成熟膵腺房細胞にMafa，Pdx1，Ngn3を異所性に発現誘導することにより，インスリン陽性細胞への分化が認められる．B）*Sox9-CreER;CAG-CAT-Mafa*^{myc};*CAG-CAT-Pdx1*^{flag};*CAG-CAT-Ngn3*^{HA}（*Mafa-Pdx1-Ngn-3*^{duct}）において成熟膵導管細胞にMafa，Pdx1，Ngn3を異所性に発現誘導することにより，インスリン陽性細胞への分化が認められる．

14日以降，他のlineageに分化しないことが示された[16]．一方で，Ptf1a陽性細胞のlineage tracingでは，通常飼育時では細胞の分化運命は変わらないが，PDL後は腺房細胞がHnf1β陽性Sox9陽性膵管細胞→Ngn3陽性細胞を経てβ細胞へ分化し，STZ追加投与によってさらにその誘導効率が上昇することが報告されている[17]．これら表現型の違いは，遺伝子改変マウスの組換え効率の違いやPtf1a陽性細胞の65％がCpa1陽性であるといった観察する細胞集団の違いなどに起因していると考えられる．

2008年，Zhouらは，アデノウイルスベクターを膵臓に直接注入することにより，Pdx1，Ngn3，Mafaの3つの転写因子を腺房細胞へ発現誘導し，β細胞へのリプログラミングを誘導することに成功した．また，誘導されたβ細胞がSTZ誘発糖尿病マウスの高血糖を一部是正することを示した[18]．誘導されたβ細胞は1年以上生体内に存在し，エピゲノム・転写因子発現・構造・機能において内因性β細胞に類似していることも確認されている[19]．さらに，われわれの作製した組織特異的にPdx1，Ngn3，Mafaを発現する遺伝子改変マウスの結果からは，これら転写因子が膵腺房細胞のみならず膵導管由来細胞もインスリン陽性細胞化しうること，99％以上の内因性β細胞を欠失させた糖尿病マウスモデルでの検討では，それらインスリン陽性細胞がグルコース応答性インスリン分泌能を有し，高血糖を是正することが見出された（投稿準備中，**図2**）．

液性因子投与による膵外分泌細胞からβ細胞へのリプログラミングも検討されており，ガストリン，EGF（epidermal growth factor），GLP-1（glucagon-like peptide-1）といった因子が注目されてきた．近年，BaeyensらはALX誘発糖尿病マウスにEGFおよびCNTF（ciliary neurotrophic factor）を1週間同時投与した結果，腺房細胞からβ細胞へのリプログラミングが誘導され，高血糖が著しく改善し，8カ月以上正常耐糖能を維持できることを報告している[20]．われわれも液性因子を用いた内因性シグナルの活性化がβ細胞への分化を誘導する可能性に注目しており，Sox9-IRES-CreERマウスを用いてtracingを行ったところ，ガストリンとexendin-4の同時投与がSox9陽性膵外分泌細胞（膵管および腺房細胞）からβ細胞へのリプログラミングを誘導することを証明した．さらに，組織特異的GLP-1受容体発現マウスを作製し，さらなるGLP-1シグナルの活性化がリプログラミング効率の著明な上昇をもたらすことを見出した[21]．これらの結果は，膵内分泌細胞のみならず，膵外分泌細胞も膵β細胞へのリプログラミングが可能であることを示している．

3 その他の細胞からβ細胞への分化誘導

膵臓内の細胞種の他に，肝臓，腸，胃といった内胚葉由来の細胞からのβ細胞への分化誘導も研究されている．われわれのグループは，肝細胞に3つの転写因子Pdx1，NeuroD1，Mafaを導入することでインスリン産生細胞への分化が誘導されることを示した[22]．また，生体内の肝前駆細胞にNgn3を導入することで，グルコース応答性インスリン分泌を示すβ細胞を含んだ膵島へ分化誘導可能であることが示されている[23]．Ngn3の発現が抑制されないHes-1ノックアウトマウスにおいて胆管内にインスリン陽性の膵島様構造が認められることも[24]，肝細胞やその前駆細胞の可塑性を示している．腸管細胞もターンオーバーが早く，細胞量が豊富であることからβ細胞の供給源として注目されている．小腸においてFoxO1を欠損させると，機能的なインスリン産生細胞が分化誘導される[25]．また，胃および小腸にPdx1，Ngn3，Mafaを発現させると，β細胞が誘導されるという報告もある[26]．β細胞におけるFoxO1欠損はβ細胞機能不全をもたらす可能性があるため，小腸からβ細胞を誘導する場合には後者の方が安全性は高いかもしれない．

おわりに

従来，終末分化を遂げた細胞のほとんどは分化転換しないと考えられてきた．しかし，ES細胞やiPS細胞の研究によって再生医療の臨床応用が現実的になったと同時に，成体内の細胞は可塑性が高いことが明らかとなってきた．換言すれば，皮膚線維芽細胞からiPS細胞への分化誘導は「究極の分化転換制御」ではないだろうか．幹細胞を*in vitro*においてβ細胞へ分化させ生体内へ戻す方法に比較して，*in vivo*分化転換は，臨床応用へのさまざまな障壁があるものの微小環境が整っている点において，β細胞の作製に関してはきわめて有効と言える．今後，①細胞の分化転換にかかわる転写因子の導入効率および安全性の改善，②液性因子のケミカルスクリーニングの進展，③CRISPR/Cas9などの遺伝子編集技術の向上などにより，ES細胞/iPS細胞からβ細胞への分化誘導や，生体内における非β細胞からβ細胞への分化転換が臨床応用可能になり，1日も早く糖尿病治療の選択肢の1つになることを願ってやまない．

文献

1） Watada H, et al：Diabetes, 45：1826-1831, 1996
2） Serup P, et al：Proc Natl Acad Sci U S A, 93：9015-9020, 1996
3） Matsuoka TA, et al：Proc Natl Acad Sci U S A, 101：2930-2933, 2004
4） Gao T, et al：Cell Metab, 19：259-271, 2014
5） Yang YP, et al：Genes Dev, 25：1680-1685, 2011
6） Collombat P, et al：Cell, 138：449-462, 2009
7） Al-Hasani K, et al：Dev Cell, 26：86-100, 2013
8） Thorel F, et al：Nature, 464：1149-1154, 2010
9） Chera S, et al：Nature, 514：503-507, 2014
10） Bramswig NC, et al：J Clin Invest, 123：1275-1284, 2013
11） Xu X, et al：Cell, 132：197-207, 2008
12） Solar M, et al：Dev Cell, 17：849-860, 2009
13） Kopp JL, et al：Development, 138：653-665, 2011
14） Furuyama K, et al：Nat Genet, 43：34-41, 2011
15） Desai BM, et al：J Clin Invest, 117：971-977, 2007
16） Zhou Q, et al：Dev Cell, 13：103-114, 2007
17） Pan FC, et al：Development, 140：751-764, 2013
18） Zhou Q, et al：Nature, 455：627-632, 2008
19） Li W, et al：Nat Biotechnol, 32：1223-1230, 2014
20） Baeyens L, et al：Nat Biotechnol, 32：76-83, 2014
21） Sasaki S, et al：Diabetologia, 58：2582-2591, 2015
22） Kaneto H, et al：J Biol Chem, 280：15047-15052, 2005
23） Yechoor V, et al：Dev Cell, 16：358-373, 2009
24） Sumazaki R, et al：Nat Genet, 36：83-87, 2004
25） Talchai C, et al：Nat Genet, 44：406-412, 2012
26） Ariyachet C, et al：Cell Stem Cell, 18：410-421, 2016

<筆頭著者プロフィール>
佐々木周伍：2007年，大阪大学医学部卒業．臨床医として勤務後，'16年，大阪大学大学院医学系研究科博士課程修了．現在，大阪大学大学院医学系研究科内分泌・代謝内科医員．同年9月よりブリティッシュ・コロンビア大学CFRI Diabetes Research Groupの博士研究員として留学．膵β細胞の発生・分化・新生機構の解明こそが，糖尿病再生医療の実現への近道であるとの考えに基づき研究を行っている．

1. ヒトゲノム解析による2型糖尿病の遺伝要因の解明
―GWASから全ゲノムシークエンスへ

前田士郎

GWASの導入により疾患感受性遺伝子研究は飛躍的に進歩し，2型糖尿病では90以上の疾患感受性ゲノム領域が同定されている．しかしながら，GWASから得られた情報のみでは，おのおのの疾患の遺伝要因の10％程度しか説明できず臨床応用には不十分である．現在，WESあるいはWGSによるアプローチが試みられているが解析規模が不十分で成功しているとはいいがたい状況である．今後は米国で展開されているPMIのような大規模WGSおよび遺伝環境相互作用解析を戦略的に展開することが必要である．

はじめに

今世紀初頭のヒトゲノムプロジェクトの完了を契機に，ヒトゲノム解析研究は飛躍的な進歩を遂げてきた．全ゲノム領域を網羅したゲノムワイド関連（相関）解析（genome-wide association study：GWAS）が導入された後，多くの疾患の発症あるいはさまざまな薬剤の反応性，副作用に関与するゲノム情報が得られている．2型糖尿病に関しては，すでに90カ所を超える関連ゲノム領域が同定されており[1]，ゲノム情報を用いた発症リスク診断の試みもなされている．現時点では精度の面で問題があり，さらなる情報の蓄積が必要

［キーワード＆略語］
疾患感受性，GWAS，PMI，WES，WGS，SNP

DGDG：Diabetes Gene Discovery Group
DGI：Diabetes Genetics Initiative
DIAGRAM：DIAbetes Genetics Replication and Meta-analysis
FUSION：Finland-United States Investigation of Non-Insulin Dependent Diabetes Mellitus Genetics
GWAS：genome-wide association study〔ゲノムワイド関連（相関）解析〕
MAGIC：the Meta-Analyses of Glucose and Insulin-related traits Consortium
PMI：Precision Medicine Initiative（正確な医療構想）
SNP（V）：single nucleotide polymorphism（variation）（1塩基多型）
WES：whole exon（exome）sequencing（全エキソンシークエンス）
WGS：whole genome sequencing（全ゲノムシークエンス）
WTCCC/UKT2D：Wellcome Trust Case Control Consortium/United Kingdom Type 2 Diabetes Genetics Consortium

Genetic study for type 2 diabetes―From GWAS to whole genome sequencing

Shiro Maeda[1) 2)]：Department of Advanced Genomic and Laboratory Medicine, Graduate School of Medicine, University of the Ryukyus[1)] /Division of Clinical Laboratory and Blood Transfusion, University of the Ryukyus Hospital[2)]（琉球大学大学院医学研究科先進ゲノム検査医学講座[1)] / 琉球大学医学部附属病院検査・輸血部[2)]）

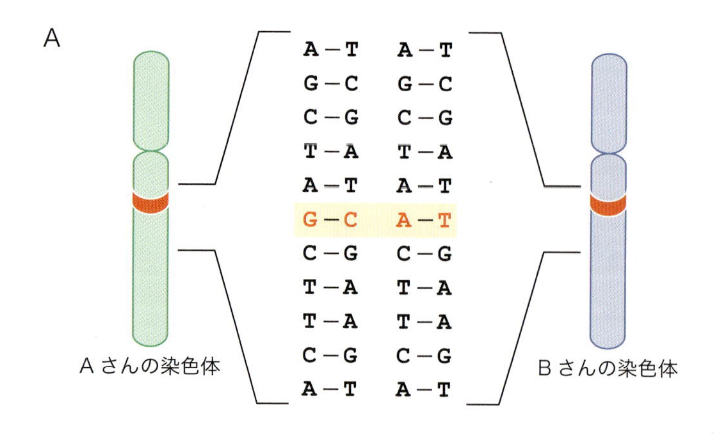

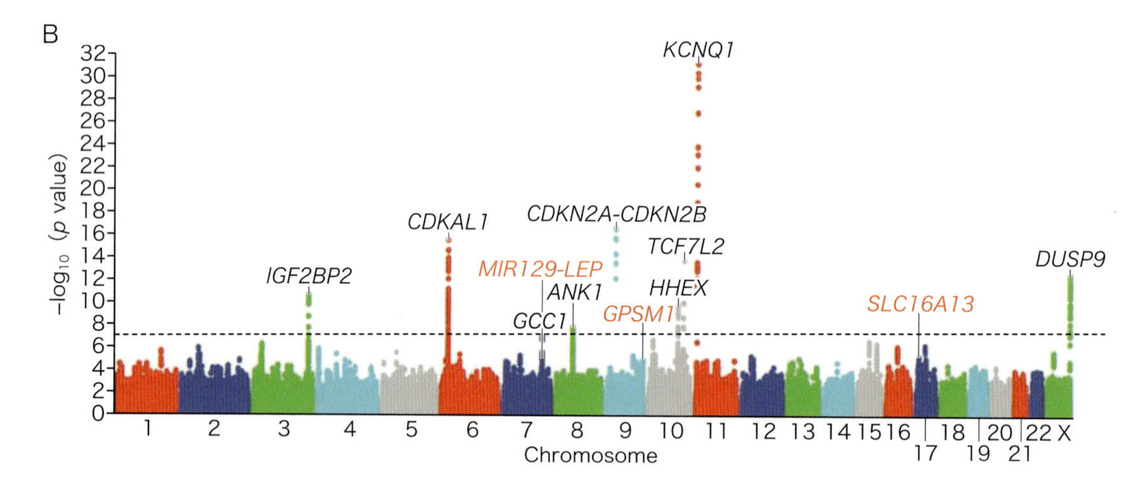

図1　SNP（SNV）とGWAS

A）1塩基多型〔single nucleotide polymorphism（variation）；SNP（SNV）〕. Common SNP（アリル頻度1％以上）は全ゲノム上に1,000万カ所以上存在する. B）ゲノムワイド関連解析（GWAS）の解析例. GWASとは疾患に罹患している集団と対照集団との間でゲノム上の数十万〜数百万SNPsの遺伝型頻度の違いを検定し，疾患感受性遺伝領域探索を全ゲノム領域について行う方法である. この図は日本人26,805人（2型糖尿病5,976人 対 対照20,829人）について6,209,637 SNPsを解析した結果を示している. 横軸は染色体上の位置，縦軸は関連解析のp値の常用対数の絶対値. Manhattan plotとよばれており，上方に行くほど関連の強いSNPである. 点線がゲノムワイド水準（5×10^{-8}）でこれより上方にあるSNPsが有意と判定される. Bは文献2より引用.

である. 本稿では，2型糖尿病のゲノム解析研究の進歩と今後の課題について最新の知見をふまえ概説する.

1　2型糖尿病のゲノム研究の現状

30億塩基対に及ぶヒトゲノムの配列のうち0.3％程度に個人間で異なる箇所（バリエーション）が存在している. このうち最もポピュラーであるのが1塩基多型〔single nucleotide polymorphism（variation）：SNP（SNV）〕で，一般人口中に1％以上の頻度のcommon SNPは全ゲノム上に1,000万カ所以上存在する. GWASとは疾患に罹患している集団と対照集団との間でゲノム上の数十万〜数百万SNPsのアレル頻度の違いを検定し，疾患の原因となるゲノム領域探索を全ゲノム領域について行う方法である（**図1**）.

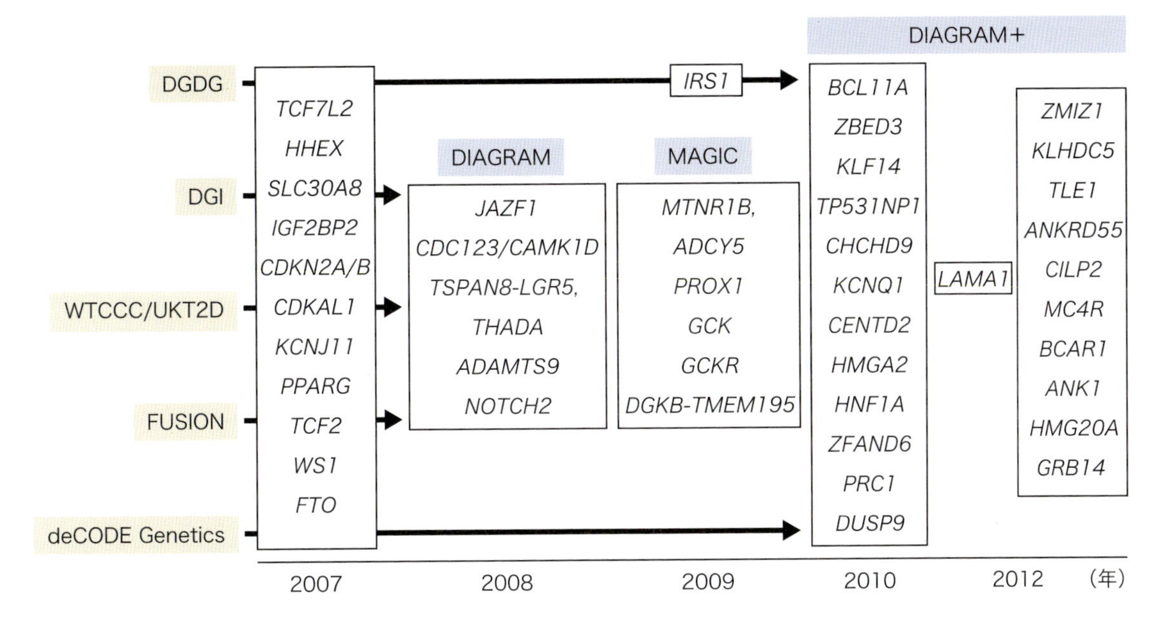

図2　欧米人２型糖尿病GWAS
2007年に５つのグループが一斉にGWASの結果を発表した．その後はそれぞれの結果を統合する事で解析規模を拡大し，効果の比較的弱い領域の同定が行われている．　：スタディ名，　：同定された２型糖尿病感受性ゲノム領域．DGDG：Diabetes Gene Discovery Group，DGI：Diabetes Genetics Initiative，WTCCC/UKT2D：Wellcome Trust Case Control Consortium/United Kingdom Type 2 Diabetes Genetics Consortium，FUSION：Finland-United States Investigation of Non-Insulin Dependent Diabetes Mellitus Genetics，DIAGRAM：DIAbetes Genetics Replication and Meta-analysis，MAGIC：the Meta-Analyses of Glucose and Insulin-related traits Consortium．

2 欧米人における２型糖尿病疾患感受性遺伝子研究

1）欧米人２型糖尿病GWAS

2007年，欧米の複数のグループにより２型糖尿病GWASの結果が一斉に報告され[3)～7)]，前年に同定されていた*TCF7L2*領域[8)]に加え*SLC30A8*，*IGF2BP2*，*CDKAL1*，*HHEX*，*FTO*，*CDKN2A/B*，*PPARG*，*KCNJ11*，*HNF1B*，*WFS1*の10領域が新たな欧米人の２型糖尿病関連遺伝子領域として確立された．2008年にはこれらのGWASのメタ解析が行われ，６領域が新規の２型糖尿病領域として報告され[9)]，その後，さらに大規模なメタ解析[10) 11)]，空腹時血糖値などの量的形質解析を数万人規模で解析することで解析パワーを増し[12)]，オッズ比が1.1程度の関連遺伝子座を同定することが精力的に行われている（**図2**）．血糖値，インスリン分泌や感受性の指標と関連する領域は正常対照者を用いて解析されており，多くの関連領域が同定されている．一部は２型糖尿病感受性遺伝子領域と一致しているが，必ずしも２型糖尿病発症にかかわるとは限らないようである．

2）シークエンス解析による欧米人２型糖尿病研究

GWASで同定された欧米人２型糖尿病疾患感受性領域の１つである*MTNR1B*に関して，約7,500人のエキソンシークエンス[※1]が行われ，多数の*MTNR1B*内の受容体機能に影響するrare variantsが同定され，いずれかを保有することで２型糖尿病のリスクは３～５倍程度となることが示されている[13)]．一方，次世代シークエンサーを用いて，GWASで同定された領域周辺の115遺伝子についてエキソンシークエンス解析が行われ，*SLC30A8*内のナンセンスバリアントが２型糖尿病

※1　エキソンシークエンス
ゲノム配列のうちエキソンの部分のみをシークエンスを行う手法．全エキソンシークエンスは次世代シークエンサーを用いて網羅的にエキソン部分のシークエンスを行う手法で稀少疾患などの原因変異同定に有用．

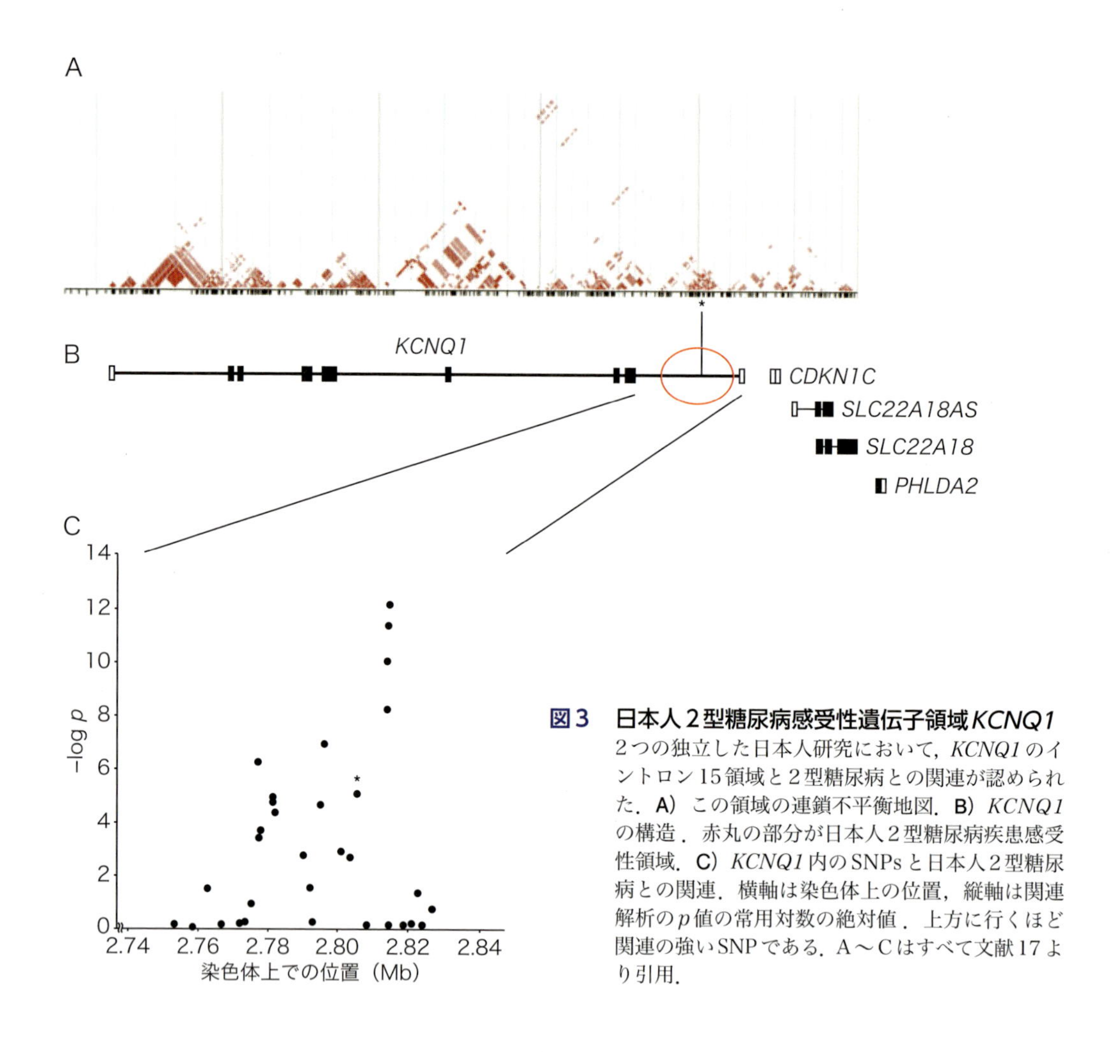

図3　日本人2型糖尿病感受性遺伝子領域*KCNQ1*
2つの独立した日本人研究において，*KCNQ1*のイントロン15領域と2型糖尿病との関連が認められた．A）この領域の連鎖不平衡地図．B）*KCNQ1*の構造．赤丸の部分が日本人2型糖尿病疾患感受性領域．C）*KCNQ1*内のSNPsと日本人2型糖尿病との関連．横軸は染色体上の位置，縦軸は関連解析の*p*値の常用対数の絶対値．上方に行くほど関連の強いSNPである．A～Cはすべて文献17より引用．

のリスクを低下させると報告されている[14]．さらに2,630人のアイスランド人の全ゲノムシークエンスおよびその検証から*CCND2*，*PAM*，*PDX1*内のrare variantsと2型糖尿病との関連が報告されている[15]．最近，2,657人の欧米人について，全ゲノムシークエンスデータ，全エキソンシークエンスデータおよびSNPアレイデータを組合わせて2,520万SNPs，150万の挿入欠失，8,880の構造多型を解析し，その結果を44,414人で再解析した結果，1領域が新たな2型糖尿病感受性領域として同定されている[16]．この論文ではさらに多民族12,940人での全エキソンシークエンスおよび，79,854人でのエキソームアレイ解析※2を行っており，さらに1領域が新たな領域として同定されている．しかしながら，いずれもアレル頻度5％以上のcommon variantであり，当初想定されていた単独効果※3の強いrare variantは同定されなかった．

3 日本人における2型糖尿病疾患感受性遺伝子研究

2008年，2つの日本人2型糖尿病GWASの結果が同時に報告され，強力な日本人2型糖尿病関連遺伝子領域として*KCNQ1*が同定されている（**図3**）[17][18]．

> **※2　エキソームアレイ解析**
> 既知のエキソン内のバリエーションを解析するためのマイクロアレイをデザインし，多数例についてゲノム上の遺伝子のエキソン領域を網羅的に一度に解析する手法．頻度の低い単独効果の強いバリアントの解析に有用．

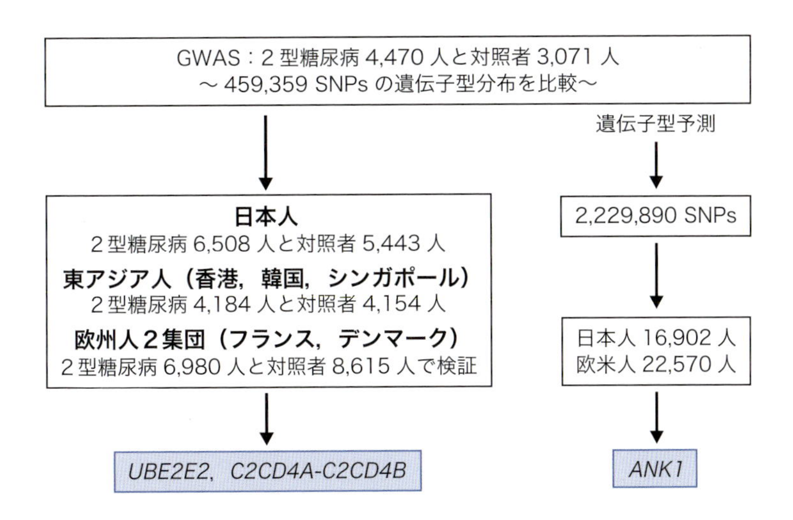

図4　日本人GWASによる3領域の同定
大規模な日本人2型糖尿病GWASにより3番染色体の*UBE2E2*と15番染色体の*C2CD4A-B*の2領域が同定された[19]．このGWASデータと公共データベースの情報を基に遺伝子型予測（genotype imputation）行い，実際にはタイピングしていない2,229,890SNPsの遺伝子型情報を得て，2型糖尿病との関連を解析した．さらに独立した日本人，欧米人集団で検証し8番染色体の*ANK1*領域を同定した[20]．

*KCNQ1*は心筋に多く発現しているKチャネルで遺伝性QT延長症候群の原因遺伝子として知られていた．*KCNQ1*の発現は膵β細胞でも確認されておりインスリン分泌調節に関与することが想定されている．*KCNQ1*領域はゲノム刷り込み領域という特殊な領域であり，父親由来のゲノムDNAはメチル化による修飾を受けるため，この領域に含まれる遺伝子発現に関しては母親由来のものであることが多いとされている．実際に，*KCNQ1*領域のSNPsと2型糖尿病との関連は父親由来のゲノム情報のみを使用した際には消失し，母親由来のゲノム情報を使用した際には通常の解析よりも関連が強くなることが示されている[19]．しかしながら，この領域の2型糖尿病疾患感受性機構については*KCNQ1*が責任遺伝子であるかも含め明らかではない．*KCNQ1*領域と2型糖尿病との関連は日本人だけでなく，他の東アジア民族，欧米人をはじめ多くの民族で再現されている．

2010年には規模を拡大した日本人GWASが行われた結果，*KCNQ1*などの既知領域に加え，新たに3番染色体の*UBE2E2*領域および15番染色体の*C2CD4A-C2CD4B*領域が日本人2型糖尿病感受性領域として同定された（**図4**）[20]．さらに遺伝型推定（imputation）により得られた200万カ所以上のSNPs情報をもとに*ANK1*領域が同定されている（**図4**）[21]．これら新規3領域については，欧米人においても2型糖尿病との強力な関連が認められている．その後，日本人GWASのさらなる規模拡大により*SLC16A13*，*MIR129-LEP*，*GPSM1*の3領域が新たに同定されている（**図1B**）[2]．この3領域については欧米人では明らかな関連は認められていないが，*SLC16A13*（*SLC16A11*）領域はメキシコ人で強力な感受性遺伝子領域であることが示されている．

その後，日本人2型糖尿病GWASのさらなる規模拡大のために，前述のGWAS結果[21]と独立した新たな日本人GWASの結果をメタ解析で統合した解析が行われている〔計41,646人（2型糖尿病15,463人，対照26,183人），5,786,989 SNPs〕．得られた候補領域（$p < 10^{-7}$）について，さらに独立の日本人13,575人（2型糖尿病7,936人，対照5,539人）で検証し，すべての結果をメタ解析で統合したところ，新たに7領域

※3　単独効果
英語ではeffect sizeと表現される．疾病などの質的形質ではオッズ比に，量的形質では相関係数にあたる．

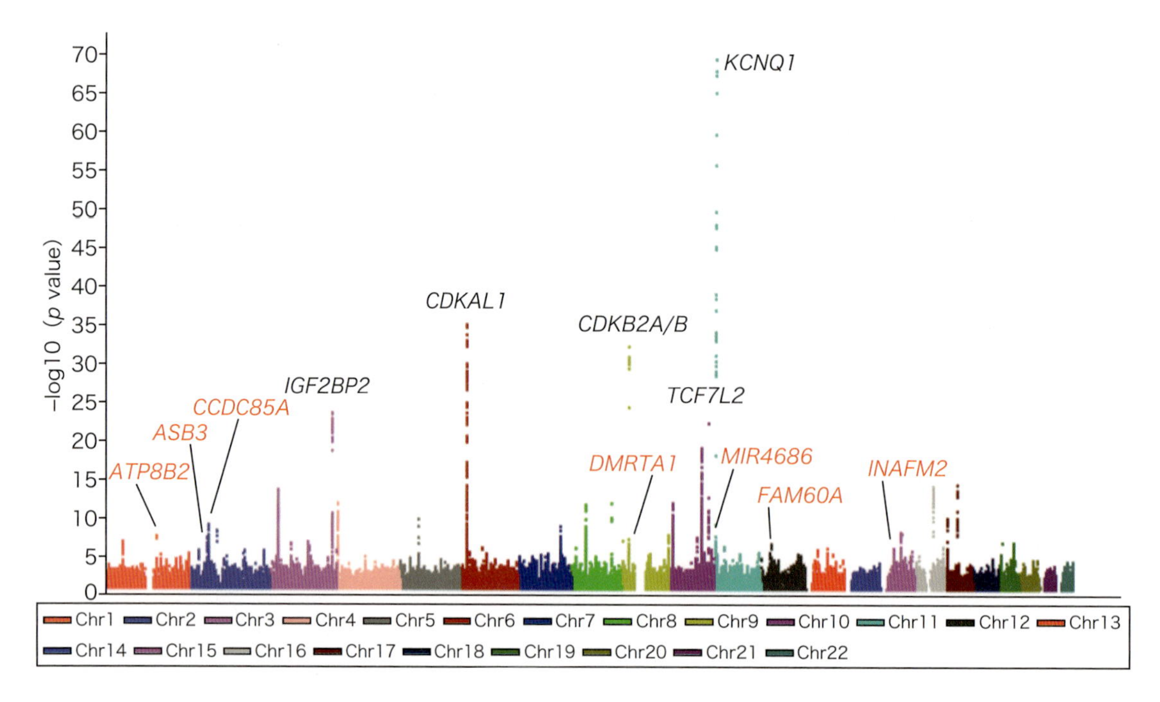

図5　最新の大規模日本人2型糖尿病GWASの結果
日本人41,646人（2型糖尿病15,463人 対 対照26,183人）について5,786,989 SNPsを解析した結果．文献1より引用．

（*CCDC85A*，*FAM60A*，*DMRTA1*，*ASB3*，*ATP8B2*，*MIR4686*，*INAFM2*）が日本人2型糖尿病感受性領域として同定された（**図5**）[1]．この7領域について日本人以外の複数の民族（東アジア人，南アジア人，欧米人，メキシコ人）の2型糖尿病患者65,936人と対照158,030人を用いて検証解析を行った．7領域のうち5領域では疾患感受性との関連が再現されたが，2領域（*CCDC85A*，*ASB3*）については他の民族では関連が認められなかったことから，現時点ではこの2領域については日本人2型糖尿病に特有の感受性遺伝子領域である可能性がある．

4 特徴ある集団での2型糖尿病疾患感受性遺伝子研究

GWASの規模拡大は精力的に行われており，すでにその規模は10万人以上に達している．新たな感受性遺伝子領域同定のためにはさらなる規模拡大が必要と考えられるが，前述のように日本人のような遺伝的に均一な集団では，より小規模な解析においても日本人特有の疾患感受性遺伝子領域だけでなく複数の民族に共通した疾患感受性遺伝子領域の同定に有用であることが示されている．一方，グリーンランドのイヌイット民族を詳細に解析した結果から，2型糖尿病の新たな疾患感受性遺伝子として*TBC1D4*が同定されている．グリーンランド人では，この遺伝子内にナンセンス変化をおこすvariant（Arg684Ter，c2050C > T，rs6176969）が17％で認められ，このvariantのホモ接合体では2型糖尿病のオッズ比は10.3となると報告されている．欧米人，東アジア人，アフリカ人ではこの684Ter variantはほとんど認められない[22]．*TBC1D4*はその後，骨格筋のインスリン抵抗性に関与することが明らかとなり，グリーンランド人のみならず，全世界の2型糖尿病患者の新規治療標的となることが示されている．このように遺伝学的に孤立した集団においては，比較的効果の強いvariantが保存されている可能性があり，今後わが国における同様の解析により新規領域の同定が期待される．これまでに同定された2型糖尿病感受性遺伝子領域を**図6**に示す．

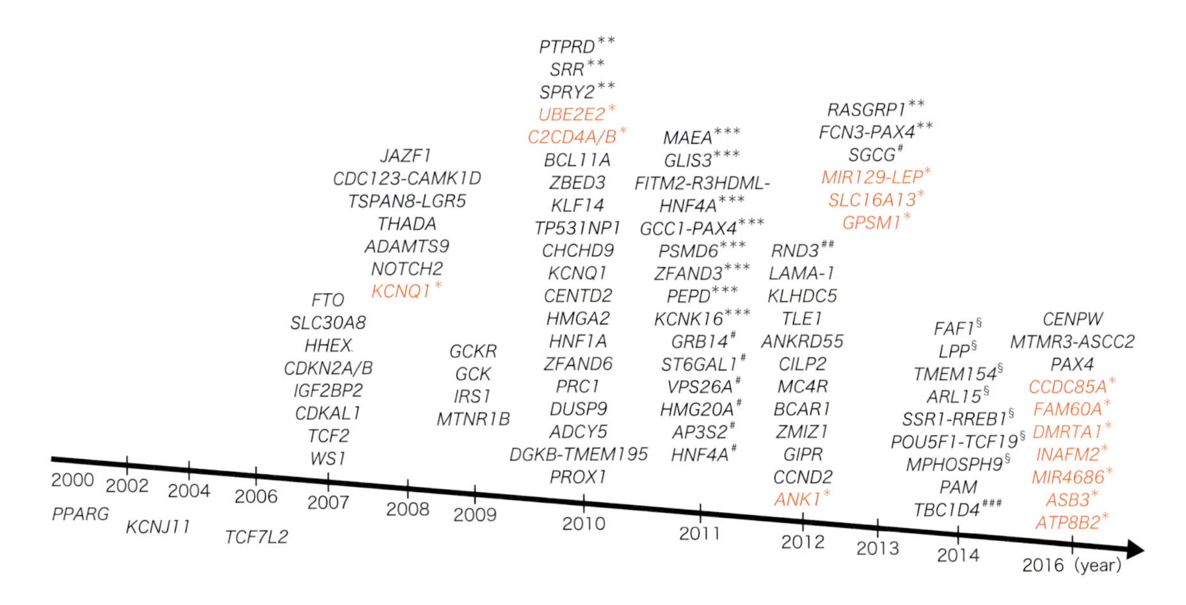

図6　現在までに同定されている２型糖尿病疾患感受性ゲノム領域
*日本人GWAS，**漢民族GWAS，***東アジア人GWAS，#南アジア人GWAS，##アフリカ系アメリカ人GWAS，###グリーンランドイヌイットGWAS，§Trans-ethnic GWASで同定された領域，それ以外は欧米人解析で同定された領域，欧米人GWASでさらに17領域が同定されている．

おわりに

現在，２型糖尿病などではゲノム情報を利用した疾患発症予測，さらには個別化予防の試みもなされているが，現時点でのゲノム情報ではそれぞれの疾患の遺伝的要因を最大でも１割程度しか説明できないとされている．得られているゲノム情報は臨床応用のためには不十分であり，ゲノム情報単独では全人口の５％程度のハイリスク群を抽出できるのみである[23]．さらに，GWASで同定された領域の再現性については疑いがないものの，個々の領域がいかにして疾患感受性に寄与するかはほとんど明らかとなっていない．従来使われてきた個別化医療という言葉は，オーダーメイド医療あるいはテーラーメイド医療，英語ではpersonalized medicineともよばれてきた．一方で，疾患感受性機構が想像以上に複雑であることが明らかとなってきたことから，より現実的な概念として欧米を中心に，precision medicineという言葉が使用されるようになってきている．おのおのの疾患についてゲノム情報により患者群をサブグループに分類し，各グループについて適切な治療法，予防法の構築をめざすという概念である．コンセプトはさほど変わりはないがpersonalized medicineはprecision medicineにとってかわられた感がある．いずれにしても，その構築のためには全ゲノムシークエンスなどによるゲノム情報，エピゲノム，メタゲノム解析などを含めた環境要因，生活習慣（ライフスタイル）を総合的に解析していくことが必要と考えられている．2015年１月にオバマ大統領によって打ち出されたPMI（Precision Medicine Initiative）[24]では，がん患者とその家族および稀少疾患（rare disease）を対象に100万人以上の全ゲノムシークエンスを行うことが計画されている．現在行われている疾患感受性バリアントの同定を目的とした全ゲノムシークエンス解析は，前述の欧米のグループのものも含めいずれも解析規模が不十分である．PMIの対象はがんと稀少疾患であるが，解析規模が大きく，糖尿病など多くの生活習慣病に関しても有益な情報が得られる可能性がある．

米国で展開されているPMIは大規模で，環境因子との相互作用解析にも戦略的に取り組むことが記されており大きな期待が寄せられている．さらにPMI以外にも数十万人～100万人規模のゲノムコホート研究が欧米では複数進行中である．しかしながらゲノム情報には人種差，地域差もあり日本人では独自の同様の取り組みが必要と考えられる．わが国においてもPMIに匹敵する大規模な全ゲノムシークエンスプロジェクトが必須である．

文献・ウェブサイト

1） Imamura M, et al：Nat Commun, 7：10531, 2016
2） Hara K, et al：Hum Mol Genet, 23：239-246, 2014
3） Sladek R, et al：Nature, 445：881-885, 2007
4） Saxena R, et al：Science, 316：1331-1336, 2007
5） Zeggini E, et al：Science, 316：1336-1341, 2007
6） Scott LJ, et al：Science, 316：1341-1345, 2007
7） Steinthorsdottir V, et al：Nat Genet, 39：770-775, 2007
8） Grant SF, et al：Nat Genet, 38：320-323, 2006
9） Zeggini E, et al：Nat Genet, 40：638-645, 2008
10） Voight BF, et al：Nat Genet, 42：579-589, 2010
11） Morris AP, et al：Nat Genet, 44：981-990, 2012
12） Dupuis J, et al：Nat Genet, 42：105-116, 2010
13） Bouatia-Naji N, et al：Nat Genet, 41：89-94, 2009
14） Flannick J, et al：Nat Genet, 46：357-363, 2014
15） Steinthorsdottir V, et al：Nat Genet, 46：294-298, 2014
16） Fuchsberger C, et al：Nature, 536：41-47, 2016
17） Unoki H, et al：Nat Genet, 40：1098-1102, 2008
18） Yasuda K, et al：Nat Genet, 40：1092-1097, 2008
19） Kong A, et al：Nature, 462：868-874, 2009
20） Yamauchi T, et al：Nat Genet, 42：864-868, 2010
21） Imamura M, et al：Hum Mol Genet, 21：3042-3049, 2012
22） Moltke I, et al：Nature, 512：190-193, 2014
23） Imamura M, et al：J Clin Endocrinol Metab, 98：E1667-E1673, 2013
24） Precision Medicine Initiativeのウェブサイト：https://www.nih.gov/precision-medicine-initiative-cohort-program（2016年11月14日閲覧）

＜著者プロフィール＞
前田士郎：1985年，滋賀医科大学卒業．'93～'96年，ミシガン大学病理学教室研究員．'99～2000年，滋賀医科大学第3内科助手．'01年9月～'16年3月，理化学研究所チームリーダー．'14年8月～，琉球大学大学院医学研究科先進ゲノム検査医学講座教授，琉球大学医学部附属病院検査・輸血部部長．2型糖尿病，糖尿病合併症のゲノム研究を行っている．

2. エピゲノム変化に主眼を置いた糖尿病研究

酒井寿郎，松村欣宏，稲垣　毅，阿部陽平

急速に高齢化社会を迎えつつあるわが国をはじめとする産業化された世界の多くの国で，2型糖尿病，脂質代謝異常・高血圧・肥満・冠動脈疾患など危険因子が集積する生活習慣病は21世紀の医学生理学における最重要の課題の1つである．生活習慣病は環境により体質が変わるという考え方である．これまでの研究では，遺伝子の変異で病気のなりやすさが決まると考えられてきたが，ゲノムが解読されこのような考え方に疑問が生まれてきている．エピゲノムの知見をもとに考えると，栄養が体質を変えると表現することができる．エピゲノムは，塩基配列に依存せずDNA・ヒストンのメチル化，アセチル化などで維持・伝達される遺伝情報であり，栄養・環境の変化により後天的に修飾される．1個体のあいだは細胞分裂がおこってもエピゲノム情報は伝達されることから，がんや糖尿病など生活習慣病の発症・進展に深く関連するとされている．

はじめに—エピゲノムとは

われわれ人間の体は約200種類の細胞から構成され，全細胞数は60兆個にも及ぶ．これらさまざまの細胞は1個の受精卵，同一のゲノムから分化していく．われわれ人間の細胞ではゲノムとよばれる30億塩基対からなるDNAを有し，このゲノムに基本的な情報が書き込まれている．しかしなぜ，1個の受精卵，同じゲノムから200種類もの細胞に分化するのであろうか？この疑問に答えるのがエピゲノムである．21世紀に入りゲノムが解読されると，受精卵の後，ゲノムは細胞外の環境の変化によりエピゲノムとして修飾されていくことが明らかにされてきた．DNA塩基配列以外のDNAのメチル化をはじめとしたヒストン修飾で維持・伝達される遺伝情報をエピゲノムとよぶ．これらの修飾の違いにより，同一のゲノムを有しながらも発現する遺伝子が異なり，この組合わせが細胞の種類を決定していく．そして，それらの修飾は，外来刺激・環境の変化により変動し，さまざまな生命現象に関与することが示唆されつつある．

[キーワード＆略語]
クロマチン，長距離ルーピング，遠隔エンハンサー，ヒストン，脱メチル化酵素

JMJD1A：jumonji domain-containing 1A
Ucp1：uncoupling protein 1
（脱共役タンパク質1）
Pparg（PPARγ）：peroxisome proliferator-activated receptor gamma

Diabetes research from the insight of epigenome

Juro Sakai[1] /Yoshihiro Matsumura[1] /Takeshi Inagaki[2] /Yohei Abe[1] ：Division of Metabolic Medicine, RCAST, the University of Tokyo[1] /Laboratory of Epigenetics and Metabolism, Institute for Molecular and Cellular Regulation, Gunma University[2]（東京大学先端科学技術研究センター代謝医学分野[1] / 群馬大学生体調節研究所代謝エピジェネティクス分野[2]）

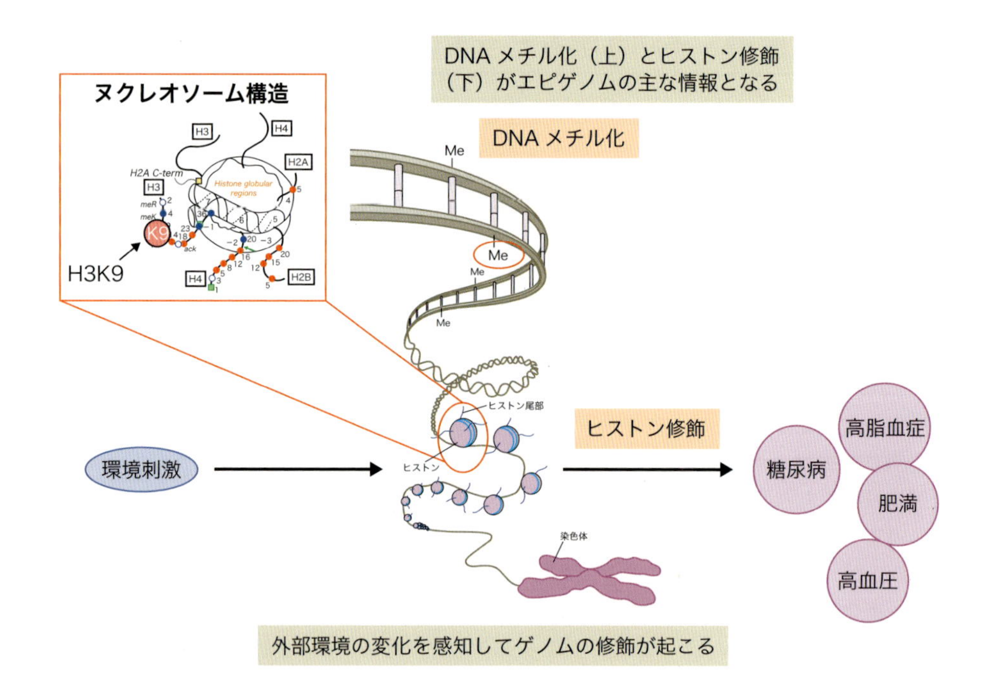

図1　生活習慣病とエピゲノム制御
生活習慣病の発症には遺伝因子，環境因子の両方が重要な役割を果たす．DNAの塩基配列の変化を伴わないエピゲノムによる遺伝子発現の調節は，環境因子による後天的な発症機構にかかわると考えられる．エピゲノム制御には，DNAのメチル化や，ヒストン修飾などによる遺伝子発現制御などが知られている．

遺伝子DNAはヒストンに巻きとられてクロマチンを形成し，さらにそれが集簇して染色体を形成することで核内に凝縮した形で収納されている．このクロマチンはそれぞれ2つのヒストンH2A，ヒストンH2B，ヒストンH3，ヒストンH4からなる八量体のタンパク質の芯に巻きとられた形をしており（**図1**），隣接するクロマチンの間に存在するヒストンH1がその安定性にかかわる．このように凝縮して収納された構造の中に含まれる標的遺伝子の転写を制御するためには，空間的に標的部位を緩めることやその周囲に制御タンパク質複合体を誘導することが必要であり，ヒストン修飾やDNAのメチル化などのエピゲノム修飾といった調節がこれらの制御にかかわる．

さて，このエピゲノム修飾にはヒストンのアセチル化，脱アセチル化，メチル化，脱メチル化，リン酸化，ユビキチン化，糖化などがある．これらの修飾に関わる酵素の働きには代謝物が重要である．代謝物はエピゲノム酵素の基質や補酵素として機能する（**図2**）．このようにして代謝変動に伴って変化する代謝物は転写を制御する．重要なことに，このエピゲノムは細胞分裂を経ても保存されることから細胞の記憶として定着する．

1 生活習慣病発症におけるエピゲノムの関与

エピゲノムが生活習慣病発症への関与を示唆するものとして最もよく知られているものとして，第二次大戦中のオランダ飢饉後の疫学調査がある．このとき低栄養状態にある母親から生まれた低出生体重児は，胎児期に栄養不足の状態であったことの影響として，成人後に高頻度に糖尿病・肥満を発症することが報告された．このような低出生体重と将来の疾患発症との関係は，最初に提示したBarkerの名前からBarker仮説とよばれている[1]．近年ではDOHaD仮説ともよばれている．その作業仮説機構としては，胎児期に栄養が不足していた胎児が限られた栄養を効率よくエネルギー源として使用できるように適応したため，通常以上の

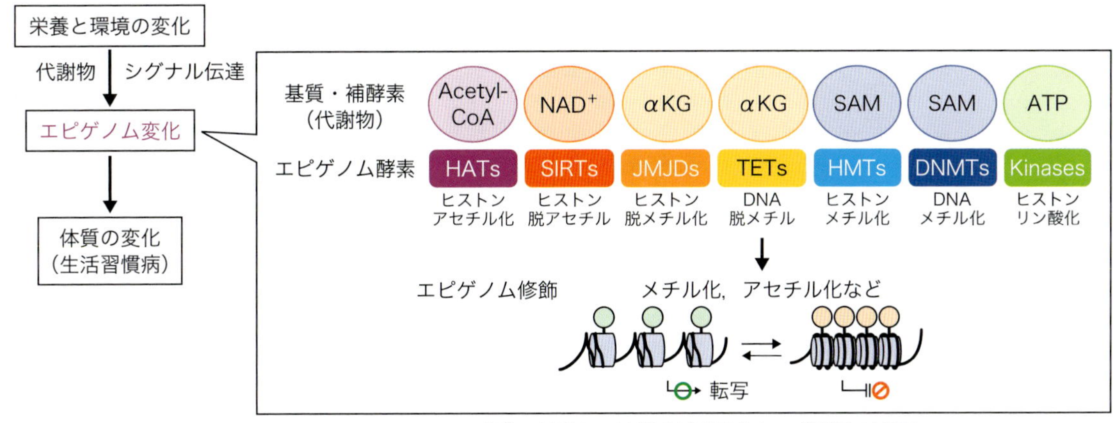

図2　代謝物はエピゲノム酵素の機能に必須である
栄養や環境が変わると，代謝変動を経て代謝物の量が変化する．代謝物はエピゲノム修飾酵素の基質や補酵素として機能する．エピゲノムは栄養状態などの外部環境に適応するための生物の重要な生存戦略」である．αKG：α-ケトグルタル酸，SAM：*S*-アデノシルメチオニン．

栄養摂取環境では相対的な過栄養状態となって糖尿病・肥満をきたすものと考えられる．

2 脂肪細胞分化の要となる新規クロマチンドメインの発見

肥満を伴うメタボリックシンドロームの発症に脂肪細胞は重要な役割を果たす．体の中には脂肪細胞になる前の前駆脂肪細胞が存在する．過剰に栄養をとると，脂肪細胞が肥大化し，また前駆脂肪細胞から成熟した脂肪細胞ができ，余分なエネルギーを脂肪として蓄えるようになる．前駆脂肪細胞も脂肪細胞もゲノムの塩基配列は同じである．前駆脂肪細胞では脂肪を蓄える遺伝子の働きが抑えられ，脂肪細胞では遺伝子の働きが活発になっている．遺伝子の働きがそれぞれの細胞で違うのは，エピゲノムが異なるからである．多分化能をもつ胚性幹細胞において遺伝子の働きを抑えるエピゲノムの仕組みは知られていたが，前駆脂肪細胞におけるエピゲノムの仕組みは明らかではなかった．

われわれは前駆脂肪細胞のエピゲノム解析を行い，新規のクロマチン構造が脂肪を蓄える遺伝子の働きを抑えていることを解明した．興味深いことに，前駆脂肪細胞では胚性幹細胞とは全く異なるエピゲノムの仕組みがあることが明らかにされた（**図3**）．

ゲノムDNAはヒストンとよばれるタンパク質により巻きとられたクロマチン構造をとって，細胞の中の核に収納されている（**図1**）．ゲノムの塩基配列そのものは，細胞が分裂や別の細胞へ変化しても変わらなかった．しかしDNAのメチル化やヒストンのメチル化といった後天的に書き換えられるエピゲノムによって，クロマチンの構造や遺伝子の機能がそれぞれの細胞において異なった制御を受けている．機能が活発な遺伝子ではクロマチンの構造が開いており，機能が抑えられている遺伝子ではクロマチンの構造が閉じている．ヒストンの1つであるヒストンH3はさまざまなメチル化を受け，遺伝子の機能に重要な役割をもっている．例えば，開いたクロマチンに存在するヒストンH3の4番目のリジンのトリメチル化（H3K4me3）は遺伝子の働きを活発に，閉じたクロマチンに存在するヒストンH3の9番目のリジンのトリメチル化（H3K9me3）や27番目のリジンのトリメチル化（H3K27me3）は遺伝子の働きを抑制するエピゲノムである．

生体内では，胚性幹細胞のような多分化能をもつ細胞が，さまざまな種類の前駆細胞へと運命付けられ，

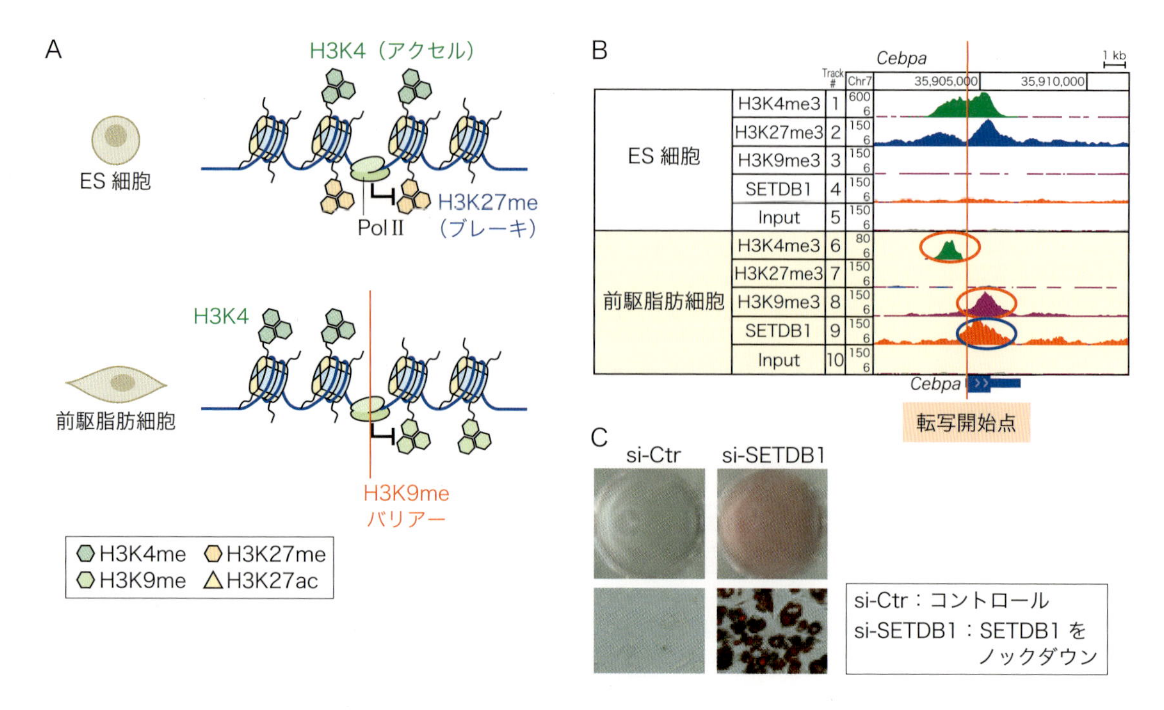

図3　前駆脂肪細胞を未分化に維持する新たなクロマチン構造

A）ES細胞ではエピゲノムヒストンH3 27番目のトリメチル化リジン残基（H3K27me3）が脂肪を蓄える遺伝子の働きを抑えるのに対し，前駆脂肪細胞ではエピゲノムH3K9me3が遺伝子の働きを抑える．図の中の数値はトリメチル化されているヒストンH3タンパク質のリジンのアミノ酸番号をあらわす．B）実際のChIP シークエンス（転写因子C/EBPα領域）．H3K4とH3K27の古典的なビバレントクロマチンは同じヒストンに入るのに対し，H3K4とH3K9の新たに発見したビバレントクロマチンは，転写開始点を挟んで異なるヒストンに入る．C）RNAiによるノックダウン．3T3L1前駆脂肪細胞でH3K9メチル化酵素SETDB1をノックダウンすると脂肪細胞になりやすくなる．脂肪染色を示す．Aは文献2より引用．B，Cは文献3より改変して転載．

最終的に脂肪細胞，神経細胞，皮膚細胞など多様な細胞へと分化する．この過程においてゲノムの塩基配列は変化しないが，エピゲノムが大きく変化し，遺伝子の機能を決めている．胚性幹細胞では活性化のH3K4me3と抑制化のH3K27me3の両方をもつクロマチン構造が約2,500の遺伝子に存在し，発生にかかわる遺伝子の機能を抑えている．これは，細胞の分化に伴って速やかに必要な遺伝子の機能を活発にし，不要な遺伝子の機能を抑えるための仕組みと考えられる．

一方，生体内での脂肪組織においては，脂肪細胞だけではなく，脂肪細胞になる前の前駆脂肪細胞が存在する．しかし，前駆脂肪細胞が脂肪細胞に変化するのを抑えているエピゲノムの仕組みは明らかではなかった．前駆脂肪細胞ではエピゲノムH3K27me3がないことから，われわれは遺伝子の機能を抑える別のエピゲノムH3K9me3に着目し，エピゲノムH3K9me3およびそれにかかわるタンパク質SETDB1がゲノム上の遺伝子配列のどこに存在するかを，次世代シークエンサーを用いてゲノムワイドに解析を行った．その結果，前駆脂肪細胞ではエピゲノムH3K27me3の代わりに，活性化のH3K4me3と抑制化のH3K9me3が直列したクロマチン構造が約200の遺伝子に存在することがわかった．このH3K4/H3K9me3と命名した新規のクロマチン構造は，1つの遺伝子上に開いたクロマチンと閉じたクロマチンの境界をつくり，脂肪細胞分化のマスターレギュレーターとよばれるCebpaとPparg※1遺伝子の機能を抑えていることがわかった．また，前駆脂肪細胞から

※1　PPARγ

核内受容体の1つ．脂肪細胞分化・機能維持の中心となる分子．この合成アゴニストはインスリン抵抗性改善薬として広く糖尿病の治療薬として使われている．

SETDB1をなくすとエピゲノムH3K9me3が消失し，クロマチンの構造が開き，Cebpa，Pparg遺伝子の機能が活発になるため，前駆脂肪細胞が脂肪細胞に変化して脂肪が蓄えられることも明らかになった．胚性幹細胞のエピゲノムH3K27me3はきわめて多くの遺伝子の働きを抑えて多分化能を保つのに対し，前駆脂肪細胞のエピゲノムH3K9me3は限られた数の遺伝子の働きを抑えることにより，分化のタイミングを調節していると考えられる（**図3**）[3]．

3 ヒストンH3K9の脱メチル化異常マウス（JMJD1A-KOマウス）は肥満インスリン抵抗性を示す

H3K9がクロマチン構造を制御することで脂肪細胞への分化を抑制することから，個体レベルで肥満，糖尿病などの生活習慣病の発症に関与する可能性について検討した．その結果H3K9脱メチル化酵素JMJD1A[※2]（別名：JHDM2A，KDM3A）が寒冷曝露時の体温維持，脂肪燃焼に関与することを見出した．JMJD1Aはそれまで精子形成や性決定，低酸素による遺伝子発現にかかわることが報告されていた[4]．われわれおよび米国のグループは，Jmjd1a KOマウスは肥満，高脂血症，耐糖能障害などの症状を呈し，ヒトでいうメタボリックシンドロームに特徴的な所見を呈することを明らかとした（**図4A〜D**）[5) 6)]．Jmjd1a KOマウスは通常食で肥満を呈し，寒冷刺激で低体温を呈した（**図4E**）[5)〜7)]．

仕組みとしてJMJD1Aの発現がβアドレナリン刺激によって上昇すること[6]，褐色脂肪[※3]における熱産生に重要である*Ucp1*遺伝子プロモーター領域に結合してヒストンH3K9メチル化のレベルを変化させ，熱産性の鍵となる脱共役タンパク質*Ucp1*の発現を亢進させることが示された[6]．Jmjd1a KOマウスはβ-アドレナリン受容体のトリプルノックアウトマウスと似た表現を呈していることから，JMJD1Aはβ-アドレナリンシグナルにおける鍵となることが示唆された．

4 JMJD1Aはシグナル感知ヒストン修飾酵素

われわれヒトを含めた哺乳動物は，急激な環境の変化に瞬時に応答し生命を守るために，体が寒冷曝露という危険な状態に曝されると，中枢でこれを感知し，交感神経が活性化しノルアドレナリンが分泌されて，熱産生を専門に行う褐色脂肪組織ですみやかに熱が産生され，個体が低体温になることから守る．したがって急速に外界の温度が低下したとき，これを感知し，交感神経の活性化から熱を産するためには数分の速さで対応できるしくみが必要である．DNAが巻き付いているヒストンタンパク質のメチル基を除く働きのあるJMJD1Aタンパク質を欠損したマウスは低体温に陥ることを突き止めていたが（**図4E**），その仕組みの詳細は明らかではなかった．

われわれは，JMJD1Aという核内タンパク質が寒冷刺激に伴い交感神経刺激を介してリン酸化されることで，「遺伝子の高次構造を変化させる複数のタンパク質群」が熱産生遺伝子DNAに結合し，「長距離DNAルーピング」とよばれる遺伝子DNAの高次構造変化を起こすことによって，熱産生遺伝子[※4]の発現を活性化させることを明らかにした．これら一連の変化は数分の速さで起こり，熱産生にかかわる遺伝子の発現を急速に活性化する（**図5A**）．

われわれは，質量分析解析から交感神経刺激によって核内のJMJD1Aの265番目のセリン残基がリン酸化されることを見出した（**図5A**）．このアミノ酸をアラニンに置換しリン酸化されない変異体JMJD1Aを褐色

※2　JMJD1A

ヒストン脱メチル化酵素．体重の制御，性決定，がん発生，低酸素による応答など環境応答に多様に機能する．JMJD1Aという脱メチル化酵素が欠損したマウスが寒冷時に低体温になり，肥満を呈することから，JMJD1Aはエネルギー消費・熱産生の制御に深くかかわっていることが示唆された．

※3　褐色脂肪組織または褐色脂肪細胞

哺乳類に存在する脂肪組織または脂肪細胞の1つ．もう1つのタイプの白色脂肪組織または白色脂肪細胞が主として脂肪を貯めるのに対し，褐色脂肪組織の主な機能は体を震わせないで体の熱を産生すること．ノルアドレナリンが褐色脂肪細胞上のβアドレナリン受容体に結合すると，脱共役タンパク質UCP1が生成され，ミトコンドリアで脱共役が起こり，ATPの代わりに熱が産生される．

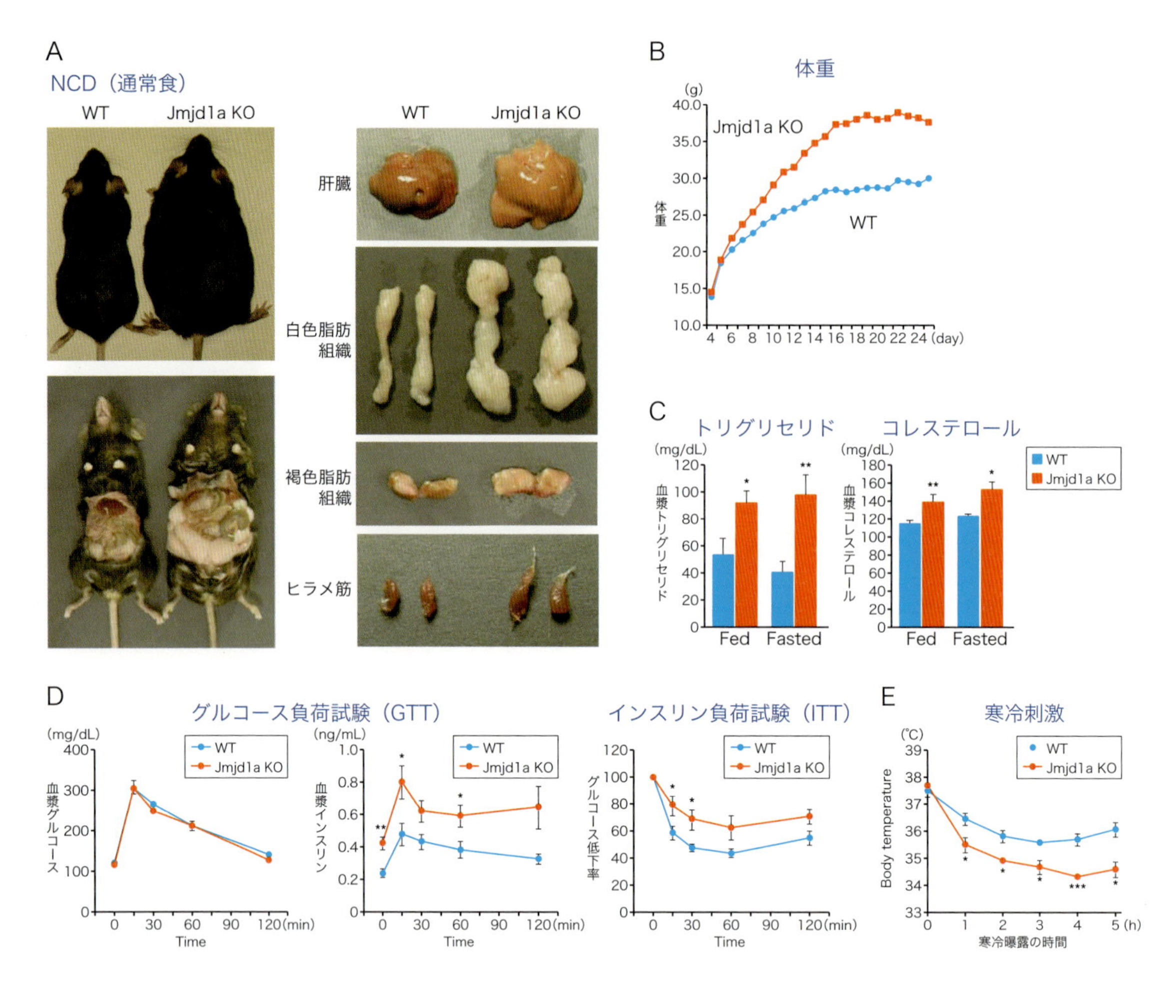

図4　ヒストン脱メチル化異常による肥満マウス

A）B）JMJD1Aのノックアウトマウス．通常食で内臓肥満を呈する．C）血中の中性脂肪とコレステロール値．D）グルコース負荷試験とインスリン負荷試験．E）寒冷刺激によるマウスの体温の変化．ノックアウトマウスは有意に体温が野生型より低下する．Dは文献6より引用．

脂肪細胞に発現させると，寒冷刺激で誘導される熱産生遺伝子群の発現誘導が著しく低下し，実際に，褐色脂肪細胞での熱産生が低下した．さらに質量分析解析から，このJMJD1Aがリン酸化されることが引き金となり「遺伝子の高次構造を変化させる複数のタンパク質群（SWI/SNF）」や「褐色脂肪細胞の機能に重要な核内受容体（PPARγ）」と集合体を形成することを見出した（**図5**）．この複合体にある核内受容体が熱産生応答に必要な遺伝子を選び出し，それらの遺伝子上の遠隔にある遺伝子発現活性化領域を，「DNAルーピング」とよばれる遺伝子の高次構造変化を介して引き寄せ遺伝子発現を活性化することを明らかにした（**図5**）．

これは刺激から数分レベルの急速な転写を誘導する新たな機構の解明であった．ここではJMJD1Aはタンパク質複合体をつくる足場タンパク質として機能し，

> **※4　熱産生遺伝子**
>
> 交感神経から分泌されるノルアドレナリンなどの受容体であるβアドレナリン受容体（b-AR）や，ミトコンドリアにある脱共役タンパク質など，熱を産生するために必要な鍵となるタンパク質群をコードする遺伝子群をさす．b-ARは交感神経から分泌されるホルモンであるノルアドレナリンに結合し，交感神経刺激を褐色脂肪細胞に伝達する最初のステップを司り，Ucp1はミトコンドリア内膜に局在し，酸化的リン酸化のエネルギーをATPの代わりに熱として生成する最終ステップを司る．

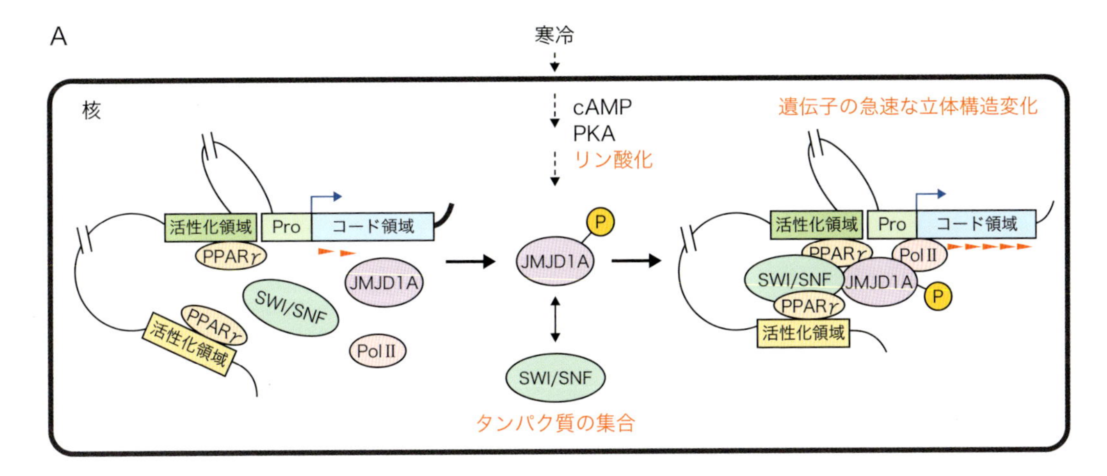

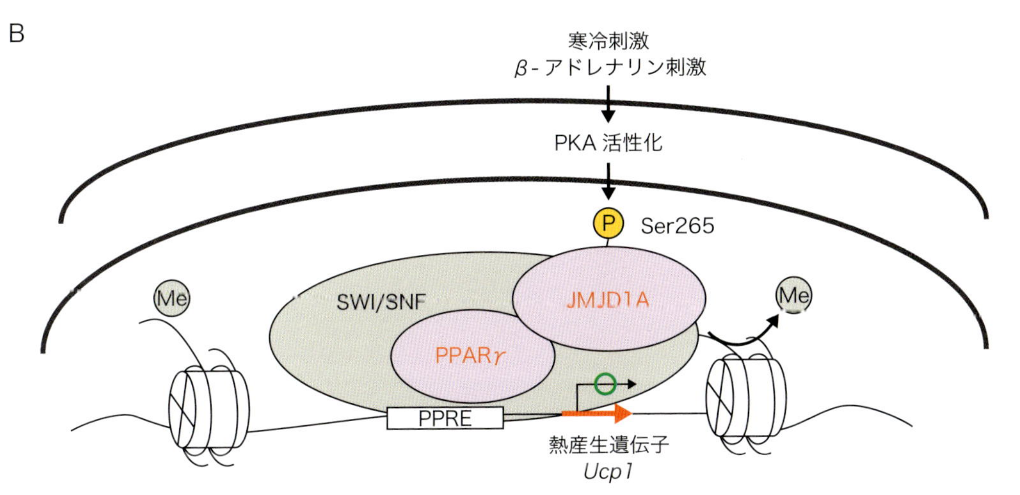

図5　褐色脂肪細胞における寒冷刺激による急速な熱産生遺伝子誘導のしくみ

環境温度の低下を脳が感知すると，交感神経が活性化され，ノルアドレナリンが神経終末から分泌される．ノルアドレナリンは，褐色脂肪細胞上のアドレナリン受容体に結合し，細胞内シグナリングを経て，タンパク質リン酸化酵素（PKA）を活性化する．**A**）活性化されたリン酸化酵素PKAは核内のJMJD1Aタンパク質を265番目のセリンでリン酸化する．このリン酸化が引き金となり，「遺伝子の高次構造を変化させる複数のタンパク質群」が熱産生遺伝子DNAに結合し，遺伝子DNAの高次構造変化を起こし，遺伝子発現を上昇させる．これら一連の変化は数分から十数分の速さで起こる．熱をつくり出す脱共役タンパク質（Ucp1）や アドレナリン受容体（AR）などの熱産生関連の遺伝子発現を急速に増加させ，熱産生に寄与する．**B**）さらに，ヒストンH3のメチル化変化を介して持続的な応答に移行する．

この急速な反応（第1段階）の後に，JMJD1Aによるヒストンの抑制H3K9の脱メチル化を介したより安定的な転写制御（第2段階）に続くと考えられる（**図5B**）．

今後，このJMJD1Aのリン酸化を制御するタンパク質を明らかにすることで，低体温の治療，あるいは，熱産生・エネルギー消費が低下して起こる肥満症への治療法開発の重要な知見が得られると期待される．

おわりに

環境などの外的な刺激が，細胞内シグナルと代謝変動を介してゲノムを修飾していくことが明らかにされつつある．アドレナリンシグナルのような急性に効くシグナルがどのようにして，ゲノムに記憶として残されていくのか，そしてこれがどのようにして生活習慣病の発症進展にかかわっていくのか．クロマチン構造の変化に残される「記憶」は，制御可能な創薬標的になりうるのか？ 臨床的には，レガシー効果やメタボリックメモリーなどと表現されてきた概念が分子レベルで解明する糸口が得られつつある．将来的に「環境応答にふさわしくない」エピゲノムを標的とした創薬標的が開発されることで人々の健康に寄与することが期待される．

文献

1） Barker DJ & Osmond C：Lancet, 1：1077-1081, 1986
2） Inagaki T, et al：Nat Rev Mol Cell Biol, 17：480-495, 2016
3） Matsumura Y, et al：Mol Cell, 60：584-596, 2015
4） Mimura I, et al：Mol Cell Biol, 32：3018-3032, 2012
5） Inagaki T, et al：Genes Cells, 14：991-1001, 2009
6） Tateishi K, et al：Nature, 458：757-761, 2009
7） Abe Y, et al：Nat Commun, 6：7052, 2015

<筆頭著者プロフィール>
酒井寿郎：1988年，東北大学医学部卒業，'94年，同大学院医学研究科修了（医学博士）．'94～'98年まで米国テキサス州立テキサス大学サウスウエスタンメディカルセンタ（Goldstein & Brown博士）分子遺伝学講座の研究員．2000～'02年，東北大学医学部付属病院腎・高血圧・内分泌科助手，'02～'06年 科学技術振興財団（JST）創造科学技術推進事業（ERATO）柳沢オーファン受容体プロジェクト，グループリーダー，'03～'09年，東京大学特任教授（先端科学技術研究センターシステム生物医学分野）．'09年～東京大学教授（先端科学技術研究センター 代謝医学分野）．

3. プロテオミクスを用いた糖尿病関連タンパク質探索 ―SERPINA3の発見を例に

高橋枝里，奥村彰規，久保田浩之，鏑木康志

プロテオームとは，ある生物学的な系において存在しているタンパク質の総体である．プロテオーム解析では翻訳後修飾の構造解析など，ゲノムやトランスクリプトームからは得られない生物学的情報を取得可能であり，疾患の病態解明やバイオマーカー探索研究において幅広く活用されている．本稿では糖尿病研究におけるプロテオーム解析の一例としてわれわれが実施した血清プロテオーム解析の実例とSERPINA3同定の経緯について紹介する．

はじめに

プロテオームとは，ある生物学的な系において存在しているタンパク質の総体であり，タンパク質発現の量やパターンの変動，細胞・組織・器官特異的発現，あるいは翻訳後修飾といったゲノムやトランスクリプトームからは得られない生物学的情報の解析に有用となる[1) 2)]．近年の質量分析装置の機能向上やサンプル前処理技術の開発により，各種疾患における病態解明に向けた活用やバイオマーカー探索研究など，プロテオーム解析は幅広い分野において活用されつつある．糖尿病研究におけるわれわれのプロテオーム解析実施例とともに，最近のプロテオーム解析技術について紹介する．

1 プロテオーム解析の手法

種々のサンプル精製技術と質量分析装置の組合わせ

[キーワード＆略語]
プロテオーム

2D-DIGE：2-dimensional fluorescence difference gel electrophoresis（蛍光ディファレンスゲル二次元電気泳動）
CE：capillary electrophoresis（キャピラリー電気泳動）
DIA：data-independent acquisition
LC：liquid chromatography（液体クロマトグラフィー）
MRM：multiple reaction monitoring（多重反応モニタリング）
MS：mass spectrometry（質量分析法）
SELDI：surface-enhanced laser desorption ionization（表面増強レーザー脱離イオン化）
SRM：selected reaction monitoring（選択反応モニタリング）

A proteomic discovery of serpina3 in diabetes research

Eri Takahashi/Akinori Okumura/Hiroyuki Unoki-Kubota/Yasushi Kaburagi：Department of Diabetic Complications, Diabetes Research Center, Research Institute, National Center for Global Health and Medicine（国立国際医療研究センター研究所糖尿病研究センター臓器障害研究部）

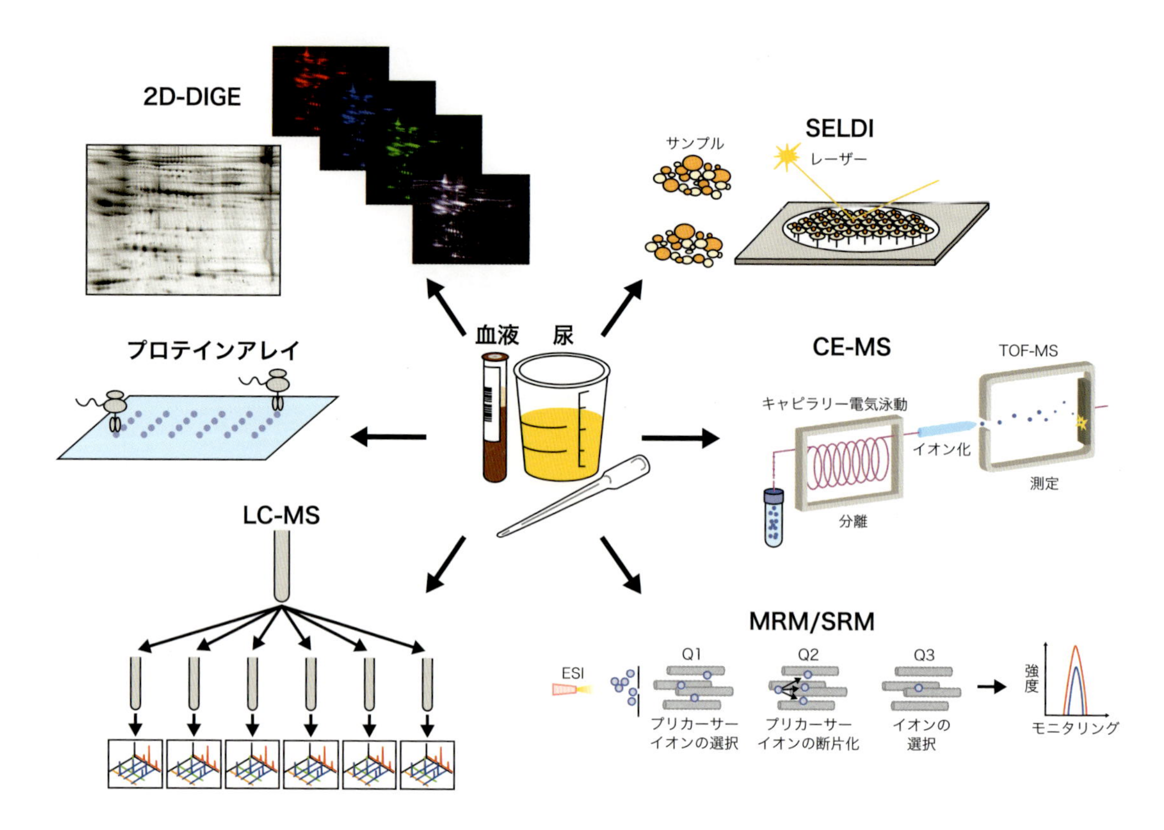

図1　プロテオーム解析における代表的な解析法
文献7を元に作成.

でさまざまなプロテオミクス技術が開発されている．代表的な解析法として，二次元ゲル電気泳動をベースとした2D-DIGE法[3]，レーザー光による試料イオン化技術とプロテインチップを組合わせたSELDI法[4]，種々のタンパク質を固定化した基盤を用いてタンパク質の相互作用や活性などの網羅的なスクリーニングを行うプロテインアレイ法，キャピラリーゲル電気泳動と質量分析装置を組合わせたCE-MS[5]，生体試料中のすべてのタンパク質を酵素消化し，消化ペプチド混合物をタンデム質量分析装置にて同定を行うショットガン法などがある（**図1**）[6]．なかでも1999年に報告されたショットガン法は，定量解析法の開発が進んだことで，幅広い分子の同定と定量を可能にする方法として現在の解析の主流をなしている．

ショットガン解析における網羅的な比較定量解析には，主に安定同位体標識試薬を用いる標識法，ならびに質量分析装置にて取得するスペクトル情報より定量解析を行う非標識法がある．一方，これらの網羅的定量解析とは異なり，多種類の任意の標的タンパク質群を対象に定量解析を行う標的プロテオミクスとして多重反応モニタリング（MRM/SRM）法[※1]がある．これらの網羅的定量解析法と標的プロテオミクスによる定量解析法の組合わせは，バイオマーカーの多分子一斉解析を可能とした[8][9]．

なお，プロテオーム解析では多くの場合，液体クロマトグラフィーと質量分析装置を組合わせたLC-MSシステムが用いられるが，キャピラリー電気泳動と質量分析装置を組合わせたCE-MSシステムが用いられることもある．CE-MSシステムはアミノ酸や低分子ペプ

※1　多重反応モニタリング（MRM/SRM）法

三連四重極型質量分析装置を用いたペプチド定量法．タンパク質の酵素消化産物中の特定質量をもつペプチドを通過させる質量フィルター（Q1）とQ2でガス衝突誘発開裂させた断片の質量フィルター（Q3）の組合わせ（MRM-transition）を設定することにより，二重のフィルターを通過した標的ペプチドのみを特異的に定量する．

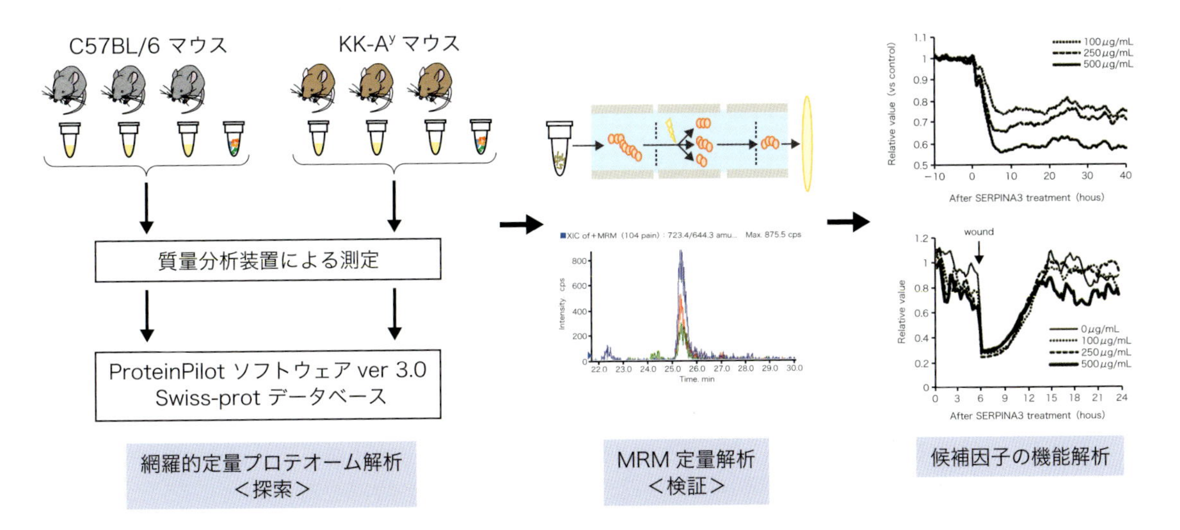

図2　血清プロテオーム解析による2型糖尿病関連タンパク質同定の流れ
グラフについては文献9より引用.

チドなど低分子の分離・解析に優れ，例えば糖尿病腎症の尿ペプチド解析においてその有用性が報告されている[5) 10) 11)].

2 糖尿病におけるプロテオミクス ―われわれが実施した2型糖尿病関連タンパク質探索を中心に―

糖尿病の診療において，血糖，HbA1cは血糖状態の指標となるバイオマーカーとして広く用いられているが，個々の患者において糖尿病および合併症の発症，進行を予測可能なバイオマーカーは現時点で存在しない．糖尿病および合併症の発症を早期に鑑別する，あるいは予後の診断を可能とするバイオマーカーが開発されれば，早期の治療開始や予防が可能となることから，その有用性は高い．そこでわれわれは2型糖尿病に関連する血液中因子を探索することを目的に糖尿病モデルマウスの血清プロテオーム解析を実施した[9)].

1）血清プロテオーム解析の流れ（図2）

2型糖尿病モデルマウスとして知られるKK-A^yマウスを解析対象に用いた．まず耐糖能異常が観察される4週齢にて網羅的な血清プロテオーム解析を実施し，候補タンパク質について標的プロテオミクスの手法を用いて血清中濃度を経時的に解析した．

i）網羅的定量プロテオーム解析のための血清サンプル処理

血液中に含まれるタンパク質は複雑度が高く，その濃度差は10桁以上の幅があるため質量分析装置では微量のタンパク質の検出が困難である[12)]．より微量のタンパク質の検出を可能とする工夫として，アルブミン，IgGをはじめとした血中に多量に含まれるタンパク質の除去や多次元液体クロマトグラフィーによる分離を行うなど種々の前処理を行うことでサンプルの複雑度を下げる試みが行われている[13)]．そこで，KK-A^yマウス，対照マウス血清中に含まれる7種の多量タンパク質をアフィニティーカラムにて除去後，ペプチドに消化した．得られたペプチドは安定同位体標識試薬にて標識し，強陽イオン交換カラムを用いて分画した後，質量分析装置にて測定した．

ii）糖尿病関連タンパク質の同定および定量解析

質量分析装置にて測定したデータをProteinPilotソフトウェア（SCIEX社）により解析した結果，KK-A^yマウス―対照マウス間で有意な濃度変動を認める45種のタンパク質を同定した．これらのタンパク質について，KK-A^yマウス血清における経時的な濃度変化の解析をMRM法にて実施した．

iii）MRM法による糖尿病関連候補タンパク質の経時的測定

網羅的定量プロテオーム解析の際に得られたペプチ

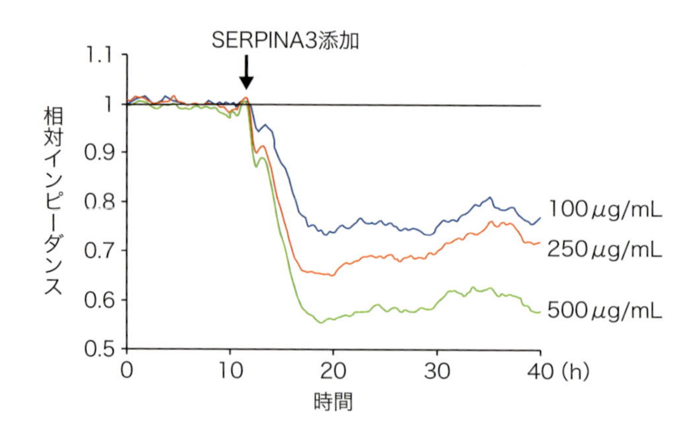

図3　SERPINA3タンパク質の細胞透過性に対する影響の解析
ヒト培養網膜血管内皮細胞にSERPINA3タンパク質を添加すると，濃度依存的に細胞透過性が亢進した．文献9より引用．

ド同定情報に基づきMRMトランジションを作成し，4週齢，および空腹時血糖異常を示す12週齢のKK-A^{y}マウス，対照マウス血清中のタンパク質濃度を測定した．その結果，8種のタンパク質〔apolipoprotein A-Ⅰ，apolipoprotein A-Ⅱ，carboxypeptidase N catalytic chain，clusterin，inter-α-trypsin inhibitor heavy chain 3，retinol binding protein 4，serine protease inhibitor A3K（SERPINA3K），serum amyloid P-component〕が4，12週齢ともに対照マウスに比べKK-A^{y}マウスで有意な発現変動を示した．

2）SERPINA3タンパク質の細胞透過性に対する影響の解析

4，12週齢ともにKK-A^{y}マウス血清において有意な発現上昇を示したタンパク質の1つであるSERPINA3Kは糖尿病モデルラットの網膜において発現低下し，糖尿病性網膜症と関連することが報告されていた[14]．そこで，SERPINA3と糖尿病性網膜症の関連を検証する目的で，糖尿病性網膜症の発症初期イベントの1つである血管透過性に対するSERPINA3の作用を*in vitro*にて検討した．ヒト培養網膜血管内皮細胞を用いてリアルタイム細胞解析※2を実施したところ，SERPINA3添加群では細胞のインピーダンス値が濃度依存的に低下した（**図3**）．解析の結果，インピーダンス値の低下は主に細胞間結合作用に起因していることが示され，SERPINA3添加により細胞間結合タンパク質の発現低下も観察された．既報に基づく予想に反し，SERPINA3は網膜血管内皮細胞の透過性亢進作用を有することが示された．

> **※2　リアルタイム細胞解析**
> 電極上に細胞を播種し，電流を流した際のインピーダンスの変化よりリアルタイムに細胞の動態，形態をモニターする．標識物を用いずに測定ができ，細胞膜の形態学的変化やバリア機能，細胞の運動性，細胞の分布などを解析できる．

3）ヒト2型糖尿病患者における血清SERPINA3濃度の検討

さらにSERPINA3と糖尿病性網膜症との関連を検討するために，ヒト2型糖尿病患者，糖尿病性網膜症患者を対象に血清SERPINA3濃度をELISA法により測定した．健常人群に比べて2型糖尿病群，糖尿病性網膜症群で有意な濃度上昇が認められた．糖尿病発症初期からの血中SERPINA3濃度の上昇が血管内皮細胞の透過性を亢進させることにより，網膜毛細血管における血液網膜関門の破綻や網膜血管内皮細胞の増殖・遊走を引き起こしている可能性が考えられ，糖尿病性網膜症や2型糖尿病の病態形成に関与する可能性が考えられる．

3 プロテオーム解析の課題と今後の展望

糖尿病に限らず，血液は疾患バイオマーカー研究において広く解析対象とされてきた．プロテオーム解析における血液サンプルのさまざまな前処理法には微量タンパク質の検出を可能にする利点がある一方で，手順の複雑化によるスループットの低下や，血中多量タンパク質に結合する病態関連因子の解析に不向きであるなどの欠点がある．近年，血液中のより多くの因子をハイスループットにて解析する方法が開発され，例えばGeyerらは，あらかじめ構築した血中タンパク質のデータベースを参照することで，多量タンパク質の除去を行わずに血液サンプル採取からわずか3時間の工程で300近いタンパク質の定量を可能とし，最終的におよそ1,000種の血中タンパク質の定量を実施している[15]．一方，組織を対象とした定量プロテオーム解析では，Pozniakらはヒト腫瘍組織標本を用いてヒト腫瘍組織中に含まれる10,000種以上のタンパク質の定量を可能にする手法を報告した[16]．また，最近開発されたデータ非依存式MS/MS取得（DIA）技術[※3]の1つであるSWATH法では複数のプリカーサーフラグメント由来のプロダクトイオンを一斉に解析することが可能になり，単一の分析でサンプル中に含まれるタンパク質の網羅的な同定および包括的な定量が可能となった[17]．このような解析技術の開発や最近の質量分析装置の機能向上により精密かつ多量のデータ取得が可能となりつつあるが，これらに加え，取得された膨大なプロテオームデータより新たな知見を得るための解析法の開発も今後のプロテオーム解析技術の発展に欠かせない．

※3　データ非依存式MS/MS取得（DIA）技術

プリカーサーイオン情報に依存せず，所定のm/z範囲内のプリカーサーイオンをすべて断片化し，プロダクトイオン情報を収集した後に，既知のペプチドを標的として検索するタンデム質量分析法．事前に測定するペプチドを指定，スケジュール化する必要がないためペプチドのプリカーサーイオンを広範囲のm/zの中から選択し，プロダクトイオンのクロマトグラムを抽出することが可能である．

おわりに

プロテオーム解析技術は急速な進歩をとげ，血液や組織標本などの生体試料からの網羅的な一斉定量解析が可能となりつつある．糖尿病はその発症・進展に遺伝素因や肥満，加齢，生活習慣など種々の要因が関与していることから，プロテオーム解析をはじめとする種々のオミクス解析とともに，糖尿病の病態解明や予防・治療法開発において今後ますます重要な役割を担うことが期待される．

文献

1） Kim MS, et al：Nature, 509：575-581, 2014
2） Wilhelm M, et al：Nature, 509：582-587, 2014
3） Ichikawa H, et al：J Proteome Res, 12：3780-3791, 2013
4） Wu J, et al：Diabetes Res Clin Pract, 91：213-219, 2011
5） Zürbig P, et al：Diabetes, 61：3304-3313, 2012
6） Link AJ, et al：Nat Biotechnol, 17：676-682, 1999
7） Siwy J, et al：Maturitas, 68：233-244, 2011
8） Kaur P, et al：J Proteome Res, 11：5527-5539, 2012
9） Takahashi E, et al：J Proteomics, 84：40-51, 2013
10） Roscioni SS, et al：Diabetologia, 56：259-267, 2013
11） Siwy J, et al：Nephrol Dial Transplant, 29：1563-1570, 2014
12） Anderson NL & Anderson NG：Mol Cell Proteomics, 1：845-867, 2002
13） Boichenko AP, et al：J Sep Sci, 36：3463-3470, 2013
14） Hatcher HC, et al：Invest Ophthalmol Vis Sci, 38：658-664, 1997
15） Geyer PE, et al：Cell Syst, 2：185-195, 2016
16） Pozniak Y, et al：Cell Syst, 2：172-184, 2016
17） Rosenberger G, et al：Sci Data, 1：140031, 2014

＜筆頭著者プロフィール＞
高橋枝里：2013年，横浜市立大学大学院国際総合科学研究科にて博士学位取得．理学博士．同年より国立国際医療研究センター研究所糖尿病研究センター臓器障害研究部にて研究員．現在は，プロテオーム解析技術を用いた糖尿病および合併症の病態解明やバイオマーカー探索に取り組んでいる．

4. メタボロミクスを用いた糖尿病研究
—インクレチン作用メカニズムの解明と糖尿病バイオマーカーの探索を例に

横井伯英，清野　進

近年の質量分析技術の進歩により，生体内代謝物の網羅的解析（メタボロミクス）が可能となった．生体内代謝物の経時的かつ量的な変化を捉えることは，未知の代謝シグナルの解明やさまざまな疾患の病態評価や発症予測ならびに診断に有用な情報をもたらす．最近われわれは，メタボロミクスを駆使したアプローチにより，膵β細胞内のグルタミン酸がインクレチンによるインスリン分泌の鍵シグナルとして機能することや，血中のトリプトファンおよびその代謝物が２型糖尿病の発症を予測するバイオマーカーとなる可能性を見出した．今後の糖尿病研究においてメタボロミクスは必要不可欠になると考えられる．

はじめに

代謝物は，生命活動に必須の物質であり，タンパク質により制御（合成・分解）され，生命活動や生体の状態を反映する．したがって，代謝物およびその総体（メタボローム：metabolome）は生体の表現型に最も近い情報を有する．特に，糖尿病のように遺伝因子と環境要因の複合的作用により発症する疾患においては，SNPなどの遺伝子の変異や多型の情報のみにより発症を予測したり診断することは困難であり，生体内代謝物の経時的かつ量的変化を捉えることが予測や診断に有用である．本稿では，メタボロミクスを用いたわれわれの研究を紹介しながら，今後の糖尿病研究への応用について展望する．

[キーワード＆略語]
インクレチン，インスリン分泌，グルタミン酸，代謝物，トリプトファン，バイオマーカー

GIIS：glucose-induced insulin secretion（グルコース誘導性インスリン分泌）
GIP：glucose-dependent insulinotropic polypeptide（グルコース依存性インスリン分泌刺激ポリペプチド）
GKラット：Goto-Kakizaki rat
GLP-1：glucagon-like peptide-1（グルカゴン様ペプチド1）
HMDB：Human Metabolome Database
MAシャトル：malate-aspartate shuttle（リンゴ酸-アスパラギン酸シャトル）
SDTラット：spontaneously diabetic Torii rat
VGLUT：vesicular glutamate transporter（小胞型グルタミン酸トランスポーター）
ZFDMラット：Zucker fatty diabetes mellitus rat
ZFラット：Zucker fatty rat

Metabolomics in diabetes research
Norihide Yokoi/Susumu Seino：Division of Molecular and Metabolic Medicine, Kobe University Graduate School of Medicine（神戸大学大学院医学研究科分子代謝医学）

1 メタボロームとメタボロミクス

メタボロームとは，生体内に存在する低分子代謝物（分子量1,000以下）の総体のことを表し，糖，有機酸，アミノ酸，核酸，脂質などが含まれる．必須アミノ酸など食事から摂取するものと，生体の代謝活動によって生み出されるものがある．最新のHMDB（Human Metabolome Database）のエントリーによると，ヒト生体内における低分子代謝物の種類は約4万種にのぼり，そのうち内因性の代謝物は約3万種とされている．しかし，生体内における存在量が非常に少ないものが多く，実際に定量可能な代謝物は数千種と考えられる．実際HMDBには，血液および尿中で検出された代謝物としてそれぞれ5千種ほどが登録されている．メタボロームは，ゲノム（coding約2万種，non-coding約2万5千種）やプロテオーム（約10万種）に比較して解析対象が限定的であること，表現型に最も近い情報を有すること，さらに動物種特異性がないという特徴を有する．一方，ゲノムやプロテオームは網羅的分析が比較的容易であるのに対して，メタボロームは個々の代謝物の特性（物性）により異なる分析プラットフォームが必要となるなど，網羅的分析に限界があった．近年，代謝物を分離・検出するメタボロミクス（metabolomics）技術の革新により同定可能な代謝物の種類や定量性が格段に上昇した．メタボロミクスの医学研究への応用は，細胞内代謝シグナルの解明，疾患発症メカニズムの解明，疾患の発症予測，発症前診断，確定診断，病態評価，治療に対する反応評価，さらに予後予測など多岐にわたる[1]．

2 メタボロミクスによるインスリン分泌の鍵シグナルの解明

1）マウス膵β細胞株の比較メタボローム解析

膵β細胞からのインスリン分泌は，さまざまな細胞内シグナルによって精密に調節されている．食事摂取により腸内分泌細胞から分泌されるインクレチン（GLP-1とGIP）は，膵β細胞表面の受容体に作用し細胞内のcAMP産生を介してグルコース依存的にインスリン分泌を増強する[2)〜4]．近年このようなインクレチンの作用に着目して糖尿病治療薬が開発されてきたが[5,6]，インクレチンがグルコース依存的にインスリン分泌を増強するメカニズムは不明であった．

われわれは，このメカニズムを解明するため，インクレチン応答性（MIN6-K8）および非応答性（MIN6-K20）の膵β細胞株を樹立するとともに（**図1A**）[7]，グルコース刺激下で比較メタボローム解析を行った[8]．その結果，インクレチン応答性のMIN6-K8細胞では解糖系とリンゴ酸-アスパラギン酸（malate-aspartate：MA）シャトル※が活性化していることが示唆された（**図1B**）．阻害薬や酵素のノックダウンによるMAシャトルの阻害は，グルコース誘導性インスリン分泌（glucose-induced insulin secretion：GIIS）に影響を与えなかったが，インクレチンによるインスリン分泌増強を抑制した．これらの結果から，インクレチンによるインスリン分泌増強はMAシャトルに依存していることが示された．

インクレチンによるMAシャトルの直接活性化が認められなかったことから，MAシャトル由来の代謝シグナルとしてグルタミン酸の関与が考えられた．これまで，ミトコンドリア由来のグルタミン酸がGIISのシグナルであると提唱されたことがあるが[9]，この説について反論がある[10]．われわれは，MAシャトル由来の細胞質グルタミン酸が，GIISではなくインクレチンによるインスリン分泌増強のシグナルとして働く可能性を考えて検討を行った．MIN6-K8細胞を用いたメタボローム解析により，細胞全体および細胞質のグルタミン酸含量はグルコース濃度依存性に増加すること，MAシャトルの阻害薬の処置によりグルタミン酸の産生が抑制されること，インスリン顆粒内のグルタミン酸含量はグルコース刺激単独ではなくグルコースとGLP-1の刺激により増加することがわかった．これらの結果から，MAシャトルを介して産生される細胞質グルタミン酸がインクレチンによるインスリン分泌増強に関与することが示唆された．

※ リンゴ酸-アスパラギン酸（malate-aspartate：MA）シャトル

細胞内のNADHシャトルの1つであり，解糖系とミトコンドリア内の代謝を共役してNADHを産生する．

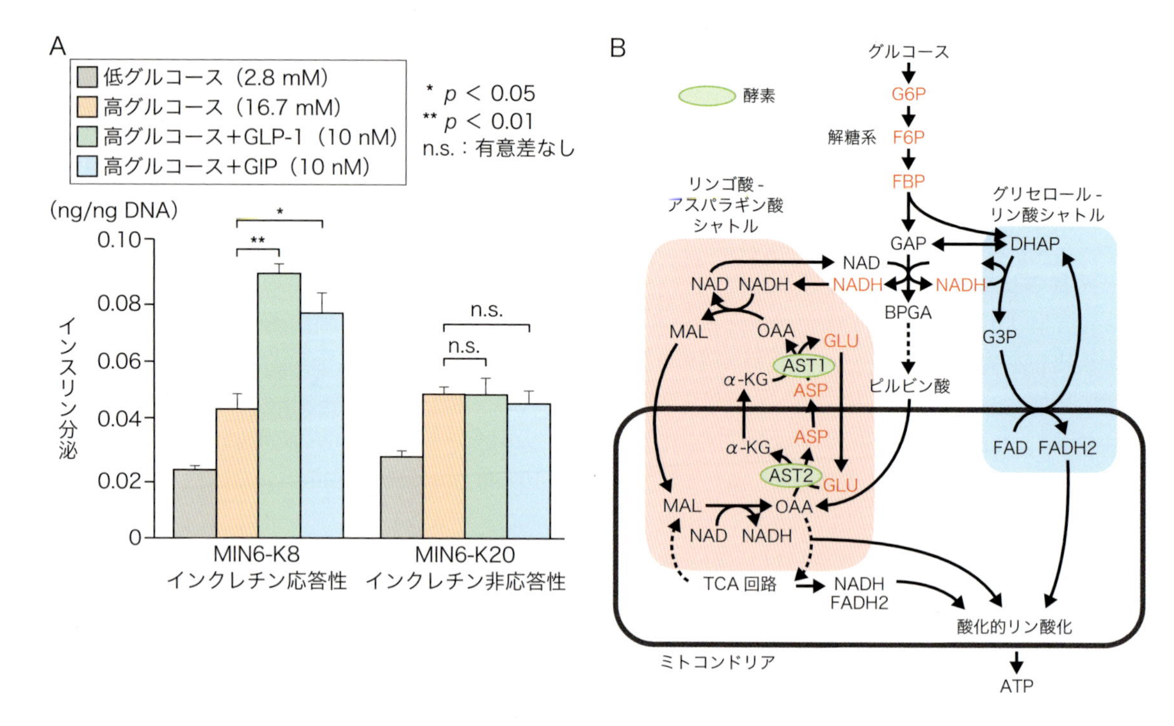

図1　インクレチン応答性および非応答性のマウス膵β細胞株の比較メタボローム解析

A）インクレチン応答性（MIN6-K8）および非応答性（MIN6-K20）のマウス膵β細胞株における高グルコース単独および高グルコース＋インクレチン刺激に対するインスリン分泌反応．B）解糖系およびそれに共役する2つのNADHシャトル．上記2つの細胞株の比較メタボローム解析の結果，インクレチン応答性細胞株（MIN6-K8）の含有量が高い代謝物を赤で示す．α-KG：α-ケトグルタル酸，ASP：アスパラギン酸，AST1：アスパラギン酸アミノ基転移酵素1，AST2：アスパラギン酸アミノ基転移酵素2，BPGA：1,3-ビスホスホグリセリン酸，DHAP：ジヒドロキシアセトンリン酸，F6P：フルクトース-6-リン酸，FBP：フルクトース-1,6-ビスリン酸，G3P：グリセロール-3-リン酸，G6P：グルコース-6-リン酸，GAP：グリセルアルデヒド-3-リン酸，GLU：グルタミン酸，MAL：リンゴ酸，OAA：オキサロ酢酸．Aは文献7を元に，Bは文献8を元に作成．

2）膵β細胞グルタミン酸シグナルのインスリン分泌における役割

神経細胞では，グルタミン酸は小胞型グルタミン酸トランスポーター（vesicular glutamate transporter：VGLUT）を介して分泌顆粒に取り込まれる[11]．膵β細胞においてはVGLUT1がインスリン顆粒と共局在することがわかった．また，VGLUT1ノックアウトマウスの膵島では，インクレチンによるインスリン分泌増強が障害されており，細胞膜透過性のグルタミン酸前駆体（ジメチルグルタミン酸）の処置によりインスリン分泌が回復した．さらに，インスリン顆粒の開口分泌の指標となる細胞膜容量の解析によりグルタミン酸がcAMP存在下において開口分泌を著しく増加させること，全反射型蛍光顕微鏡による解析によりジメチルグルタミン酸がグルコース依存性開口分泌の第1相と第2相の両方を増加させることが明らかとなった．これらの結果から，グルタミン酸のVGLUT1を介するインスリン顆粒への取り込みがインクレチンによるインスリン分泌増強に必須であること，グルタミン酸はインクレチンによるインスリン分泌増強のシグナルであることが示された．以上のことから，インクレチンによるインスリン分泌増強において，細胞質のグルタミン酸がグルコース代謝とインクレチン/cAMP作用を共役するシグナルとして機能するというモデルを提唱するに至った（**図2**）．

3）膵β細胞グルタミン酸シグナルの病態生理学的意義

糖尿病や肥満の病態におけるインスリン分泌とグルタミン酸シグナルの関係を明らかにするために，2型糖尿病モデルGK（Goto-Kakizaki）ラットや肥満モデルZF（Zucker fatty）ラットから単離した膵島を用い

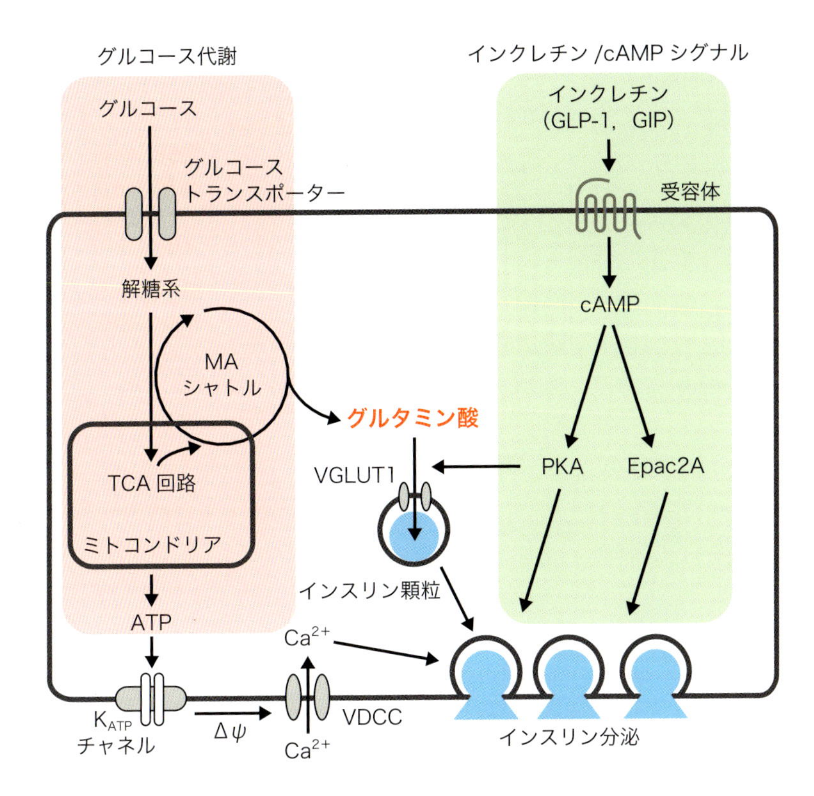

図2　インクレチンによるインスリン分泌増強のメカニズム
グルコース代謝によりMAシャトルを介して産生されるグルタミン酸が，インクレチン/cAMPシグナルによりインスリン顆粒へ取り込まれ，インスリン分泌を増強する．MAシャトル：リンゴ酸-アスパラギン酸シャトル，K_{ATP}チャネル：ATP感受性カリウムチャネル，VDCC：電位依存性カルシウムチャネル．文献8を元に作成．

て検討を行った．両ラットともにGIISは認められるものの，ZFラットではインクレチン応答性が認められなかった（**図3A**）．安定同位体標識グルコースを用いた代謝フラックス解析により（**図3B**），ZFラットの膵島ではグルコースによるグルタミン酸の産生が認められないことがわかった（**図3C**）．さらに，最近われわれが確立した肥満2型糖尿病モデルZFDM（zucker fatty diabetes mellitus）ラット[12]の単離膵島を用いて同様の検討を行った．その結果，糖尿病発症前の11週齢では，グルコースには応答するもののインクレチンに応答しないこと[13]，グルコースによるグルタミン酸の産生が認められないことがわかった．これらの結果から，グルコースによるグルタミン酸産生の増加とインクレチンによるインスリン分泌増強が相関することが示された．

3 経時的メタボロミクスによる2型糖尿病バイオマーカーの探索

糖尿病は，血糖値やグリコヘモグロビン（HbA1c）値など血糖に依存した指標に基づいて診断される．しかし，血糖上昇前から糖尿病の前段階としての代謝異常は進行していると考えられ，将来糖尿病を発症するリスクの高い群を早期に捉えるためには，血糖上昇前の代謝異常の指標となる新たなバイオマーカーが必要である．

そこでわれわれは，自然発症2型糖尿病モデルSDT（spontaneously diabetic torii）ラットを用いた経時的メタボローム解析により糖尿病の超早期診断バイオマーカーの探索を試みた[14]．SDTラットでは，15週齢頃より糖尿病（随時血糖値300 mg/dL以上を発症基準とする）を発症する個体が出現し，20週齢時には全例が糖尿病を発症した．糖尿病発症前の12週齢時に

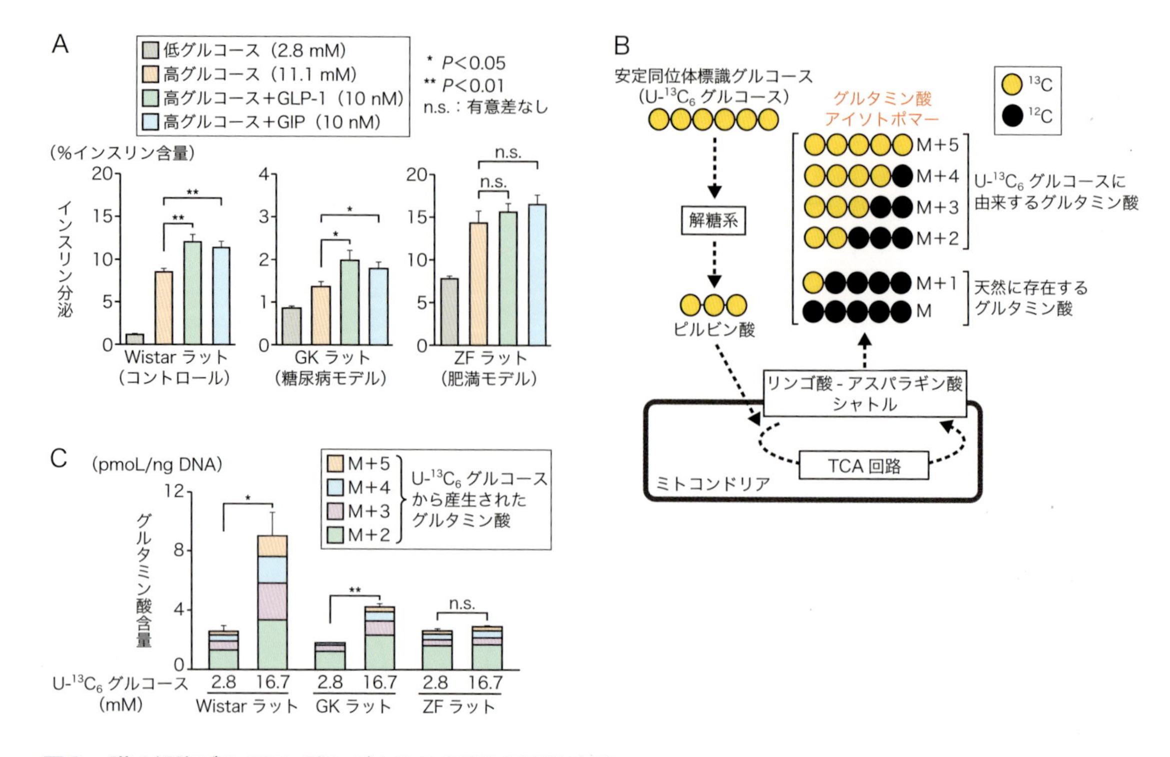

図3　膵β細胞グルタミン酸シグナルの病態生理学的意義

A）Wistarラット，GKラット，ZFラットの膵島におけるインスリン分泌反応．B）代謝フラックス解析によるグルタミン酸アイソトポマーの定量方法．すべての炭素が安定同位体の^{13}Cに置換されたグルコースを用いてMIN6-K8細胞を処置し，質量分析計を用いてグルタミン酸アイソトポマーを定量する．C）Wistarラット，GKラット，ZFラットの膵島におけるグルコースによるグルタミン酸の産生．Aは文献8より改変して転載，Cは文献8より引用．

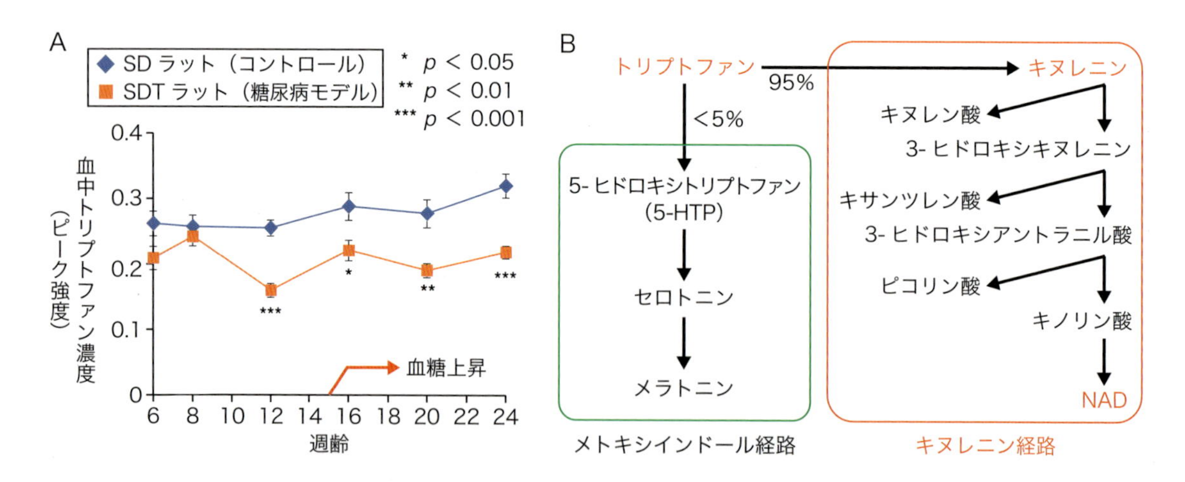

図4　自然発症2型糖尿病モデルを用いた2型糖尿病バイオマーカーの探索

A）SDラットおよびSDTラットにおける血中トリプトファン濃度の経時的推移．B）トリプトファン代謝経路．Bは文献14を元に作成．

おける経口糖負荷試験では，明らかな耐糖能障害が認められた．6週齢から24週齢まで経時的に採取した血漿サンプルを用いたメタボローム解析を行った結果，SDTラットと対照のSDラットの間で代謝物のプロファイルに明らかな相違が認められた．個々の代謝物について経時的変化を確認したところ，SDTラットにおいて血中のトリプトファンが血糖上昇前から糖尿病発症時まで一貫して低値であることがわかった（**図4A**）．トリプトファンの大半はトリプトファンからキヌレニンを生成するキヌレニン経路によって代謝される（**図4B**）．トリプトファンの主要な代謝物であるキヌレニンもSDTラットにおいてトリプトファンと同様の経時的変化をとることが確認された．SDTラットは日本人を含むアジア人に多いインスリン分泌不全型の糖尿病に類似する病態を呈するので，血中のトリプトファンおよびその代謝物がインスリン分泌不全を主因とする2型糖尿病の発症を予測するバイオマーカーとなる可能性が示唆された．

おわりに

今回，メタボロミクスを用いた研究により，既知の代謝物がインスリン分泌の鍵シグナルとして機能することや2型糖尿病の超早期診断バイオマーカーとなる可能性が示された．糖尿病研究にメタボロミクスのアプローチをとり入れることで，未知の代謝シグナルの解明，発症予測，診断，病態や治療効果の評価に有用な情報が得られることが期待される．

文献

1）横井伯英，清野　進：実験医学増刊号，33：1173-1177，2015
2）Siegel EG & Creutzfeldt W：Diabetologia, 28：857-861, 1985
3）Prentki M & Matschinsky FM：Physiol Rev, 67：1185-1248, 1987
4）Weir GC, et al：Diabetes, 38：338-342, 1989
5）Ahrén B：Nat Rev Drug Discov, 8：369-385, 2009
6）Drucker DJ：Cell Metab, 3：153-165, 2006
7）Iwasaki M, et al：J Diabetes Investig, 1：137-142, 2010
8）Gheni G, et al：Cell Rep, 9：661-673, 2014
9）Maechler P & Wollheim CB：Nature, 402：685-689, 1999
10）MacDonald MJ & Fahien LA：J Biol Chem, 275：34025-34027, 2000
11）Omote H, et al：Biochemistry, 50：5558-5565, 2011
12）Yokoi N, et al：J Diabetes Res, 2013：103731, 2013
13）Gheni G, et al：J Diabetes Res, 2015：261418, 2015
14）Yokoi N, et al：Metabolomics, 11：1277-1286, 2015

＜筆頭著者プロフィール＞
横井伯英：1998年，京都大学大学院医学研究科博士課程修了．'98年，千葉大学医学部助手．2003年，神戸大学大学院医学研究科特命助教授．'09年，同所属特命准教授として現在に至る．主な研究テーマは，ジェネティクス，ゲノミクス，トランスクリプトミクス，プロテオミクス，メタボロミクスなどのアプローチを駆使したインスリン分泌機構の解明や糖尿病発症機構の解明．

5. トランスオミクスによる生化学ネットワーク再構築 —疾患は多階層生化学ネットワークの破綻である

柚木克之，久保田浩行，黒田真也

インスリン作用による全身代謝のホメオスタシスは，インスリンの標的臓器の細胞における複数のオミクス階層にまたがる生化学ネットワークにより制御されている．2型糖尿病をはじめとする代謝疾患は，このネットワークの破綻として理解できる．われわれは同一条件下で測定した複数階層のオミクスデータから情報科学的・統計学的手法により階層縦断的に生化学ネットワークを再構築する「トランスオミクス解析」を確立した．本稿では，培養ラット肝細胞におけるインスリン作用のトランスオミクス解析の実例を紹介するほか，代謝疾患モデルマウスを用いた*in vivo*トランスオミクス解析，そしてヒトにおけるトランスオミクス解析への展望を述べる．

はじめに：インスリンの作用は複数のオミクス階層にまたがる

細胞における生命現象は，ゲノム（DNA），トランスクリプトーム（RNA），プロテオーム（タンパク質），メタボローム（代謝物質）など，複数のオミクス階層にまたがる生化学ネットワークによって実現されている．このメカニズムを解明する方法として，従来の生命科学研究では特定の分子に着目し，その分子を軸にオミクス階層をつなぐアプローチが広く行われている（**図1A左**）．例えば，ある1つのタンパク質（プロテオーム階層）に着目し，その遺伝子（ゲノムまたはトランスクリプトーム階層）をノックアウトした際の代謝（メタボローム階層）や表現型を測定しておられる

[キーワード＆略語]
トランスオミクス，インスリン，メタボローム，リン酸化プロテオーム，生化学ネットワーク再構築

GWAS：genome wide association study（ゲノムワイド関連解析）
KEGG：Kyoto Encyclopedia of Genes and Genomes
PI3K：phosphoinositide 3-kinase（ホスファチジルイノシトール3-キナーゼ）
T2DM：type 2 diabetes mellitus（2型糖尿病）
Trans-OWAS：trans-ome-wide association study（トランスオームワイド関連解析）

Reconstruction of a trans-omic network for global metabolic regulation

Katsuyuki Yugi[1) 2)] /Hiroyuki Kubota[2) 3)] /Shinya Kuroda[1) 4)] ：Department of Biological Sciences, Graduate School of Science, University of Tokyo[1)] /Japan Science and Technology Agency, PRESTO[2)] /Division of Integrated Omics, Medical Institute of Bioregulation, Kyushu University[3)] /Japan Science and Technology Agency, CREST[4)]（東京大学大学院理学系研究科生物科学専攻[1)] /科学技術振興機構さきがけ[2)] /九州大学生体防御医学研究所統合オミクス分野[3)] /科学技術振興機構CREST[4)]）

読者諸氏も多いと思う．近年では，質量分析計や次世代シークエンサーの技術革新により，着目した分子以外にも，当該オミクス階層に属する分子の存在量を網羅的に計測できるようになりつつある（**図1A中央**，シングルオミクス）．しかしながら，シングルオミクスによる解析では，オミクス階層間をつなぐ生化学ネットワークの解明はほぼ手付かずとなっている．そこでわれわれは階層間をつなぐ生化学ネットワークを網羅的に再構築する方法として，「トランスオミクス※」（**図1A右**）を提唱している[1) 2)]．トランスオミクスとは，同一条件でサンプル調製・測定された多階層オミクスデータ（マルチオミクスデータ）を用いて，情報科学的・統計学的手法により階層内のみならず階層を縦断する生化学ネットワークをも再構築し，間接的な相関関係ではなく，直接的な分子間相互作用の連鎖としてオミクス階層間をつなぐ試みである．

トランスオミクス解析によりメカニズムの解明が進むと期待できる現象としては，多階層にまたがる生化学ネットワークの機能不全により生じる代謝疾患があげられる．2型糖尿病（type 2 diabetes mellitus：T2DM）はこのような代謝疾患の1つである．T2DMと関連が深い肝細胞におけるインスリンシグナルは，まずPI3K–Akt経路やRas–Raf–MEK–ERK経路に沿って伝達される（リン酸化プロテオーム階層）．これらの経路の下流では，代謝酵素タンパク質のリン酸化（リン酸化プロテオーム階層）や代謝酵素発現量の変動（トランスクリプトーム，発現プロテオーム階層）を介して代謝酵素の活性が調節され，その結果としてグルコースをはじめとする代謝物濃度（メタボローム階層）が変動する（**図1B**）．このような多階層生化学ネットワークを構成する1つまたは複数の因子に異常が生じると，経路全体の機能不全を起こし，代謝疾患を惹起すると考えられる．しかし，T2DMのように幅広く研究されている代謝疾患ですら，その背景となる生化学ネットワークの全貌はいまだ不明である．したがって，代謝疾患メカニズムの全容を解明するため，「地図」となる多階層生化学ネットワークを再構築し，複数階層間をつないではじめて発見できる新規フィードバック経路や側副路など未知の調節経路を同定する役割がトランスオミクス解析に求められている．

※　トランスオミクス

同一条件でサンプル調製・測定した多階層オミクスデータを用いて，間接的な相関関係ではなく，直接的な分子間相互作用の連鎖としてオミクス階層内のみならず階層間を縦断する生化学ネットワークを再構築する方法論．

本稿ではまず，トランスオミクス解析により，肝細胞のモデルであるラット肝がん由来Fao細胞におけるインスリン作用の網羅的地図をバイアスなし（unbiased）に再構築したわれわれの研究事例を解説する．次いで，トランスオミクス解析を代謝疾患モデルマウスの組織，臓器にも応用した*in vivo*解析のねらいを紹介する．最後に，トランスオミクス解析のヒトへの展開について展望を述べる．

1 培養細胞におけるインスリン作用のトランスオミクス解析

1）階層をつなぐ方法：インスリンシグナルの通り道をさかのぼる

われわれは，同一条件で測定したリン酸化プロテオームデータおよびメタボロームデータにKEGG（Kyoto Encyclopedia of Genes and Genomes）などのデータベースを組合わせることにより，これら2つのオミクス階層にまたがるインスリン作用の生化学ネットワークを再構築した．本ネットワーク再構築方法の特色は，インスリンに応答して濃度が変動した代謝物質を最初に同定し，これを起点として変動の原因であるインスリンへとシグナルの経路をさかのぼることにより，2つのオミクス階層にまたがる生化学ネットワークを再構築するところにある．手順は主に次の5段階からなる（**図2A**）．ⅰ変動した代謝物質を同定する．次いで，ⅱ当該代謝物質を変動させた「責任代謝酵素」を同定する．ⅲ責任代謝酵素の活性を変動させた可能性のあるリン酸化の変動を同定する．ⅳ責任代謝酵素をリン酸化した責任キナーゼを推定し，インスリンシグナル伝達経路につなぐ．ⅴ代謝物質によるアロステリック調節経路を同定する．詳細は文献2，4，5を参照されたい．現在われわれはリン酸化プロテオームとメタボロームに加えて，トランスクリプトームデータを用いた解析手法の開発を進めている[6)]．オミクス階層をつなぐ手法については文献1，7に詳しい．

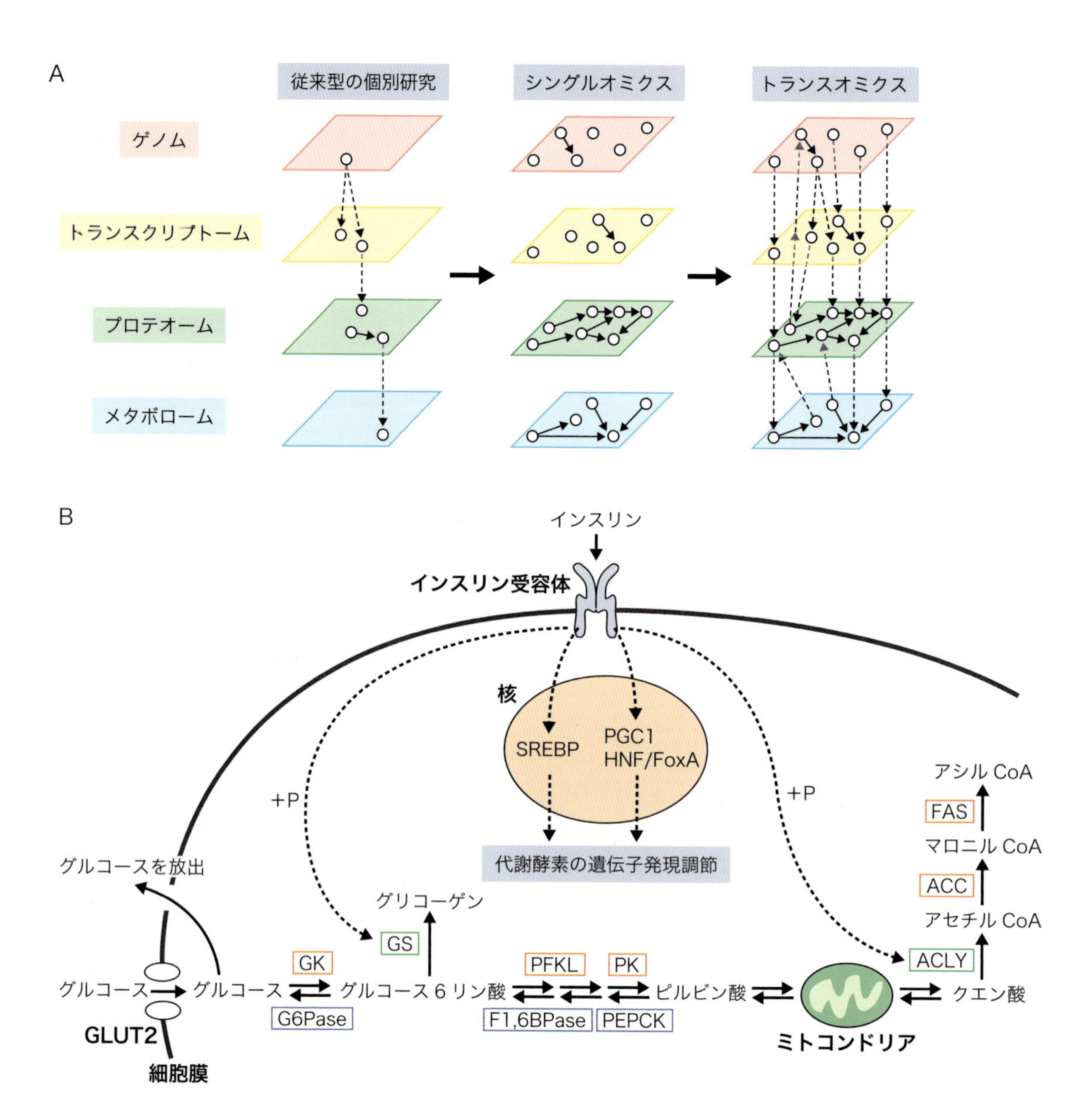

図1　多階層にまたがる生化学ネットワークとインスリン作用

A）複数のオミクス階層にまたがる生化学ネットワークの研究アプローチ．従来型の個別研究では，着目した分子を軸にオミクス階層をつなぐ．シングルオミクスでは，特定のオミクス階層を網羅的に計測する．トランスオミクスはこれをさらに進めて，同一条件下で得た複数階層のオミクスデータを用いて階層内・階層間の生化学ネットワークを網羅的に再構築する．B）従来型個別研究のパッチワークとして描かれた，肝細胞におけるインスリン作用の生化学ネットワーク．□：インスリンに応答して遺伝子発現量が減少する代謝酵素，□：同・増加する代謝酵素，□：インスリンシグナルによりリン酸化される代謝酵素．Aは文献1より引用．Bは文献3を元に作成．

2）階層をつないではじめてわかる新規調節経路を発見

再構築された生化学ネットワークは，インスリンに応答して変動した代謝物質44個，責任代謝酵素198個，リン酸化された責任代謝酵素26個，責任代謝酵素をリン酸化する責任キナーゼ13個，アロステリック調節226個を含む（**図2B**）．リン酸化された責任代謝酵素26個のリン酸化部位全71個のうち48個は新規に見出されたリン酸化部位である．このことは，インスリンシグナルが従来知られているよりも広い範囲に伝達されていることを示唆する．

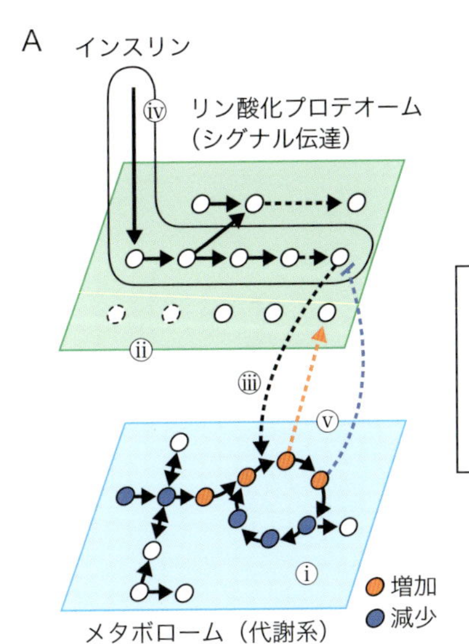

ⅰ定量的に変動した代謝物を同定する
ⅱ代謝物変動を起こす「責任代謝酵素」を同定する
ⅲ責任代謝酵素のリン酸化を同定する
ⅳリン酸化された責任代謝酵素とインスリンをつなぐ
ⅴ代謝物によるアロステリック制御を同定する

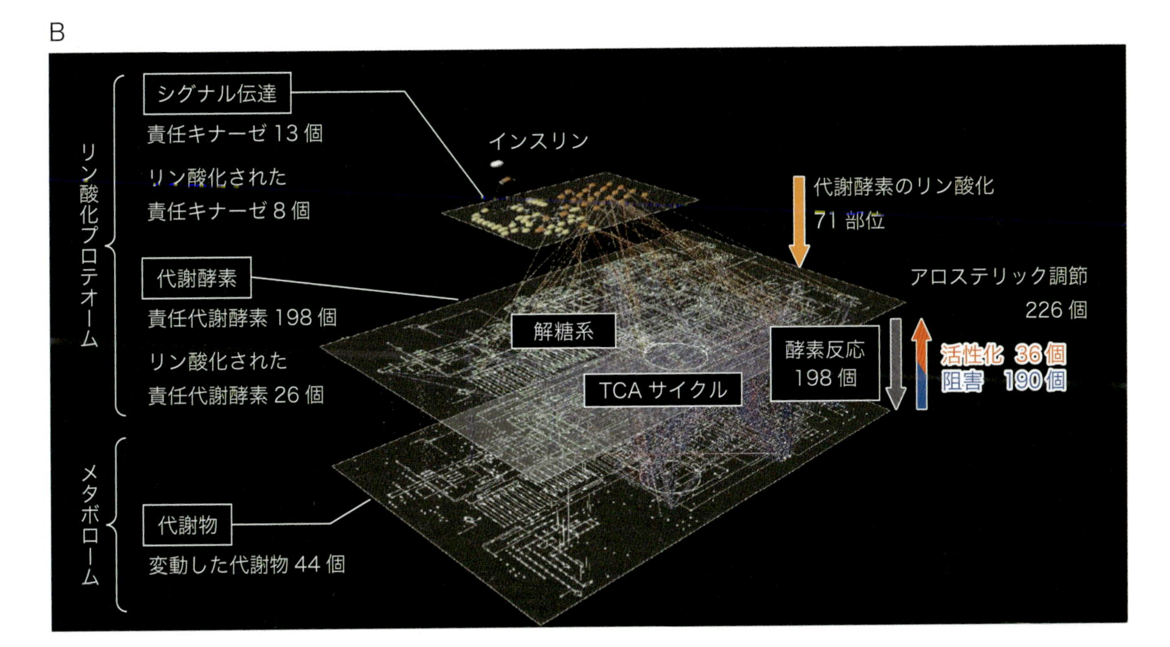

図2　複数のオミクス階層をつなぐ方法およびその結果得られた多階層生化学ネットワーク
A）多階層生化学ネットワークの再構築方法の概略．インスリンシグナルの終端の1つである代謝物質から出発し，インスリンシグナルの通り道を順次さかのぼることによりインスリン作用の生化学ネットワークを再構築する．B）ラット肝がん由来Fao細胞におけるインスリン作用の多階層生化学ネットワーク．上のAの手法により再構築された．

新規に見出した代謝酵素調節経路のうち，解糖系の律速酵素として知られるPFKL（**図1B**）のリン酸化およびアロステリック調節経路について微分方程式モデルおよび生化学的手法による解析を行った．結果，当該酵素を軸として，中心炭素代謝における大規模な炭素源の移動を動的に調節するメカニズムの存在が示唆された[2]．

2 代謝疾患モデルマウスを用いた *in vivo* トランスオミクス解析

1）トランスオミクス解析は *in vivo* に拡張できる

トランスオミクス解析は細胞のみならず組織，臓器レベルに拡張可能な方法論である．よって，さまざま

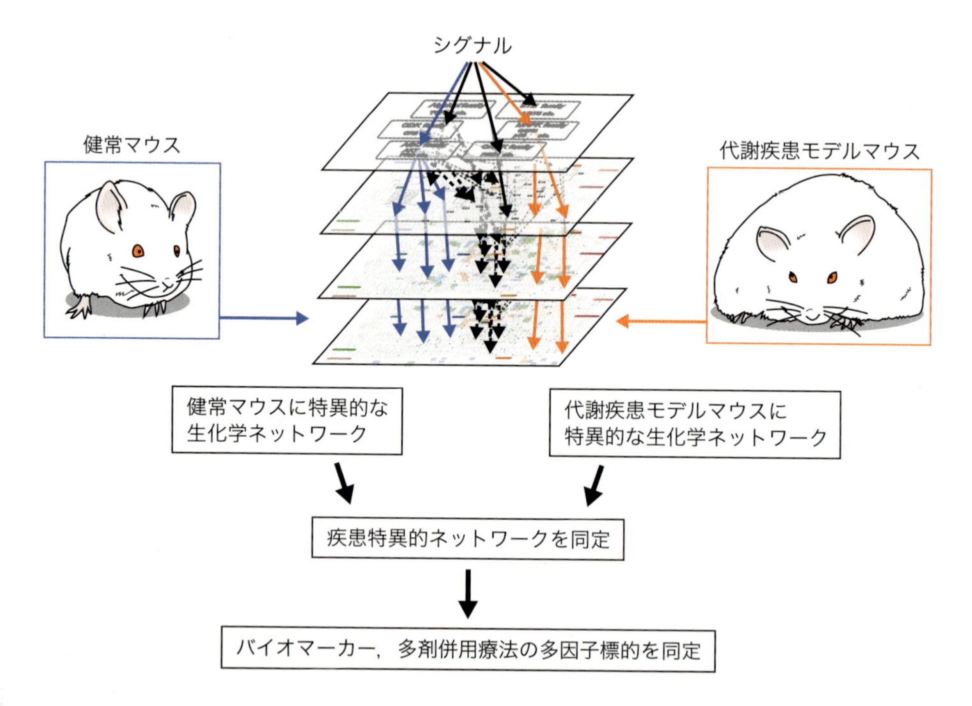

図3　代謝疾患モデルマウスを用いた*in vivo*トランスオミクス解析
健常マウスと代謝疾患モデルマウスそれぞれの生化学ネットワークを比較し，代謝疾患モデルマウス特異的に出現または欠失している「疾患特異的ネットワーク」を同定する．疾患特異的ネットワークからは，バイオマーカーや多剤併用療法の多因子標的を探索する．

な代謝疾患に関して，細胞を用いた基礎的研究から，より生体に近い個体レベルの研究まで利用できる手法といえる．この特長を生かして，マウスなどのモデル生物を用いて*in vivo*でのトランスオミクスによる代謝疾患メカニズムの解析が可能である．

2）*in vivo*トランスオミクス解析により疾患特異的ネットワークを同定する

われわれはトランスオミクス解析を用いて，健常マウスと代謝疾患モデルマウスのオミクスデータからそれぞれの多階層生化学ネットワークの再構築を進めている．これら2つの多階層生化学ネットワークを比較することにより，疾患特異的に出現または欠損している「疾患特異的ネットワーク」を同定できると考えている（**図3**）．

3）疾患特異的ネットワークからバイオマーカーを探索する

疾患特異的ネットワークは代謝疾患の病態をあらわしていると考えられるので，ネットワークを構成する因子群から疾患のバイオマーカーとなりうる分子の同定につながると見込まれる．実際のバイオマーカーを探す際にネックとなるのが，疾患や薬効とマーカー候補分子とのメカニスティックな関係を明らかにすることだが，トランスオミクスではマーカー候補分子とその背景となる生化学ネットワークが同時に見つかるため，それらの分子群の動態がなぜ当該疾患のバイオマーカーたりうるのかを生化学ネットワークの文脈で説明でき，有用なマーカーとして同定できる可能性が高まる．

4）疾患特異的ネットワークから多剤併用療法のターゲットを探索する

疾患特異的ネットワークは多剤併用療法の多因子標的の探索にも有用であると期待される．従来，多剤併用療法のターゲット絞り込みは，当該疾患について知られている範囲のネットワークについて，ケースバイケースの経験に依存して行われていた．本研究では互いに密接に連携しあう複数のターゲット分子をバイアスなし（unbiased）にネットワークごと同定できる．よって，多剤併用療法のターゲットとなる複数の分子の組合せ，すなわち多因子標的および標的間の関係性

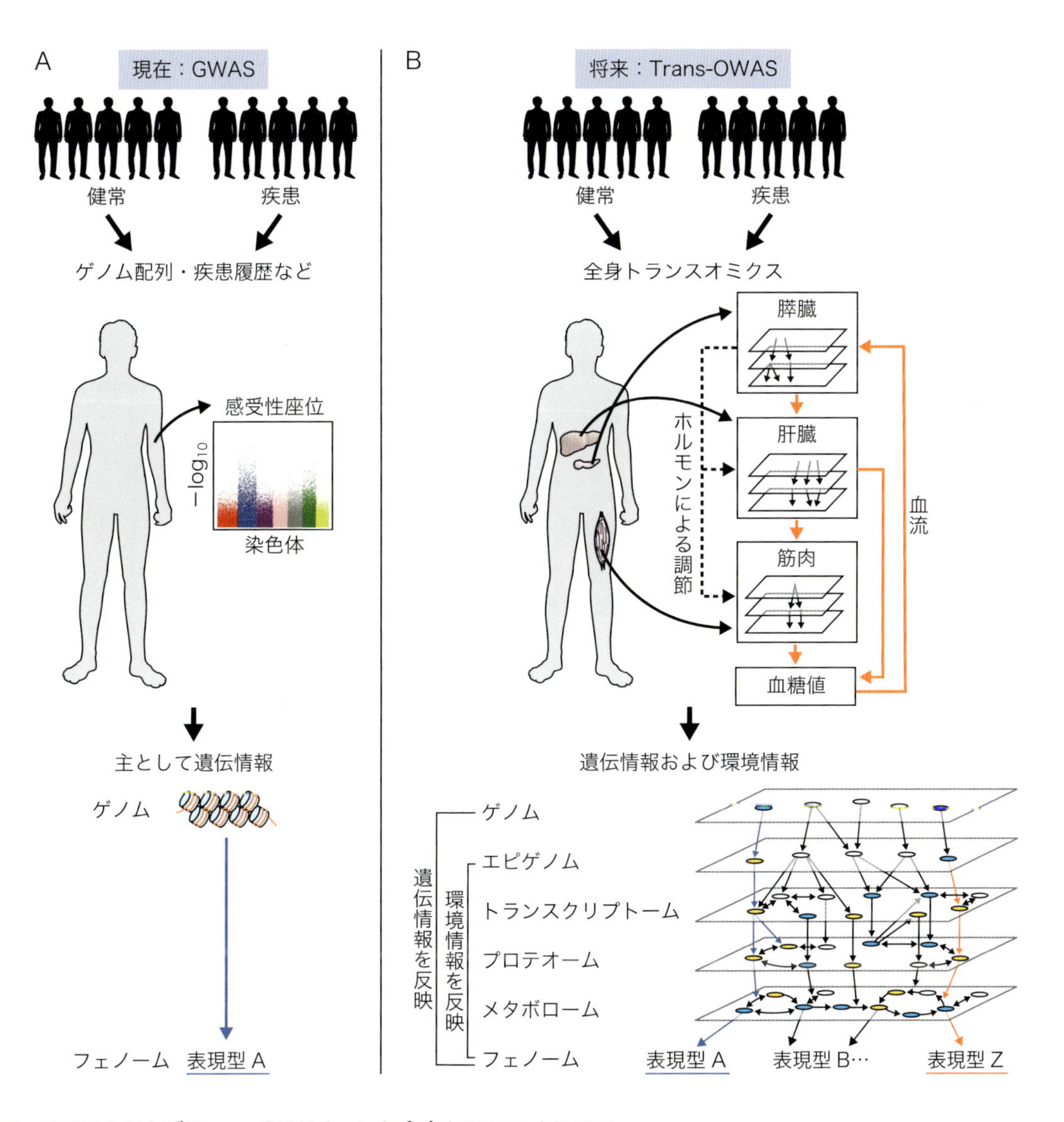

図4 GWASおよびTrans-OWAS，ヒト全身トランスオミクス

A）GWASは主として遺伝情報と表現型との相関関係を統計的手法により同定する．B）Trans-OWASは，遺伝情報および環境情報から表現型に至るまでの因果関係を分子間相互作用の連鎖として同定することを目指す．Trans-OWASの核心要素技術であるヒト全身トランスオミクス（右側中段）は，臓器・組織別および臓器・組織間の生化学ネットワーク再構築を目的とする．A，Bはともに文献1を元に作成．

を示すネットワークを合理的にスクリーニングできる．

おわりに：ヒトのトランスオミクス解析に向けて

最近になり，ヒト全身のオミクスデータが複数の階層について計測されている[8)～15)]．これらの研究成果により，臓器や組織により発現している分子の顔ぶれや存在量に差異があることが明らかとなっている．しかしながら，これらのヒト全身のオミクス研究は階層縦断的な生化学ネットワークの再構築を含まない「マルチオミクス計測」の段階にとどまっており，階層間をつなぐ生化学ネットワークの再構築に基づいて機能を解釈する「トランスオミクス解析」には至っていない．

そこでわれわれはヒト全身のオミクス解析の次なるチャレンジ課題として「ヒト全身トランスオミクス」

および「トランスオームワイド関連解析（Trans-OWAS）」を提唱した[1]．ヒト全身トランスオミクスとは，①ヒト全身マルチオミクス計測，②臓器・組織別生化学ネットワーク再構築，③臓器・組織間生化学ネットワーク再構築の3つをめざす課題である．Trans-OWASは，ヒト全身トランスオミクスで得られた生化学ネットワークに基づき，T2DMなどの代謝疾患のメカニズム解明をめざす課題である．

オミクスデータにより疾患表現型を説明する情報科学的・統計学的手法としては，ゲノムワイド関連解析（GWAS）がすでに知られている．GWASは遺伝的変異から疾患の罹患リスクを統計的に予測する有力な方法として広く用いられている[16,17]．T2DMの遺伝的リスクについてもすでに多数のGWAS研究が行われている[18,19]．しかし，T2DMの罹患リスクは遺伝的要因で説明できない割合がいまだに30～70％にのぼることが報告されており，ゲノム以外の情報や手法自体の改良の必要性が議論されている[20,21]．

また，GWASのアプローチ上，遺伝因子と疾患リスクとの間を統計的な相関関係として関連づけることは得意であるが，遺伝因子から表現型に至るまでの生化学ネットワークは必ずしも明らかになるわけではないため，分子レベルの疾患メカニズムを解釈するためには，新たに既知の生化学ネットワークの情報などを事前知識として参照する必要がある[22]．これに対し，Trans-OWASでは，遺伝因子や環境因子から発して表現型に至るまでの生化学的相互作用の連鎖を再構築し，生化学ネットワークに基づく代謝疾患のメカニズム解明をめざす（**図4**）．現時点では構想段階にあるものの，トランスオミクス解析をヒト疾患解析に展開してTrans-OWASを実現できれば，個別化医療や個別予後予測の主要解析手段となることが期待できる．

Trans-OWASにつながりうる試みとしては，すでにマウスやヒトの同一個体からマルチオミクスデータを計測した研究[23～25]が発表されており，このうちスタンフォード大学のMichael Snyderらのグループによる研究では，T2DMを発症する前後のSnyder自身のマルチオミクスデータが公開されている．これらの例は，ヒト全身トランスオミクス解析やTrans-OWASが想定する計測技術が実用段階に入っていることを示しており，細胞で概念実証されたトランスオミクス解析の応用範囲は，動物を用いた*in vivo*解析を経て，いよいよヒト疾患解析に到達しつつある．

文献

1） Yugi K, et al：Trends Biotechnol, 34：276-290, 2016
2） Yugi K, et al：Cell Rep, 8：1171-1183, 2014
3） Saltiel AR & Kahn CR：Nature, 414：799-806, 2001
4） 柚木克之，他：実験医学，32：1215-1222, 2014
5） 久保田浩行，他：実験医学増刊号，33：1688-1694, 2015
6） Sano T, et al：Sci Signal, 9：ra112, 2016
7） 柚木克之，他：実験医学，34：1787-1793, 2016
8） Kim MS, et al：Nature, 509：575-581, 2014
9） Wilhelm M, et al：Nature, 509：582-587, 2014
10） Fagerberg L, et al：Mol Cell Proteomics, 13：397-406, 2014
11） Melé M, et al：Science, 348：660-665, 2015
12） Yu NY, et al：Nucleic Acids Res, 43：6787-6798, 2015
13） GTEx Consortium：Science, 348：648-660, 2015
14） Uhlén M, et al：Science, 347：1260419, 2015
15） Uhlén M, et al：Mol Syst Biol, 12：862, 2016
16） Ozaki K, et al：Nat Genet, 32：650-654, 2002
17） Flannick J & Florez JC：Nat Rev Genet, 17：535-549, 2016
18） Imamura M, et al：Nat Commun, 7：10531, 2016
19） Fuchsberger C, et al：Nature, 536：41-47, 2016
20） Rich SS：Nature, 536：37-38, 2016
21） Almgren P, et al：Diabetologia, 54：2811-2819, 2011
22） Nuzhdin SV, et al：Trends Genet, 28：421-426, 2012
23） Chen R, et al：Cell, 148：1293-1307, 2012
24） Integrative HMP (iHMP) Research Network Consortium：Cell Host Microbe, 16：276-289, 2014
25） Wu Y, et al：Cell, 158：1415-1430, 2014

＜筆頭著者プロフィール＞

柚木克之：2005年，博士（学術）取得（慶應義塾大学大学院政策・メディア研究科 冨田勝教授）．'06～'10年，慶應義塾大学理工学部助手（'07年より助教）．'10～'13年，東京大学大学院理学系研究科特任助教．'13年より同所属助教．'15年より科学技術振興機構さきがけ「疾患代謝」領域研究者（兼任）．代謝を中心とするトランスオミクスに取り組んでいる．目下の課題は薬剤作用をトランスオミクスの立場から明らかにすること．将棋盤なしに対局する「目隠し将棋」のように，代謝マップなしにデータを解釈できる人と議論することが仕事のうえでの愉しみ．

6. バイオマーカーとしての膵β細胞量

藤田直尚，藤本裕之，浜松圭太，稲垣暢也

個別化医療の実現には，ハイリスク群選別や進行段階の把握を可能とするバイオマーカーの同定が重要であり，膵β細胞量は糖尿病分野における，有力なバイオマーカーである．血中インスリン値やCペプチド値などを用いた膵β細胞全体の総合的な機能検査だけでなく，量の観点からも膵β細胞に関して評価が可能となれば，より早期の耐糖能異常診断法の開発や糖尿病合併症の進展リスク因子の同定，新たな薬剤効果の評価軸の獲得を通じて，診断と適切な治療をさらに早め，糖尿病の発症・進展防止につながると期待される．われわれも膵β細胞量の定量法確立に向け，GLP-1受容体を標的分子としたExendin骨格を有するプローブを用いて研究を進めている．

はじめに

糖尿病発症や合併症進展のハイリスク群の選別を可能とするようなバイオマーカー※1を見つけることが個別化医療には有用である．糖尿病患者においては，膵β細胞の全体的な機能が低下しているが，その原因として膵β細胞の質の低下だけでなく，膵β細胞の量の低下も関与していると考えられており，膵β細胞量は現在，ハイリスク群の選別を可能とする有力なバイオマーカーとして期待されている．実際，膵β細胞量は同じ人種間でも正常耐糖能者に比べ，2型糖尿病患者ではすでに減少していることが多く報告されている．

また，日本人をはじめとしたアジア人では，欧米人と比較しインスリン分泌能が低く，高度肥満をきたす

[キーワード＆略語]
膵β細胞量，イメージング，バイオマーカー，GLP-1受容体，Exendin

CT：X-ray computed tomography（X線断層撮影）
DTBZ：dihydrotetrabenazine
GLP-1：glucagon-like peptide-1（グルカゴン様ペプチド1）
MRI：magnetic resonance imaging（核磁気共鳴イメージング，核磁気共鳴撮像法）
PET：positron emission tomography（陽電子放射断層撮影）
SPECT：single photon emission computed tomography（単光子放射線コンピューター断層撮影）
SUR1：sulfonylurea receptor 1（スルホニル尿素受容体1）
VMAT2：vesicular monoamine transporter 2（小胞型モノアミン輸送体2）

Pancreatic β-cell mass as a promising biomarker

Naotaka Fujita/Hiroyuki Fujimoto/Keita Hamamatsu/Nobuya Inagaki：Department of Diabetes, Endocrinology and Nutrition, Graduate School of Medicine, Kyoto University（京都大学大学院医学研究科糖尿病・内分泌・栄養内科学）

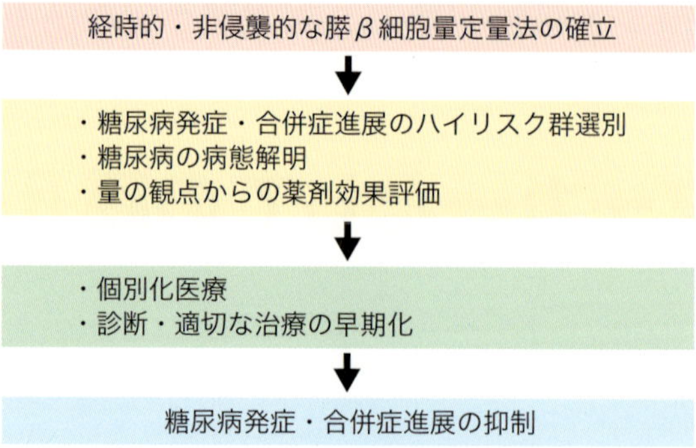

経時的・非侵襲的な膵β細胞量定量法の確立

・糖尿病発症・合併症進展のハイリスク群選別
・糖尿病の病態解明
・量の観点からの薬剤効果評価

・個別化医療
・診断・適切な治療の早期化

糖尿病発症・合併症進展の抑制

図1　経時的・非侵襲的な膵β細胞量定量法の確立によって期待されるもの

前に糖尿病を発症しやすいことも知られているが，アジア人ではもともと膵β細胞量が少なく，そのことがアジア人でみられる高度肥満をきたす前の糖尿病発症に影響を及ぼしている可能性がある．したがって，膵β細胞量は糖尿病の病態生理の解明にも有用であると期待される．しかしながら，血中インスリン値やCペプチド値を用いた，膵β細胞全体の総合的な機能検査は種々の方法が存在するのに対して，非侵襲的かつ経時的に膵β細胞量を定量する方法は現在においても確立していない．

非侵襲的かつ経時的な膵β細胞量の定量が可能となれば，糖尿病の病態生理解明だけでなく，糖尿病の発症予防や薬剤開発，治療薬の選択，治療効果の判定にも有用であると考えられる（**図1**）ので，臨床現場への一日でも早い成果還元をめざし，われわれは研究を進めている．

本稿では，膵β細胞の非侵襲的観察と，有望なバイオマーカーである膵β細胞量の定量化について，研究の現状と今後の展望を概説する．

1 2型糖尿者患者の膵β細胞量

経時的・非侵襲的に膵β細胞量を定量する方法が確立されていないため，膵β細胞量の推移に関しては仮説モデルが提唱されてはいるが，これらは剖検例や手術での摘出膵臓の標本を用いた，横断研究の情報をつなぎ合わせて推測したものである．

Butlerらは124例の剖検膵臓切片から膵β細胞量を測定し，肥満型2型糖尿病患者では肥満型正常耐糖能者に比べて63％，また非肥満型2型糖尿病患者では非肥満型正常耐糖能者に比べて41％，膵β細胞量が減少していたと報告している[1]．本邦でもSakurabaらは非肥満型2型糖尿病患者では非肥満型正常耐糖能者に比べて，膵β細胞量が30％減少していたと報告している[2]．同様に，韓国やヨーロッパでも非肥満型2型糖尿病患者では非肥満型正常耐糖能者に比べて膵β細胞量が29～65％減少していたと報告されている[3)～5]．また，欧米での研究では，肥満型2型糖尿病患者では肥満型正常耐糖能者に比べて膵β細胞量が38～50％減少していたと報告されている[5,6]．糖尿病の発症・進展にはインスリン分泌障害が重要な因子であるが，これらの横断研究の結果は，その原因として膵β細胞の質の低下だけでなく，膵β細胞の量の減少も関与していると考えられることの根拠になっている．ただし，これらの横断研究のなかには，交絡因子と考えられる年齢について，2型糖尿病患者群と正常耐糖能者群の間で10歳近い年齢差を認めるものも存在するため，結果の解釈には注意が必要である．

> **※1　バイオマーカー**
> 生体の生理状態，疾患の進行程度，治療への反応性などの客観的評価を可能とする指標．尿や血液に含まれる生体由来物質のみならず，PETやSPECTなどの検査画像から得られるデータもその対象となりうる．

2 膵β細胞イメージングに必要な画像診断法とその現状

膵β細胞は膵島を構成する内分泌細胞の1つであり，

正常耐糖能者の膵島における膵β細胞の体積割合は50〜60％程度と報告されている[7]．ヒトの膵臓には約100万個の膵島が外分泌腺のなかに散在しているが，ヒトの膵島は数十〜数百μmほどの大きさにすぎない．形態学的に膵β細胞を可視化・定量化するためには，少なくとも個々の膵島が描出可能な高解像度の撮像法が必要となるが，X線断層撮影（X-ray computed tomography：CT）や核磁気共鳴イメージング（magnetic resonance imaging：MRI）でも個々の膵島を描出可能なレベルまでの高い解像度にはまだ達していない．現在，非侵襲的な膵β細胞イメージングの研究としてCT，MRIだけでなく，生体発光イメージング，核医学的イメージングが検討されており，今後ヒトにおける膵β細胞量の定量解析法確立へとつながることが期待されている．

1）CTとMRI

CTについては，マルチスライスCTの発展により空間分解能は現在0.5 mm以下にまで進歩しているが，直径数十〜数百μmの個々の膵島を描出するのは困難である．Arifinらは造影剤としてバリウムを含んだカプセル化膵島を作製し，マウス皮下に移植すると，平均直径444 μmのカプセル化膵島が描出可能であったと報告している[8]．また，MRIについては，空間分解能はCTよりも低いが，膵島移植モデルでの研究がすでに臨床レベルで報告されている．Tosoらは超常磁性酸化鉄で標識した膵島を4人の1型糖尿病患者に移植したと報告しているが，移植膵島量とMRIでのシグナルカウントには相関を認めず，肝臓内の鉄含有が大きい患者では評価困難という問題もあって，定量法としては確立していない[9]．なお，Antkowiakらは，膵β細胞に特異的なMRI用のシグナル増強剤としてマンガン造影剤を用いることにより，膵β細胞量を評価できる可能性を報告している[10]．今後，さらにCTやMRIの空間分解能が向上し，膵β細胞の特異的な描出を可能とする試薬や造影法が開発されれば，膵島の数と量を定量できる可能性がある．ただし，厳密には膵島の量は膵β細胞の量とは異なるうえに，膵島における膵β細胞の体積割合は正常耐糖能群では50％前後であるのに対して，2型糖尿病群では非肥満群においても肥満群においても40％以下と有意に低値であったと報告されており[1]，膵島量の変化をそのまま膵β細胞量の変化と読み替えると，膵β細胞量の変化を過小評価してしまう危険性が伴うことになる．

2）生体発光イメージング

生体発光イメージングは後述の放射性同位元素を用いる陽電子放射断層撮影（positron emission tomography：PET）や単光子放射線コンピューター断層撮影（single photon emission computed tomography：SPECT）と比較すると，利用施設などの制約も少ないため，動物実験における非侵襲的な定量撮像法としては最も広く使用されている．原理としては，組織透過性が高くバックグランドの低い化学発光が利用されていて，具体的には膵β細胞特異的にルシフェラーゼを発現させた遺伝子改変マウスに対し，基質であるルシフェリンを投与することで光子が検出される．光子強度の合計値と膵β細胞量が良好な相関を示すことから，生体のまま膵β細胞量が測定可能であるとされている．

Parkらは，マウスのインスリン遺伝子プロモーター下にルシフェラーゼを発現させたオスのMIP-Lucマウスを用い，通常食あるいは高脂肪食を与え，6週齢または10週齢の時点で摘出した膵臓の切片標本から計算した膵β細胞量との相関を検討している[11]．**図2**に示すように，ルシフェリン投与後の光子量と膵β細胞量の間には強い相関が認められたと報告されている．ただし，ヒトにおける膵β細胞量の定量化を目的として，この方法を用いるには，ヒトの膵β細胞にルシフェラーゼを特異的に発現させることが必要となり，現時点では技術的にも困難なため，臨床応用の可能性は低い．

3）PETとSPECT

現在，われわれを含めていくつかのグループが，PETやSPECTを用いた膵β細胞の非侵襲的な定量法の開発に取り組んでいる．PETでは陽電子放出核種が用いられるが，β崩壊で放出された陽電子は近傍の電子と結合して消滅する．その際に互いに反対方向へ消滅放射線が放出されるので，この一対の消滅放射線を検出した検出器を結ぶ線上で陽電子が消滅したと同定できる．さらに消滅放射線は透過力が大きく，高い空間分解能により定量解析が可能となる．一方，SPECTでは単一光子放出核種が用いられ，通常複数のガンマカメラを回転させながら放出されるガンマ線を検出するが，透過力が弱く，散乱・減衰するため，定量解析性は劣る

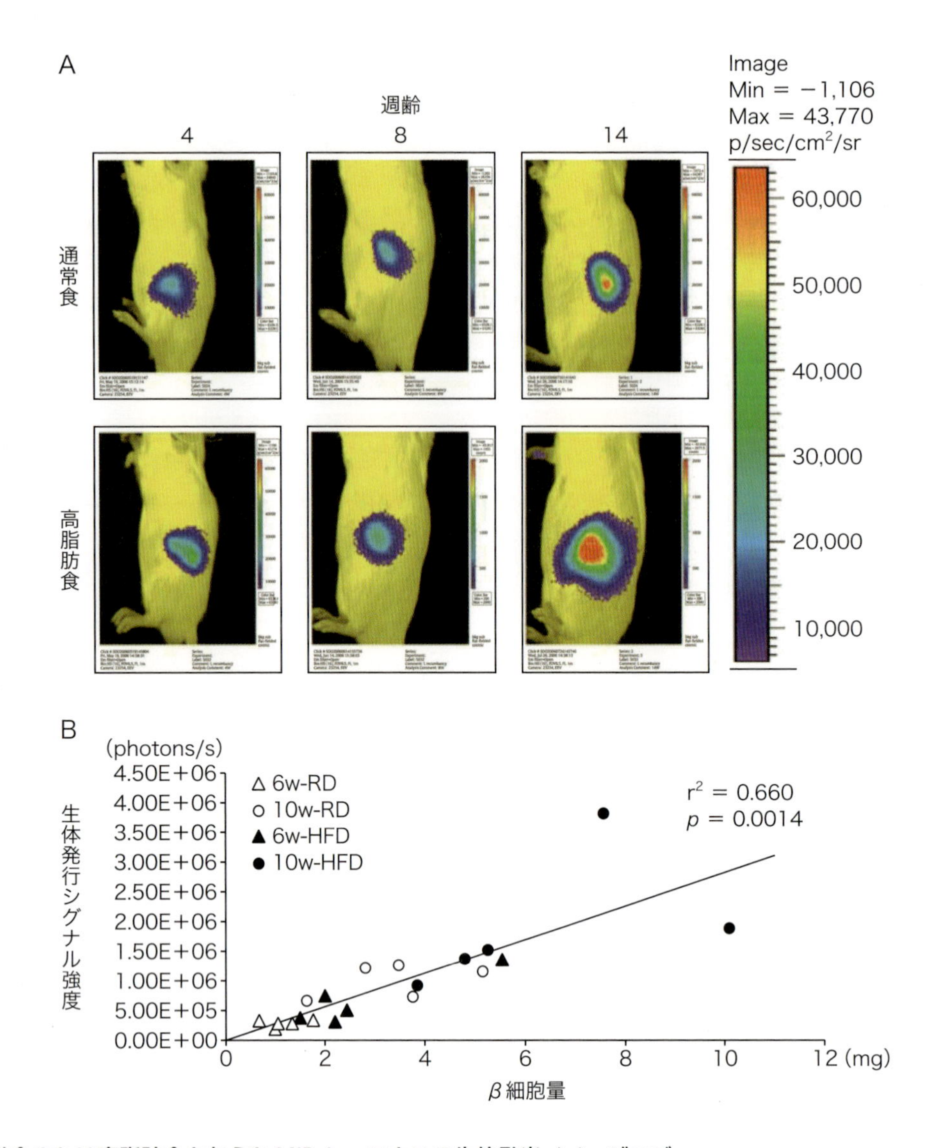

図2　通常食または高脂肪食を与えたMIP-Lucマウスの生体発光イメージング
A）膵β細胞特異的にルシフェラーゼを発現させたオスのMIP-Lucマウスに通常食または高脂肪食を投与した．膵β細胞由来と考えられる，ルシフェリン投与によって得られるシグナルを検出・評価した．14週齢では高脂肪食を与えたマウスでシグナルが強かった．B）生体発光イメージングのシグナルと摘出膵臓の切片から計算した膵β細胞量の間には強い相関を認めた．RD：通常食，HFD：高脂血症．A，Bはともに文献11より引用．

とされている．しかし，血流シンチグラフィーなどにおいて，SPECTによって定量解析する方法の研究も進んできている．

PETとSPECTの空間分解能も個々の膵島を検知できるレベルにはまだ至っていないため，放射性同位元素で標識したプローブ※2を投与し，膵島全体から放出される放射能強度を測定することで，膵β細胞量を定量するという手法がとられる．膵β細胞量を定量するために，膵β細胞に特異的に発現しているタンパク質のリガンドや基質，あるいは特異的抗体などがプローブの候補として，これまで検討されてきた．われわれ

※2　プローブ

特異的に標的分子に作用することで周辺の組織や臓器とのコントラストを増強してくれる．その結果，分子イメージング機器を用いて，標的分子の存在有無やその量の定量，場合によっては機能の検知も可能となる．

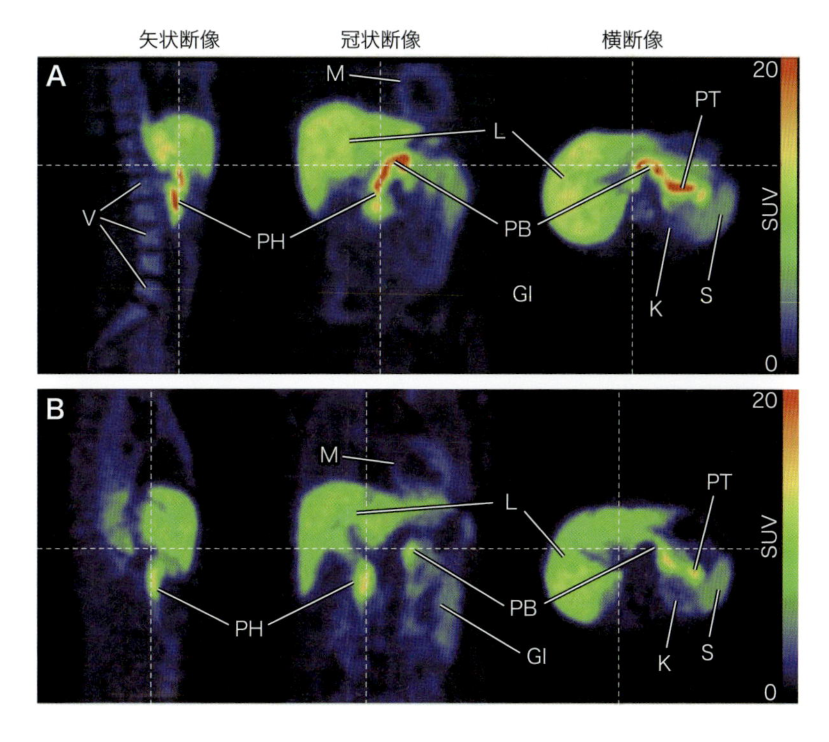

図3　健常人と1型糖尿者患者における^{18}F標識DTBZプローブ投与後のPET画像
健常人（A）に比較して1型糖尿者患者（B）では，^{18}Fで標識したDTBZプローブ投与後90分間の膵臓からのシグナル積算値が低下していた．左：矢状断像，中央：冠状断像，右：横断像．PH：膵頭部，PB：膵体部，PT：膵尾部，S：脾臓，L：肝臓，GI：消化管，K：腎臓，M：心筋，V：脊椎．A，Bはともに文献13より引用．

もスルホニル尿素受容体1（sulfonylurea receptor 1：SUR1）のリガンドであるミチグリニドの誘導体は，他のSUR1標的プローブに比べて膵臓での集積特異性が高く，有望な候補化合物であると報告しているが[12]，膵β細胞の小胞膜上に存在する小胞モノアミン輸送担体2（vesicular monoamine transporter 2 ：VMAT-2）と膵β細胞膜上に存在するグルカゴン様ペプチド1（glucagon-like peptide-1：GLP-1）受容体を標的としたプローブは，すでにヒトでの使用経験が報告されている．

図3に示すようにVMAT2のリガンドであるDTBZを^{18}Fで標識したPET用プローブ^{18}F-DTBZを，Normandinらは正常耐糖能者9名と1型糖尿病患者7名に投与し，正常耐糖能者群に比べ1型糖尿病患者群では，膵臓集積が定量値で約40％有意に低下していたと報告している[13]．しかし，実際のPET画像を確認すると，膵β細胞が完全に枯渇したインスリン依存状態の1型糖尿病患者の膵臓においてもかなりの放射性物質の蓄積が認められ，非特異的集積の影響が大きい可能性が残り，正確な定量性は担保されていない．さらに，肝臓や脾臓を中心にバックグラウンドも高いことも問題となっている．そのようななかで，GLP-1受容体を標的とするプローブが現在最も期待されている．GLP-1受容体のリガンドであるExendin-(9-39)※3あるいはExendin-4はGLP-1(7-36)amideと同等もしくはそれ以上のGLP-1受容体に対する親和性を有すると報告されている[14]．また，膵島を構成するα細胞にもGLP-1受容体が発現しており，GLP-1受容体を標的とした膵

※3　Exendin

膵β細胞膜上のGLP-1受容体へ作用し，インスリン分泌を促進する．Exendin-4は39個のアミノ酸からなるアゴニストで，2型糖尿病に対する治療薬としてすでに市販されている．Exendin（9-39）はアンタゴニストであるが，いずれもGLP-1受容体への高い結合親和性を認める．

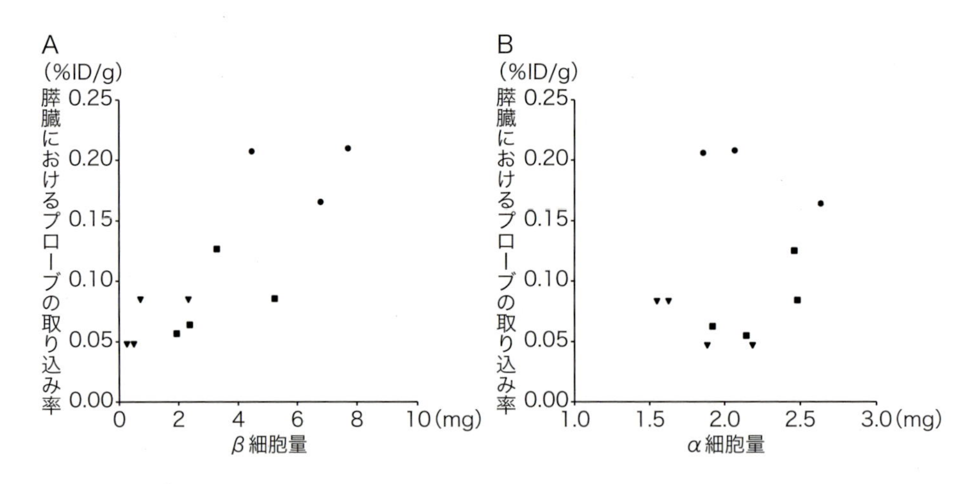

図4　^{111}In標識［Lys^{40}（DTPA）］exendin-3プローブの膵臓における取り込みと，β細胞量・α細胞量との相関
6〜8週齢のメスのBrown Norway ratに，^{111}Inで標識した［Lys^{40}（DTPA）］exendin-3プローブを注射し，60分後に膵臓を摘出し，膵臓における取り込み量を測定した．一部のラットにはアロキサン（■：45 mg/kg，▼：60 mg/kg）を投与し，β細胞量減少モデルを作成した．膵臓切片から計算したβ細胞量とは相関を認めたが（**A**：r＝0.82，$p < 0.005$），α細胞量とは相関を認めなかった（**B**：r＝0.18，$p = 0.59$）．ID：injection doseの略．%IDは投与したプローブの放射能に対する摘出膵臓の放射能の割合．A，Bはともに文献15より引用．

β細胞量の定量の妨げになり得るとの指摘もあるが，Bromらは Exendin-3の40位にリジンを付加し，^{111}Inで標識したプローブをラットに注射し，プローブの膵臓への集積量とα細胞量・β細胞量との相関を検討している．その結果，**図4**に示すようにプローブの膵臓への集積量とβ細胞量は強い相関を示すのに対し，α細胞量とは相関しないことを報告している[15]．また，彼らはExendin-4の40位にリジンを付加し，^{111}Inで標識したSPECT用プローブを正常耐糖能者5名と1型糖尿病患者5名に投与し，正常耐糖能者群に比べ1型糖尿病患者群では膵臓での集積が明らかに低下していたとも報告している[16]．たしかに，正常耐糖能者群と1型糖尿病患者群における膵臓での集積放射能は，平均値の差の検定では有意差を認めているが，一部の1型糖尿病患者では正常耐糖能者群の平均値を上回り，また一部の正常耐糖能者では1型糖尿病患者群の平均値を下回っていたため，定量性という観点からは多くの課題が残っている．

われわれも**図5**に示すようにGLP-1Rのリガンドである Exendin（9-39）を^{125}Iで標識したプローブを開発したが，本プローブは膵臓・膵島において良好な取り込み・集積を認めた．過剰な非標識Exendin（9-39）をあらかじめ投与してからのブロッキング実験では膵臓への取り込みが阻害され，また膵臓切片を用いたオートラジオグラフィーとの検討から，本プローブが膵島に特異的に集積し，膵β細胞量の定量化に有望であることをわれわれは報告している[17]．さらに，^{111}Inで標識したプローブを用いた検討では，NODマウスの膵β細胞量と，膵臓におけるプローブ集積量との間に非常に強い相関が認められたことを報告している[18]．

膵β細胞イメージングとしては，GLP-1Rを標的とするプローブが現在最も期待されている．われわれは実用化に最適なExendin骨格と標識部位の特定，標識法を確立したところで，現在，実用化に必要な大量合成法を構築，合成環境を整備し，臨床研究に向けた準備を行っている．

おわりに

個別化医療の実現を可能とするバイオマーカーとして膵β細胞量が確立されれば，早期の耐糖能異常診断法の開発や糖尿病合併症の進展リスク因子の同定が可能となる．さらに，膵β細胞量の観点からの新たな薬剤効果の評価軸が獲得され，膵β細胞のアポトーシスを抑え，細胞数の減少を食い止めるような薬剤の開発，治療薬の選択，治療効果の判定が可能となる．病態解

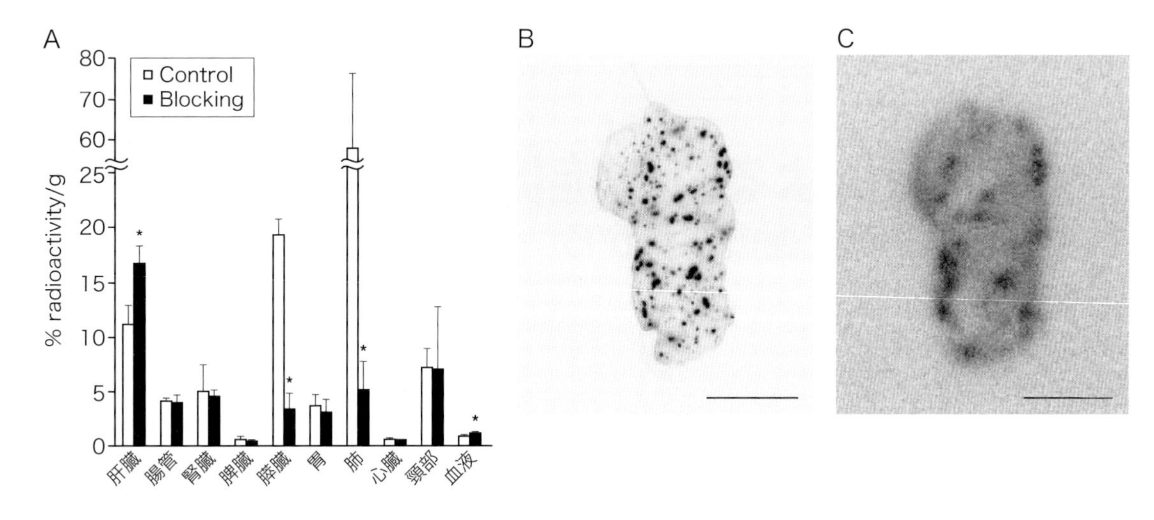

図5　125I標識Exendin（9-39）プローブ投与後の体内分布と摘出膵臓切片標本における蛍光像・オートラジオグラフィー

125Iで標識したExendin（9-39）プローブをddYマウスに注射し，120分後に各臓器を摘出してプローブの体内分布を評価した．過剰量の非標識Exendin（9-39）を事前投与してから同様の評価を行うと，膵臓での取り込みが阻害された（**A**）．膵β細胞特異的にGFPを発現させたマウスに125Iで標識したExendin（9-39）を投与し，60分後に摘出した膵臓切片標本で評価した．Image analyzerによる蛍光像（**B**）での膵島をあらわす部分と，オートラジオグラフィー（**C**）でのプローブ集積によるホットスポットが一致していることから，本プローブの膵島特異的な集積が示された．B，Cのスケールバーは1 cmを示す．A～Cはすべて文献17より引用．

析や予防のためにも，非侵襲的な膵β細胞量の定量化は非常に重要な課題であり，定量解析法の開発が求められている．従来開発が進んでいたDTBZは非特異的集積の問題があるため，現在ではGLP-1Rを標的分子とした，Exendin骨格を有するプローブが有望である．われわれもヒトにおける膵β細胞定量法の実用化に向け，今後も研究を進めていきたい．

謝辞
本稿で紹介した膵β細胞定量に関する研究は，京都大学大学院薬学研究科病態機能分析学，佐治英郎先生の研究室との共同研究の成果によるものです．この場をお借りして御礼申し上げます．

文献

1） Butler AE, et al：Diabetes, 52：102-110, 2003
2） Sakuraba H, et al：Diabetologia, 45：85-96, 2002
3） Yoon KH, et al：J Clin Endocrinol Metab, 88：2300-2308, 2003
4） Meier JJ, et al：Diabetes, 58：1595-1603, 2009
5） Rahier J, et al：Diabetes Obes Metab, 10 Suppl 4：32-42, 2008
6） Klöppel G, et al：Surv Synth Pathol Res, 4：110-125, 1985
7） Brissova M, et al：J Histochem Cytochem, 53：1087-1097, 2005
8） Arifin DR, et al：Biomaterials, 33：4681-4689, 2012
9） Toso C, et al：Am J Transplant, 8：701-706, 2008
10） Antkowiak PF, et al：Am J Physiol Endocrinol Metab, 296：E573-E578, 2009
11） Park SY & Bell GI：Horm Metab Res, 41：1-4, 2009
12） Kimura H, et al：Bioorg Med Chem, 22：3270-3278, 2014
13） Normandin MD, et al：J Nucl Med, 53：908-916, 2012
14） Thorens B, et al：Diabetes, 42：1678-1682, 1993
15） Brom M, et al：Diabetes, 64：1324-1328, 2015
16） Brom M, et al：Diabetologia, 57：950-959, 2014
17） Mukai E, et al：Biochem Biophys Res Commun, 389：523-526, 2009
18） Fujita N, et al：Diabetes, 65(Supplement 1)：A531, 2016

＜筆頭著者プロフィール＞
藤田直尚：2005年，京都大学医学部卒業．'13年，京都大学大学院医学研究科社会健康医学系専攻臨床情報疫学分野修了．同年，京都大学大学院医学研究科糖尿病・内分泌・栄養内科学入学．主な研究テーマは膵β細胞のイメージング．

7. 糖尿病による認知症促進機構とその予防
—糖・脂質代謝の観点から

里　直行

糖尿病が認知症の危険因子であることが疫学的研究により支持されている．しかし，どのような機序で糖尿病が危険因子となっているのかは十分には明らかでない．臨床画像・症状からも単純に血管性認知症あるいはアルツハイマー病のどちらかを，糖尿病が促進するのではないと考えられる．一方，糖と脂質の代謝は密接であるにもかかわらず，脂質異常症は認知症の危険因子であるとの一定の見解は出ていない．βアミロイドをターゲットにした先制医療や運動による認知症予防に加えて，糖尿病が認知症を促進する鍵分子の解明に基づく次世代の認知症治療法の確立が期待される．

はじめに

認知症は高齢化を迎えるわが国の現代社会において65歳以上の14％が罹患しており，予防・治療法の開発が迫られている．なかでもアルツハイマー病（AD）は認知症の約半数以上を占める．ADには家族性と孤発性があるが，孤発性ADの先天的危険因子としてAPOEε4があげられ，その機序は老人斑の形成促進と考えられている．一方，後天的危険因子として加齢・糖尿病・中年期の高血圧などがあげられるが，脂質異常症が弧発性ADの後天的危険因子であるか見解は一致していない．体内においては糖代謝と脂質代謝は密接に関係しており，少なくとも中年期における糖・脂質代謝異常は認知症発症につながると考えられる．

AD患者に対するランダム化比較試験においてGLP-1アナログ製剤は脳糖代謝の低下を防いだというプレリミナリーではあるが有意義な結果が報告されたことは興味深い[1]．ADの原因とされるβアミロイド[※1]（Aβ）に対する予防・治療法の確立が難渋している現在，後天的危険因子がADの危険因子である機序に基づく次世代の認知症予防・治療法の開発が求められている．

[キーワード＆略語]
アルツハイマー病，βアミロイド，タウ，認知症

AD：Alzheimer's disease（アルツハイマー病）
GLP-1：glucagon-like peptide-1（グルカゴン様ペプチド1）
IGF-1：insulin-like growth factor-1（インスリン様成長因子1）
LEADe：Lipitor's Effect in Alzheimer's Dementia
TREM2：triggering receptor expressed on myeloid cells 2

Interaction between diabetes and dementia
Naoyuki Sato：Department of Aging Neurobiology, Center for Development of Advanced Medicine for Dementia, National Center for Geriatrics and Gerontology（国立長寿医療研究センター認知症先進医療開発センター分子基盤研究部）

表　脳MRIにおける糖尿病とアルツハイマー病患者の構造的・機能的変化の比較

		糖尿病	アルツハイマー病
構造的変化	灰白質の萎縮	前頭葉，側頭葉，海馬[4)～6)]，前帯状皮質[4)]	側頭葉，海馬，嗅内皮質，頭頂葉[7)～9)]
	白質変化	前頭葉および側頭葉領域[4)]	側頭葉領域[10)]
機能的変化	Functional connectivityの異常	後帯状皮質と中前頭回[11)] 後帯状皮質と中側頭回[12)]	後帯状皮質と海馬を含む側頭葉内側[13) 14)]
	自発的脳活動の減少	後頭葉および中心後回[15)]	後帯状皮質および側頭葉内側[16)]
	タスク施行時脳活動	記銘時における前頭前野背外側部の活動減少および認知活動時のdefault mode networkの不活性化減少[17)]	記銘時における海馬の活動減少と頭頂葉内側および後部帯状回の活動増加[18)]

文献19より引用．

1 糖代謝異常と認知症

オランダの高齢者を対象とした前向きコホート研究であるロッテルダムスタディーにおいて糖尿病はADの発症リスクを2倍に増加させることが報告されており[2)]，福岡県の久山町の住民を対象としたコホート研究である久山町研究においても耐糖能異常はADの発症を2～4倍に増加させることが報告されている．さらにメタ解析においても糖尿病はADの発症危険因子であることが支持された[3)]．しかし糖尿病がADの発症リスクを増加させる機序に関しては解明および理解が十分でない．臨床画像からも糖尿病は単純に血管性認知症あるいはADのどちらかを促進するのではないであろう（**表**）．久山町研究では75 gグルコース負荷試験を施行した後（平均15年），剖検時における老人斑などのAD病理を検討したところ，インスリン抵抗性の存在は神経変性突起を伴う老人斑の出現の有無と相関していた[20)]．一方，Kalariaが行ったレビュー[21)]においてはAD患者の剖検脳を用いた臨床研究のメタ解析においては血管病変の重要性が強調されている．また糖尿病性網膜症があると認知症のリスクが高まることも最近，報告されている[22) 23)]．すなわち糖尿病がAD患者における認知機能を修飾する機序は血管因子と代謝因子に分けられ，さらに可逆的，不可逆的なものに分けられると考えられる（**図1**）[24)]．可逆的な血管因子として脳血管反応性が，不可逆的なものとして脳血管病変がある．他方，可逆的な代謝因子として低血糖・高血糖によるもの，不可逆的なものとしてAD病理への影響（例：βアミロイドーシス，病原性のタウタンパク質蓄積[※2]）がある．

※1　βアミロイド

老人斑の主要な構成成分．40アミノ酸前後のタンパク質．そのなかでも42アミノ酸の分子種が非常に凝集しやすく，家族性アルツハイマー病の原因遺伝子であるプレセニリンの変異によりこの分子種の産生の割合が増加する．

	血管因子	代謝因子
短期（可逆的）	血管反応性の障害	低血糖・高血糖
長期（非可逆的）	血管病変	アルツハイマー病理の修飾

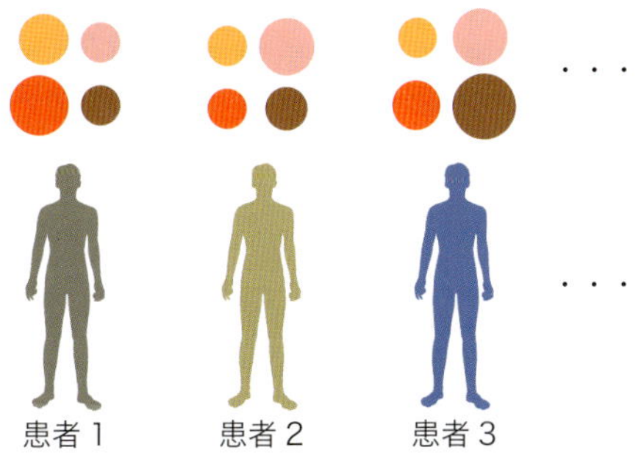

患者1　患者2　患者3

図1　アルツハイマー病（AD）における認知機能に対する生活習慣病による修飾機序
生活習慣病がADの認知機能を修飾する機序は血管因子と代謝因子に分けられ，それぞれ短期と長期の作用に分けられる．その因子の影響は患者により，さまざまである．文献24より引用．

1）糖尿病合併ADモデルにおける認知機能の低下と脳における変化

われわれはADに対する糖尿病の影響を調べるため，ADと糖尿病の掛け合わせマウスを作製し，その病態

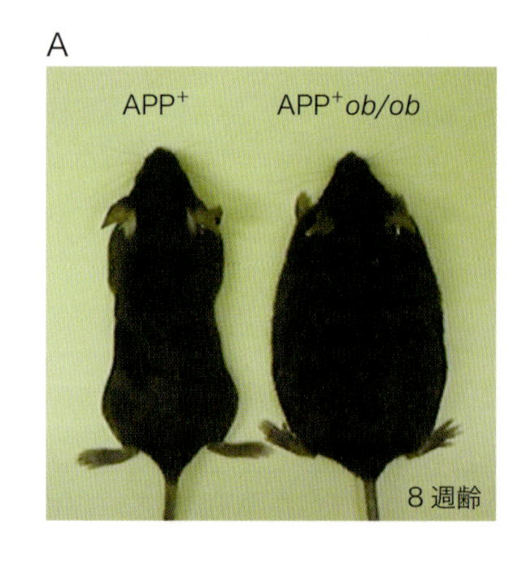

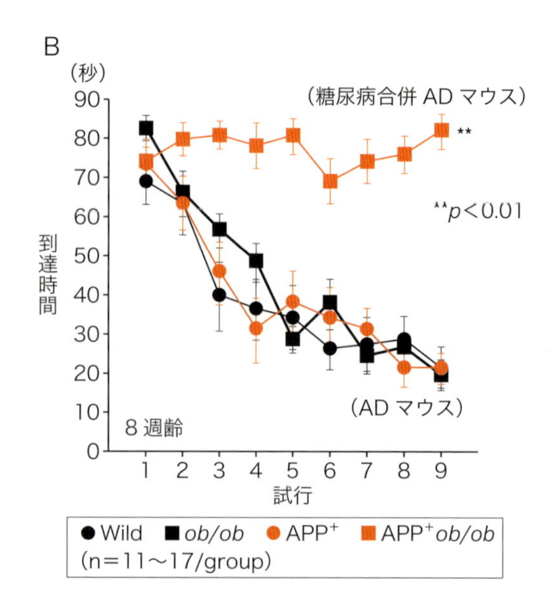

図2　糖尿病合併アルツハイマー病マウス（APP⁺*ob/ob*）の作製と空間認知機能の解析
A）ADモデルマウス（APP⁺）と糖尿病合併ADマウス（APP⁺*ob/ob*）．**B**）APP⁺*ob/ob*の認知機能障害をモリス水迷路により解析した．APP⁺*ob/ob*は生後8週という非常に早期に認知機能障害を認めた．この週齢では糖尿病を合併しないADマウスは認知機能障害を呈さない．A，Bはともに文献25より引用．

解析を行った．その結果，ADと糖尿病の掛け合わせマウスにおいては認知機能障害が早期より認められた（**図2**）[25]．次に，脳血管をとり出しAβ蓄積を検討したところ，糖尿病合併ADモデルマウスでは従来のADモデルマウスに比較し，脳血管へのAβ蓄積が顕著であった．さらに糖尿病合併ADマウスの神経細胞におけるインスリン・シグナリングの低下を見出した．ヒトのAD患者脳においてもインスリン抵抗性，特にIGF-1に対する反応性の低下あるというデータが報告されている[26]．また，脳内においてインスリン・シグナルは神経細胞の糖代謝やシナプス機能に重要な役割を果たしている．重要なことに，脳内のインスリン・シグナリングを欠損させるとAβが低下する一方で，タウのリン酸化は促進し神経原線維変化は増加する方向に働く，すなわち二大AD病理に対しては全く逆方向の影響をもつことが想定されている[27]．したがって脳内インスリン・シグナルの変化のADの病理過程における役割を明らかにする必要がある．

> **※2　タウタンパク質（タウ）**
> 生理的には微小管に結合するタンパク質．もともとリン酸化されるがそのリン酸化が病的レベルに到達すると2対のらせん状の線維構造をとり，細胞内に蓄積する．その分布は神経細胞死と相関する．

2）糖尿病によるタウのリン酸化の亢進

前述のとおりAD剖検脳の複数の研究において糖尿病の有無で老人斑と同じく神経原線維変化の程度に差がないことが報告されているが，この結果は神経原線維変化がプラトーに達しているところを見ているのかもしれない．実際，APOEε4キャリアーにおいてインスリン抵抗性と脳脊髄液中のリン酸化タウ値が相関しているとの報告がある[28]．また糖尿病モデル動物においてもタウのリン酸化の亢進が複数報告されている．例えばストレプトゾシンを用いた1型糖尿病モデルマウスや*db/db*マウスの2型糖尿病モデルにおいてもタウのリン酸化の亢進が報告されている．このように糖尿病によりタウのリン酸化が促進されうることが示唆される．

3）ADが糖尿病病態を修飾する可能性

糖尿病があるとADが増悪することについて述べたが，逆に糖尿病合併ADモデルマウスにおいてADが糖尿病の病態を悪化させることが示唆される[25,27,29]．すなわちADと糖尿病の間に悪循環の関係があることが想定される．ADから糖尿病への影響のメカニズムに関しては①神経変性（特に前頭葉）による食行動の変容[30)31)]，②神経変性（海馬）による記銘力障害（食べたことを忘れる），③視床下部への$A\beta$，タウ病変の蓄積[32)33)]，④血中$A\beta$[25)34)35)]や末梢臓器（筋肉[36)]，膵臓[37)]）への$A\beta$の沈着といった可能性が考えられる．

4）低血糖と認知症

糖尿病の治療がはじまると低血糖が問題となってくる．低血糖があると認知症になりやすく，認知症があると低血糖を起こしやすい[38)]．

5）運動による認知機能への介入試験

現在のところランダム化比較試験で認知症に有効性を示した根本治療薬となるような疾患修飾薬（disease modifying drug）はない．しかし，身体運動はランダム化比較試験において認知機能の改善効果が示されている．認知症のない高齢者を定期的な歩行をする群としない群に振り分けたところ，歩行した群では，歩行しない群に比べ認知機能の改善を認めている[39)～41)]．また週1～2回のレジスタンス運動（筋肉に抵抗をかける運動）も認知機能に改善を認めたとする報告がある[42)]．これらの結果の機序の1つとして運動による直接的な脳への刺激効果に加え，全身のインスリン抵抗性の改善を介した間接的な認知機能への効果も考えられる．また，軽度認知機能障害の女性において有酸素運動が遂行機能に効果があったとする報告もある[43)]．

そのようななか，最近，認知症発症リスクのある患者を対象に運動・食事・認知トレーニング・血管リスク管理の少なくともいずれか1つを介入した（9割強が3つ以上の介入に成功）2年間の大規模ランダム化比較試験（FINGER試験）が行われた[44)]．その結果，これらの介入が認知症リスク患者の認知機能を改善あるいは維持したとの興味深い報告がなされた．本研究では2,654人をスクリーニングし，介入群631人，コントロール群629人に割り付けた．コントロール群では一般的な健康指導を行い，介入群では運動，食事，認知トレーニングおよび血管リスク管理のマルチドメインの2年間の介入を行った．その結果，コントロール群に比し，介入群において認知機能の有意な有効性が認められた．認知機能のなかでは記憶には効果が認められなかったものの遂行機能や処理能力に効果が認められた．この結果は運動や食事や血管リスク管理による後天的危険因子の予防・コントロールが認知障害の進行抑制に重要であることを示唆している．

2 脂質代謝異常と認知症

1）脂質代謝と神経系

糖尿病がADの発症危険因子であることが多くの研究により支持されているが，脂質異常症に関しては見解が一致していない．その理由として脂質異常症は脳血管障害の危険因子であるため，ADの病態を修飾しうると考えられるが，心血管・脳血管イベントを増加させることにより，AD修飾作用が隠されている可能性もあると考えられる．また逆に，70歳以上の高齢者では高コレステロール血症はその後の認知症のリスクを減らすとの報告もあり[45)]，年齢による介入の使い分けが必要である可能性をも示唆する．また近年，スタチン服用と認知力への影響に関してFDAから報告があったが，それは75歳以上の高齢者における脂質管理の開始について注意を促すものであり，今後は本病態の解明が必要であろう．

脂質代謝と神経に関しては重要な知見が集まりつつある．まず神経軸索のミエリンの膜は生体内のコレステロールの最大のプールであり，コレステロール代謝は神経系に大きな影響を及ぼすと想定される[46)]．基礎的な実験では培養細胞にコレステロールを負荷するとより毒性が高いと考えられているβアミロイド42が増加することが報告されている[47)]．またタウに関してはタウ・トランスジェニックマウスを用いた検討では，神経原線維変化が起こっている神経細胞において細胞内コレステロールが高いことが報告されている[48)]．また神経細胞の隣人でもあるグリア細胞にたまった脂肪滴が神経変性を惹起することも最近報告されている[49)]．GWASでみつかってきたADリスク遺伝子であるTREM2（triggering receptor expressed on myeloid cells 2）の脂質感知がアルツハイマー病モデルにおけるミクログリアの応答に重要であることも報告されている[50)]．すなわち脂質代謝はADの病態に大きな影響をもつと考えられる．

2）スタチンとAD

FDAによる報告によると75歳以上においてスタチン服用を開始した患者に可逆的な認知障害が発症した．

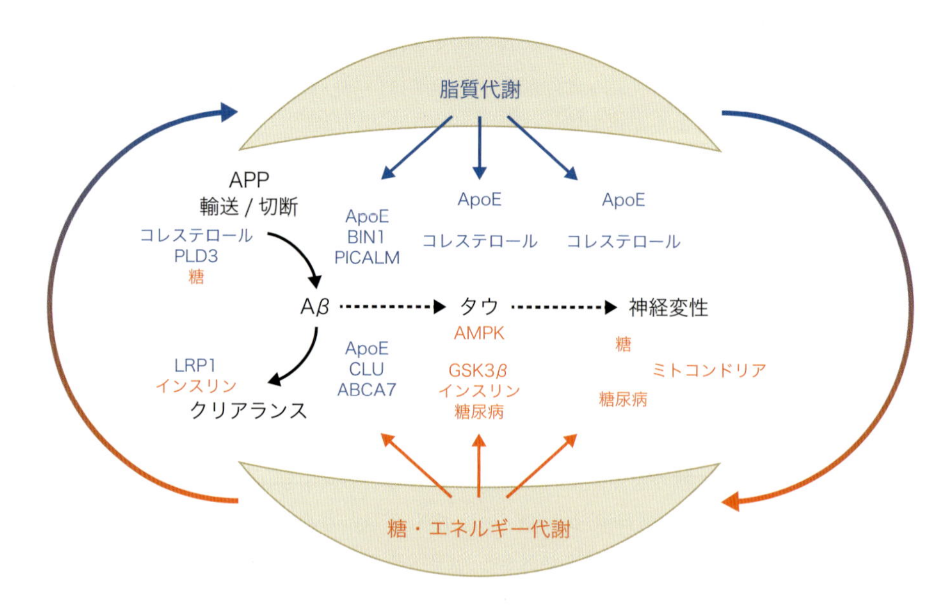

図3　脳における脂質代謝および糖・エネルギー代謝とAD進展との関係
AD進展過程と脂質代謝および糖・エネルギー代謝はさまざまな分子を介して関与しているが，その全貌の詳細はまだまだ未解明であると言える．文献57より引用．

前述のようにコレステロールはミエリンをはじめとする脳の構成成分として重要なものであり，その病態把握と発生機序に関しては，スタチン服用者の数をかんがみ，今後早急に明らかにしていく必要があろう．この事実を十分に踏まえたうえで，スタチンとADに関してわれわれが行ってきたAβに対する効果の知見について紹介する．2000年ごろにWolozinやJickのグループにより，スタチンを服用していた人はADの発症頻度が少ないという後ろ向きコホート研究の報告がなされていた[51) 52)]．さらに，2009年において前向きコホート研究であるロッテルダム・スタディーにおいて，スタチン服用者ではAD発症率が，約半分になることが報告された[53)]．一方，軽度～中等度ADを対象としたランダム化臨床試験でアトルバスタチンは約1年半の投与により認知機能を改善することができなかった（Lipitor's Effect in Alzheimer's Dementia：LEADe）[54)]．これら臨床試験の結果は一見矛盾しているように見えるがスタチンには予防効果はあるが治療効果はないという解釈も可能である．さらにこのスタチンによるAβの産生およびクリアランスの制御の上流には，HMG-CoA還元酵素阻害を介したイソプレニル化抑制が共通に関与していることが判明し，スタチンはAβの産生およびクリアランスの制御を介して，脳内Aβ量を低下させることでAD発症抑制に寄与している可能性が示唆された[55) 56)]．

おわりに
―糖・脂質代謝異常と認知症予防

糖代謝と脂質代謝は密接に関係しており，糖・脂質代謝異常は単独で，また相互作用をもって認知症発症・進展に関与すると考えられる（**図3**）[57)]．最近のイメージングの進歩により，アミロイドPET，タウPET，MRIを用いて，老人斑，神経原線維変化，脳萎縮を患者さんの脳においてそれぞれ検出できるようになってきており，これらのイメージングによってADに対する糖・脂質代謝の影響が明らかになってくると予想される．基礎研究および臨床研究からの多角的なアプローチから糖・脂質代謝異常の認知症の病態への関与に迫ることによって次世代の認知症予防・治療法の確立に貢献することが期待される．

文献

1) Gejl M, et al：Front Aging Neurosci, 8：108, 2016
2) Ott A, et al：Neurology, 53：1937-1942, 1999
3) Kopf D & Frölich L：J Alzheimers Dis, 16：677-685, 2009
4) Moran C, et al：Diabetes Care, 36：4036-4042, 2013
5) Roberts RO, et al：Neurology, 82：1132-1141, 2014
6) García-Casares N, et al：J Alzheimers Dis, 40：375-386, 2014
7) Braak H & Braak E：Acta Neuropathol, 82：239-259, 1991
8) Thompson PM, et al：J Neurosci, 23：994-1005, 2003
9) Andrade-Moraes CH, et al：Brain, 136：3738-3752, 2013
10) Mann DM：Acta Neuropathol, 83：81-86, 1991
11) Hoogenboom WS, et al：Diabetes, 63：728-738, 2014
12) Chen YC, et al：Diabetes Care, 37：1689-1696, 2014
13) Buckner RL, et al：J Neurosci, 25：7709-7717, 2005
14) Sorg C, et al：Proc Natl Acad Sci U S A, 104：18760-18765, 2007
15) Cui Y, et al：Diabetes, 63：749-760, 2014
16) Wang Z, et al：Hum Brain Mapp, 32：1720-1740, 2011
17) Marder TJ, et al：Diabetes, 63：3112-3119, 2014
18) Sperling RA, et al：J Neurol Neurosurg Psychiatry, 74：44-50, 2003
19) Sato N & Morishita R：Front Endocrinol (Lausanne), 5：143, 2014
20) Matsuzaki T, et al：Neurology, 75：764-770, 2010
21) Kalaria RN：Nat Rev Neurol, 5：305-306, 2009
22) Bruce DG, et al：J Alzheimers Dis, 42 Suppl 3：S63-S70, 2014
23) Exalto LG, et al：J Alzheimers Dis, 42 Suppl 3：S109-S117, 2014
24) Sato N & Morishita R：Front Aging Neurosci, 5：64, 2013
25) Takeda S, et al：Proc Natl Acad Sci U S A, 107：7036-7041, 2010
26) Talbot K, et al：J Clin Invest, 122：1316-1338, 2012
27) Sato N, et al：Curr Aging Sci, 4：118-127, 2011
28) Starks EJ, et al：J Alzheimers Dis, 46：525-533, 2015
29) Sato N & Morishita R：Diabetes, 62：1005-1006, 2013
30) Shinagawa S, et al：Psychiatry Clin Neurosci, 70：175-181, 2016
31) Burns A, et al：Br J Psychiatry, 157：86-94, 1990
32) van de Nes JA, et al：Acta Neuropathol, 96：129-138, 1998
33) Clarke JR, et al：EMBO Mol Med, 7：190-210, 2015
34) Zhang Y, et al：Diabetes, 62：1159-1166, 2013
35) Takeda S, et al：Dement Geriatr Cogn Disord, 34：25-30, 2012
36) Roher AE, et al：Alzheimers Dement, 5：18-29, 2009
37) Miklossy J, et al：Neurobiol Aging, 31：1503-1515, 2010
38) Yaffe K, et al：JAMA Intern Med, 173：1300-1306, 2013
39) Erickson KI, et al：Proc Natl Acad Sci U S A, 108：3017-3022, 2011
40) Lautenschlager NT, et al：JAMA, 300：1027-1037, 2008
41) Baker LD, et al：J Alzheimers Dis, 22：569-579, 2010
42) Liu-Ambrose T, et al：Arch Intern Med, 170：170-178, 2010
43) Baker LD, et al：Arch Neurol, 67：71-79, 2010
44) Ngandu T, et al：Lancet, 385：2255-2263, 2015
45) Mielke MM, et al：Neurology, 64：1689-1695, 2005
46) Saher G & Stumpf SK：Biochim Biophys Acta, 1851：1083-1094, 2015
47) Marquer C, et al：Mol Neurodegener, 9：60, 2014
48) Glöckner F & Ohm TG：J Neuropathol Exp Neurol, 73：846-854, 2014
49) Liu L, et al：Cell, 160：177-190, 2015
50) Wang Y, et al：Cell, 160：1061-1071, 2015
51) Wolozin B, et al：Arch Neurol, 57：1439-1443, 2000
52) Jick H, et al：Lancet, 356：1627-1631, 2000
53) Haag MD, et al：J Neurol Neurosurg Psychiatry, 80：13-17, 2009
54) Feldman HH, et al：Neurology, 74：956-964, 2010
55) Shinohara M, et al：Front Aging Neurosci, 6：71, 2014
56) Shinohara M, et al：J Biol Chem, 285：22091-22102, 2010
57) Sato N & Morishita R：Front Aging Neurosci, 7：199, 2015

<著者プロフィール>
里　直行：1992年，大阪大学医学部卒業．大阪大学医学部附属病院加齢医学講座．'93～'95年，大阪府立成人病センター内科研修医．'99～2001年，日本学術振興会特別研究員（PD）．'99～'01年，シカゴ大学神経薬理生理学教室．'02年，大阪大学大学院医学系研究科臨床遺伝子治療学講座（寄附講座）助手（老年・高血圧内科併任）．'07年，寄附講座准教授．'16年9月より国立長寿医療研究センター認知症先進医療開発センター分子基盤研究部部長．

索引

数字

和文

あ

か

※**太字**は本文中に『用語解説』があります

索引

索引

欧文

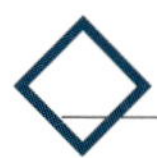

編者プロフィール

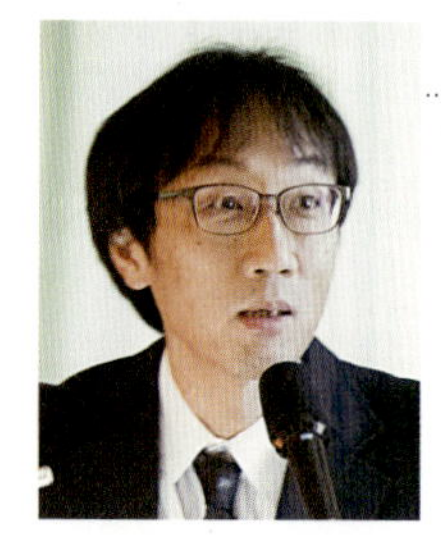

綿田裕孝（わただ　ひろたか）

1990年，大阪大学医学部卒業．'97年，カリフォルニア大学サンフランシスコ校ホルモン研究所留学．2001年，順天堂大学講師．'10年，順天堂大学大学院医学研究科代謝内分泌内科学教授．主な研究テーマ：膵β細胞の分化機構およびオートファジー機構の解明，アジア人のインスリン抵抗性の病態解明，糖尿病と動脈硬化．

実験医学　Vol.35　No.2（増刊）

糖尿病　研究の"いま"と治療の"これから"

編集／綿田裕孝

実験医学 増刊

Vol. 35　No. 2　2017〔通巻590号〕
2017年2月1日発行　第35巻　第2号
ISBN978-4-7581-0360-2
定価　本体5,400円＋税（送料実費別途）
年間購読料
24,000円（通常号12冊，送料弊社負担）
67,200円（通常号12冊，増刊8冊，送料弊社負担）
郵便振替　00130-3-38674

発行人　一戸裕子
発行所　株式会社　羊　土　社
〒101-0052
東京都千代田区神田小川町2-5-1
TEL　03（5282）1211
FAX　03（5282）1212
E-mail　eigyo@yodosha.co.jp
URL　www.yodosha.co.jp/
印刷所　株式会社　平河工業社
広告取扱　株式会社　エー・イー企画
TEL　03（3230）2744㈹
URL　http://www.aeplan.co.jp/